PathoMaps

Thomas Cerny · Kirill Karlin

(Hrsg.)

PathoMaps

Klinisch-pathologische Übersichtskarten

2. Auflage

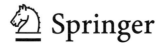 Springer

Hrsg.
Thomas Cerny
Universitätsklinik für Infektiologie
Inselspital, Universitätsspital Bern
Bern, Schweiz

Kirill Karlin
Harvard Medical School
Beth Israel Deaconess Medical Center
Boston, USA

ISBN 978-3-662-64926-8   ISBN 978-3-662-64927-5   (eBook)
https://doi.org/10.1007/978-3-662-64927-5

Die Deutsche Nationalbibliothek verzeichnet diese Publikation in der Deutschen Nationalbibliografie; detaillierte
bibliografische Daten sind im Internet über http://dnb.d-nb.de abrufbar.

Einbandabbildung: stockadobe.com/RAWKUS

Planung: Christine Ströhla, Renate Scheddin
Springer ist ein Imprint der eingetragenen Gesellschaft Springer-Verlag GmbH, DE und ist ein Teil von Springer Nature.
Die Anschrift der Gesellschaft ist: Heidelberger Platz 3, 14197 Berlin, Germany

Erneut all jenen gewidmet, die sich in der heutigen Medizin Zeit nehmen, zu unterrichten und ihr Wissen weiterzugeben.

Danksagung zur 2. Auflage

Zuallererst gilt unser Dank auch dieses Jahr allen Beitragsautorinnen und Beitragsautoren. Sie haben erneut viel Zeit, Denkarbeit und Geduld aufgebracht, um Synthesen aus fachlicher Korrektheit und didaktischer Vereinfachung mit uns zu diskutieren. Ohne sie könnte PathoMaps nicht mit dem Tempo der neuen Entwicklungen Schritt halten.

Für die stets kompetente Unterstützung bei der Erstellung des Buches möchten wir uns ausserordentlich beim Springer-Verlag bedanken. Insbesondere danken wir Christine Stroehla, Kerstin Barton und Renate Scheddin für die stets professionelle Unterstützung und das geduldige Eingehen auf unsere Gestaltungswünsche. Frau Michaela Baumann von der Grafikagentur L42 sei für die hervorragende Grafikarbeit gedankt.

Zahlreiche Personen haben uns in den vergangenen Jahren mit Ihren Rückmeldungen, Hinweisen und Korrekturvorschlägen unterstützt und inspiriert. Wir danken in alphabetischer Reihenfolge: Mohannad Abou Shoak, Bea Albermann, Sandra Anusic, Alexandra Auf der Maur, Simon Bachmann, Stephan Baumann, Leta Bazzi, Monica Bazzi, Dorothea Birkner, Rémy Bourgois, Laura Böni, Corina Bräm, Myriam Briner, Gustav Büscher, Samantha Dervichian, Mateusz Dzwiecki, Luise Fleischer, Julian Frey, Duri Gianom, Johanna Gluderer, Carmen Hummel, Jawid Jalal, Emanuela Keller, Werner Kempf, Matthias Kis, Viktor Kölzer, Judith Kurmann, Michael Kurrer, Klara Landau, Isabel Maria, Peggy Mason, Holger Moch, Gian-Marco Monsch, Cathia Moser, Brice Mouttet, Urs Mühlematter, Lara Muralt, AssistenzärztInnen Ospidal Scuol, Pablo Pagliarani, Claudine Peterer, Bettina Pfister, Liliane Raess, Sereina Roffler, Geraldine Rossi, Patrizia Sager, Franca Schaad, Nadja Scheiwiller, Hans Schmid, Alia Schneider, Daphne Schönegg, Isabella Schwyzer, Moritz Schwyzer, Lea Sieber, Giovanni Simoni, Mathilde Spiess, Roger Staub, Niklas Stauffer, Nicole Strickler, Joachim Tanner, Christian Thüring, Charles Till, Raphael Vaccani, Peter Vogt, Fuat Vojka, Reto Winkler, Helen und Peter Witmer-Höhener, Michael Zbinden.

Wir danken unseren Familien und engsten Freunden, die uns tragen und ertragen: Eva, Marina, Zdenek, Ilya, Caroline, Patrick, Andrin, Tania, Luciane, Alicia und Amos.

Vorwort zur 1. Auflage

Seit Beginn des Projektes PathoMaps leitet uns ein Grundgedanke: Eine Ansammlung von Fakten ohne erkennbare Struktur überfordert und erschwert deren *Begreifen* – und somit die Freude am Lernen. Wenn viele Krankheitsbilder sich auf den ersten Blick ähnlich sehen, dann fällt es schwer, Ihre Eigenheit zu erlernen. Es ist so, als müsste man in der Luft schwebende Bücher auswendig lernen; anstatt zunächst ein Büchergestell zu konstruieren, worin die Bücher eingeordnet werden können.

Während unseren klinischen Studienjahren erging es uns oft so: es gab zwar ausgezeichnete Lehrmittel mit jeweils eigenen Schwerpunkten, aber es fiel uns und unseren Mitstudenten schwer, einen systematischen Grobüberblick über die Pathologien der Humanmedizin zu behalten. Der lineare Aufbau der meisten Lehrmittel erschwerte es, einen solchen zu erarbeiten. Begriffsunterschiede zwischen Lehrbüchern, Vorlesungen und Internetquellen verkomplizierten dies noch zusätzlich.

Was es brauchte, war pro Organsystem eine logisch strukturierte und visuell ansprechende Übersichtskarte, welche alle relevanten Informationen zusammenführt. Eben eine Art orientierende Landkarte der menschlichen Pathologien – daher der Name *PathoMaps*. Die PathoMaps sollen jenes Büchergestell bieten, das Ordnung und Übersicht schafft. Ihre Kategorien sollen die kognitiven Anker sein, an welche die Lernenden weitere Fakten anbinden können. Dadurch – so die Hoffnung – kann Interesse und Freude zur weiteren Vertiefung entstehen.

Weil dies oft zu Verwirrungen führte, schicken wir an dieser Stelle voraus: die PathoMaps sind kein klassisches Lehrbuch für *Pathologie* (im engeren Sinne des medizinischen Fachgebietes, der Analyse von Gewebe), sondern eine Auslegeordnung der menschlichen *Pathologien* (im Sinne einer klassischen Krankheitslehre). Ebensowenig ersetzen die PathoMaps eigentliche Fachlehrbücher für die einzelnen Organsysteme. Vielmehr sind sie ein hilfreicher Begleiter – quasi ein Navigationswerkzeug – für die klinischen Studienjahre.

Dieser Leitgedanke prägte von Anfang an auch ihre Form: um möglichst schnell Orientierung zu bieten, folgen die Pathomaps soweit möglich stets dem gleichen Aufbau; z.B. findet sich die Spalte mit kongenitalen Erkrankungen immer ganz links, die Neoplasien hingegen immer ganz rechts auf der Übersicht; die Textboxen enthalten die erwähnten Fakten (Epidemiologie, Ätiologie, Pathogenese, Klinik etc.) immer in der gleichen Reihenfolge.

Erste inhaltliche Überarbeitung erfuhren die PathoMaps nach Studienabschluss, als wir sie via Internet weiteren Medizinstudenten zur Verfügung stellten. Durch die rege Nutzung bekamen wir zahlreiche Rückmeldungen und Verbesserungsvorschläge. Gleichzeitig kam der wiederholte Wunsch nach einer Buchform auf. Dadurch wurde der Auftakt zu einer zweiten inhaltlichen Überarbeitung eingeläutet: um die Qualität zu steigern, bedurfte es der Unterstützung durch Fachärztinnen und Fachärzte, so dass nun an jedem Kapitel mindestens ein Facharzt aus Klinik und Pathologie mitarbeitet. Dadurch wurden Struktur und Inhalt der PathoMaps erneut weiterentwickelt und verbessert.

Geblieben ist der möglichst einheitliche Aufbau (siehe „Spiegelseite"), als auch der Wunsch nach kontinuierlichem Austausch mit den Lesern. Alle Rückmeldungen zu Form und Inhalt werden wir gerne bei künftigen Versionen der PathoMaps mitberücksichtigen. Wir bitten daher alle Leserinnen und Leser, uns ihre Korrekturen, Einwände, Fragen und Verbesserungsvorschläge zukommen zu lassen.

Wir wünschen entspannteres und freudiges Lernen.

Kirill Karlin und Thomas Cerny
Zürich, im Juli 2018

Vorwort zur zweiten Auflage

Seit Beginn des Projektes PathoMaps sind nun sieben Jahre vergangen, seit dem Erscheinen der ersten Auflage bald auf den Tag genau vier Jahre. In all diesen Jahren ist unsere Motivation für PathoMaps immer noch die gleiche: es den nachfolgenden Medizinstudent:Innen etwas einfacher machen, das (stetig anwachsende!) medizinische Wissen in den Grundzügen relativ schnell und ohne Kopfzerbrechen erfassen zu können.

Umso mehr freut es uns, dass das Buch so viel Anklang findet und also seiner Aufgabe offensichtlich gerecht wird.

Geändert haben sich in der Zwischenzeit einige Guidelines – neue Erkrankungen wurden beschrieben, definiert, therapeutische Ansätze haben sich weiterentwickelt. Wir sind sehr dankbar, dass wir weiterhin auf die Unterstützung eines breiten Teams aus Fachärztinnen und Fachärzten aller Disziplinen zurückgreifen können, um die Struktur und den Inhalt der PathoMaps an die neuen Erkenntnisse anzupassen und somit stetig zu verbessern.

Geblieben ist natürlich auch der Standard-Aufbau der PathoMaps, als auch der Wunsch nach kontinuierlichem Austausch mit der Leserschaft. In den letzten vier Jahren haben uns zahlreiche Korrekturen erreicht, welche wir in der neuen Auflage berücksichtigt haben. Wir freuen uns weiterhin über alle Korrekturen, Einwände, Fragen und Verbesserungsvorschläge, die uns auf unsere Emailadresse zugesandt werden können (siehe „die Herausgeber").

Wir wünschen Ihnen auch mit dieser neuen Auflage ein entspannteres und freudigeres Lernen.

Kirill Karlin und Thomas Cerny
Boston und Bern, im Dezember 2022

Sicht des Klinikers und Sicht des Pathologen:
Erfahrene Fachärzte erklären, wie sie an „ihr" Organ herangehen und erleichtern den Einstieg ins Kapitel

Knowledge-Bites
Wichtige anatomische, pathophysiologische und klinische Konzepte des jeweiligen Organsystems werden repetiert und bildlich veranschaut

Haupttitel
Gliedern die Pathologien des Organs in anatomische und/oder ätiopathogenetische Gruppen

Schwierige Stellen
Schwierige Themen werden aufgegriffen und aufgezeigt, worin eigentlich die Schwierigkeit besteht.

Mögliche Punkte der Patho-Box:

Syn	Synonym(e)
Def	Definition
E	Epidemiologie
Ä	Ätiologie
P	Pathogenese
ÄP	Ätiologie und Pathogenese zusammengefasst
K	Klinik
Ko	Komplikation(en)
D	Diagnostik
DD	Differenzialdiagnose
Ma	Makroskopie
Mi	Mikroskopie/Histologie
T	Therapie
Pr	Prognose

N.B. Umfang variiert je nach Wichtigkeit der Erkrankung

Verwendete Symbole
▶ Querverweise zu Pathologien innerhalb des Kapitels oder anderen Kapitel

▣ Verweis zu den „Knowledge-Bites" des jeweiligen Kapitels

rot: Merke Patho! Dies ist wichtiges Pathologie-Wissen.

blau: Merke Klinik! Dies ist wichtiges klinisches Wissen.

⚠ Vorsicht! Diese Krankheiten sind selten aber sehr gefährlich

Endstrecken
Oft münden Pathologien am Ende in eine gemeinsame klinische Endstrecke (wie zB Herzinsuffizienz), diese werden daher am unteren Abschnitt der Seite abgehandelt

Abkürzungen
Neben dem allgemeinen Abkürzungsverzeichnis (zum schnellen Nachschlagen auf dem Rückendeckel) sind kapitelspezifische Abkürzungen jeweils auf der gleichen Seite aufgeführt

---

24   Kapitel 4 · Herz

Perikard

Myokard

Vaskulär   Inflammatorisch   Traumatisch / Toxisch   Degenerativ / Familiär

infektiös

Perikarditis
Ä Posttraumatisch (zB n. OP)
 – Früh: exsudative Entzünd.
 – Spät: Dressler-Syndrom
 – Infarkt-assoziiert:
 – Früh: P. epistenocardiaca
 – Spät: Dressler-Syndrom
 – Infektiös (viral, bakteriell)
 – Metabolisch (zB b. Urämie)
 – Physikalisch (nach Rx)
 – Medikamentös
 – Immunologisch (SLE, RA)
 – (Para-)neoplastisch
P exsudative Entzündung:
 serös, fibrinös (am häufigsten),
 hämorrhagisch, eitrig (selten)
K Thorax-Sz, Perikardreiben
 (solange kein grosser Erguss)
Ko Tamponade, P. constrictiva
 (früher va iF Tbc, heute va iF
 mediastinaler Bestrahlung)
Mi der Epi- u. Perikard aufgelagertes Fibrin mit einwachsendem Granulationsgewebe

Perikarderguss (PE)
Def >20-50ml Perikardflüssigkeit
Ä – Hydro-Perikard
 (=Transsudat, zB b. HI)
 – Entzündlicher PE
 (=Exsudat, enthält Lc)
 – Maligner PE
 (=Exsudat +malig. Zellen)
 – Hämo-Perikard
 (zB b. Malignom, Ventrikelruptur n. MI, Dissektion)
K abgeschwächte Herztöne,
 EKG: Niedervoltage
Ko Tamponade

Perikardtamponade
Ä siehe oben
 (akut >150-300ml kritisch)
P zunehmende Füllungsbehinderung, stärkere Interdependenz
 li ↔ re Ventrikel
K gestaute Halsvenen, Pulsus
 paradoxus, Schock
D sonografisch
T Parazentese

Koronare Herzkrankheit (KHK)
Def Ungleichgewicht zw. O₂-Angebot u. Bedarf
Ä Atherosklerose
 (RF: Alter, m, BAND³, pos. FA)
P Hypoxie abh. v. Stenosegrad:
 – 70%: b. Anstrengung
 – 90%: Hypoxie in Ruhe
Ko Angina pectoris, MI, Herzinsuffizienz, plötzlicher Herztod

„SA₂VE"-Koronaropathien
 – Spasmus (Prinzmetal-A., Kokain)
 – Aortendissektion
 – Anomalien der Koronarien
 – Vaskulitis
 – Embolus (zB b. Endokarditis)

Relative Ischämie
Def Koronarien unter „normalen"
 Bedingungen suffizient, jedoch
 mangelhafte O₂-Zufuhr b.:
 – Hypotonie (Sepsis, Schock)
 – Hypoxämie (akute Lungenerkr.)
 – Anämie

Folgeerkrankungen:

Angina pectoris (AP)
Def transiente Ischämie < 15min
P idR Anstrengungs-induzierte
 relative Koronarinsuffizienz
K retrosternaler dumpfer Sz
 – Stabile AP: bekannter Sz
 – Instabile AP: erstmalige Sz,
 zunehmende Sz, Ruhe-Sz
Mi fein- bis grobfleckige Fibrose²

Myokardinfarkt (MI)
Def transmurale o. subendokardiale Myokardnekrose (>1 cm)
 infolge absoluter o. relativer Ischämie (resp. O₂-Mangel)
D 2/3 Kriterien notwendig:
 – Schmerzen >20min
 – EKG-Zeichen (NSTEMI/STEMI)
 – Troponin-Anstieg
Ma & Mi: ▣ Abb. 3

Virale Myokarditis
E alle Alter möglich
Ä Coxsackie-, Echo-, Parvo-Viren
K Fieber, AZ↓, Dyspnoe; oft v. vorangehendem viralen Infekt
Ko HRST, Herzinsuffizienz
D Trop., Herzecho, -MRI, ggf. Koro
Mi Lymphozytäre Infiltrate
T symptomatisch

Bakterielle Myokarditis
Ä – Direkt (selten): durch Borrelien, Rickettsien, Corynebakt.
 – Indirekt (häufiger): hämatogene Streuung v. Eiter
 („pyämische Myokarditis")

Myokarditis durch seltene Erreger
Ä va b. Immunsupprimierten
Ä – Pilze: Candida
 – Protozoen: Toxoplasmose,
 Chagas (Lateinamerika)

nicht-infektiös

Granulomatöse Myokarditis
E selten
Ä Herzbefall b. Sarkoidose

Rheumatische Myokarditis
E in westl. Ländern selten durch
 AB-Einsatz b. Streptokokken-Tonsillitis; in Entwicklländern
 Nr. 1 d. kardialen Todesursachen
P S. pyogenes → spezifische Ak
 u. T-Zellen → Kreuzreaktion
 mit Myokard- u. Klappenproteinen (Myosin, Laminin)
Mi Myokard: Aschoff-Knötchen
 (kleine Granulome) mit Anitschkow-Zellen (aktiv. MakroPh)

Weitere (sehr) seltene Myokarditiden
 – Riesenzell-Myokarditis
 (va Junge, schlechte Prognose!)
 – Eosinophile-Myokarditis
 (± =Überempfindlichkeits-M.)
 – Myokarditis b. Kollagenosen
 u. Vaskulitiden

Contusio cordis
Ä stumpfes Thoraxtrauma
 (oft b. PKW-Frontalkollision)
P Spektrum: transiente Arrhythmie, Wandmotilitätsstörungen
 bis Klappen-/Ventrikelruptur
K nicht eindeutig, da zB Thorax-Sz iF Thoraxtrauma möglich
Ko kardiogener Schock, SCD
D anh. Unfallmechanismus vermuten → EKG, Trop, ggf. Echo

Stress-Kardiomyopathie
Syn. Tako-Tsubo, Broken heart-Sy.
Def transiente regionale systol.
 LiHe-Dysfunktion b. angiographisch ausgeschlossener KHK
E F >> M (80-90%), ≥65 J.
 (ca. 1% d. NSTEMI/STEMIs)
Ä starker psych./phys. Stress
 (zB Sepsis), ZNS-Trauma
P whs. Katecholamin-Exzess →
 mikrovaskuläre Dysfunktion?
 → myokardiales „stunning"
K va ACS, evt. nur Dyspnoe
Ko kardiogener Schock (in 10%)
D EKG: ST↑ in ~40%, T-Inversionen
 Labor: idR Troponin leicht↑
 Echo: idR apikale Hypokinesie
 Koro: arelevanten Stenosen
T Stressor beheben, supportiv
Pr gut, wenn Akutphase überlebt

Kokain-induz. Kardiotoxizität
P – Akut: MI, Aortendissektion iF
 – SVT↑, HF↑, BD↑ → O2-Bedarf↑
 – Koronarkonstriktion/spasmen
 – Prothrombotisch
 – Chron.: Myokarditis, Myopathie
 – iF Vaskulitis, direkter Toxizität

Chemo-induz. Kardiotoxizität
E bedeutende Cx-Nebenwirkung!
Ä va Anthracycline (Doxorubicin),
 aber auch Non-Anthracycline →
 Immun-Chemotherapeutika!
P Arrhythmien, Myokardnekrose,
 Vasospasmen, Perikarditis
K subklinisch bis HI bis Tod

Strahlen-induz. Kardiotoxizität
Ä Thorax-Rx, zB b. Ösophagus-CA
P Endothelschädigung → KHK,
 Perikarditis u. Myokardfibrose

Kardiomyopathien (KMP)
▶ Abschn. 4.5
Def Gruppe von strukturellen u.
 funktionellen Myokardstörungen, wobei KHK, HT, Valvulopathien u. kongenitale Herzfehler
 als Ursache ausgenommen
Ä – Nicht-familiäre Ursachen
 – Familiäre Ursachen
 – Unbekannt / idiopathisch
P Ausbildung v. diversen Schädigungsmustern: DCM,
 HCM, RCM, ARVC, UCM
 (▶ Abschn. 4.5)
K Herzinsuffizienz, Emboli, HRST
D Echokardiographie, Herz-MRI,
 Ausschluss nicht-familiärer Ursachen, ggf. genetische Testung; evt. Biopsie (durch Herz-MRI zunehmend verdrängt)

Cor pulmonale
Def durch pulmonale Hypertonie⁴
 induzierte Struktur- u./o. Fkt.störung des rechten Ventrikels
P – Akut (zB LE): transient
 – Chron.: kon-zentrische
 Hypertrophie, Dilatation
K akut: ggf. kardiogener Schock
 chron.: Anstrengungsdyspnoe

Kardiale Kanalopathien
Engl.: Cardiac channelopathies
 – Long-QT-Syndrom (LQTS)
 – Romano-Ward-Syndr.
 – Jervell-Lange-Nielsen-Syndr.
 Ko: Torsades-de-Pointes
 – Short-QT-Syndrom (SQTS)
 – Brugada-Syndrom
 – Catecholaminergic polymorphic
 ventricular tachycardia (CPVT)
 Ko: HRST, Kammerflimmern, Tod

Myokard b. Amyloidose
E – Senile Amyloidose: im Alter
 häufig; idR subklinisch. Ablagerung von Transthyretin (Serumprotein) um Myokardzellen
 – ATTR-, AL-, AA-Amyloidose
 (▶ Kap. 1, Allg. Patho): selten,
 Manifestationen: HRST, HI, ACS,
 (bes. iF HCM, RCM ▶ Abschn. 4.5)
Ma verdickt, „speckig"
Mi mit Kongorot anfärbbare interstitielle Ablagerungen
 (KMZ erscheinen ummauert,
 idF O₂-Diffusionsstörung!)

Endstrecken:

Herzinsuffizienz (Engl.: Heart Failure, HF)
Def Unfähigkeit des Herzens, die vom Körper benötigte Blutmenge zu fördern
E 10% d. > 80 J.
Ä häufig KHK, HT, HRST, Valvulopathie, seltener div. Kardiomyopathien
P akut o. chronisch, Links- vs. Rechtsherz, systolische vs. diastolische Dysfunktion
K Linksherz-bedingt: (Anstrengungs-)Dyspnoe, Orthopnoe, Leistungsintoleranz, Müdigkeit
 Rechtsherz-bedingt: Beinschwellung, Leberstauung, Malabsorption, Halsvenenstauung
D EKG, proBNP, Echokardiographie (zeigt ua ob Ejektionsfraktion erhalten (HFpEF) o. reduziert (HFrEF))

Plötzlicher Herztod (Engl.: sudden cardiac death, SCD)
Def Tod, der sich innerhalb von 24 Stunden nach Einsetzen kardialer Symptome ereignet
E häufigste Todesursache b. Herzerkrankung
Ä in 80% KHK, aber jegliche Art von Myokardläsion möglich (Myokarditis, Metastase, KMP)
P 3 Bedingungen: 1. Strukturelle Herzerkrankung (zB KHK)
 2. Triggermechanismus (zB Ischämie, ACS, Elektrolytstörung, Kontusio)
 3. Arrhythmiemechanismus (zB Reentry in Narbe, Kanalopathie)
K meist Kammertachykardie/-flimmern → Tod

AP	Angina pectoris	KMZ Kardiomyozyten
APLAS	Anti-Phospholipid-Antikörper-Syndrom	KNS Koagulase-negative Staphylokokken
ASD	Atriumseptum-Defekt	LiHe Linksherz
CRC	Colorektales Carcinom	LVOT Left ventricular outflow tract
HRST	Herzrhythmusstörungen	LGL Lown-Ganong-Levine-Syndrom
ICR	Intercostal-Raum	(N)STEMI (Non-)ST elevation myocardial infarction
IVDA	Intravenous drug abuse	PDA Persistierender Ductus arteriosus

PM pacemaker (Engl. für Schrittmacher)
PH Pulmonale Hypertonie
RA Rheumatoide Arthritis
SCD sudden cardiac death (Engl. für plötzlichen Herztod)
SV Schlagvolumen
Tc Tachykardie
WPW Wolff-Parkinson-White-Syndrom

Untertitel
Gliedern die Spalten in weitere Subgruppen

Einheitliche ätiopatho-genetische Kategorien
Die verwendeten Kategorien wurden jeweils mit den gleichen Farben einheitlich im gesamten Buch kodiert, die wichtigsten sind:

Congenital

Vaskulär

Infektiös / Inflammat.

Degenerativ

Trauma / Degenerativ

Metabolisch / Endokrin

Neoplasie

Endokard	Reizleitungssystem	Organübergreifend

Endokard

Inflammatorisch

Infektiös

Infektiöse Endokarditis
Ä hoch virulente (akute E.) vs. wenig virulente Erreger (subakute E.)
RF Herzschädigung, NBTV, FK
P Befall va v. Aorten-/Mitralklappe
Spezialfall: Trikuspidal-K. b. IVDA
D modifizierte Duke-Kriterien

Akute Endokarditis 70%
Ä S. aureus (~10% aller E., IVDA), Pneumokokken (Bronchiektas.)
P vorw. ulzerierend, Klappenbefall
K hohes Fieber, evt. Herzgeräusch
Ko Sepsis, kardiogener Schock

Subakute Endokarditis 30%
Syn.: Endocarditis lenta
Ä S. viridans (~60% aller E., ex Mundflora), KNS (Haut), Enterobacteriaceae (HWI), HACEK[5], S. bovis (in 15% CRC!)
P vorw. polypöse Vegetationen
K reaktiv. Fieber, AZ↓, Embolisations-Phänomene (Janeway-lesions, Osler-Knötchen), Ec-Urie

E. durch seltene Erreger
Ä Pilze (b. Immunsuppression), Rickettsien, Chlamydien

nicht-infektiös

Nicht-bakterielle thrombo-tische Vegetationen (NBTV)[6]
Syn.: Nichtbakt. thromb. „Endokarditis"
Ä Hyperkoagulabilität, Paraneoplasie/Kachexie, ↑mech. Belast.
Ma weniche (<5mm) o. polypöse (>5mm) Vegetationen am Klappenschließungsrand (🔲 Abb. 3)
Ko Emboli, Sepsis, kardiog. Schock

Endocarditis rheumatica
ÄP siehe rheumatische Myokarditis; va Mitralklappe befallen
Ma idR verruköse Vegetationen

Endokarditis Libman-Sacks
Ä b. ~10% SLE-Patienten
P Ak-induzierte Begleitentzünd., evt. assoziiert mit APLAS
Ma idR verruköse Vegetationen

Hypereosinophile Endokarditis
Eosinophilic endomyocardial fibrosis
Def eGZ-getriggerte endomyokardiale Entzündung u. Fibrose
Ä – Idiopath.: Löffler-Endokarditis evt. IR v. hypereosinophilen Syndroms (▶ Kap. 18)
– Sekundär: Medik., Allergie, Parasiten (= „tropische Endomyokardifibrose")
Ma parietal, nicht valvulär

Degenerativ / Angeboren

Klappenverkalkung
Ä mechan. Stress + BANDD, CNI
P oxidativer Stress → MakroPh-vermittelte Entz. u. Verkalkung („Atherosklerose" d. Klappen)
Ma Schwerpunkt am Ansatzrand
• Spezialfall: Anulusverkalkung
– Prozess „nur" am Ansatzrand
– Ko: AV-Block, Kalkembolie

Anulusdilatation
Ä sekundär b. Vorhof-, Ventrikel-o. Aortdilatation, zB iF HT

Mitralklappen-Prolaps
Engl.: Floppy mitral valve syndrome
E ~ 5% der Erwachsenen, F > M
Ä unklar; zT assoziiert mit Marfan-u. Ehlers-Danlos-Syndrom
P myxoide Degeneration (kollagenes BGW↓, Polysaccharide↑)
K systolischer Klick (Vorwölbung)

Folgen: Valvulopathien

Aortenklappen-Stenose
Ä – idR Klappenverkalkung (>65 J., früher b. bikuspid)
– Selten iF rheumat. Fieber
K syst. crescendo-decrescendo
P konzentr. LiHe Hypertrophie, Angina u. Synkope b. Belastung, hämolytische Anämie

Aortenklappen-Insuffizienz
Ä Anulodilatation, Klappenverkalkung, Endokarditis, Bikuspidie
K Rückfluss von Aorta in Ventrikel diastol. Herzgeräusch, hyperdyname Zirkulation: zB pulsierendes Nagelbett (Quincke-Z.) u. Kopfnicken beim Herzschlag (De-Musset-Zeichen)
Ko exzentr. LiHe-Hypertrophie, AP u. Synkope b. Belastung, hämolytische Anämie

Mitralklappen-Insuffizienz
Ä – Chron. entwickelnd: degenerativ, Anulodilatation, b. Mitralklappen-Prolaps
– Akut auftretend: b. Endokarditis, Sehnenfadenabriss
P Rückfluss Ventrikel → Vorhof
K holosystolisches Herzgeräusch

Mitralklappen-Stenose
Ä idR Endocarditis rheumatica
P starke li-Vorhofdilatation
K Holodiastolikum am Apex
Ko Vorhofflimmern, PH, Vorhofthrombus → Emboli

Reizleitungssystem

Bradykardien

Sick-Sinus-Syndrom (SSS)
P Fragmentierung der Sinusknotenregion durch Bindegewebe
K Brady-, Tachy-, Brady-Tachy-Sy. o. SA-Block → oft PM nötig

Atrioventrikulärer Block
• 1° AV-Block: meist nodal, idR funkt. Ursache (zB Medikament), idR asymptomat., oProgression
• 2° AV-Block, Typ 1 (Wenckebach) Ätiologie/Klinik = 1° AV-Block
• 2° AV-Block, Typ 2 (Mobitz[7]) meist infranodal d. intrinsich (zB degenerativ, ischämisch) geschädigte Fasern, oft symptomatisch u. Übergang in 3° AV-Bl.
• 3° AV-Block: elektr. Entkopplung Ätiologie/Klinik = 2° AV-Bl. Typ 2
T 1° AV-Block: idR ePM, b. 2° o. 3° Block +sympt. Bradykardie: PM

Tachykardien

Vorhofflimmern (VHF)
E 10% b. >80 J.
Ä altersbedingt ±Herzschädigung d. Klappenvrten, HI, PH, LiM
P „Microcircuits" in Vorhof/Lungenvenen → Wegfall VH-Kontraktion
K Palpitationen, Leistungsabfall
Ko Embolien, kardiale Dekompensat.
T Frequenz- ±Rhythmus-Kontrolle ±OAK (gemäss CHA₂DS₂-VASc-Score[8]), ggf. Katheterablation

Vorhofflattern
P „Macrocircuit" im rechten Vorhof, Erregung kreist mit ca. 300/min
K oft Hf ~150/min (2:1 Überleitg.)
T = VHF, ggf. Katheterablation

AV-Knoten-Reentry-Tc (AVNRT)
P Voraussetzung: schnelle u. langsame Bahn in AV-Knoten. Dann: vorzeitig einfallende atriale Erregung → kreisende Erregung
K paroxysmale Tc, evt. „Frog-sign"
T vagale Manöver, Adenosin iV, Katheterablation

AV-Reentrytachykardie (AVRT)
P akzessorische AV-Bahn
– WPW-Sy. (extranodal: Kent-B.)
– LGL-Syndrom (intranodal)
K paroxysmale Tachykardien, im Intervall-EKG evt. δ-Welle b. WPW
T wie AVNRT

Ventrikuläre Tachykardie
Ä 1° idiopathisch vs. 2° Myokardnarbe zB b. KHK →kreisende Err.
K Spezialfall: Torsades-de-Pointes
Ko Degeneration zu Kammerflimmern

Organübergreifend

Congenital

Gesamtherz betreffend

– Akardie
– Ectopia cordis
– Situs inversus

Herzteil, ohne Shunt

Pulmonal-/Aortenstenose
(iF Mono-/Bi-/Quadriskuspidie; zB bikuspide Aortenklappe b. ~2% der Bevölkerung!)
Atresie - zB hypoplastisches Linksherz-Syndrom
Aortenisthmusstenose
– präduktal = infantil
– postduktal = adult

Herzteil, mit LiRe-Shunt[9]

Ventrikelseptumdefekt (VSD) Atriumseptumdefekt (ASD)
E häufigste Herzfehler
K keine Zyanose
– ASD: 2.HT fixiert
– VSD: Systolikum 4. ICR li
Ko ReHe-Hypertrophie (EKG: Rechtslagetyp, RSB) PH → Eisenmenger-Reaktion

Persistierender Ductus arteriosus (PDA)
K „Maschinengeräusch"
T Indometacin (NSAR) für Verschluss

Herzteil, mit ReLi-Shunt[10]

Fallot-Tetralogie
E hfgst zyanot. Herzfehler
P fehlerhafte Unterteilung d. Ausflussbahn in links/rechts
– Pulmonalstenose
– ReHerz-Hypertrophie
– Ventrikelseptumdefekt
– Reitende Aorta
K abh. v. Pulmonalstenose-Grad; gehen oft in Hocke (TPR↑ → Lungenperfusion↑)
– Spezialfall: Pentalogie (+ASD)

Transposition der grossen Arterien (TGA)
E 3.hf zyanotischer Herzfehler
T Prostaglandine (halten PDA offen)
– Spezialfall: kongenital korrigierte TGA (kkTGA)

Persistierendes Foramen ovale (PFO)
E ~ 25% aller Menschen
Ko paradoxe Embolie, Shunt hämodynamisch nicht relevant

Raumforderung

Thrombus
– Vorhofthrombus zB b. Vorhofflimmern
– Ventrikulärer Thrombus zB b. Herzwandaneurysma
Mi Embolien (zB ZNS → Stroke)

primäre benigne Neoplasien

Vorhofmyxom
E hfgst primärer HerzTu v. Erw., va Frauen zw. 30-60J.
P 80% im linken Vorhof
Ko Embolisation, Obstruktion d. Mitralklappe
Mi Gruppen von spindelförmigen u. sternförmigen Zellen in myxoider Grundsubstanz

Papilläres Fibroelastom
E 2. hfgst primäre HerzTu v. Erw.
Ma va an Aorten-, Mitralklappe
Ko Embolie (selten)

Rhabdomyom
E selten, aber hfgst prim. HerzTu v. Kindern (meist < 1 J.)
P va ventrikulär, in 50% assoz. mit tuberöser Sklerose (▶ Kap. 25, Hereditäre Tumorsyndrome)
K zT spontane Regression

primäre maligne Neoplasien

Sarkome
E hfgst prim. maligner Herztumor (insgesamt jedoch sehr selten)
P überall im Myokardium möglich, keine Prädilektionsstelle. zB Rhabdomyosarkom

sekundäre Neoplasien[11]

Metastasen
E hfgst Neoplasie d. Herzens; wird unterschätzt, ca. 10% d. an Krebs Verstorbenen haben kardiale Mitbeteiligung!
Ä Melanom, Lymphom, Leukämie, Mamma-CA, Bronchus-CA, Nierenzell-CA ua
P idR peri-/myokardiale Ansiedlung
Ko Perikardtamponade, SCD

Herz b. Karzinoid-Syndrom
Syn.: Hedinger-Syndrom
P b. neuroendokrinen CA mit Leber-Metastasen; Serotonin → Endokardfibrose v. rechtem Ventrikel, Trikuspidal- u. Pulmonal-Klappe. Serotonin-Abbau in Lunge, somit αLiHe Befall!

---

[2] BANDD: Bluthochdruck, Adipositas, Nikotin, Diabetes, Dyslipidämie
[3] Trotz klinisch transientem Charakter schädigt AP Myokard die relative Koronarinsuffizienz verursacht in den letzten Wiesen Nekrosen: nur mikroskopisch sichtbar (=feinfleckig) o. aber <1cm (=grobfleckig), u. klassifizieren daher nicht als Myokardinfarkt
Tako-Tsubo besonders dann zu vermuten, wenn Ischämie-Zeichen im EKG überproportional zu moderater Troponin-Erhöhung

[4] Genau genommen darf nur b. PH Typ 1, 3 u. 4 (▶ Kap. 2) von Cor pulmonale gesprochen werden, nicht b. PH iF LiHe-Insuffizienz
[5] Gruppe gram-negativer Erreger aus Mund-Rachen-Raum (Haemophilus, Aggregatibacter, Cardiobacter, Eikanella, Kingella)
[6] Je n. Autor werden versch. Endokarditis-Begriffe synonym verwendet (zB „verruköse" o. „marantische" E.). Der gemeinsame Nenner der NBTV ist ihre abakterielle Entstehung, was der Name reflektiert.

„Verrukös" ist rein deskriptiv (=Knoten <5mm), wird aber manchmal synonym für E. rheumatica benutzt; „marantisch" = historischer Begriff, da NBTV als erstes b. ausgezehrten Pat. beschrieben
[7] Alternat. Nomenklatur: Wenckebach =Mobitz I, Mobitz = Mobitz II
[8] CHA₂DS₂-VASc-Score: stratifiziert Embolie-Risiko b. VHF
[9] = Nicht-zyanotische Herzfehler [10] Zyanotische Herzfehler
[11] Metastasen viel häufiger! 1° Neoplasien rar u. in 80% benigne

Gruppierungen
Krankheiten, die klinisch oder pathologisch eine grosse Gemeinsamkeit haben werden durch Hinterlegungen zu Gruppen zusammengefasst. Die Gemeinsamkeit wird in der Farbe des Hintergrund aufgeführt.

Fussnoten
vertiefen wichtige Punkte oder interessante Sachverhalte

Vertiefungsseiten
Einigen Kapiteln sind spezielle Doppelseiten angefügt, welche besonders schwierige Themen nochmals anschaulich und didaktisch ausgeklügelt erklären

Erklärungstext
Damit die Navigation auf der Vertiefungsseite einfach fällt

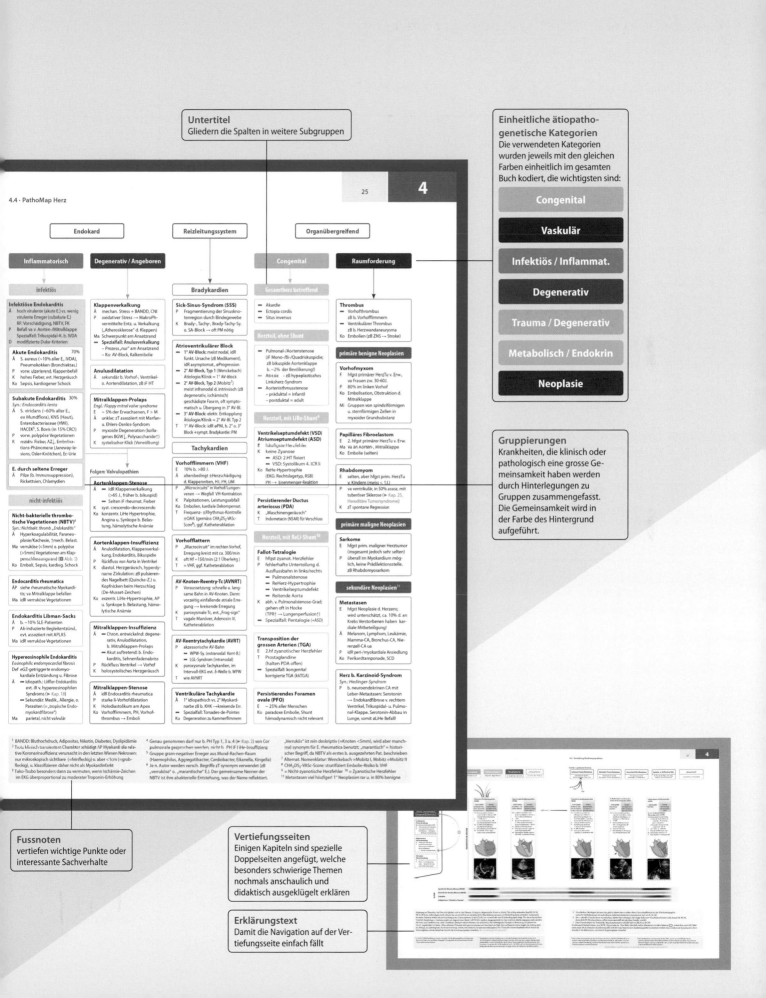

Inhaltsverzeichnis

Die Herausgeber

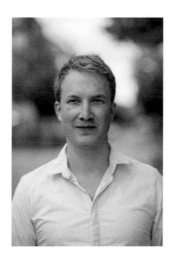

Thomas Cerny

1989 geboren in Schaffhausen, Schweiz. Studium der Humanmedizin in Zürich und Paris. 2017 Promotion. Assistenzarzt in Innerer Medizin und Chirurgie im Ospedal Scuol; Assistenzarzt in Innerer Medizin im Stadtspital Triemli, Zürich; Oberarzt in Innerer Medizin im Stadtspital Waid, Zürich; ab 2019 Dozent an der ETH Zürich (Krankheitslehre) im BSc Medizin; 2021 Facharzttitel Innere Medizin. Gegenwärtig Fremdjahr in Neurologie am Inselspital Bern. Thomas Cerny beginnt demnächst eine zweite Facharztausbildung zum Infektiologen und interessiert sich besonders für die Schnittstelle Infekt/Immunsystem.
cernyth@gmail.com

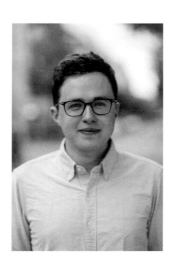

Kirill Karlin

1989 geboren in Krasnojarsk, Sibirien. Studium der Humanmedizin in Zürich, Paris, Tel Aviv und Basel. Assistenzarzt in klinischer Toxikologie in Zürich. Mitgründung und Aufbau des medizinischen Softwareunternehmens Asimov Medical. Assistenzarzt in Pathologie am Beth Israel Deaconess Medical Center und Fellowship in Hematopathology am Brigham and Women's Hospital, beides Lehrkrankenhäuser der Harvard Medical School.
kirill.karlin@gmail.com

Mitarbeiterverzeichnis

Holger Moch, Prof. Dr. med.
Institutsdirektor
Facharzt für Pathologie
Institut für Pathologie und Molekularpathologie
Universitätsspital Zürich
Rämistrasse 100
CH-8091 Zürich
holger.moch@usz.ch

Viktor Kölzer, Prof. Dr. med.
Oberarzt, Wissenschaftlicher Abteilungsleiter Digitale
Pathologie
Facharzt für Pathologie
Institut für Pathologie und Molekularpathologie
Universität Zürich
Universitätsspital Zürich
Schmelzbergstrasse 12
Viktor.Koelzer@usz.ch

Peter Vogt, KD Dr. med.
Facharzt für Pathologie
Gartenstrasse 18
CH-5032 Aarau Rohr
vogt-p@bluewin.ch

Gregory Fretz, Dr.med.
Leiter Medizinische Poliklinik Departement Medizin
Facharzt für Innere Medizin und Pneumologie
Kantonsspital Chur
Loestrasse 170
CH-7000 Chur
gregory.fretz@ksgr.ch

Sabina Berezowska, Prof. Dr. med.
Chefärztin Thoraxpathologie
Fachärztin für Pathologie
Institut Universitaire de Pathologie
Centre hospitalier universitaire vaudois (CHUV)
et Université de Lausanne
Rue du Bugnon 25
CH-1011 Lausanne
sabina.berezowska@chuv.ch

Axel Haine, Dr. med.
Facharzt für Angiologie und Innere Medizin
Gefässzentrum Bern
Praxis am Lindenhofspital
Bremgartenstrasse 119
CH-3012 Bern
axel.haine@gefaesszentrum-bern.ch

Silvan Jungi, Dr. med. FEBVS
Oberarzt Gefässchirurgie
Facharzt für Gefässchirurgie
Universitätsklinik für Gefässchirurgie
Inselspital, Universitätsspital Bern
Herz Gefäss Zentrum
Freiburgstrasse 18
CH-3010 Bern
silvan.jungi@insel.ch

Yara Banz, PD Dr. med. et phil. nat.
Leitende Ärztin
Fachärztin für Pathologie, Schwerpunkt Zytopathologie
Institut für Pathologie
Universität Bern
Murtenstrasse 31
CH-3008 Bern
yara.banz@pathology.unibe.ch

Stefan Christen, Dr. med.
Chefarzt-Stellvertreter
Leiter Spezialgebiete Medizin
Facharzt FMH Innere Medizin
Facharzt FMH Kardiologie
Master of Advanced Studies MAS
Medizinische Klinik
Stadtspital Zürich, Standort Waid
Tièchestrasse 99
CH-8037 Zürich
stefan.christen@waid.zuerich.ch

Yara Banz, PD Dr. med. et phil. nat.
Leitende Ärztin
Fachärztin für Pathologie, Schwerpunkt Zytopathologie
Institut für Pathologie
Universität Bern
Murtenstrasse 31
CH-3008 Bern
yara.banz@pathology.unibe.ch

Michael B. Soyka, PD Dr. med.
Leitender Arzt Rhinologie
Facharzt FMH für Otorhinlaryngologie, Spez. Hals- und
Gesichtschirurgie
Departement für Otorhinolaryngologie, Hals- und
Gesichtschirurgie
UniversitätsSpital und Universität Zürich
Frauenklinikstrasse 24
CH-8091 Zürich
michael.soyka@usz.ch

Kristian, Ikenberg, PD Dr. med.
Oberarzt
Facharzt für Pathologie
Institut für Pathologie und Molekularpathologie
Universitätsspital Zürich
Schmelzbergstrasse 12
CH-8091 Zürich
kristian.ikenberg@usz.ch

Monica Rusticeanu, Dr. med.
Chefärztin
Abteilung für Gastroenterologie
Asklepios Klinikum Schwalmstadt
Krankenhausstrasse 27
D-34613 Schwalmstadt
monicarusticeanu@gmail.com

Rupert Langer, Univ. Prof. Dr. med.
Vorstand
Facharzt für Pathologie
Institut für Klinische Pathologie und Molekularpathologie
Kepler Universitätsklinikum und Johannes Kepler Universität
Krankenhausstr. 9
A-4021 Linz
rupert.langer@kepleruniklinikum.at

Lukas Brügger, PD Dr. med.
Leitender Arzt Viszerale Chirurgie
Universitätsklinik für Viszerale Chirurgie und Medizin
Inselspital, Bauchzentrum
Freiburgstrasse 16c
CH-3010 Bern
lukas.bruegger@insel.ch

Andreas Kohler, Dr. med.
Oberarzt Viszeralchirurgie
Facharzt für Chirurgie
Klinik für Viszerale Chirurgie und Medizin
Inselspital, Universitätsspital Bern
Freiburgstrasse
CH-3010 Bern
Andreas.Kohler@insel.ch

Heather Dawson, Dr. med.
Oberärztin Klinische Pathologie
Institut für Pathologie
Universität Bern
Murtenstrasse 31
CH-3008 Bern
heather.dawson@pathology.unibe.ch

Alessandro Lugli, Prof. Dr. med.
Chefarzt GI Pathologie
Institut für Pathologie
Universität Bern
Murtenstrasse 31
CH-3008 Bern
alessandro.lugli@pathology.unibe.ch

Peter Studer, PD Dr. med. Dr. phil.
Chirurgie spez. Viszeralchirurgie
VISCERA AG
Zentrum für Bauchmedizin
Schänzlihalde 1
CH-3013 Bern
studer.peter@hin.ch

Beat Müllhaupt, Prof. Dr. med.
Stv. Klinikdirektor und Leitender Arzt
Klinik für Gastroenterologie und Hepathologie
UniversitätsSpital Zürich
Rämistrasse 100
CH-8091 Zürich
beat.muellhaupt@usz.ch

Achim Weber, Prof. Dr. med.
Stv. Institutsdirektor
Leitender Arzt Pathologie
Facharzt für Pathologie, FMH
Schwerpunkttitel Molekulare Pathologie
Institut für Pathologie und Molekularpathologie
Rämistrasse 100
CH-8091 Zürich
achim.weber@usz.ch

Beat Gloor, Prof. Dr. med.
Chefarzt Bereich Chirurgie
Facharzt für Chirurgie, Schwerpunkt viszerale Chirurgie
Universitätsklinik für Viszerale Chirurgie und Medizin
Inselspital, Universität Bern
Freiburgstr.
CH-3010 Bern
beat.gloor@insel.ch

Eva Diamantis-Karamitopoulou, Prof. Dr. med.
Fachärztin für Pathologie
Leitende Ärztin
Pathologie Institut Enge
Hardturmstrasse 133
CH-8005 Zürich
eva.diamantis@pathology.unibe.ch

Andreas D. Kistler, PD Dr. med.
FMH Nephrologie und FMH Innere Medizin
Chefarzt Innere Medizin
Medizinische Klinik
CH-8501 Frauenfeld
andreas.kistler@stgag.ch

Ariana Gaspert
Oberärztin Institut für Pathologie und Molekularpathologie
Fachärztin Pathologie
UniversitätsSpital Zürich
Institut für Pathologie und Molekularpathologie
Rämistrasse 100
CH-8091 Zürich
ariana.gaspert@usz.ch

Simone Brandt, Dr. med.
StV. Leitung Molekularpathologie
Fachärztin Pathologie und Molekularpathologie
FMH Pathologie Zentrum Zürich
Hottingerstrasse 9/11
CH-8032 Zürich
simone.brandt@medica.ch

Daniel Eberli, PD Dr med. Dr. rer. nat.
Leitender Arzt Urologie USZ
Klinik für Urologie
UniversitätsSpital Zürich
Rämistrasse 100
CH-8091 Zürich
daniel.eberli@usz.ch

Robert Lüchinger, Dr. med.
Facharzt Gynäkologie und Geburtshilfe FMH
Ismattstrasse 3
CH-8908 Hedingen
robertluechinger@bluewin.ch

Meike Körner, PD Dr. med., EMBA
Fachärztin für Pathologie FMH
Pathologie Länggasse
Worblentalstrasse 32
CH-3063 Ittigen BE
meike.koerner@patholaenggasse.ch

PD Dr. med. Konstantin J. Dedes
FMH für Gynäkologie und Geburtshilfe
Schwerpunkt für operative Gynäkologie und
Geburtshilfe
Schwerpunkt für gynäkologische Senologie
GynPraxisThalwil
Alte Landstrasse 160
CH-8800 Thalwil
konstantin.dedes@hin.ch

Zsuzsanna Varga, Prof. Dr. med.
Leitende Ärztin
Koordinatorin Brustzentrum
Institut für Pathologie und Molekularpathologie
Universitätsspital Zürich
Schmelzbergstrasse 12
CH-8091 Zürich, Schweiz
zsuzsanna.varga@usz.ch

Bruno Fuchs, Prof. Dr.med. et Dr.sc.nat.
Chefarzt, Leiter Orthopädische
Tumorchirurgie
Kantonsspital Winterthur
Klinik für Orthopädie und Traumatologie
bruno.fuchs@ksw.ch

Beata, Bode-Lesniewska, Prof. Dr. med.
Leitende Ärztin
Fachärztin für Pathologie
Institut Pathologie Enge
Hardturmstr. 133
CH-8005 Zürich
beata.bode@patho.ch

Florian Winkler, Dr. med.
Arzt in der Praxis
Facharzt für Rheumatologie und Allgemeine Innere
Medizin
Berner Rheumazentrum am Viktoriaplatz
Viktoriastrasse 72
CH-3013 Bern
florian.winkler@hin.ch

Sandra Blumhardt, KD Dr. med.
Fachärztin FMH Rheumatologie
Oberärztin
UniversitätsSpital Zürich
Klinik für Rheumatologie
Gloriastrasse 25
CH-8091 Zürich
Sandra.Blumhardt@usz.ch

Omar Hasan Ali, Dr. med.
Postdoctoral Fellow
Facharzt für Dermatologie (FMH Schweiz)
Dermatologische Klinik Universitätsspital Zürich
Rämistrasse 100
CH-8091 Zürich
omar.rashed@gmail.com

Alexander Navarini, Prof. Dr. med. Dr. sc. nat.
Chefarzt Dermatologie,
Leiter Zentrum für Hauttumore
Klinik für Dermatologie
Universitätsspital Basel
Petersgraben 4
CH-4031 Basel
alexander.navarini@gmail.com
alexander.navarini@usb.ch

Lars E. French, Prof. Dr.
Direktor Klinik und Poliklinik für Dermatologie und
Allergologie
Universitätsklinik LMU
Frauenlobstr. 9–11
D-80337 München
Lars.French@med.uni-muenchen.de

K. Kerl-French, PD Dr.
Leitung Histologie
Klinik und Poliklinik für Dermatologie und Allergologie
Universitätsklinik LMU,
Frauenlobstr. 9–11
D-80337 München
Katrin.Kerlfrench@med.uni-muenchen.de

Christine Greil, Dr. med.
Fachärztin für Innere Medizin, Notfallmedizin
Klinik für Innere Medizin I
Schwerpunkt Hämatologie, Onkologie und Stammzell-
transplantation
Universitätsklinikum Freiburg
Hugstetter Strasse 55
D-79106 Freiburg
christine.greil@uniklinik-freiburg.de

Anna-Verena Frey, Dr. med.
Oberärztin, Department für Pathologie
Institut für Klinische Pathologie
Universitätsklinikum Freiburg
Breisacher Str. 115a
D-79106 Freiburg
anna.frey@uniklinik-freiburg.de

Maximilian Seidl, Dr. med.
Oberarzt für Pathologie
Institut für Pathologie
Universitätsklinikum Düsseldorf AÖR
Moorenstr. 5
D-40225 Düsseldorf
Maximilian.Seidl@med.uni-duesseldorf.de

Roman Trepp, PD Dr. med.
Leitender Arzt
Facharzt FMH für Endokrinologie/Diabetologie und
Innere Medizin
Universitätsklinik für Diabetologie, Endokrinologie,
Ernährungsmedizin und Metabolismus (UDEM)
Inselspital, Universitätsspital Bern
CH-3010 Bern
roman.trepp@insel.ch

Ekkehard Hewer, Prof. Dr. med.
Leitender Arzt
Facharzt für Pathologie und Neuropathologie
Institut Universitaire de Pathologie
Centre hospitalier universitaire vaudois (CHUV) et Uni-
versité de Lausanne
Rue du Bugnon 25
1011 Lausanne
ekkehard.hewer@chuv.ch

Aurel Perren, Prof. Dr. med.
Direktor
Facharzt für Pathologie und Molekularpathologie
Institut für Pathologie
Universität Bern
Murtenstrasse 31
CH-3008 Bern
aurel.perren@pathology.unibe.ch

David Winkler, PD Dr. med. et phil.
Leiter Neurologie KSBL
Facharzt für Neurologie FMH
Kantonsspital Baselland
Medizinische Universitätsklinik
Neurologie
Rheinstrasse 26
CH-4410 Liestal
David.Winkler@usb.ch und david.winkler@ksbl.ch

Luigi Mariani, Prof. Dr. med.
Chefarzt Neurochirurgie,
Leiter Hirntumorzentrum
Universitätsspital Basel
Neurochirurgie
Klinikum 1
Spitalstrasse 21
CH-4031 Basel
Luigi.Mariani@usb.ch

Dominik Cordier, PD Dr. med.
Leitender Arzt Neurochirurgie
Leiter Hirntumorzentrum
Universitätsspital Basel
Spitalstrasse 21
CH-4031 Basel
Dominik.Cordier@usb.ch

Raphael Guzman, Prof. Dr. med.
Chefarzt-Stv., Leitender Arzt Neurochirurgie
Vaskuläre und Pädiatrische Neurochirurgie
Universitätsspital Basel
Neurochirurgie
Klinikum 1
Spitalstrasse 21
CH-4031 Basel
Raphael.Guzman@usb.ch

Prof. Dr. med. Gian Marco De Marchis, MSc
Stellvertretender Leiter Stroke Unit, Oberarzt Neurologie
und Stroke Center
Facharzt für Neurologie FMH
Universitätsspital Basel
Neurologische Klinik und Poliklinik
Petersgraben 4
CH-4031 Basel
gian.demarchis@usb.ch

Jürgen Hench, Dr. med.
Oberarzt Neuropathologie
Facharzt für Neuropathologie
Institut für Medizinische Genetik und Pathologie
Universitätsspital Basel
Schönbeinstr. 40
CH-4031 Basel
juergen.hench@usb.ch

Stephan Frank, Prof. Dr. med.
Facharzt Neuropathologie FMH
Leitender Arzt
Abteilung für Neuro- und Ophthalmopathologie
Institut für Pathologie USB, Schönbeinstrasse 40
CH-4031 Basel
Stephan.Frank@usb.ch

Jens Petersen, PD Dr. med.
Neurozentrum Bern
Schänzlistrasse 45
CH-3013 Bern
petersen@hin.ch

Hans H. Jung, Prof. Dr. med.
Leitender Arzt
Klinik für Neurologie
UniversitätsSpital Zürich
Frauenklinikstrasse 26
CH-8091 Zürich
hans.jung@usz.ch

Juliane Bremer, Dr. med Dr. sc. nat.
W1-Professur für Experimentelle Neuropathologie
(WISNA)
Institut für Neuropathologie
Uniklinik RWTH Achen
Pauwelsstraße 30
D-52074 Aachen
jbremer@ukaachen.de

Elisabeth J. Rushing, Prof. Dr. med.
Oberärztin
UniversitätsSpital Zürich
Institut für Neuropathologie
Rämistrasse 100
CH-8091 Zürich
ElisabethJane.Rushing@usz.ch

Jens Funk, Prof. em. Dr. med. Dr. rer. nat.
Ehemaliger Stv.-Direktor
Klinik für Ophthalmologie
UniversitätsSpital Zürich
Jägerhäusleweg 39
D-79104 Freiburg i.Br.

Peter Meyer, Prof. Dr. med.
Leitender Arzt Ophthalmopathologie
Universitätsspital Basel
Schönbeinstrasse 40
CH-4031 Basel
peter.meyer@usb.ch

Karl Heinimann, Prof. Dr. med. et phil.
II Stv. Ärztliche Leitung Medizinische Genetik
Facharzt für Medizinische Genetik
FMH Laborleiter medizinisch-genetische Analytik
FAMH Institut für Medizinische Genetik und Pathologie
Universitätsspital Basel
Schönbeinstrasse 40
CH-4031 Basel
karl.heinimann@usb.ch
karl.heinimann@unibas.ch

Aurel Perren, Prof. Dr. med.
Direktor
Facharzt für Pathologie und Molekularpathologie
Institut für Pathologie
Universität Bern
Murtenstrasse 31
CH-3008 Bern
aurel.perren@pathology.unibe.ch

Allgemeine Pathologie

Viktor Kölzer, Holger Moch, Peter Vogt, Thomas Cerny, Kirill Karlin

1

Congenital	Vaskulär/ Kreislauf	Immunologisch	Metabolisch / Degenerativ

Congenital

endogen

Chromosomen-Aberrationen
Def mikroskopisch sichtbare Veränderung d. Anzahl o. Struktur
- Numerische Aberrationen:
  – Trisomie 21 (Down-Syndr.)
  – Trisomie 18 (Edwards-Syndrom)
  – Trisomie 13 (Pätau-Syndrom)
  – XXY (Klinefelter-Syndrom)
  – XXX (Triple-X-Syndrom)
  – Monosomie X0 (Turner-Syndr.)
- Strukturelle Aberrationen:
  – Deletion, zB auf Chromosom:
    22q: DiGeorge-Sy. ▶ Kap. 21
    15q v. Vater: Prader-Willi-Sy.
    15q v. Mutter: Angelman-Sy.
    5p: Cri-du-Chat-Syndrom
  – Translokation, Insertion
  – Inversion, Duplikation

Genmutationen
Def mikroskopisch nicht sichtbare DNA-Veränderung in einem Gen
P Substitution, Deletion, Insertion einer o. mehrerer Basen → versch. Mutationsarten möglich:
- Same-sense (ident. AS resultiert)
- Missense (andere AS resultiert)
- Deletion (øAS resultiert, zB CF)
- Nonsense (Stopcodon resultiert)
- Frameshift (neues Prot. resultiert)
- Trinucleotid-Repeat-Expansion:
  – CAG_n: Chorea Huntington
  – CGG_n: Fragiles-X-Syndrom
  – CTG_n: Myotone Dystrophie

Mitochondriopathien
von Mutter vererbt; zB MELAS

exogen

Noxen
- Alkohol (→ FAS)
- Medikamente, zB Phenytoin
- Strahlung

Infekte
- **S**yphilis (→ Hutchinson-Trias)
- **T**oxoplasmose
- **O**ther: Hep. B/C, Listeriose, Zika
- **R**öteln, Ringelröteln
- **C**hlamydien, Coxsackie-Viren
- **H**IV, Herpes-V. (HSV1/2, VZV, CMV)

Maternale Faktoren u. Eihäute
- Stoffwechsel: zB Diabetes mellitus assoziierte Anomalien
- Plazenta: zB Insuffizienz
- Chorion/Amnion: amniot. Bänder
- Nabelschnur: zB FFTS

Mögl. Endstrecke beider Gruppen:

Störung d. Morphogenese
- Agenesie: Absenz d. Anlage
- Aplasie: øAnlagenentwicklung
- Hypoplasie: ↓Anlagenentwickl.
- Fusionsfehlbildung: øTrennung
- Dysraphie: øVerschluss → Spalt
- Atresie: øLumenentwicklung
- Stenose: ↓Lumenentwicklung

Vaskulär/ Kreislauf

lokale u. systemische Grundreaktionen

Hyperämie
Def ↑Blutgehalt in Gewebe
- **Aktive Hyperämie**
  Arterioläre Dilatation → vermehrter Blutzufluss (zB b. Muskelaktivität, Entzündung)
- **Passive Hyperämie**
  Verminderter venöser Abfluss → Blutrückstau (zB Lungenstauung, Leberstauung)

Ödem
Def abnorme interstitielle Flüssigkeitszunahme
P A) Hydrostatischer Druck↑
     (zB Herzinsuffizienz)
   B) Gefässpermeabilität↑
     (zB akute Entzündung)
   C) Onkotischer Druck↓
     (zB Leberzirrh., nephrot. Sy.)
   D) Lymphabfluss↓
     (zB Lymphangiosis carcin.)
   proteinarm (~Transsudat) b. A), C)
   vs. proteinreich (~Exsudat) b. B), D)

Erguss
Def patholog. Flüssigkeitsansammlung in präformierter Höhle
P wie b. Ödem
D Transsudat vs. Exsudat
   (Unterscheidbar zB anh. Light-Kriterien ▶ Kap. 2)

Hämorrhagie
Def Blutaustritt in voller Zusammensetzung n. innen/aussen
P - Rhexisblutung: b. Gefässruptur iF Trauma, Nekrose
   - Diapedeseblutung („Durchwanderung"): bei
     – Gefässpermeabilität↑
       (zB iF Toxin, O_2↓, Allergie)
     – Thrombozytopenie
     – Koagulopathie
Ma - Petechien: punktförmig, ~1–2 mm (zB b. Tz-Penie)
   - Purpura: kleinfleckig, <1 cm (zB b. Vaskulitiden)
   - Suffusion/Ekchymose: flächig (zB b. Trauma)
   - Hämatom: voluminöse Gewebeblutung
   - In Höhle: zB Hämatothorax, Hämatoperitoneum

Disseminierte intravasale Koagulopathie (DIC)
Syn.: Verbrauchskoagulopathie
P starke Gerinnungsaktivierung zB d. bakt. Toxine → mikrovaskuläre Thromben → überschiessende Fibrinolyse, zudem alle Gerinnungsfaktoren verbraucht → Hämorrhagien
Ko Endorganschäden, oft mehrere gleichzeitig (=MOF)

Hämostase (=Blutgerinnung)
Def physiologische Reaktion auf Gefässendothel-Schaden:
- Reflektorische Vasokonstriktion
- Primäre Hämostase (Tz-Aggregation d. vWF, ADP, TXA2)
- Sekundäre Hämostase (Gerinnungskaskade)
- Stabilisation u. Resorption (tPA)

Thrombose
Def intravitale, intravasale Blutgerinnsel-Bildung
Ä Virchow-Trias:
   - Endothelschaden (Toxine, Hypertonie, Entz.)
   - Abnormer Fluss (VHF, Stenose, Aneurysma)
   - Hyperkoagulabilität (angeboren, Neoplasie)
P arteriell: idR Abscheidungsthrombus („weiss"), venös: idR Gerinnungsthrombus („rot"), „gemischter Thrombus": weisser Kopf, roter Schwanz
Ko lokale Okklusion, distale Embolisation (zB Lungenembolie)

Embolie
Def Gefässverschluss d. hämatogene Verschleppung v. solidem, flüssigem o. gasförmigem Material
Ä - Thrombus (zB LE infolge TVT)
   - Fett (zB b. Röhrenknochen-Fx)
   - Cholesterin (zB b. Atherosklerose)
   - Km (n. Reanimation)
   - Fruchtwasser (Geburt)
   - Luft (Tauchunfall)
   - Fremdkörper (zB Talk b. iv Drogenabusus)

Ischämie
Def Minderdurchblutung iF verminderter arterieller Zufuhr

Infarkt
Def Nekrose infolge Ischämie
P - Anämischer Infarkt: in „Einstromgebieten" (zB Herz)
   - Hämorrhagischer Infarkt: in „Zweistromgebieten" (zB Lunge/Darm: Nekrose arrodiert intaktes 2. Stromgebiet) o. bei 2° Einblutung
   - Hämorrhagische Infarzierung: Minderdurchblutung u. Nekrose iF venöser Stauung

Schock
Def systemische Hypoperfusion wegen ↓CO u./o. ↓BV
Ä - **D**istributiv (zB Anaphylaxie, Sepsis, neurogen)
   - **O**bstruktiv (zB b. LE)
   - **C**ardiogen (zB b. MI)
   - **H**ypovoläm (b. Blutung > 20% des BV)

Immunologisch

normale Immunantwort

Normale Immunantwort
Angeboren/Unspezifisch:
PAMPs u. DAMPs werden via Toll-like-Rezeptoren v. nGZ u. Makrophagen erkannt → sofortige Abwehr
- nGZ: lytische Fresszellen, „first line of defense"
- eGZ: involviert in Heilphase, gegen Parasiten, b. allerg. Reaktionen
- bGZ: involviert in Entzündungsinitiierung, b. allerg. Reaktionen
- Mastzellen: ähnliche Fkt. wie bGZ, va in Haut u. SH
- NK-Zellen: LyZ, aber Teil der angeborenen Abwehr: erkennen und töten Zellen ohne MHC-I
- APC: Überbegriff für Ag-präsentierende Zellen (via MHC-II), zB
  – Monozyten: in Km u. Blut vorhanden, Vorläufer v. MakroPh
  – Makrophagen: in Gewebe eingewanderte Monozyten. Bennenung je n. Zielgewebe.
Erworben/Adaptiv/Spezifisch:
Ziel-Ag durch APCs an LyZ präsentiert → Selektion v. passenden T- u. B-Zellen → Abwehr verzögert, dafür optimiert
- T-Zellen: ex Thymus, Vermittler d. zellulären adaptiven Abwehr; tragen TZR, der auf MHC-Molekülen präsentiertes Ag erkennt
- $CD4^+$T-Zellen: regulieren zellulär (T_{H1}) bzw. humorale (T_{H2}) Immunität
- $CD8^+$T-Zellen: antigen-spezifische cytotoxische T-Zellen (CTL)
- B-Zellen: ex Km, Träger der humoralen adaptiven Abwehr; durch Ag-Kontakt selektionierte B-Zellen, werden ua aktiviert zu:
- Plasmazellen: sezernieren d. Rekombination „verbesserte" Ak, die Ag-Neutralisierung, Opsonierung u. Komplement-Aktivierung bewirken

pathologische Immunantwort

Hypersensitivitätsreaktion
- Typ I (Soforttyp): IgE-vermittelte Histamin u. Leukotrien-Ausschüttung aus Mastzellen
- Typ II (zytotoxischer Typ): IgG binden an Zell-gebundenes Ag und bewirken CTL-Aktivierung
- Typ III (Immunkomplex-Typ): anfallende Ag-Ak-Komplexe bewirken Komplementaktivierung
- Typ IV (Spättyp): n. Ag-Kontakt T-Zell-vermittelte mononukleäre lokale Entzündung (n. ~24 h)

Autoimmunerkrankungen
T-Helfer-Zellen u. Ak reagieren mit körpereigenen Strukturen.
2 Faktoren bestimmen das klin. Bild:
- Typ der Effektorreaktion: idR Typ-II- o. -III-Reaktion (humoral), oft tritt Typ -IV-Reaktion hinzu
- Betroffenes Organspektrum

Immundefekte
- Angeboren (▶ Kap. 18)
- Erworben: zellulär vs. Ak-Mangel

Metabolisch / Degenerativ

intrazelluläre Ablagerung

Triglyzeridablagerung
Ä exzessive Einnahme, abnormaler Transport o. Abbau
Mi freie Triglyzeride intrazellulär

Cholesterolablagerung
Ä exzessive Einnahme o. Defekt im Katabolismus
Mi in Makrophagen, glatten MZ, Intima der Blutgefässe (Atherosklerose)

Proteindeposition
- In Nieren-Tubulusepithel bei starker Proteinurie
- IG in Plasmazellen
- AAT in Hepatozyten
- NF-Tangles in Neuronen

Glykogenspeicherkrankheiten
P Deposition in Makrophagen b. lysosomalen Enzym-Defekt

Eisenablagerung
Ä exogene Überladung (Siderose) vs. Transportdefekt (Hämochromatose, ▶ Kap. 8, Leber)

Kupferüberschuss
zB b. Morbus Wilson (▶ Kap. 8, Leber)
P AR-vererbte Kupferansammlung in Leber, ZNS, Auge

extrazelluläre Ablagerung

Dystrophe Verkalkung
P Ablagerung von Kalzium in Entzündungsherden u. Nekrosen

Metastatische Verkalkung
Ä Hyperkalzämie (zB durch Hyperparathyreoidismus)
P Ablagerung von Kalzium im norm. Gewebe (zB Niere, Lunge)

Amyloidose
Def interstit. Ablagerung von abnorm veränderten Proteinen
P - Amyloid A (AA): akute Phase-Protein b. chron. Erkr. (zB chron. Infekte, RA)
   - Leichtketten-Amyloid (AL) b. lymphoplasm. Neoplasie
   - Transthyretin (ATTR): zB senile Amyloidose d. Herzens
   - Aβ-Amyloid: zB Hirn b. Morbus Alzheimer
   - AE-Amyloid: Endokrines A., zB b. medullärem SD-CA
   - Genetisch bedingt
Mi kongorote Ablagerungen

Störungen der EZM

- **Skorbut** (Vit.-C-Mangel)
- **Osteogenesis imperfecta**
- **Marfan, Ehlers-Danlos**

ACE	Angiotensin converting enzyme	CTL	Cytotoxische T-Lymphozyten
ADP	Adenosindiphosphat	Ec	Erythrozyten
AIHA	Autoimmun-hämolytische Anämie	eGZ	Eosinophile Granulozyten
APCs	Antigen-presenting cells	FAS	Fetales Alkoholsyndrom
bGZ	Basophile Granulozyten	FFTS	Feto-fetales Transfusions-Syndrom
BV	Blutvolumen	DAMPs	Damage-associated molecular patterns
CO	Cardiac output	Km	Knochenmark

LyZ	Lymphozyten
MELAS	Mitochondrial Encephalomyopathy, Lactic acidosis and Stroke-like episodes
MZ	Mastzellen
nGz	Neutrophile Granulozyten
MOF	Multi organ failure
PAMPs	Pathogen-associated molecular patterns

Zellreaktion

reversible Schädigung

Zell-Hydrops
Ä leichte transiente Schädigung
P gestörter Energiehaushalt
→ Stopp der Ionenpumpen
→ Anschwellen intrazellulärer Organellen
Normalisierung b. Stimulus-entfernung, irreversible Schädigung b. Stimuluspersistenz

irreversible Schädigung

Nekrose
Def unkontrollierter Zelltod
P ▬ Nukleus: Pyknose, Karyorrhexis u. Karyolysis
▬ Plasmamembran: enzymat. Zerstörung
Nekrose-Muster je n. Gewebe:
▬ Koagulationsnekrose: in proteinreichem Gewebe („Eiweissgerinnung", zB Herz)
▬ Kolliquationsnekrose: in lipidreichem Gewebe („Verflüssigung", zB Hirn)
▬ Fibrinoide Nekrose: in kollagen-reichem Gewebe
▬ Fettgewebsnekrose: b. Adipozyten: FFS-Freisetzung + Ca^{2+} → Kalkspritzer
Folge der Nekrose: Entzündung

Apoptose
Def kontrollierter Zelltod
P physiologisch (zB Embryogenese, Gewebserneuerung) o. pathologisch (Zellschaden zB b. DNA-Schädigung, Virus-Infekt). Nukleus: Kondensation u. Karyorrhexis
Keine Begleitentzündung

Anpassungsreaktionen

Atrophie
Einfache Atrophie: ↓ Zellgrösse
Numerische Atrophie: ↓ Zellzahl

Hypertrophie
Vergrösserung der einzelnen Zellen

Hyperplasie
Vermehrung der Zellzahl

Metaplasie
Veränderung des Phänotyps des differenzierten Gewebes

Dysplasie
Ausdehnung von dedifferenzierten Zellen

Entzündung

akut

Akute Entzündung
Gewebeschaden o. Erreger lösen (via DAMPs/PAMPs → Zytokine) akute Entzündungsantwort aus:
P **A) Vaskuläre Reaktion**
▬ Kontraktion (initial, kurzzeitig)
▬ Dilatation
▬ Permeabilitätsstör. (Exsudat)
B) Zelluläre Reaktion
▬ Margination von Lc
▬ Endothel-Interaktion (via Selektine, Integrine)
▬ Emigration u. Chemotaxis (nGZ n. ~4 h, Makroph ~2 T.)
▬ Phagozytose u. Abbau in Phagolysosomen
Kollateralschaden d. Umgebung!
K Rascher Beginn (Min-Stunden), Lokal: 5 Kardinalsymptome (nach Galen): rubor, tumor, dolor, calor u. functio laesa; wenn genügend TNF, IL-1 Prod. → Systemzeichen (Fieber etc.) u. Anstieg Akute-Phase-Proteine
Ma Benennung n. dominierender Extravasatkomponente (su)
Mi früh: nGZ, Exsudat
Später: Monozyten, MakroPh

Unterformen n. Extravasat:

Seröse Entzündung
Exsudation zellarmer Flüssigkeit
▬ Wenn subepithelial: Blasen
▬ Wenn im Gewebe: Ödem
▬ Wenn in Körperhöhle: Erguss

Fibrinöse Entzündung
Vaskulärer Schaden mit Prokoagulativen Substanzen.
Hf in Körperhohlräumen (zB *Perikarditis, Meningitis, Pleuritis*).

Eitrige Entzündung
Exsudat aus Neutrophilen, nekrotischen Zellen u. Ödem.
▬ Mukopurulente E.: oberflächlich
▬ Phlegmone: diffus im Gewebe
▬ Abszess: Eiter in „Nekrosehöhle"
▬ Empyem: in präformierter Höhle

Hämorrhagische Entzündung
Direkte Endothelschädigung in Endstrombahn d. Bakt, Viren o. Toxen mit idF stark Ec-haltigem Exsudat

chronisch

Progression

Chronische Entzündung
Anhaltende Entzündung d. Persistenz v. Noxe, Erreger o. Autoimmunantwort
P mononukleäres Infiltrat (LyZ!), Parenchymdestruktion, Versuch der Heilung mittels Angiogenese u. Fibrose
Kl Beginn nach Tagen, Dauer Wochen bis Jahre
Mi Bindegewebsneubildung, Monozyten u. Makrophagen, LyZ u. eGZ (va b. Parasiten)

Unterformen:

Granulierende Entzündung
Bei Gewebeschädigung mit grösserem Gewebsdefekt: Ersatz mit Granulationsgewebe (Merkmal: aktivierte Fibroblasten, Angioneogenese).
Vorläufer v. Narbengewebe.
zB Ulkusgrund, Abszessmembran

Granulomatöse Entzündung
Sequestrationsmechanismus zur Kontrolle schwer beseitigbarer Agenzien: „Einmauerung" mit mononukleären Zellen → Granulom
P Agens- u. Wirts-Immunstatus determinieren Zellzusammensetzung, Dynamik (nekrotisierend?) u. somit Granulomtyp
Mi Epitheloid-Zellen[2], ggf. RZ[3] (ungeordnet vs. geordnet), ggf. T- Lymphozyten
Ko Hypercalcämie, Hypertonie (Granulome hydroxylieren Vit. D u. sezernieren ACE)

A) Histiozytäre Granulome
Angeborenes Immunsystem reagiert auf inertes Material (FK, fremdgewordene Stoffe wie zB Akumhülltes Kollagen); Subtypen:
▬ FK-Typ
▬ Rheumatoider Typ

B) Epitheloide Granulome
Syn.: „Immungranulome"
Beteiligte Zellen reagieren auf PAMPs resp. DAMPs; Subtypen:
▬ Infektiös: Tbc-Typ[4]
→ zentrale Nekrose („verkäsend"), wenn intrazell. Erreger øbeseitigbar
▬ Nicht-infektiös: Sarkoidose-Typ
→ keine zentrale Nekrose

Reparatur u. Heilung

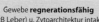

Gewebe **regenerationsfähig** (zB Leber) u. Zytoarchitektur intakt

Restitutio
P Abbau der Entz.-Mediatoren, Emigration d. akuten Entzündungszellen, Ersatz d. Gewebsschadens, normale Funktion
Mi eGZ („Morgenröte" der Entz.)

Gewebe **nicht regenerationsfähig** (zB Herz) o. Verlust d. Zytoarchitektur

Defektheilung (Fibrose, Narbe)
P Granulationsgewebe wandelt sich in zellarmes Narbengewebe um
Mi inaktive spindelförmige Fibrozyten, Kollagenfasern, wenig elastische Fasern, kaum Gefässe

Neoplasie

Grundprinzipien der Tumorpathologie

Ä ▬ (Epi-)Genetische Mutationen führen zur Initialisierung d. Karzinogenese: zB Punktmutation (*RET b. MEN-Syndrom*), Translokationen (*abl-Transl. b. CML*), Amplifikationen (*HER2/neu b. Mamma-CA*), Deletion u. epigenetische Veränderungen (*H3 K27M-Mutation b. Midline-Gliom*)
▬ Somatische vs. Keimbahnmutationen (▶ Kap. 25, Heredit. Tumorerkr.)
▬ Begünstigung von DNA-Schädigung durch: chronische Entzündung iF chronischer viraler Infektion (*HCV b. Hepatozellulärem CA, HPV b. Zervix-CA*); physikalische Noxen (*UV-Strahlung b. Hauttumoren, ionisierende Strahlung b. Schilddrüsen-CA*); chem. Noxen (*Nitrosamine b. Magen-CA*)
P Schlüssel-Gene der Karzinogenese:
▬ (Proto-)Onkogene: kontrollieren Zellteilung u. Zelldifferenzierung bei Mutation / Überexpression: unkontrollierte Proliferation. (*N-myc-Ampl. b. Neuroblastom; kras-Mut. b. Kolorektal-CA*)
▬ Tumorsuppressorgene: kontrollieren Zellzyklus, lösen Apoptose aus, reparieren DNA. Bei Mutation / Deletion: Proliferation↑, Mutationen↑ (*p53 b. >75% d. malignen Tumoren, RB b. Retinoblastom, APC b. FAP*)
▬ Nach der Initialmutation entwickelt sich der Präkursor zu einer Zelle mit stammzellähnlichen Eigenschaften, die im Verlauf weitere „driver"-Mutationen erwirbt
▬ „Driver"-Mutation: ursächlich an Karzinogenese beteiligt. (▶ Abschn. 1.2, „Hallmarks of Cancer")
▬ „Passenger"-Mutation: øfunktionelle Konsequenz für Karzinogenese
▬ Tumor-Parenchym: neoplastisches Gewebe, determiniert Tumorbiologie
▬ Tumor-Stroma: umliegendes, nicht-neoplastisches Gewebe (zB Gefässe, Entzündungszellen), determiniert zT Tumorwachstum
D ▬ Grading: Histologischer Differenzierungsgrad des Tumorgewebes. Von G1 (= hoch differenziert) bis G4 (= undifferenziertes Gewebe)
▬ Staging: Ausbreitungsgrad des Tumors. Häufig mittels TNM-System beschrieben: T (primäre Tumorausdehnung), N (Ausmass LK-Befall), M (Vorhandensein v. Fernmetastasen). Prädikat je n. Stagingart: c: klinisch, p: pathologisch, r: b. Rezidiv, y: n. neoadjuvanter Therapie, a: autoptisch
▬ Metastasierungswege: lymphogen, hämatogen, kavitär
K ▬ Lokales/distantes Tumorwachstum: Symptome iF Verdrängung, Arrosion, Obstruktion etc. umliegender Strukturen durch Tumor/Metastase
▬ Paraneoplastisch: Symptome in Zus. mit Tumor, aber nicht iF Tumoro. Metastasenwachstum. Vermittelt d. Zytokine o. immunologisch
T Operation, Chemo-, Radio-, u./o. Immuntherapie, „Targeted Therapy"

Benignitätskriterien

P idR langsames Wachstum, verdrängend, ø Metastasen

Typische Morphologie

Ma meist scharf begrenzt, homogen, oft fibröse Kapsel
Mi hf ähnlich Ursprungsgewebe, Zellen monomorph
▬ Kernform: regelm., rund
▬ Viel Zytoplasma
▬ Nukleolen: unauffällig
▬ Hyperchromasie: gering
▬ Mitosen: selten, symmetrisch

Malignitätskriterien

P idR schnelles Wachstum, lokal invasiv, metastasierend

Typische Morphologie

Ma schlecht begrenzt, oft heterogen (Nekrosen, Einblutungen)
Mi fortschreitende Dedifferenzierung (G1-G4), Zellen heteromorph
▬ Kernform: variabel
▬ Wenig Zytoplasma
▬ Nukleolen: prominent
▬ Hyperchromasie: deutlich
▬ Mitosen: zahlreich, atypisch

„Semimaligne": invasives Wachstum, ø Metastasen. zB *Basalzellkarzinom der Haut*

Ursprung	Benigne	Maligne
Plattenepithel	Papillom (Verruca)	Plattenepithelkarzinom
Drüsenepithelien	Adenom	Adenokarzinom
Bindegewebe	Fibrom, Lipom	Fibrosarkom, Liposarkom
Blutgefässe	Hämangiom	Angiosarkom
Myeloische Zellen		Leukämien
Lymphozyten		Lymphome, Leukämien
Melanozyten	Naevuszellnaevus	Malignes Melanom
Keimzellen	Reifes Teratom, Dermoidzyste	Malignes Teratom, Seminom

---

PAH	Pulmonale arterielle Hypertonie	
RZ	Riesenzelle(n)	
SH	Schleimhaut	
TLR	Toll-like-Rezeptor	
Tz	Thrombozyten	
TZR	T-Zell-Rezeptor (engl. TCR)	
TXA2	Thromboxan aus Thrombozyten	

vWF Von-Willeband-Faktor

[1] Selten kann durch frame shift ein Stop-Codon resultieren
[2] Epitheloid-Zellen entstehen aus Makrophagen, die persistierende Antigene phagozytiert haben. Durch dichte Aneinanderlagerung riegeln sie den Entzündungsherd quasi epitheldicht ab, daher der Name „Epitheloid-Zellen"

[3] = Fusionierte Makrophagen u. Epitheloid-Zellen
[4] Vorkommen v. Granulomen vom Tbc-Typ bei: Tbc, Lepra, Syphilis, Leishmaniose, Listeriose, Pest, Histoplasmose
[5] Die Differenzierung nGZ ↔ eGZ kann schwierig sein, zumal die Granula nicht immer so gut erkennbar erscheinen. Die Granula der eGZ erscheinen jedoch dichter u. grobkörniger, die Kernform der eGZ ist meist zweigelappt

1

Congenital

endogen

Numerische Chr.-Aberrationen

Gonosomale Aneuplodien

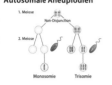

Klinefelter | Triple X | Turner

Autosomale Aneuplodien

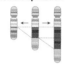

Monosomie | Trisomie

Strukturelle Chr.-Aberrationen

Deletion u. Duplikation

Deletion zB b. Zystischer Fibrose

Translokation

zB Philadelphia Chromosom b. CML, ALL

Genmutationen

Ausgangslage

T G C C T A G T C A G C C G

Punktmutation

T G C C T A C T C A G C C G

„silent": Kodierung der gleichen Aminosäure; „missense": andere Aminosäure (zB Sichelzellanämie) „nonsense": Kodierung für Stopp- kodon (zB Thalassämie)

Frameshift

T G C C T A T C A G C C G A

G

bei Deletion von 1 o. 2 Basen (zB Duchenne-Muskeldystrophie)

Deletion ohne Frameshift

T G C C T A A G C C G

G T C

zB Zystische Fibrose

Vaskulär/ Kreislauf

lokale u. systemische Grundreaktionen

Normales Endstromgebiet

Aktive Hyperämie

zB b. Entzündung

Passive Hyperämie

zB b. Leberstauung

Ödem

(A) Hydrostatischer Druck↑

(B) Gefäss- permeabilität↑

(C) Onkotischer Druck↓

(D) Lymphabfluss↓

Hämorrhagie

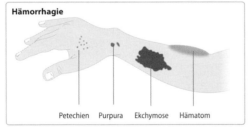

Petechien | Purpura | Ekchymose | Hämatom

Thrombose: Virchow Trias

Endothelschaden	Abnormaler Fluss	Hyperkoagulabilität
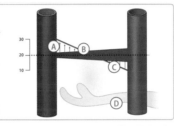		
Abscheidungs-Thr., zB b. Koronarsklerose Präv.: Tz-Hemmer	*Gerinnungsthrombus, zB b. Vorhofflimmern Präv.: Antikoagulation*	*Gerinnungsthrombus, zB b. APLAS, Präv.: Antikoagulation*

„Weisser Infarkt" | **„Roter Infarkt"**

Anämischer Infarkt	Hämorrhagischer Infarkt (1° o. 2°)	Hämorrhagische Infarzierung
	1° 2°	
Arterielle Insuffizienz in „Einstromgebieten" (zB Niere, Herz, Hirn, Milz)	*1°: Arterielle Insuffiz. in „2-Stromgebieten" 2°: Reperfusion (iatrogen, spontan) in „Einstromgebieten"*	*Venöse Stauung, zB b. Darm-Inkarzeration, b. Hodentorsion, b. Sinusvenenthrom- bose*

Immunologisch

Elemente der normalen Immunantwort

nGZ / eGZ /bGZ[5]	Monozyten/ Makrophagen
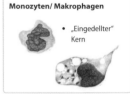	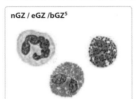 • „Eingedellter" Kern

Lymphozyt (T-/B-/NK-Zellen)	Reife Plasmazellen
Inaktiv: • Runder Kern • Schmaler Saum • Aktivierter LyZ (evt. T- o. NK)	• Kern exzentrisch • Perinukleärer Halo • Radspeichenkern

Antikörper u. Lokalisation

IgM	IgG	IgA	IgE	IgD
Blut (akut)	*Blut (persist.)*	*Schleimhäute*	*auf eGZ, bGZ, Mastzellen*	*auf B-Zellen*

Hypersensitivitätsreaktionen

Typ I: Sofort-Typ

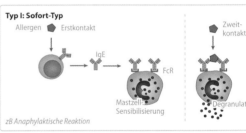

Allergen Erstkontakt | Zweit- kontakt
 IgE | FcR
 Mastzell- Sensibilisierung | Degranulation

zB Anaphylaktische Reaktion

Typ II: Zytotoxischer Typ

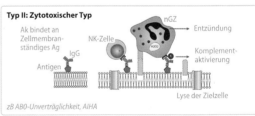

Ak bindet an Zellmembran- ständiges Ag | nGZ
 NK-Zelle | Entzündung
 Komplement- aktivierung
 Antigen | Lyse der Zielzelle

zB ABO-Unverträglichkeit, AIHA

Typ III: Immunkomplex-Typ

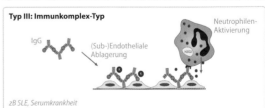

IgG | Neutrophilen- Aktivierung
 (Sub-)Endotheliale Ablagerung

zB SLE, Serumkrankheit

Typ IV: Spät-Typ

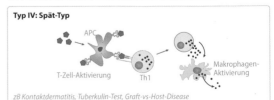

APC
 T-Zell-Aktivierung | Th1 | Makrophagen- Aktivierung

zB Kontaktdermatitis, Tuberkulin-Test, Graft-vs-Host-Disease

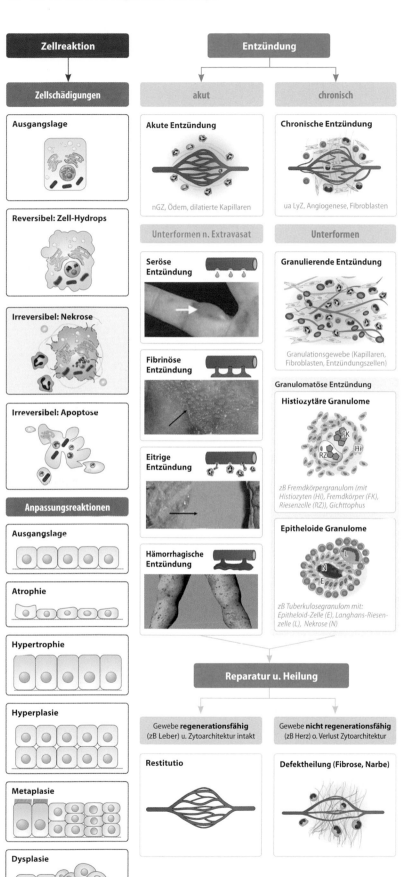

Zellreaktion

Zellschädigungen

Ausgangslage

Reversibel: Zell-Hydrops

Irreversibel: Nekrose

Irreversibel: Apoptose

Anpassungsreaktionen

Ausgangslage

Atrophie

Hypertrophie

Hyperplasie

Metaplasie

Dysplasie

Entzündung

akut

Akute Entzündung

nGZ, Ödem, dilatierte Kapillaren

Unterformen n. Extravasat

Seröse Entzündung

Fibrinöse Entzündung

Eitrige Entzündung

Hämorrhagische Entzündung

chronisch

Chronische Entzündung

ua LyZ, Angiogenese, Fibroblasten

Unterformen

Granulierende Entzündung

Granulationsgewebe (Kapillaren, Fibroblasten, Entzündungszellen)

Granulomatöse Entzündung

Histiozytäre Granulome

zB Fremdkörpergranulom (mit Histiozyten (Hi), Fremdkörper (FK), Riesenzelle (RZ)), Gichttophus

Epitheloide Granulome

zB Tuberkulosegranulom mit: Epitheloid-Zelle (E), Langhans-Riesen- zelle (L), Nekrose (N)

Reparatur u. Heilung

Gewebe **regenerationsfähig** (zB Leber) u. Zytoarchitektur intakt

Restitutio

Gewebe **nicht regenerationsfähig** (zB Herz) o. Verlust Zytoarchitektur

Defektheilung (Fibrose, Narbe)

Neoplasie

Grundprinzipien der Tumorpathologie

„Hallmarks of Cancer" (Modif. n. Hanahan u. Weinberg, 2011)

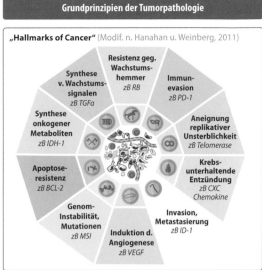

Synthese v. Wachstumssignalen zB TGFa

Resistenz geg. Wachstumshemmer zB RB

Immunevasion zB PD-1

Synthese onkogener Metaboliten zB IDH-1

Aneignung replikativer Unsterblichkeit zB Telomerase

Apoptose-resistenz zB BCL-2

Krebs-unterhaltende Entzündung zB CXC Chemokine

Genom-Instabilität, Mutationen zB MSI

Invasion, Metastasierung zB ID-1

Induktion d. Angiogenese zB VEGF

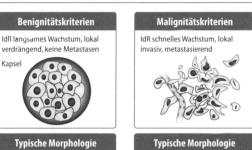

Benignitätskriterien

IdR langsames Wachstum, lokal verdrängend, keine Metastasen

Kapsel

Malignitätskriterien

IdR schnelles Wachstum, lokal invasiv, metastasierend

Typische Morphologie

Kerne regelm. rund

Chromasie & Nukleolen unauffällig

Kern-Plasma-Relation normal

Kaum Mitosen

Typische Morphologie

Kerne variabel

Deutliche Hyper-chromasie & Nukleolen

Wenig Zytoplasma

Viele & atypische Mitosen

Bsp. der Tumortypisierung u. Wachstumsmuster (rechte Spalte)

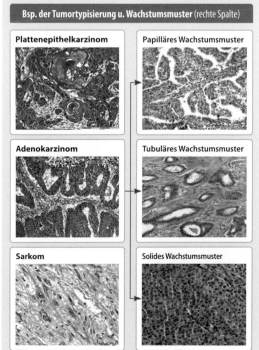

Plattenepithelkarzinom

Papilläres Wachstumsmuster

Adenokarzinom

Tubuläres Wachstumsmuster

Sarkom

Solides Wachstumsmuster

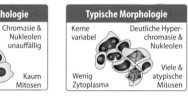

Respirationstrakt

Gregory Fretz, Sabina Berezowska, Peter Vogt, Kirill Karlin, Thomas Cerny

© Der/die Autor(en), exklusiv lizenziert an
Springer-Verlag GmbH, DE, ein Teil von Springer Nature 2023
T. Cerny und K. Karlin (Hrsg.), *PathoMaps*,
https://doi.org/10.1007/978-3-662-64927-5_2

2

2.1 Aus Sicht der Klinik

Anamnese: wichtigste Fragen

- Akut vs. chronisch? Beschwerden anhaltend vs. inter-mittierend (*Asthma*)?
- Risikofaktoren: Nikotin (*COPD, Tumor*)? Beruf (*Mesotheliom nach Asbestkontakt, Asthma b. Bäcker*)? Reise (*Tbc, Pilze*)? Adipositas (*OSAS, AHS*)? Medikamente (*Amiodaron, Me-thotrexat*)? Immunsuppression (*Legionella, Opportunisten*)?
- Familiäre Belastung (*zystische Fibrose, Tumoren*)?
- Husten: akut (< 2 Mo., hf Infekte) vs. chronisch (> 3 Mo., *Asthma, Reflux, postnasal-drip, chron. Bronchitis, COPD, ILD*), umgebungsabh. (*Asthma, EAA*), nachts (*Asthma*).
- Auswurf: Menge/Tag (*becherweise: zystische Fibrose*), Purulenz/Farbe (*Änderung b. AECOPD, blutig b. Tumor, LE*).
- Atemnot: akut (*LE, Pneumothorax*) vs. chronisch (*COPD, ILD*), stabil vs. progredient, nur b. Anstrengung (*ILD, PAH*), lageabhängig/nachts (*eher kardial*)?
- Heiserkeit: akut (*idR viral*) vs. chronisch (*COPD, Steroid-Inhalation, Recurrensparese b. Tumor*)?

Klinische Untersuchung

- Atemfrequenz: unbedingt auszählen, in Akutsituation wichtiger prognostischer Marker (*zB b. Pneumonie*)!
- Perkussion: hypersonor (*Überblähung, Pneumothorax*) vs. gedämpft (*Erguss, Lobärpneumonie*).
- Auskultation: Rasselgeräusche (*zB b. Ödem*), Giemen/Brummen (*b. Obstruktion*), Knisterrasseln (*b. Fibrose*).
- Periphere Ödeme, gestaute Halsvenen (*Cor pulmonale infolge pulmonaler Hypertonie*)?
- Uhrglasnägel/Trommelschlägelfinger/Clubbing (*chronische Hypoxämie, paraneoplastisch*)?

Zusatzuntersuchungen

- Spirometrie/Bodyplethysmographie: Obstruktion (*Asthma, COPD*) vs. Restriktion (*ILD, Zwerchfellparese*)?
- Diffusion: DLCO normal (*zB b. extrapulmonaler Restriktion*) vs. erniedrigt (*ILD, Emphysem*)?
- ABGA: primär respiratorische Störung vs. metabolisch? Aa-Gradient erhöht? 3 Ursachengruppen (◘ Abb. 5): Shunt (*zB b. Atelektase*), Diffusionsstörung (*zB b. ILD*) o. V/Q-Mismatch (*zB b. ARDS, Pneumonie*).
- Bildgebung: Thoraxröntgen (*zB für Infiltrat, Erguss, Pneumothorax*), Thoraxsonographie (*zB für Erguss*), CT-Thorax (*für LE, ILD, Bronchiektasen, Tumoren*).

2.2 Aus Sicht der Pathologie

Ausgangslage: Noxen, u. wie die Lunge darauf reagiert

- „Innere Schädigung" durch hämatogen eintretende Noxen (*Sepsiserreger, toxische Metabolite, gewisse Medikamente*), Schockzustände oder immunologische Reaktionen (*zB b. Kollagenosen*).
- „Äussere Schädigung" durch inhalierte Noxen während Gasaustausch (*Infektionserreger, (an-)organische Stäube, Kanzerogene, Reizgase*).
- Reaktionsmöglichkeiten der Lunge sind jedoch begrenzt: reaktive Lungenprozesse münden oft – teils innert Wochen, teils innert Jahren – in Lungenfibrose, die trotz diverser Noxen ähnliche Morphologie aufweisen kann.

Diagnostik

- Histologisches Bild ist zB bei Karzinomen diagnostisch.
- Hingegen sind ILD interdisziplinäre Diagnosen (Klinik, Radiologie, Pathologie). Histopathologie nur einer der Diagnosebausteine, so sind zb auch Angaben bzgl. Medikamenten, Beruf etc. unabdingbar!
- Histologisch auch auf Details wie Viruseinschlusskörper (*CMV*), grosse (*Tbc*) oder auch sehr kleine Granulome (*EAA*), Befall von Bronchiolen (*konstriktive Bronchiolitis*) oder Gefässen sowie Staubablagerungen (*zB Ferruginous Bodies, hinweisend auf Asbestose*) achten!
- Bei V.a. Infekt (*zB Tbc, Antibiotikaresistenz*) sollte ggf. Frischgewebe an die Mikrobiologie versendet werden

Besonderheit Lungentumoren

- Im Gegensatz zu den ILD ist bei Lungentumoren die Histologie/Zytologie alleine diagnostisch.
- 90-95% der Lungentumoren sind Karzinome.
- Kein Karzinomtyp tritt ausschliesslich in der Lunge auf; immer auch Metastasen bedenken!
- Lungenkarzinome können inhomogen aufgebaut sein (unterschiedliche histologische Subtypen/Wachstums-muster in gleichem Tumor).
- Während Therapien früher vor allem auf Unterscheidung kleinzelliges vs. nicht-kleinzelliges Karzinom beruhten, sind heutzutage der histologische Typ und evtl. moleku-largenetische Charakteristika und Expression prädiktiver Marker (*zB PD-L1*) für Therapieplan wichtig. Hierfür ist Immunhistochemie u. Molekularpathologie notwendig.
- Bisherige Ausschlussdiagnose „grosszelliges Karzinom" (b. Fehlen jeglicher Differenzierungsmerkmale) wird b. ständig neu entdeckten IHC-Markern immer seltener.

Schwierige Stellen

Oft bereitet das Gebiet der interstitiellen Lungenerkrankungen (*engl. interstitial lung disease, ILD*) den Studenten grosse Mühe. Dies gründet einerseits in unscharf verwendeten Begriffen (Definitionen ▸ Abschn. 2.5). Andererseits bezeichnen eini-ge Begriffe lediglich histopathologische resp. radiologische Befunde unabhängig ihrer Ätiologie (*Usual interstitial pneumonia, UIP; diffuse alveolar damage, DAD*), während andere Begriffe die klinische Diagnose bezeichnen (*zB ARDS*), zum Teil unter Einbezug der Ätiologie (*Polymyositis-associated ILD; Idiopathic pulmonary fibrosis, IPF*). Der Schlüssel liegt darin zu begrei-fen, dass eine bekannte Ätiologie (*zB Polymyositis*) verschiedene pathologische Bilder verursachen kann (*UIP, DAD*), während umgekehrt einer UIP verschiedene Ätiologien zugrunde liegen können (*zB Polymyositis; oder aber idiopathisch, dann IPF genannt*). Die Vertiefung „interstitielle Lungenerkrankungen" (▸ Abschn. 2.5) versucht diese Zusammenhänge aufzuzeigen.

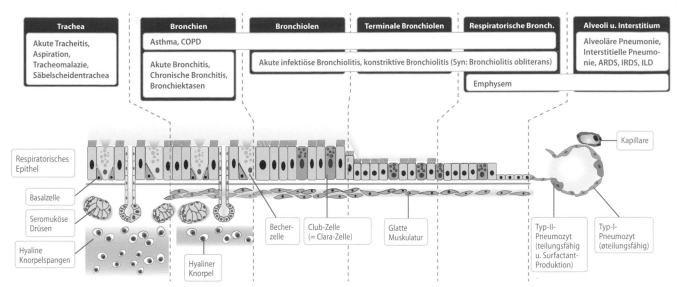

Trachea	Bronchien	Bronchiolen	Terminale Bronchiolen	Respiratorische Bronch.	Alveoli u. Interstitium
Akute Tracheitis, Aspiration, Tracheomalazie, Säbelscheidentrachea	Asthma, COPD				Alveoläre Pneumonie, Interstitielle Pneumonie, ARDS, IRDS, ILD
	Akute Bronchitis, Chronische Bronchitis, Bronchiektasen	Akute infektiöse Bronchiolitis, konstriktive Bronchiolitis (Syn: Bronchiolitis obliterans)			
				Emphysem	

◻ Abb. 1 Histologischer Aufbau des Bronchialbaums und dazugeordnete Pathologien. Beachte: Die Dicke des respiratorischen Epithels nimmt entlang des Bronchialbaums in Richtung Alveolen kontinuierlich ab. (©Cerny, Karlin, 2018 [2.1])

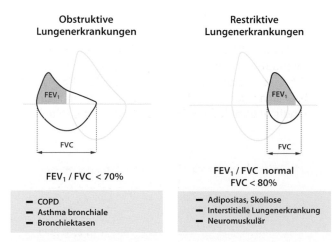

◻ Abb. 2 Engrammatische Veränderungen der Alveolen im Vergleich. **(A)** Normales Lungenparenchym. **(B)** Alveoläres Lungenödem. **(C)** Alveoläre Pneumonie. **(D)** Interstitielle Pneumonie (hier durch Pneumocystis). **(E)** DAD, akutes Stadium. **(F)** Fibrose = Endstadium b. irreversibler Lungenschädigung. (Abb. A-B: ©PathoPic; Abb. CDF: ©Dr. med. P. Vogt; Abb. E: ©Prof. S. Berezowska)

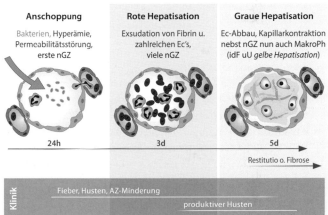

◻ Abb. 3 Stadien der alveolären Pneumonie (gilt va b. Lobärpneumonie, wo Stadien zeitlich uniform in ganzem Lappen). Je nach Literatur zusätzlich *gelbe Hepatisation* infolge starker Eiterbildung oder bei Lyse mit reichlich Makrophagen. „Hepatisation" verweist auf die feste Konsistenz der Lunge. nGZ: neutrophile Granulozyten, Ec: Erythrozyten, MakroPh: Makrophagen. (©Cerny, Karlin, 2018 [2.2])

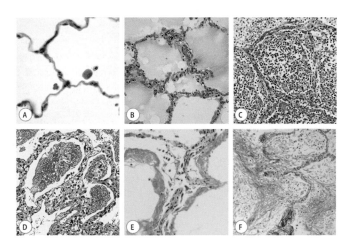

◻ Abb. 4 Spirometrische Definition von obstruktiver vs. restriktiver Lungenerkrankung mit jeweils häufigen Ursachen.
FEV1: Einsekundenkapazität; FVC: forcierte exspiratorische Vitalkapazität

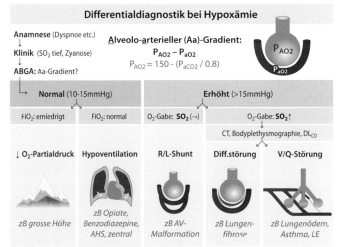

◻ Abb. 5 Aa-Gradient als zentrales Werkzeug b. Hypoxämieabklärung. PaO₂, PaCO₂: mittels arterieller Blutgasanalyse (ABGA) bestimmbar. PAO₂: mittels vereinfachter Gasformel berechenbar (gilt auf Meereshöhe). AHS: Adipositas-Hypoventilationssyndrom; DLco: Diffusionskapazität für CO. (©Cerny, Karlin, 2018 [2.3])

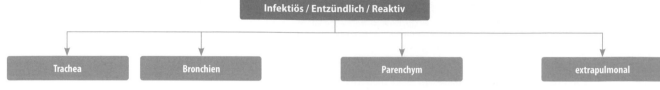

Infektiös / Entzündlich / Reaktiv

| Trachea | Bronchien | Parenchym | extrapulmonal |

| | **multifaktoriell-entzdl.** | **infektiös** | **Pleurapathologien** |

Larynx-Erkrankungen ▸ Kap. 5
- Pseudokrupp
- Epiglottitis

Akute Tracheitis
Ä idR viral[1], selten bakt. (b. Ki)
P katarrhalische bis hämor-
   rhagische bis nekrotisierende
   Entzündung, idR im Rahmen
   einer Laryngotracheobronchitis
K bellender Husten
T symptomatisch

Aspiration
E Kinder (Fremdkörper), Pat. mit
   neurologischen Erkrankungen
   (fehlende Schutzreflexe)
P FK → Obstruktion vs. Ventil-
   mechanismus; Infektion
K akute Dyspnoe, Stridor
Ko Bolustod, Pneumonie, ARDS
   (=Mendelson-Syndrom b.
   Magensaft-Aspiration)
D Röntgen, b. hohem Verdacht
   direkt Bronchoskopie
T bronchoskopisch (b. FK),
   ±Steroid ±Beatmung

Tracheomalazie
Def Knorpelerweichung
Ä ▬ Angeboren
   ▬ Erworben, zB iF Intubation
K asymptomatisch bis Stridor

Säbelscheidentrachea
Def Deformation der *gesunden*
   Luftröhre *von aussen*
Ä zB b. Struma

Congenital

- Aplasie, Hypoplasie
- Sequester (intra-/extralobär)
- Hamartom
- Kongenitale Bronchiektasien
- Primäre ciliäre Dysfunktion
  (PCD), Kartagener-Syndrom
- Zysten, Kongenitale pulmonale
  Atemwegsmalformation
  (CPAM, Typ I-IV)

Zystische Fibrose (CF)
Syn.: Mukoviszidose
P Mutation in CFTR-Protein →
   Chlorid-Transport gestört →
   visköse Sekretion in Lunge,
   GIT, Reproduktionsorganen
D Pränatalscreening,
   Schweisstest, DNA-Analyse

Akute Bronchitis
Ä idR viral[1], selten 2° bakt.[2]
K Husten, Auswurf
D HNO-Inspektion (idR „Mehr-
   Etagen-Infekt"); Lungenauskul-
   tation (DD Pneumonie!)
T symptomatisch, øAntibiotika!

Chronische Bronchitis
Def Husten + Auswurf whr 3 Mo.
   in 2 konsekutiven Jahren
Ä inhalat. Noxen ± ↓Clearance
D LuFu: keine Obstruktion
Mi Schleim↑, verdickte BM, Hyper-
   plasie von Becherzellen, gMZ u.
   Drüsen, Plattenepithelmetaplasie
T idR keine Inhalativa

---

obstruktive Lungenerkrankungen

Asthma bronchiale
Def heterogenes Syndrom div. Urs.
   mit <u>reversibler</u> Obstruktion
   u. bronch. Hyperreagibilität
P eosino- vs. neutrophiles A.
K Husten, Dyspnoe, Giemen
D LuFu, Methacholin-Test, FeNO
Mi Anzeichen chron. Bronchitis
   (s. oben), LyZ (±eGZ!)
   Im Anfall: Bronchiolospasmus
   (Lumen sternförmig verformt)
T SABA ± ICS ± LABA (GINA)

COPD
Def chron. entzündliche Lungenerkr. mit <u>kaum reversibler</u> Obstruktion
Ä 90% Rauchen, Luftverschmutzung (RF: Alpha-1 Antitrypsin-Mangel)
P chronische Bronchitis ± Emphysem
K Husten, Auswurf, Dyspnoe (pink puffer vs. blue bloater)
Ko akute Exazerbation (AECOPD), pulmonale Kachexie, Cor pulmonale
D LuFu: øFEV-Besserung nach β-Agonist, ggf. ABGA (Beurteilung Langzeit-O₂)
T Nikotinstopp, Bewegung, Inhalativa (gemäss GOLD ABCD-Tool)

Bronchiektasen
Def irrevers. Bronchusdilatation
Ä ▬ Angeboren: Dysgenesie,
     CF, PCD, IgA/IgG-Mangel
   ▬ Erworben: hf poststenotisch
P Distension durch Schleim & Entz.
K Husten, Auswurf↑↑ (va morgens)
Ma Bronchus > begleitende Arterie
Mi Dilatation, Mukus u./o. Pus,
   Anzeichen chron. Bronchitis

Akute infektiöse Bronchiolitis
E idR Säuglinge u. Kinder < 2J.
Ä idR RSV, RhinoV, ParainfluenzaV
K T°, Husten, respirat. Distress

Bronchiolitis obliterans
- Bronchiolitis mit intraluminalem
  Granulationsgewebe: zB infolge
  schwerer infektiöser Bronchiolitis
- Konstriktive Bronchiolitis: zB b.
  Tx-Abstossung, GVHD
- Idiopathische Bronchiolitis
  (= iR v. ▸ COP, Abschn. 2.5)

ARDS
Ä ▬ Direkt pulmonal: Alveolarschä-
     digung d. Gase, Magensaft
   ▬ Indirekt (via Kapillaren): zB
     b. Sepsis, Pankreatitis, TRALI
K Dyspnoe, RGs, Zyanose
D ▬ Rtg: bilat. Verschattung
   ▬ ABGA → PaO₂/FiO₂
   ▬ Kein kardiales Lungenödem
Ma Lunge beidseits induriert
Mi diffuser Alveolarwandschaden
   (▣ Abb. 2E und ▸ DAD, 2.5)
Pr Restitutio, Lungenfibrose oder
   Exitus letalis

IRDS
Ä Surfactant-Mangel
Mi überblähte Bereiche (mit hyali-
   nen Membranen) neben
   atelektatischen Bereichen

Emphysem
Def irrev. Überblähung distal Bron-
   chioli terminales iF Destruktion
   von Kapillaren u. Septen
Ä UGG zw. Proteasen/Inhibitoren
P zentroazinär (COPD), panazinär
   (AAT), irregulär (Narben-E.)
K Dyspnoe, Lippenbremse
Ko Cor pulmonale
D Rtg, LuFu, HRCT

Interstitielle Lungenerkr.
Engl.: ILD, Syn.: DPLD[3], ▸ Abschn. 2.5
Bekannte Ätiologie:
- Inhalative Stäube
  - Anorg. → Pneumokoniose[4]
  - Organische Stäube → EAA
- Nicht-inhalative Noxen
  - Medikamente, Radiatio
- Kreislaufbedingt
  - Chronische HI, CNI
- Systemerkrankungen
  - zB Sarkoidose, RA
Unbekannte Ätiologie:
- Akut/subakut:
  - AIP („idiopathischer DAD")
  - COP (Bronchioli u. Alveolen)
- Chron. fibrosierend:
  - UIP (zeitl. + örtl. heterogen)
  - NSIP (zeitl. + örtl. homogen)
- Rauchen-assoziiert:
  - RB-ILD (peribronchial)
  - DIP (diffus verteilt)
- LIP (idR Lymphome)

Alveoläre Pneumonie
Ä ▬ CAP: klass. bakt. Erreger[2]
   ▬ HAP (>5 T. hospitalisiert):
     Keime Krankenhaus-spezif.!
P 1° Befall d. Alveolarlumina
K Fieber, Husten, AZ↓
   (va bei Lobär-P., weniger
   ausgeprägt bei Broncho-P.)
Ko Abszess, parapneumonischer Er-
   guss, Empyem, resp. Insuffizienz,
   Sepsis, Karnifizierung (=Fibrose)
D Rtg, 2x2 BK, Urin-Antigene
Ma ▬ Lobär-P.: ganzer Lappen,
     zeitlich homogen
   ▬ Broncho-P.: verstreute
     Herde, zeitlich inhomogen
Mi Pneumonie-Phasen (▣ Abb. 3)
T AB, ggf. Hospitalisation (CURB65)

Interstitielle Pneumonie
Ä ▬ Bakterien (Chlamydia,
     Mykoplasma, Legionella[5])
   ▬ Viren (RSV, Para-/Influenza-V.)
   ▬ Opportunisten
     (zB CMV, P. jirovecii)
P 1° Läsion im Interstitium, 2° Ver-
   änderungen in Alveolarlumen
K sog. „atypische Pneumonie"
   (mässig Fieber, trockener Hus-
   ten, geringe AZ↓)
Ko Hämorrhagien u. Nekrosen
   (b. Influenza), eitrige Pneumonie
   (b. bakt. Superinfekt), Fibrose
Mi verdickte Alveolarsepten mit
   Ödem u. LyZ-Infiltrat, ± DAD (▸
   2.5, zB häufig b. COVID-19)

Tuberkulose
E seit Migration↑ wieder hf!
Ä M.-tuberculosis-Komplex
P ▬ Primär-Tbc: Ghon-Komplex[6]
     → LTBI vs direkt progressiv
   ▬ Postprimär-Tbc:
     Reaktivierung ex LTBI
K 1° Tbc: Fieber (1–3 Wo.)
   2° Tbc: B-Symptome, Husten
Ma bröckelige Nekrosen, Kavernen
Mi ▬ Immunkompetent: Eindäm-
     mung d. Mykobakt. durch ne-
     krotisierende („verkäsende")
     ▸ epitheloidzellige Granulome
     mit Riesenzellen, Kap. 1
   ▬ Immundefizient: keine Granu-
     lome, MPh mit zahlreichen
     Mykobakterien im Zytoplasma

Aspergillose
Ä idR Aspergillus fumigatus
P abhängig v. Wirtsdisposition:
   ▬ Bei Atopie (zB Asthma): ABPA
   ▬ Bei chron. Erkr. (zB COPD/Tbc):
     Chron. pulmonale Aspergillose
     – Aspergillom („Pilz-Ball")
     – Übergangsformen von chro-
       nisch kavitär, fibrosierend,
       nekrotisierend bis subinvasiv
   ▬ Bei IS: invasive Aspergillose

Pleuraerguss
- Transsudat
  – Hydrostatisch (kardial)
  – Onkotisch (Albumin↓)
- Exsudat
  – Tumorös (=maligner Erguss)
  – Infektiös
  – Systemerkrankung (SLE!)
  – Oberbauch-Pathologie
- Hämatothorax[7]
- Chylothorax
D Sonographie, Pleurapunktion
   (→ Light-Kriterien[8], Zytol./Bakt.)
Spotlight maligner Erguss:
- Hf AdenoCA (Lunge, Mamma,
  Ovar), Non-Hodgkin-Lymphom
- Wichtige DD: Mesotheliom

Pleuritis
Ä idR Begleitreaktion b. Pneumo-
   nie, Kollagenosen (zB SLE)
P serös → fibrinös → ggf. eitrig
DD ▸ Kap. 23, Pleurodynie Bornholm

Pneumothorax
Ä traumatisch (auch: iatrogen)
   vs. spontan (zB b. Bullae)
P ▬ Geschlossen vs.
   ▬ Offen (n. innen vs. aussen)
   b. Spontanpneumothorax:
   ▬ Primär (øVorerkr.) vs.
   ▬ Sekundär (iF zB COPD)
K plötzl. Dyspnoe, Thorax-Sz
D Thorax-Rtg
Mi spät: Mesothelreaktion
T ▬ Je n. Klinik/Umständen:
     konservativ vs. Drainage
   ▬ Ggf. Bulla-Resektion

Neuro, Weichteil, Skelett

Zwerchfellruptur
Ä ▬ Penetrierend. Trauma (2/3)
   ▬ Stumpfes Abdominal-T. (1/3)
     (dann in 95% linksseitig)
Ko Darmherniation
   (Bauch-Sz, Nausea, Vomitus)
D Unfallmechanismus, klinischer
   Status → ggf. Rtg, Sono, CT
T chirurgisch

Phrenicusparese
Ä ▬ Läsion b. ThoraxOP
   ▬ Viral (Zoster, PolioV)
   ▬ Zervikale Pathologie
   ▬ Pneumonie
   ▬ NG-Plexusparese
P idR einseitig
K Anstrengungs-/Ruhedyspnoe,
   Orthopnoe
D Thorax-Rtg, „Sniff-Test" unter
   Bildwandler, Sonographie
   (inspiratorische Muskelver-
   dickung); für Ursachensuche:
   CT-Thorax, MRI-Hals

AAT	Alpha-1 Antitrypsin-Mangel	DAD	*Diffuse alveolar damage*	HAP	*Hospital-acquired pneumonia*
ABPA	Allergische bronchopulmonale Aspergillose	DPLD	*Diffuse parenchymal lung disease*	ILD	*Interstitial lung disease*
AHS	Adipositas Hypoventilations-Syndrom	EAA	Exogen allergische Alveolitis	IRDS	*Infant respiratory distress syndrome*
ARDS	*Acute respiratory distress syndrome*	Fw	Fruchtwasser	LTBI	*Latent tuberculosis infection*
CAP	*Community-acquired pneumonia*	GINA	Leitlinien der *Global initiative for asthma*	LuFu	Lungenfunktionsprüfung
CTEPH	Chron. thromboembolische pulmonale Hypertonie	gMZ	Glatte Muskelzellen	NSE	Neuronen-spezifische Enolase
CURB65	Risikostratifikations-Score b. Pneumonie	GOLD	Leitlinien der *Global initiative for chronic obstructive lung disease*	PAH	Pulmonal arterielle Hypertonie

Kreislaufstörungen

Neoplasie

bronchopulmonal

Pleura

epithelial

mesenchymal

primär mesothelial

Lungenembolie (LE)
Ä ━ 90% venöse Thrombembolie
 ━ 10% Fett, Tumor, Luft, Fw
RF NOGIT TV65[9]
P zentrale/parazentr./periphere E.
K Dyspnoe, Hf↑, TVT-Zeichen
Ko Lungeninfarkt (su)
D PERC o. Wells-/revised Geneva-
 Score → D-Dimer u./o. CT
Mi zeitabhängige Stadien
 der Thrombusorganisation
T ━ BD stabil: Antikoagulation,
 PESI-Score (In- vs. Outpatient?)
 ━ Instabil: Rekanalisation

Lungeninfarkt
Ä LE (grösserer nur b. Links-HI!)
P hämorrhagischer Infarkt
K LE-Symptome, Hämoptoe, Tho-
 raxSz (aufgr. Begleitpleuritis)
Ko Infarktpneumonie
Ma rotschwarzer, indurierter Keil
Mi nekrotische Alveolen („abblas-
 send"), gefüllt mit Ec u. Fibrin

Akutes Lungenödem
Ä kardial (hydrostatisch) vs.
 nicht-kardial (onkotisch,
 Permeabilität↑, lymphatisch)
P interstitielles → alveoläres Ö.
K Dyspnoe, Orthopnoe, Husten,
 RGs u. Hf↑ („rasselnder Galopp")
D Rtg, EKG, BNP, ABGA
 weitere gem. vermuteter Ätiol.
Ma Lunge schwer, roter Abstrichsaft
Mi Septen scheinen verdickt (Ec↑)
 ± alveoläres Transsudat

Chron. Lungenstauung
Ma sog. „rote Induration",
 später „braune Induration"
Mi septale Fibrose, Venulosklerose,
 Herzfehlerzellen im Sputum

Pulmonale Hypertonie
Ä I) PAH II) PVH III) PHPE
 IV) CTEPH V) unklar
K Anstrengungsdyspnoe,
 später Anzeichen v. Rechts-HI
Ko Cor pulmonale (RV > 4mm)
D TTE, LuFu ±V/Q-Szinti ±ReHe-Kath.
Ma Arteriosklerose (sichtbar in Arte-
 rien >1 mm, sog. elastische A.)
Mi Intima u. Media Veränderungen
 nach Edwards & Heath (in mus-
 kulären Arterien <1 mm)

Vaskulitis (► Kap. 3)
━ ANCA-pos. Vaskulitiden:
 GPA, eGPA, mPAN
━ Goodpasture-Syndrom

Diffuse alveoläre Hämorrhagie
Ä autoimmun, Medikamente, ua
K Husten ±Dyspnoe ±Hämoptoe
D Rtg/CT, Bronchoalveoläre Lavage

Allgemeines b. Bronchus-Karzinomen:
━ Hauptrisikofaktor = Rauchen (ca. 90% der Tumoren infolge Rauchen)
━ Leider hf erst spät Symptome: Husten, Hämoptoe, Sz; Pneumonie (b. Obstruk-
 tion), zunehmende Atemnot (b. malignem Erguss); vs. Rtg/CT-Zufallsbefund
 (diskutiert: low-dose Screening-CT b. Rauchern mit >30 PY ab 55 J.)
━ Hfgst Metasierungsorte: **B**one, **B**rain, **A**drenal gland, **L**iver
━ Diagnostik: CT, Biopsie, PET-CT, ggf. cMRT; Mutationsanalyse

Non-Small cell Lung cancer (NSCLC)

Adenokarzinom   40%
E häufigstes Bronchus-CA! F>M
Ä weniger Rauchen-assoziiert!
P KRAS-, EGFR-Mutationen;
 ALK-, ROS1-Translokationen
Ko zB Pancoast-Tumor
Ma häufig peripher gelegen
Mi diagnostisch (1 ausreichend)
 ━ Architektur: drüsig, papillär,
 lepidisch („schuppen-artig")
 ━ Karzinomzellen enthalten
 Mucin im Zytoplasma (PAS+)
 ━ IHC: TTF-1+, p40-
Pr abh. v. Stad. / Mutations-Status
Spezialfall mit exz. Prognose: Adeno-CA
mit nur lepidischem Wachstum (=CiS)

**Plattenepithel-   25%
Karzinom**
E <1980 häufigstes Bronchus-Ca!
Ä stark Rauchen-assoziiert
Ko Blutung, selten paraneopl. Sy.
 (aber typ.: PTHrP↑ → Ca²⁺↑)
Ma oft zentral gelegen, Nekrosen
Mi Verhornung, Desmosomen; falls
 økeratinisierend: IHC beweisend
 (p40+, TTF1-)

**Grosszelliges   7%
Karzinom**
Ma peripher gelegen, nekrotisch
Mi Ausschlussdiagnose, wenn:
 ━ Architektur: solide, keine
 glanduläre o. squamöse Diff.
 ━ IHC negativ für Platten-
 epithelCA-, AdenoCA- u.
 neuroendokrine Marker

**Adenosquamöses   4%
Karzinom**
Mi >10% adenomatöse u. >10%
 plattenepitheliale Anteile
Pr schlechtere Prognose als
 Adeno- / Plattenepithel-CA

**Seltene epitheliale   <1%
Malignome**
━ Sarkomatoides CA: heterogene
 Gruppe mit vielen Subtypen
━ Speicheldrüsenartige Tumoren:
 whs ex Bronchialdrüsen o.
 pluripotenten Stammzellen

**Kleinzelliges   20%
Karzinom (SCLC)**
Ä stark Rauchen-assoziiert
P schnelles Wst, früh lymphogene
 u. hämatogene Metastasierung
Ko oft paraneoplastische Syndr.!
 (SIADH, Cushing-Sy., PLEMS);
 Superior-Vena-cava-Syndrom
Ma oft zentral gelegen
Mi hyperchrome kleine Zellen mit
 „Salz-u.-Pfeffer"-Chromatin, sehr
 hohe Proliferationsrate (Ki-67
 >50%), viele Nekrosen, IHC pos.
 für neuroendokrine Marker
 (Chromogranin, Synaptophysin)
Pr schlecht (früh metastasierend)

Karzinoid
Entspricht neuroendokrinem Tumor
(NET) Grad 1 u. 2 anderer Organe
D „Salz-u.-Pfeffer"-Chromatin,
 IHC positiv für neuroendokrine
 Marker
 ━ Typisches Karzinoid:
 – Kaum Mitosen, øNekrosen
 ━ Atypisches Karzinoid
 – Mehr Mitosen, kleine Nekrosen

**Grosszelliges neuro-
endokrines Karzinom**
Ma peripher gelegen, nekrotisch
Mi Organoid, Trabekel, Palisaden;
 > 10% grosse Zellen, Nekrosen,
 Mitoserate > als bei atypischem
 Karzinoid (Ki-67↑); IHC: Chro-
 mogranin+, Synaptophysin+
Pr schlecht

neuroendokrine Tumoren

**Diffuse idiopathische
pulmonale neuroendokrine
Zellhyperplasie (DIPNECH)**
E hf b. Bronchiektasen u. Fibrose
 beschrieben, Frauen >> Männer
P präinvasiver Vorläufer von
 neuroendokrinen Tumoren?
K häufig Asthma-artige Symptome

Seltene epitheliale Benignome
━ Papillom
━ Adenom
━ ua.

━ Lymphangioleiomyomatose
 (► Abschn. 2.5, kann den
 PECom-Tumoren[10] zugerechnet
 werden)
━ Chondrom ua

lymphohistiozytär

━ B-Zell-NHL (ex BALT: *Bronchus-
 associated lymphoid tissue*)
━ ua

ektopes Gewebe

━ Keimzelltumoren (zB Teratom)
━ Intrapulmonales Thymom
━ Melanom
━ Meningeom

Metastasen

E seltener als Lungen-eigene Tu.!
Ä ursächlicher Primärtumor in
 absteigender Reihenfolge:
 ━ Mamma-CA
 ━ Colon-CA
 ━ Hoden-Malignome
 ━ Schilddrüsen-CA
 ━ Sarkome
P früher Theorie des „Vena-cava-
 Typs", whs eher molekularer-
 Trophismus („Seed-and-soil")

**Diffuses malignes
Pleuramesotheliom**
E Männer >50 J
Ä in 90% Asbestexposition
K erst spät: Kompressions- u.
 Arrosions-Symptome
Mi ━ Epithelioid
 ━ Sarkomatoid
 ━ Biphasisch (Kombination
 obiger 2, erlaubt direkte Dx)
 evt. *ferruginous bodies* vorhanden
D IHC wichtig! gefordert wird:
 – Mesotheliale Marker pos. *und*
 – Epitheliale Marker neg.
 falls gegeben, Dx bewiesen wenn:
 – histologisch Invasivität *oder*
 – BAP1-Ausfall *oder*
 – homozygote CDKN2A-Deletion

(Hyaline) Pleuraplaques
Differentialdiagnose, keine Neoplasie!
Ä assoziiert mit Asbest-Exposition
 (ca. 20 J. Latenzzeit)
Ma idR auf Pleura parietalis
 (dorsal, Diaphragma)
Mi hyalines Kollagen, Verkalkungen

primär mesenchymal

**Solitärer fibröser Tumor
d. Pleura (SFT-P)**
E selten, Peak b. 50-70J.
Mi spindelig (DD sarkomatoides
 Pleuramesotheliom!)

sekundäre Neoplasien

Pleurakarzinose
E häufiger als 1° Pleuratumoren!
Ä häufiger Primärtumor:
 Bronchus > Mamma > Ovar
Mi IHC wichtig für Abgrenzung zu
 Pleuramesotheliom

Multifaktoriell

Atelektase
━ 1°: øEntfaltung b. NG
━ 2°: Obturationsatelektase
 vs. Kompressionsatelektase
P Lappen/Segment/Platten-A.
Ko Fibrose, post-stenotische („xan-
 thomatöse") Pneumonie, Cor
 pulmonale

**Obstruktives Schlafapnoe-
Syndrom (OSAS)**

**Adipositas-Hypoventilations-
Syndrom (AHS)**

PVH   Pulmonal venöse Hypertonie iF Linksherz-Erkr.
PHPE   Pulmonale Hypertonie b. pulmonaler Erkrankung
PTHrP   PTH-related Peptide, wirkt wie PTH
SCLC   *Small Cell Lung Cancer*
TRALI   *Transfusion-related acute lung injury*
UGG   Ungleichgewicht

[1] Coxsackie, RSV, Adeno, Corona, ECHO, Para-/Influenza-Virus
[2] Pneumokokken, H. influenzae Typ B, Moraxella catarrhalis, S. aureus
[3] ILD ist etwas irreführend, da oft auch Atemwege mitbetroffen → besser: DPLD
[4] Umfassen: Silikosen (zB Quarz), Silikatosen (zB Asbest), Hartmetall-Lunge
[5] Merke: **M**ycoplasma oft b. **M**id-Teen, **L**egionellen oft b. **L**ow-Immune system
[6] Ghon-Komplex = Tbc-Granulom in Lungenparenchym + in Lymphknoten

[7] Bei Hämatothorax gilt Hk_Pleura > Hk_Blut /2. Ansonsten handelt es sich um
 einen sog. hämorrhagischen Erguss → oft bei Tumor oder Urämie
[8] Exsudat ua falls LDH (Pleura/Serum) > 0.6 od. Protein (Pleura/Serum) > 0.5
[9] Nikotin, Oestrogene/Obesity, Gerinnungsstörung (angeboren od. erworben),
 Immobilisation, Tumor, Trauma, St.n. Venöser Thrombembolie, Alter >65 J
[10] Tumoren mit Ursprung aus den sog. *Perivascular Epithelioid Cells*

2

ÄTIOLOGIE

Bekannte Ursachen

Herz-Kreislauf	**Infekt-assoziiert**	**Inhalative Noxen**	**Nicht-inhalative Noxen**
Schock, chron. Herzinsuffizienz	Bakterien, Viren, Pilze, Protozoen	Org./anorg. Stäube, Rauchen, HCl	MTX, Amiodaron, TRALI, Post-Rx

GROBE HRCT-MUSTER

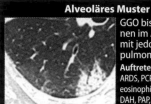

Alveoläres Muster
GGO bis Konsolidationen im Alveolarraum, mit jedoch erhaltener pulmonaler Architektur.
Auftreten b.:
ARDS, PCP, medikamentös, eosinophile Pneumonie, DAH, PAP, AIP, COP, DIP

Noduläres Muster
Multiple rundliche Opazitäten ø2–10mm. Form, Dichte u. Verteilung je n. Ursache.
Auftreten b.:
frühe Sarkoidose, Silikose, subakute EAA, frühe Langerhanszell-Histiozytose, RB-ILD

(A)

DIAGNOSEN NACH INTEGRATION ALLER BEFUNDE

alveoläre DPLD	**noduläre DPLD**	**fibrosierende DPLD**	**zystische DPLD**

Diffuse alveoläre Hämorrh. (DAH)
Ä ▬ Kapillaritis (► Kap. 3, Vaskulitis)
   ▬ Gefässarrosion
   ▬ iF ► *diffuse alveolar Damage*
P Disruption d. Alveolo-Kap. BM

Pulmonale Alveolarproteinose (PAP)
Ä angeboren vs. erworben
P Störung d. Surfactant-Homöostase → intraalveol. Akkumulation
D HRCT (»crazy paving«), BAL

Amiodaron-Pneumopathie
E 5–10% d. Behandelten
Ä RF: >60 J., hohe Dosierung
D HRCT: diverse Muster mögl.
T Absetzen, ggf. Steroide

Simple pulmonale Eosinophilie
Syn.: Löffler Syndrom
Ä ► akute eosinophile P.
K oft asymptomatisch, transient
D CT: diffuse GGO; BAL: >10% eGZ

Akute eosinophile Pneumonie
Ä idiopathisch vs. Medikamente, Parasiten, inhalative Noxen
D Labor: eGZ oft initial normal; CT: diffuse GGO ±Retikulationen; BAL: >25% eGZ
Unklar ob Folge o. eigene Entität:
Chron. eosinophile Pneumonie
K Beschwerden >4 Wo., oft KG↓
D Labor: eGZ↑ b. Vorstellung CT: GGO in Lungenperipherie

Eosinophile DPLD

Exogene allergische Alveolitis (EAA) = Hypersensitivitäts-Pneumonitis
Ä Inhalation organischer Antigene, zB Aktinomyzeten im Heu (→ Farmer-Lunge) o. Klimaanlage (→ Befeuchter-Lunge), Vogelkot (→ Vogelzüchter-Lunge)
K ▬ Nicht-fibrotische EAA (früher: akute/subakute EAA)
   Akuter Schub: 4–6 h n. Exposition Fieber, Husten, Atemnot; sistierend innert 12 h
   ▬ Fibrotische EAA (früher: chronische EAA)
   Husten, Dyspnoe, Gewicht↓ (progredient trotz Triggerkarenz)
D HRCT (GGO, Mikronoduli, ±Fibrose), BAL: LyZ↑ mit tiefer CD4/CD8-Ratio, DLCO↓
Mi Lymphzytäre Alveolitis u. interstitielle Pneumonie, nicht-nekrot. Granulome, ±Fibrose
T Trigger-Karenz, Steroide (→ Reversibilität bei nicht-fibrotischer EAA)

Silikose (=Quarzstaublunge)
Ä Inhalation v. Quarz(SiO₂)-Staub (Steinmetz, Mineur, Giesser)
P Phagozytose → Fibroseknoten
Ko ReHe-Insuffizienz, Tbc-Infekt
D CT: Nodulo-retikulär im OL, hiläre LK, evt sog. Eierschalenhili
T Triggerkarenz, Therapie b. LTBI

eGPA (vormals Churg-Strauss-Sy.)
► Kap. 2, Vaskulitiden

GPA (vormals Morbus Wegener)
► Kap. 2, Vaskulitiden

Pulmonale Sarkoidose
E m~f, Alterspeak 20–40 J., Lungenbefall in 90% d. Sarkoidose-Fälle, hfgst ILD!
ÄP unbekannter Trigger + Disposition triggert CD4-T-Zell Antwort mit konsekutiv CD4-T-Zell- u. Monozyten-Homing in der Lunge u. lymphogener Ausbreitung
K trockener Husten, Dyspnoe; in 10% Löfgren-Syndrom (Arthritis, E. nodosum, bihiläre LK-Schwellung), Heerfordt-Syndrom (Uveitis, Parotitis, undulierendes T°)
Ko kardialer Befall → HRST! (Pat. sterben daran!)
D Labor (Ca↑), Rtg, HRCT, BAL: LyZ↑ mit hoher CD4/CD8-Ratio, in Lungen-Bx (falls nötig): ønekrotisierende epitheloide Granulome (► Kap.1, Grundlagen)
T bei Symptomatik↑↑, Lungenbefall↑↑ oder Herz/Augen/ZNS-Befall: CTC ± DMARD

Silikatosen (zB Asbestose)
Ä Inhalation v. Asbestfasern
P Ablagerung v. Asbestfasern mit Eisenumschichtung (»ferruginous bodies«) interstitiell → Fibrose
Ko Bronchus-CA, Pleuramesotheliom
D CT: streifig basal/subpleural, später ~UIP; Pleuraplaques!
T wie Silikose, zus. CA-Screening

Methotrexat-Pneumopathie
E ca. 5% d. Behandelten
Ä RF: >60 J., hohe Dosierung
D HRCT: am hf NSIP, evt. OP, DAD
T Absetzen, ggf. Steroide

Langerhanszell-Histiozytose d. Lunge
E selten, Peak 20-40 J.
Ä stark mit Rauchen assoziiert
P klonal proliferierende myeloische dendritische Zellen (Langerhanszellen ähnelnd) infiltrieren Alveolarsepten
Ko Spontanpneumothorax, pulm. Hypertonie, selten extrapulm. LCH
D HRCT: initial zentrilobuläre Noduli, durch Kavitation im Verlauf charakt. Kombination aus Noduli u. Zysten, va in Oberlappen
T Rauchstopp, ±Steroide, BRAF-Inhib.

Lymphangioleiomyomatose (LAM)
E fast nur Frauen 20–40 J.
Ä sporadische Mutation vs. iR Tuberöser Sklerose (► Kap. 25)
P TSC-Defekt → mTOR-Aktivität↑ in sog. LAM-Zellen (~gMZ) → Hyperproliferation in Atem- u. Lymphwegen, Östrogen-abh.
Ko Spontanpneumothorax
D HRCT: runde dünnwandige Zysten diffus in gesamter Lunge
T Stopp Östrogene, mTOR-Inhibitor

Lymphoide interstitielle P. (LIP)
= seltene interstitielle Pneumonie
Ä ▬ 1°: idiopathisch (sehr selten)
   ▬ 2°: b. Immundefizienz (HIV), Autoimmunerkr. (zB Sjögren)
D HRCT: ua Zysten; LM: septal massiv viele polyklonale T- und B-Zellen

(3)

Erklärung zur Übersicht: Die Übersicht beinhaltet drei Ebenen: *Ätiologien*, *diagnostische Muster* u. *Diagnosen*. Patienten mit diffusen interstitiellen Lungenerkrankungen (ILD, Syn. DPLD) stellen sich idR – relativ unabhängig von der *Ätiologie* – mit trockenem Husten u. progredienter Dyspnoe vor, begleitend oft Fieberschübe u. evt. Gewichtsverlust. Ergeben nun Anamnese, Klinik u. einfache Zusatzuntersuchungen (wie zB Spirometrie) den Verdacht einer ILD, folgt als **entscheidender Schritt** ein hochauflösendes CT (HRCT). Das darin beurteilbare *radiologische Muster* kann **grob** nach dominierender Veränderung eingeteilt werden in *alveolär, nodulär, fibrosierend* oder *zystisch*. (Beachte: dies ist eine starke didaktische Vereinfachung, in der Realität liegen oft Mischformen vor, begleitet von weiteren Mustern). Das gefundene *radiologische Muster* wird zentraler Angelpunkt im weiteren Abklärungsgang:

(A) Einerseits kann das HRCT-Muster (dank seiner Verteilung oder Zusatzbefunden wie Lymphknotenschwellungen) an sich relativ spezifisch sein, dh den Kreis der möglichen Ätiologien einengen. In Zusammenschau mit Anamnese, Klinik etc. kann dann uU bereits eine *Diagnose* gestellt u. auf eine Lungenbiopsie verzichtet werden.

BAL	Bronchoalveoläre Lavage	DL_CO	Diffusionskapazität für Kohlenmonoxid (CO)	GGO	Groundglass-Opacities
BM	Basalmembran	DMARD	*Disease modifying anti-rheumatic drugs*	LM	Lichtmikroskopie

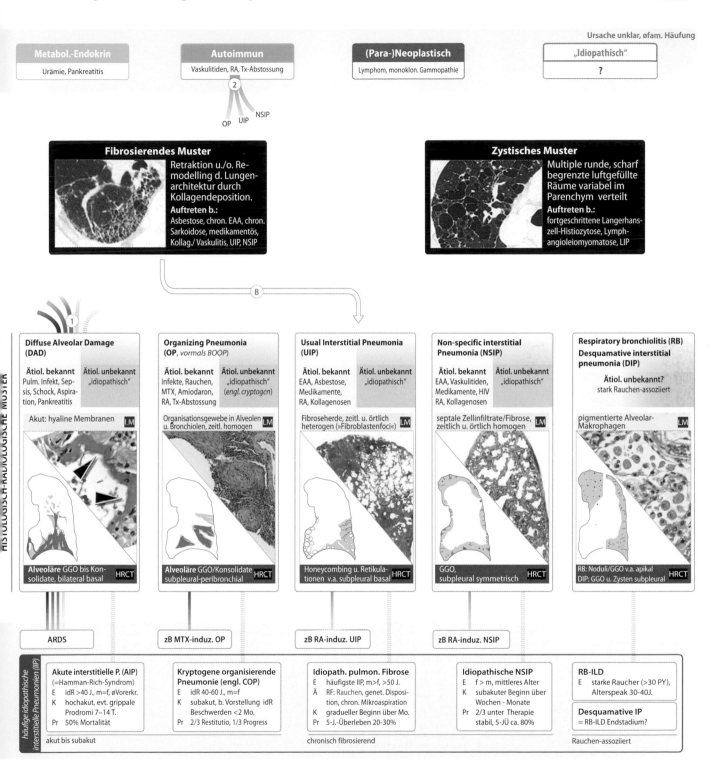

Ursache unklar, øfam. Häufung

Metabol.-Endokrin
Urämie, Pankreatitis

Autoimmun
Vaskulitiden, RA, Tx-Abstossung

(Para-)Neoplastisch
Lymphom, monoklon. Gammopathie

„Idiopathisch"
?

OP UID NSIP

Fibrosierendes Muster
Retraktion u./o. Re-modelling d. Lungen-architektur durch Kollagendeposition.
Auftreten b.: Asbestose, chron. EAA, chron. Sarkoidose, medikamentös, Kollag./ Vaskulitis, UIP, NSIP

Zystisches Muster
Multiple runde, scharf begrenzte luftgefüllte Räume variabel im Parenchym verteilt
Auftreten b.: fortgeschrittene Langerhans-zell-Histiozytose, Lymph-angioleiomyomatose, LIP

HISTOLOGISCH-RADIOLOGISCHE MUSTER

Diffuse Alveolar Damage (DAD)
| Ätiol. bekannt | Ätiol. unbekannt |
| Pulm. Infekt, Sepsis, Schock, Aspiration, Pankreatitis | „idiopathisch" |

Akut: hyaline Membranen [LM]

Alveoläre GGO bis Konsolidate, bilateral basal [HRCT]

Organizing Pneumonia (OP, vormals BOOP)
| Ätiol. bekannt | Ätiol. unbekannt |
| Infekte, Rauchen, MTX, Amiodaron, RA, Tx-Abstossung | „idiopathisch" (engl. cryptogen) |

Organisationsgewebe in Alveolen u. Bronchiolen, zeitl. homogen [LM]

Alveoläre GGO/Konsolidate subpleural-peribronchial [HRCT]

Usual Interstitial Pneumonia (UIP)
| Ätiol. bekannt | Ätiol. unbekannt |
| EAA, Asbestose, Medikamente, RA, Kollagenosen | „idiopathisch" |

Fibroseherde, zeitl. u. örtlich heterogen (»Fibroblastenfoci«) [LM]

Honeycombing u. Retikulationen v.a. subpleural basal [HRCT]

Non-specific interstitial Pneumonia (NSIP)
| Ätiol. bekannt | Ätiol. unbekannt |
| EAA, Vaskulitiden, Medikamente, HIV, RA, Kollagenosen | „idiopathisch" |

septale Zellinfiltrate/Fibrose, zeitlich u. örtlich homogen [LM]

GGO, subpleural symmetrisch [HRCT]

Respiratory bronchiolitis (RB) Desquamative interstitial pneumonia (DIP)
Ätiol. unbekannt? stark Rauchen-assoziiert

pigmentierte Alveolar-Makrophagen [LM]

RB: Noduli/GGO v.a. apikal DIP: GGO u. Zysten subpleural [HRCT]

ARDS

zB MTX-induz. OP

zB RA-induz. UIP

zB RA-induz. NSIP

häufige idiopathische interstitielle Pneumonien (IIP)

Akute interstitielle P. (AIP) (=Hamman-Rich-Syndrom)
E idR >40 J., m=f, øVorerkr.
K hochakut, evt. grippale Prodromi 7–14 T.
Pr 50% Mortalität

akut bis subakut

Kryptogene organisierende Pneumonie (engl. COP)
E idR 40-60 J., m=f
K subakut, b. Vorstellung idR Beschwerden <2 Mo.
Pr 2/3 Restitutio, 1/3 Progress

Idiopath. pulmon. Fibrose
E häufigste IIP, m>f, >50 J.
Ä RF: Rauchen, genet. Disposition, chron. Mikroaspiration
K gradueller Beginn über Mo.
Pr 5-J.-Überleben 20-30%

chronisch fibrosierend

Idiopathische NSIP
E f > m, mittleres Alter
K subakuter Beginn über Wochen - Monate
Pr 2/3 unter Therapie stabil, 5-JÜ ca. 80%

RB-ILD
E starke Raucher (>30 PY), Alterspeak 30-40J.

Desquamative IP
= RB-ILD Endstadium?

Rauchen-assoziiert

B Andererseits kann ein relativ unspezifisches radiologisches Muster vorliegen (zB UIP, NSIP etc.), dh eines, das von diversen Ätiologien hervorgebracht werden kann. Ist in Zusammenschau von Anamnese, Klinik u. Zusatzuntersuchungen keine Ursache naheliegend, folgt idR eine Lungenbiopsie. Das darin beurteilbare *histologische Muster* ist ein weiterer Baustein im diagnostischen Prozess. Im Idealfall korrelieren radiologisches u. histologisches Muster wie oben dargestellt – zB zeigt sich beidesmal eine *UIP* (=sowohl histologischer als auch radiologischer Begriff!). Als nächstes wird dann nach **bekannten Ursachen** (gelb hinterlegt) einer *UIP* gesucht. Erst nach deren Ausschluss kann die Diagnose einer **idiopathischen** interstitiellen Pneumonie (IIP, rote Box) gestellt werden, in diesem Fall einer idiopathischen pulmonalen Fibrose. **Beachte:** je nach Ätiologie (bekannt vs. idiopathisch) wechselt der Name der resultierenden *Diagnose*! Drei Beispiele fassen die bestehenden Schwierigkeiten zusammen:

1 *Verschiedene Ätiologien* können das *gleiche diagnostische Muster* hervorrufen.
2 *Eine Ursache* kann *verschiedene* Muster hervorbringen.
3 *Eine Ursache* kann im Verlauf ihre Manifestationsart wechseln (zB pulmonale Sarkoidose: noduläre → fibrosierende Form).

mTOR *mammalian target of rapamycin* (siehe auch ► Kap. 25)
TSC *Tuberous sclerosis complex* (siehe auch ► Kap. 25)

Histologische Aufnahmen mit freundlicher Genehmigung von Prof. Dr. med. S. Berezowska (OP), Dr. med. P. Vogt (DIP).

Schemata der CT-Muster von IIP modifiziert n. Mueller-Mang et al., 2007. Seitenaufbau ©Cerny, Karlin, 2018.

Gefässe

Axel Haine, Silvan Jungi, Yara Banz, Thomas Cerny, Kirill Karlin

© Der/die Autor(en), exklusiv lizenziert an
Springer-Verlag GmbH, DE, ein Teil von Springer Nature 2023
T. Cerny und K. Karlin (Hrsg.), *PathoMaps*,
https://doi.org/10.1007/978-3-662-64927-5_3

4

4.1   Aus Sicht der Klinik

Anamnese inklusive Leitsymptome

- Thoraxschmerzen: Lokalisation, Ausstrahlung, Charakter, anstrengungsabhängig (*Angina pectoris*), Dauer?
- Dyspnoe: Schweregrad nach NYHA, Orthopnoe (*Herzinsuffizienz*)?
- Palpitationen: Auftreten, Dauer, Geschwindigkeit, Irregularität, Begleitsymptom (Klopfen im Hals z.B. b. *AVNRT*)?
- Schwindel, Präsynkopen, Synkopen, Stürze?
- Müdigkeit und allg. Leistungsminderung?
- Ödeme (speziell Knöchelödeme)?
- Kardiovaskuläre Risikofaktoren: arterielle Hypertonie, Adipositas, Nikotin, Dyslipidämie, Diabetes mellitus, FA?
- FA: kardiovaskuläre Erkrankungen, plötzlicher Herztod?

Klinische Untersuchung

- Vitalparameter (BD bds., n. 5min Sitzen) inkl. Atemfreq.
- Gegebenenfalls BD liegend u. stehend (Orthostase)?
- Inspektion: Thoraxform (Trichterbrust, Skoliose, Narben), Finger anschauen (Clubbing, periphere Zyanose).
- Palpation: Pulsstatus radial u. an Füssen (*PAVK*)?
- Herzauskultation: Beschreibung Töne u. Geräusche.
- Lungenauskultation (RGs, Dämpfung, Giemen): gibt Auskunft über Linksherzfunktion.
- Volumenstatus (Halsvenenstauung, hepatojugulärer Reflux, Knöchelödeme?): ebenfalls idR Auskunft über Linksherzfunktion (Hypervolämie via Lungenstauung n. rechts übertragen), DD Stauung b. Rechtsherzdysfkt.
- Treppensteigen: 2 Stockwerke = ausreichende Belastbarkeit.

Zusatzuntersuchungen

- EKG: 12-Kanal-EKG als Basis immer, 24h - 7 T.-EKG (Holter-EKG resp. Event-Recorder) je nach Symptomen, ggf. Belastungs-EKG (Suche nach belastungsabhängigen Symptomen, Ischämie, BD- u. Pulsverhalten).
- Doppler-Echokardiographie (ist heute b. jeder kardiologischen Abklärung als Basisuntersuchung indiziert).
- Orthostase-Test (Schellong-Test), 24h-BD-Messung.
- Basis-Labor je nach Fragestellung.
- Spezialuntersuchungen: Stress-Echokardiographie, transösophageale Echokardiographie, Myokardszintigraphie, Koro-CT, Herz-CT u. -MRI.
- Invasive Abklärungen: Koronarangiographie (b. Vda KHK, oft gleichzeitig PTCA mit Stenting), Links-Rechts-Katheter u. Myokardbiopsie nur in speziellen Fällen.

4.2   Aus Sicht der Pathologie

Ausgangslage:

- Wie bei keinem anderen Organ sind beim Herzen alle Organteile funktionell voneinander abhängig: zB Klappenvitium → Myokardhypertrophie → vermehrter O_2-Verbrauch → evt. ischämische Myokardläsionen (auch bei normalen Koronararterien).

„Intravitale" Untersuchungen

- Endomyokardbiopsie: an transplantierten Herzen standardmässig durchgeführt, da akute Abstossungsreaktion histologisch oft schon vor klinischen Symptomen erkennbar. Bei Myokarditiden oder Kardiomyopathien nur in bestimmten Fällen notwendig.
- Zytologische Untersuchung: bei Perikarderguss wichtig, da ein Malignombefall des Perikards relativ häufig ist.

Post-mortem-Untersuchung: Makroskopie

- Grösse und Konfiguration, allfällige Fehlbildungen.
- Herzgewicht: beim Erwachsenen abhängig von Körpergrösse und Geschlecht (https://calc.chuv.ch/heartweight).
- Myokardhypertrophie: konzentrisch (ohne Dilatation der Herzhöhle, va b. Druckbelastung) versus exzentrisch (mit Dilatation, va b. Volumenbelastung).
- Myokardläsionen: am häufigsten ischämisch bedingt, Alter grob an Farbe ablesbar (◘ Abb. 3); Grösse und Verteilung; tumoröse Infiltrate sind selten; bei Myokarditis unspezifisches Bild.
- Klappen: Deformierungen, Verkalkungen, Fibrose, Vegetationen, Ulzera, Sehnenfäden → Funktionalität?
- Koronararterien: Sklerose auf Querschnitten beurteilen. Bei sonst normalem Herz Stenosen bis 70% uU. folgenlos. Kollateralen am besten mittels Angiogramm darstellbar.
- Peri-/Epikard: frische(re) entzündliche Veränderungen, Verwachsungen, Malignominfiltrate, Inhalt des Perikardsacks.

Post-mortem-Untersuchung: Mikroskopie

- Myokard: häufig kleinherdige ischämische Läsionen unterschiedlichen Alters. Seltener, aber bedeutsam: entzündlliche o. maligne Infiltrate? Interstitielle (Amyloid) o. intrazelluläre (Eisen, Lipide) Ablagerungen?
- Klappen: b. florider Entzündung nach thrombotischen Auflagerungen, Ulzera, Entzündungszellen u. (wichtig!) Mikroorganismen suchen. Entzündungsresiduen: Fibrose u. eingewachsene dickwandige, kleine Gefässe.

Schwierige Stellen

Einige Mühe bereitet der Begriff der „Kardiomyopathien". Ursprünglich für eine Gruppe von idiopathischen – also ursächlich *unklaren* – Herzmuskelerkrankungen gedacht, hat sich die Definition im Lauf der Jahre erweitert. So umfasst der Begriff aktuell alle Störungen mit strukturell u. funktionell abnormem Myokard, *nach Ausschluss von koronarer Herzkrankheit, Hypertension, Valvulopathien u. kongenitalen Herzfehlern als deren Ursache* (ESC 2008). Einige Definitionen (WHO 1995) schlossen letztere jedoch in die Definition mit ein, so dass sich im klinischen Alltag mancherorts ein entsprechender Gebrauch eingebürgert hat (zB hypertensive *Kardiomyopathie*). Diese Unschärfe gründet darin, dass sowohl die *Kardiomyopathien* (deren Ursachen zunehmend aufgeklärt wurden) als auch zB die hypertensive *Herzkrankheit* klinisch in den gleichen Mustern enden (▶ Abschn. 4.5).

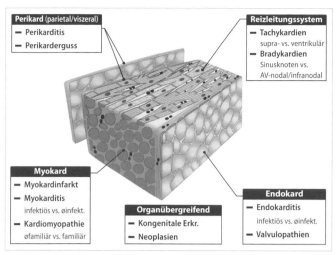

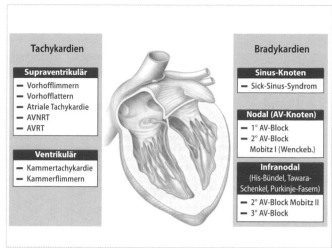

Abb. 1 Aufbau des Herzens u. dazugehörige Erkrankungen. (Grafik mofiziert nach „Medical gallery of Blausen Medical 2014 ")

Abb. 2 Übersicht u. Einteilung der Herzrhythmusstörungen

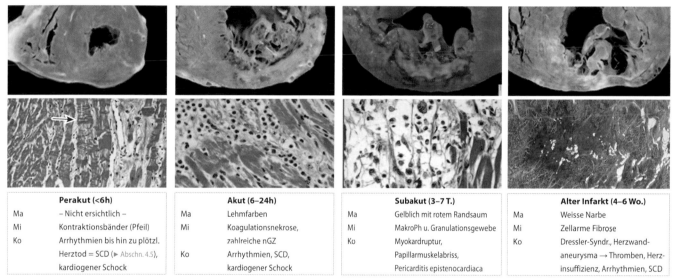

	Perakut (<6h)		**Akut (6–24h)**		**Subakut (3–7 T.)**		**Alter Infarkt (4–6 Wo.)**
Ma	– Nicht ersichtlich –	Ma	Lehmfarben	Ma	Gelblich mit rotem Randsaum	Ma	Weisse Narbe
Mi	Kontraktionsbänder (Pfeil)	Mi	Koagulationsnekrose,	Mi	MakroPh u. Granulationsgewebe	Mi	Zellarme Fibrose
Ko	Arrhythmien bis hin zu plötzl.		zahlreiche nGZ	Ko	Myokardruptur,	Ko	Dressler-Syndr., Herzwand-
	Herztod = SCD (▶ Abschn. 4.5),	Ko	Arrhythmien, SCD,		Papillarmuskelabriss,		aneurysma → Thromben, Herz-
	kardiogener Schock		kardiogener Schock		Pericarditis epistenocardiaca		insuffizienz, Arrhythmien, SCD

Abb. 3 Phasen des Herzinfarkts.

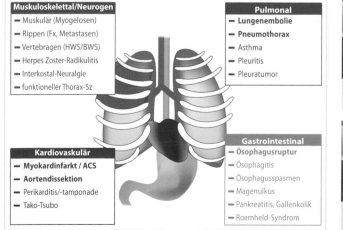

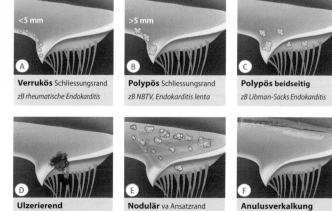

Abb. 4 Die vier wichtigsten differentialdiagnostischen Kategorien b. Thorax-schmerz. In der Akutsituation gilt es zunächst die gefährlichsten Ursachen aus-zuschliessen (fett markiert, sog. „5 Killers"; siehe entsprechende Kapitel für Beschrei-bung der aufgelisteten Differentialdiagnosen). (©Cerny, Karlin, 2018 [4.1])

Abb. 5 Wichtige Klappenerkrankungs-Muster: **A)** Verrukös (< 5mm). **B)** und **C)** Polypös (> 5mm). **D)** Ulzerierend. **E)** Nodulär gesamte Klappe betreffend mit Schwerpunkt am Ansatzrand. **F)** Anulusverkalkung. Abk.: NBTV= Nicht-bakteri-elle thrombotische Vegetationen. (©Cerny, Karlin, 2018 [4.2])

5

5.1   Aus Sicht der Klinik

Mundhöhle, Speicheldrüsen u. Pharynx
- Durch hohe Exposition gegenüber äusseren Einflüssen oft von Infektionen u. Tumoren betroffenes Gebiet.
- Leitsymptome: Schmerz, Schluckprobleme (Dysphagie, Odynophagie), Geschmacksstörung, Sprechstörung.
- Untersuchung: direkte Inspektion des Vestibulum oris, Mundhöhle u. Oropharynx mittels Stirnlampe; indirekte Spiegeluntersuchung des Epi- u. Hypopharynx, ggf. mittels Fiberendoskopie. Wichtig: Palpation!
- Zusatzungersuchungen: Labor, Abstrich, Sonographie mit FNP, CT u. MRI, direkte Endoskopien mit Biopsien.

Larynx
- Rasch symptomatisch, wenn Stimmlippen selbst betroffen. Sub-/supraglottische Prozesse zT erst spät bemerkt.
- Leitsymptome: Heiserkeit, Aspiration mit Husten u. Dyspnoe mit inspiratorischem Stridor.
- Untersuchung: äussere Inspektion u. Palpation. Indirekte Laryngoskopie mit Spiegel u. Stirnlampe. (Lupenlaryngologische/Fiberoptische Untersuchung.)
- Zusatzuntersuchungen: Stroboskopie, direkte Laryngoskopie/Mikrolaryngoskopie.

Nase
- Äussere Veränderungen idR rasch bemerkt, während innere Erkrankungen evt. lange mit „Schnupfen" verwechselt.
- Leitsymptome: Nasenatmungsbehinderung, Rhinorrhoe (anterior u. posterior) inklusive Nasenbluten, Geruchssinnsstörungen u. Schmerzen.
- Untersuchung: äussere Inspektion u. Palpation. Vordere Rhinoskopie mit Spekulum/Stirnlampe; hintere Rhinoskopie mit Spiegel/Stirnlampe; Nasenendoskopie.
- Zusatzuntersuchungen: CT u. MRI, Rhinometrien, Geruchstest, Allergietest.

Ohr
- Pathologien idR rasch symptomatisch u. zuverlässig durch gute Anamnese u. Untersuchung diagnostizierbar.
- Leitsymptome: sogenannte „5 S" – **S**chwerhörigkeit, **S**ausen (Tinnitus), **S**ekretion, **S**chmerz u. **S**chwindel.
- Untersuchung: Äussere Inspektion u. Palpation. Otoskopie mit Valsalva (evt. mit Mikroskopie). Weber u. Rinne. Kopfimpulstest, Nystagmusprüfung.
- Zusatzuntersuchungen: Tonaudiogramm, Tympanogramm, BERA (*brainstem evoked response audiometry*), CT u. MRI.

5.2   Aus Sicht der Pathologie

Ausgangslage: breites Spektrum auf engem Raum
- Der HNO-Bereich weist auf engstem Raum eine enorme Dichte verschiedener Gewebe auf, welche bei zT gleicher Klinik unterschiedliche Erkrankungen entwickeln können. Dies erfordert grosse Präzision in Diagnose u. Therapie.
- Zusätzlich zum breiten Gewebespektrum wirken je nach Lage eine Vielzahl völlig unterschiedlicher Noxen darauf ein: zB Sonnenexposition der Lippen o. Tabakrauch u. HPV-Exposition des Pharynx. Daraus ergibt sich ein extrem breites Feld möglicher Erkrankungen.

Diagnostik
- Der Pathologe erhält einerseits Material aus Biopsien o. Exzisionen zur morphologischen u. molekularpathologischen Diagnostik: Frage nach Ätiologie, im Falle einer Neoplasie nach Dignität, Grading u. loko-regionalem Staging (= pT, pN in der TNM-Klassifikation) für die weitere Therapieplanung. Typische Probleme sind zu kleine/oberflächliche Präparate u. Entnahme-bedingte, artifizielle Veränderungen.
- Andererseits Material aus Feinnadelpunktionen (von LK, Speichel-, (Neben-)Schilddrüse, Weichteilen) zur zytologischen Diagnostik: auch hier idR klare Aussagen zu Dignität/Ätiologie (reaktiv, Infekt, Metastase/Lymphom?) möglich, zT dank neuen molekularpathologischen Zusatzuntersuchungen.
  Problem b. FNP ist die fehlende Architektur; idF können zB Vorläuferläsionen nur eingeschränkt eingeordnet werden.

Besonderheit: grosse Variabilität in Lokalisation u. Art
- Auch wenn auf den PathoMaps „Hals, Nase u. Ohren" auf den folgenden Seiten eine anatomische/räumliche Einteilung erfolgt, sollte man im Hinterkopf behalten, dass dies einer Zuordnung nach relativer Häufigkeit entspricht. Das heisst, dass eine Krankheitsentität zB häufig im Pharynx vorkommt u. daher dort geführt wird – sie kann jedoch auch im Larynx vorkommen. Im HNO-Bereich gilt: „Viele Diagnosen können fast überall vorkommen".
- Bei den Neoplasien der Speicheldrüsen zB kann die formal *selbe Entität* eine enorme morphologische Vielfalt aufweisen. Der Anfänger begnügt sich zunächst mit den häufigen Tumoren u. deren typischen histomorphologischen und molekularpathologischen Mustern.
- Allerdings führt auch im Kopf-Hals-Bereich der vermehrte Einsatz von molekularpathologischen Methoden dazu, dass Entitäten genauer beschrieben u. alte (zu weite) Bezeichnungen aufgehoben/differenziert werden.

> **Schwierige Stellen**
> Herausfordernd sind zum einen die HNO-Untersuchungsmethoden. Besonders die indirekte Laryngoskopie u. die Epipharyngoskopie können aufgrund eines Würgereizes schwierig sein u. bedürfen häufigen Übens u. grosser Erfahrung in der Interpretation der teils nur subtilen Veränderungen.
> Klinisch bereitet die Unterscheidung der verschiedenen Rhinitis-Formen u. deren Abgrenzung von der chronischen Rhinosinusitis immer wieder Mühe. Ähnlich schwierig ist es, ohne langjährige Erfahrung chronische Mittelohr- u. Gehörgangsprozesse wie Cholesteatome korrekt zu identifizieren. In der Mundhöhle u. dem Pharynx ist die Unterscheidung zwischen Entzündung u. Tumor auch für erfahrene Kliniker nicht immer eindeutig.

Mundhöhle
- Stomatitiden
- Glossitiden
- Cheilitiden
- Tumoren
- Zahn(halteapp.)-Erkrankungen

Epipharynx
- Rachenmandel-Hyperplasie

Oropharynx
- Pharyngitis
- Bakt. Tonsillitis
- Mononukleose
- seltenere Angina-Formen
- Tumoren (PCA, Lymphom)

Larynx
- Angioödem
- Epiglottitis
- Laryngitis
- Pseudokrupp
- degen. Stimmbandveränder.
- Tumoren

Laryngopharynx
- Tumoren (PCA)

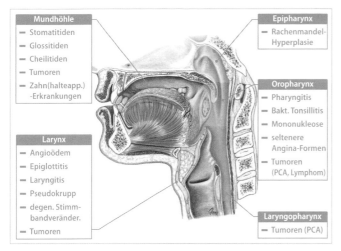

❏ **Abb. 1** Anatomie von Mundhöhle, Pharynx u. Larynx u. zugeordnete Pathologien.

Erythroplakie
- Atrophe Candidiasis
- Ecchymose
- Gefässmalformation
- Morbus Bowen ⚠
- Kaposi-Sarkom ⚠

Leukoplakie
- Morsicatio buccarum
- Raucher-Leukokeratose
- Candidiasis
- Lichen ruber
- Haarleukoplakie (durch EBV b. HIV-Pat.)
- Plaques muqueuses (Lues)
- Koplik-Flecken (Masern)
- Dysplasie/PCA ⚠

Pigmentierungen
- Melanosis
- Amalgam-Tättowierung
- Melanom ⚠

Aphthen/Ulcera
- Habituelle Aphthen
- Autoimmun (SLE, Behcet)
- PCA ⚠

Vesikel/Erosionen
- Herpes-Stomatitis (HSV)
- Varizellen (VZV)
- Herpangina (Coxsackie)
- Pemphigus/Pemphigoid
- EEM, SJS-TEN ⚠

Tonsilläre Beläge
- Angina tonsillaris
- Mononukleose
- Angina Plaut-Vincentii
- Angina specifica
- PCA der Tonsille ⚠

Noduli
- Mukozele
- Epulitiden
- Torus palatinus

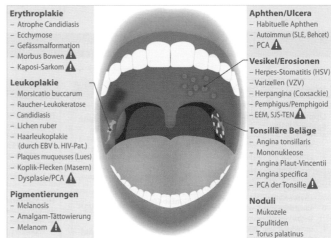

❏ **Abb. 2** Differentialdiagnose von enoralen Veränderungen, gruppiert nach klinischen Leitbefunden. ©Cerny, Karlin, 2018 [5.1]

Äussere Nase
- Erysipel
- Fistel
- Rosazea
- Basalzell-CA
- Plattenepithel-CA

Nebenhöhlen
- Rhinosinusitis (akut vs. chronisch)
- Pilz-Sinusitis
- Mukozele
- Sinunasale Tumoren

Nasenhaupthöhle
- Allergische Rhinitis
- Chronische Rhinitis
- Nasaler Fremdkörper
- Septumdeviation, -perforation, -hämatom
- Nasale Neoplasien

Nasenvorhof
- Nasenfurunkel

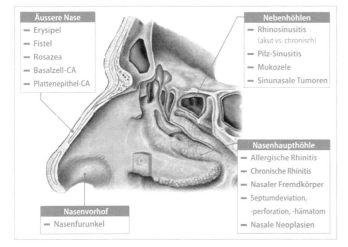

❏ **Abb. 3** Anatomie der gesunden Nase u. zugeordnete Pathologien. Nasenvorhof (Vestibulum nasi) und Nasenhaupthöhle (Cavum nasi proprium) bilden zusammen die innere Nase (je n. Lehrbuch werden noch die Nasen-Nebenhöhlen hinzugezählt).

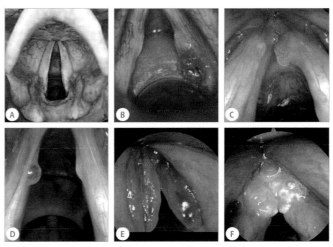

❏ **Abb. 4** Laryngoskopische Leitbefunde: **A**) Normalbefund. **B**) Kontaktgranulom: idR einseitig, hinteres ⅓. **C**) Stimmbandpolyp: 1seit. rötlich-gallertige Wucherung. **D**) Stimmbandknötchen: bilateral korrespondierende Knötchen, hf zw. vord./mittl. ⅓. **E**) Reinke-Ödem: bilaterale „Ödemkissen". **F**) Stimmband-Karzinom.

Innenohr
- Presbyakusis
- BPLS, Morbus Meniere, akuter Vestibularisausfall
- Akustisches Trauma
- Ototoxischer Hörverlust
- Hörsturz
- Labyrinthitis

Äusseres Ohr
- Erysipel
- Perichondritis
- Cerumen obturans
- Otitis externa
- Fremdkörper

Mittelohr
- Paukenerguss (TMK)
- Akute Otitis media
- Otitis media chronica simplex/cholesteatosa
- Traumatische TF-Perforation
- Otosklerose

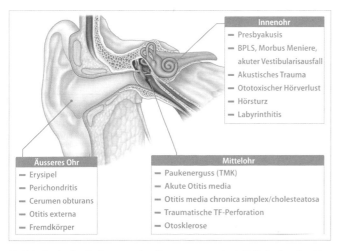

❏ **Abb. 5** Anatomie des gesunden Ohres u. zugeordnete Pathologien. Beachte die Nähe des Mittel- u. Innenohres zur mittleren Schädelgrube.

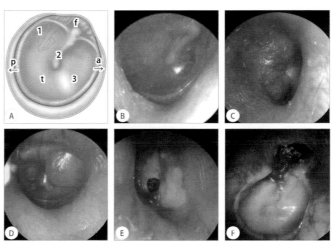

❏ **Abb. 6** Otoskopische Leitbefunde: **A**) TF-Normalbefund. 1: Incus u. Stapes, 2: Manubrium mallei (Hammergriff), 3: Lichtreflex, t: pars tensa, f: pars flaccida, a: anterior (nasal), p: posterior (occipital). **B**) Sero(muko-)tympanon. **C**) Otitis media acuta. **D**) Akute Myringitis. **E**) Otitis media chronica simplex. **F**) Erworbenes Cholesteatom.

6

6.1   Aus Sicht der Klinik

Anamnese u. Leitsymptome

- Dysphagie: oropharyngeal (neurologisch, muskulär, strukturell) vs. ösophageal (▢ Abb. 3)?
- Sodbrennen/retrosternaler Sz (*GERD, eosinophile Ösophagitis*)? Odynophagie (*Refluxösophagitis*)?
- Halitosis (*Divertikel, Achalasie, Tumoren*)?
- Übelkeit/Erbrechen (*Ulkus, Gastritis, Stenose*)?
- Hämatemesis ± Teerstuhl (*obere GI Blutung*)?
- Schmerzen nach Lokalisation, Intensität, Qualität, zeitlicher Korrelation zur Nahrungsaufnahme, Dauer, Verlauf, Ansprechen auf Protonenpumpenhemmer?
- Vorzeitige Sättigung, Völlegefühl, Meteorismus (*Magenmotilitätsstörungen*)?
- Ungewollter Gewichtsverlust (*Tumorstenose*)?

Klinische Untersuchung

- Inspektion: Ernährungsstatus, Begleiterkrankungen, Voroperationen, umschriebene Vorwölbungen (*Tumoren*)?
- Auskultation: Schluckakt-Spritzgeräusch? Darmperistaltik? Gefässstenosen?
- Perkussion: Aszites, Meteorismus?
- Palpation: Differenzierung oberflächlicher/tiefer Schmerz (DD Bauchdeckenschmerz); Lokalisation/Organzugehörigkeit; Druckpunkte (Boas, McBurney, Lanz), digital-rektal (Teerstuhl).

Zusatzuntersuchungen

- Endoskopie hat einen hohen diagnostischen u. therapeutischen Wert: Biopsie aller verdächtigen Läsionen (▢ Abb. 2).
- Endo-Sonographie (Staging b. *Tumoren*), ggf. Bronchoskopie bei Tumoren in den oberen 2/3 des Ösophagus.
- Konfokale Laser-Endomikroskopie (*Dysplasie?*)
- Abdomensonographie (Modalität d. Wahl bei OberbauchSz)
- Radiologie: (Angio-)CT (*Tumor, paraösophageale u. axiale Hernien*)? PET-CT: Staging von *Ösophagustumoren*, Breischluck, Magen-Darm-Passage: b. fkt. Fragestellungen.
- Mano-, Impedanz-pH-Metrie (*Motilitätsstörungen, Reflux*).
- Atemtests: C13-Atemtest für Helicobacter pylori.
- Stuhluntersuchungen: Fäkaler okkulter Bluttest (FOBT), H. pylori-Antigen, Calprotectin.
- Labor: Albumin (*Mangelernährung*), Anämie (*Blutung*), Dyselektrolytämie (*Erbrechen*).
- Diagnostische Laparoskopie (Staging b. *Magenkarzinomen*).

6.2   Aus Sicht der Pathologie

Ausgangslage

- Schädigung des Ösophagus erfolgt durch exogene (Alkohol, Tabak, Erreger) o. endogene (Reflux) Noxen.
- Magenerkrankungen sind einer Störung im Gleichgewicht zwischen schleimhautprotektiven u. -aggressiven Faktoren geschuldet, nebst exogenen (karzinogenen) Noxen.
- Gewebediagnostik idR im Rahmen der Abklärung einer gastrointestinalen Symptomatik o. Tumorverdacht (→ Biopsat) respektive Tumorresektion (→ Resektat).
- Wichtig bei Befundung eines Biopsats: Hinweise auf Entzündung (Subtyp, Ursache), Dysplasie (inkl. Grading) bzw. Neoplasie (Typisierung?)
- Wichtig bei Befundung eines Resektats: Tumortyp, TNM-relevante Faktoren (Tiefeninfiltration der Organwand ergibt pT, LK-Befall ergibt pN).

Diagnostik

im Bereich des Ösophagus:
- Bei Entzündung: Zeichen für spezifische Infektion (Candida, HSV, CMV) o. spezifische Entzündung (zB *eosinophile Ösophagitis*)? Hinweise auf Reflux?
- Intestinale Metaplasie (*Barrett-Mucosa*) vorhanden? Falls bereits mit Dysplasie: low grade vs. high grade?
- Karzinom vorhanden? (*Plattenepithel-CA* weltweit häufigster Typ; *Adeno-CA* in westlichen Ländern steigende Inzidenz; andere Malignome selten).

im Bereich des gastro-ösophagealen Übergangs:
- Entzündung (oft infolge *Reflux*)? Intestinale Metaplasie?
- Karzinom? (eher *Adenokarzinome*, ▢ Abb. 4).

im Bereich des Magens:
- Entzündung oft infolge H. pylori (=Typ B-Gastritis, Erregernachweis anstreben!), Typ A-Gastritis u. Typ C-Gastritis zeigen anderes Entzündungsmuster.
- Bei intestinaler Metaplasie: Lokalisation wichtig! (antral assoziiert mit H. pylori, im Corpus mit Typ A-Gastritis).
- Cave: intestinale Metaplasie = Präkanzerose, auf Dysplasien achten (Correa-Kaskade)!
- *Adeno-CA*: histologische Einteilung nach Laurén o. nach WHO (▶ Abschn. 6.4); Molekulare Klassifikation aktuell mit wenig klinischer Konsequenz.
- Potenziell für Therapie relevante Biomarker: Her2, PD-L1, Mismatch-Repair Gene.
- Hereditäres *Magen-CA*: E-Cadherin-Keimbahnmutation.
- Andere Tumoren selten (*MALT-Lymphome, NET, GIST*).

Schwierige Stellen

Den Studenten Mühe bereiten kann die Unterscheidung zwischen gastrointestinalem Stromatumor (GIST) u. den gastrointestinalen neuroendokrinen Tumoren (GI-NETs) – beide können im gesamten GI-Trakt vorkommen u. weisen eine vermeintliche semantische Nähe zu „neuro-" auf. GISTs entwickeln sich aus in der Muscularis gelegenen *Cajal-Zellen*, die zwischen enterischen Neuronen u. glatten Muskelzellen vermitteln; sie können nach innen o. aussen wachsen u. sind seltene GIT-Tumoren (~1%). GI-NETs hingegen entwickeln sich aus den epithelial gelegenen Zellen des *gastrointestinalen diffusen neuroendokrinen Systems*, wachsen idR nach intraluminal u. sind relativ häufige Tumoren. Beide Tumoren verursachen idR erst spät Symptome (mechanisch bedingt), NETs können durch Hormonproduktion zusätzlich zur sog. Flush-Symptomatik führen. GISTs kommen am häufigsten im Magen vor, während die GI-NETs va im Dünndarm vorkommen. Das biologische Verhalten sowohl von GISTs als auch von GI-NETs ist variabel u. hängt von der Grösse u. der Mitoserate ab.

6.3 · Knowledge-Bites Ösophagus und Magen

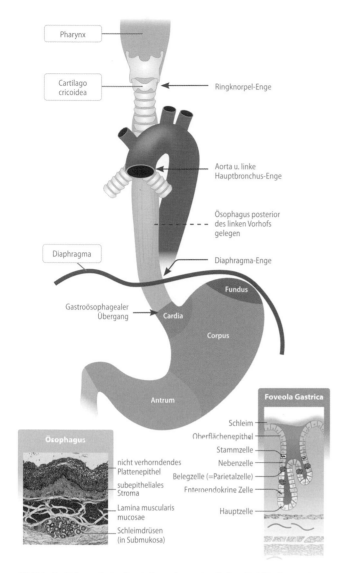

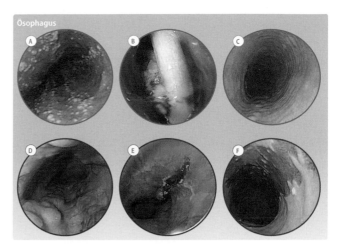

■ **Abb. 2a** Charakteristischer Endoskopie-Befunde des Ösophagus:
(A) Candida-Ösophagitis. **(B)** Fremdkörper (hier Fischgräte). **(C)** Eosinophile Ösophagitis. **(D)** Ösophagusvarizen. **(E)** Mallory-Weiss-Syndrom. **(F)** Barrett-Ösophagus.

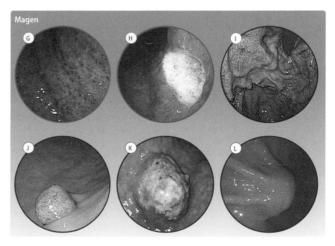

■ **Abb. 2b** Charakteristischer Endoskopie-Befunde des Magens:
(G) Akute Gastritis. **(H)** Magen-Ulkus. **(I)** Hypertensive Gastropathie.
(J) Hyperplastischer Polyp. **(K)** Karzinom. **(L)** Gastrointestinaler Stromatumor (Be-
achte: submucosal!).

■ **Abb. 1** Schematische Darstellung der anatomischen Verhältnisse u. dazugehörige Pathologien. (©Cerny, Karlin, 2018 [6.1], Histologie-Bild ©PathoPic)

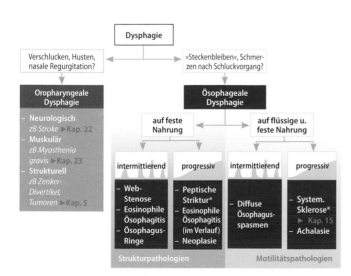

■ **Abb. 3** Vereinfachter Abklärungsgang b. Patienten mit Dysphagie.
*Peptische Strikturen u. systemische Sklerose zeigen sich klassisch zusätzlich mit
Sodbrennen.

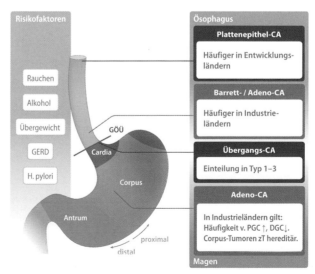

■ **Abb. 4** Darstellung wichtigster Neoplasien des Ösophagus u. Magens.
Beachte die assoziierten Risikofaktoren. GÖU = Gastroösophagealer Übergang.
PGC/DGC: proximal / distal gastric cancer (Modifiziert nach Hayakawa, 2016).

6

Ösophagus

Congenital

Ösophagusatresie
- P „falsche Trennung" von Ösophagus u. Trachea während Embryogenese
  Einteilung nach Fistelbildung mit Trachea. Am häufigsten: Ösophagusatresie mit unterer ösophagotrachealer Fistel
- K oft Aspirationspneumonie, ~50% mit VACTERL-Assoziation
- T Nahrungskarenz, OP

Ösophagusmembran
Syn.: Web-Stenose
- Def Exzentrische plattepitheliale Membran, idR im proximalen Ösophagus
- Ä – angeboren
  – erworben (hf: Eisenmangel, evt. mit Vollbild des Plummer-Vinson-Syndr.: Mundwinkelrhagaden, Glosstis, Dysphagie iF Ösophagusmembran

Ösophagusring
- Def Konzentrische Schleimhaut-Duplikatur im kranialen oder kaudalen Ösophagus (kaudal = Schatzki-Ring)
- Ä – angeboren
  – erworben (assoziiert mit Reflux, axialer Hiatushernie, eosinophiler Ösophagitis)
- K asymptomatisch o. Dysphagie für feste Speisen, Impaktation
- T Dilatation, danach PPI

Vaskulär

Ösophagus-Varizen
- Ä portale Hypertonie; zB iR Leberzirrhose (▶ Kap 8, Leber)
- P Dilatation der submucosalen Venen va. im unteren Ösophagus
- K asymptomatisch oder „schmerzlose" Hämatemesis
- Ko Blutung (idR unteres Ösophagusdrittel, da dort Venen oberflächlicher liegend)
- T – B-Blocker, endoskop. Ligatur
  – evt. TIPS

Motilität

1° Motilitätsstörungen

Achalasie
- Ä primär (?) vs. sekundär (Chagas-Krankheit - Trypanosoma cruzii)
- P Degeneration von inhib. Neuronen des Plexus Auerbach
- K Dysphagie, Aspiration
- D Ösophagusmanometrie: ↑Ruhedruck/keine LES- Relaxation
  Breischluck: „Sektglasförmig"
- T Dilatation, Myotomie, Botox

Diffuser Ösophagusspasmus
Syn.: Distaler Ösophagusspasmus
- Ä/P Störung d. hemmenden Innervation → simultane Kontraktionen; provoziert d. Kälte, Säurereflux
- K Dysphagie, retrostern. Schmerz
- D Ösophagusmanometrie (Breischluck: „Korkenzieher")
- T CCB, Nitroglycerin, Botox-Injektion

Hyperkontraktiler Ösophagus
- Ä/P Zeitliche Asynchronie zwischen zirkulären u. longitudinalen Muskelschichten → hohe Drücke / lange Kontraktionen
- K starker retrosternaler Schmerz
- D Ösophagusmanometrie (Breischluck: „Nussknacker")
- T CCB, Nitroglycerin, Botox-Injektion

2° Motilitätsstörungen
- iR ZNS-Pathologie (zB Stroke)
- iR Polyneuropathie (zB Diabetes)
- iR Muskelerkrankung (Polymyositis, Muskeldystroph.)
- iR Sklerodermie (CREST-Syndrom: Dysphagie) ▶ Kap 15

Mechanisch / Traumatisch

Divertikel
- Pulsionsdivertikel („falsches Divertikel"): häufig, erworben iF Intraluminaldruck↑, zB Zenker-Divertikel
- Traktionsdivertikel („echtes Divertikel"): selten, Zug von aussen, mittleres Drittel, angeboren vs. erworben (Adhäsionen)
- K Mundgeruch, Regurgitation

Ösophagushernie
- Axiale Hernie
  – Mageneingang rutscht nach kranial → Kardia ektop
  – OP falls PPI-resist. Reflux, rezid. anämisierende Blutung, junge Pat. die Langzeit-PPI ablehnen
- Paraösophageale Hernie
  – Herniation v. Kardia-fernem Magenteil → Kardia orthotop
  – Maximalvariante: Upside-down-Magen
  – OP immer (Inkarzerationsgefahr)
- K Reflux, Dyspepsie, (Hämat)Emesis
- Ko Erosion/Ulkus d. mechanische Reizung (Cameron-Läsion) → Anämie, obere GIT-Blutung

Mallory-Weiss-Syndrom
- Def Schleimhautrisse nach starkem Erbrechen (zB C_2-Abus., Bulimie)
- K schmerzhafte Hämatemesis
- P Ruptur der submucosalen Arterien
- D/T Gastroskopie, 90% der Blutungen sistieren spontan

Boerhaave-Syndrom ⚠
- Def distale Ösophagus-Ruptur (transmural) nach starkem Erbrechen
- Ko Mediastinitis! (ThoraxSz, Fieber)
- T endoskopisch oder operativ

Fremdkörper-Perforation
- Ä zB Fisch-Gräte
- P idR Aufspiessung durch Hustenreaktion auf stecken gebliebenen Fremdkörper
- Ko Mediastinitis
- T endoskopisch oder operativ

Verätzung des Ösophagus
- Def Va starke Basen führen zu länglichen Verätzungen/ Verengungen des Ösophagus
- D Gastroskopie
- T ggf. wiederholte Dilatation
- Ko RF für Plattenepithel-CA

„Pillen-Ösophagitis"
- Ä ua. b. Tetrazyklinen, NSAR, Bisphosphonaten, Kaliumchlorid
- P direkttoxische Wirkung der Medikamente auf Schleimhaut
- K akute Odynophagie

Infektiös / Entzündlich

Gastroösophageale Refluxkrankheit (GERD)
- Ä – Reduz. Salivation (Raucher)
  – Untere Sphinkterschwäche (Medikamente, Hernie)
  – Erhöhter intraabdom. Druck (Adipositas, Schwangersch.)
- P non-erosiv (NERD) vs. erosiv (ERD)
- K Sodbrennen, Regurgitation
- Ko Refluxösophagitis, Asthma
- D klinisch, falls >5 J. Persistenz, >50LJ. u/o. atypisch/Redflags[3]: Abklärung mit Gastroskopie/ Impedanz-pH-Metrie
- T PPI empirisch (falls keine Red-Flags[3]); ggf Refluxchirurgie

Refluxösophagitis
- Ä Reflux iR einer GERD
- K Sodbrennen, Odynophagie
- Ko Obere GI-Blutung, Stenosen, Barrett-Ösophagus
- D endoskopisch
- Ma Los Angeles-Klassifikation
- Mi eher distal: Ödem, Erosionen u. Ulzera, nGZ, zT auch eGZ
- T wie GERD

Peptische Striktur
- E ~10% der unbehandelten GERD-Patienten
- P Narbe/Fibrose → Stenose

Eosinophile Ösophagitis
- Ä Atopie, Nahrungsmittelallergie
- K Dysphagie, Bolusimpaktation
- Ko Stenosierung, Bolusimpaktation
- Ma »Baumringe«, »Trachealisierung«
- Mi eher proximal: Ödem u. reichlich eGZ (>15/HPF)
- T Allergenkarenz, PPI, Steroide

Candida-Ösophagitis
- Ä Immunsupp., AIDS (CD4<100/μL)
- K Dysphagie, oft mit oralem Soor
- Ma weissliche, ø abspülbare Beläge
- Mi PAS+ Sprosspilze
- T Fluconazol

Herpes-Ösophagitis
- Ä Immunsupp., HSV-1
- K Dysphagie
- Ma Ulzera: rund, klein
- Mi Milchglaskerne + Einschlüsse (Cowdry-K.), mehrkernig; Nekrosen
- T Aciclovir

Cytomegalovirus-Ösophagitis
- Ä Immunsupp., AIDS-Patienten
- K Dysphagie
- Ma Ulzera: breit, flach, linear
- Mi „Eulenaugenzellen"
- T Ganciclovir

Neoplasie

Barrett-Ösophagus
- Ä chronischer Reflux
- P intestinale Metapl. (Z-Linie n. oben → long [>3cm] vs. short)
- K asymptomatisch
- Mi hochprismatisches intestinales Epithel mit Becherzellen ± Dysplasie (low vs. high Grade)
- T endoskopisch (Resektion/RFA)

Adeno-CA   50%
Syn.: Barrett-CA
- E Hf in Industriestaaten steigend
- Ä RF: siehe GERD
- P Lokalisation: distales Drittel (ex Barrett-Mucosa)
- K Dysphagie, Blutung
- Ma exophytisch o. ulcerierend
- Mi Adeno-CA vom intestinalen Typ (vergleiche ▶ Magen-CA)
- T Frühstadium (T1a): endoskop. Rskt. Fortgeschritten: Cx + Rx ± OP

Gastroösophageale Übergangskarzinome
- Def Adeno-CA am GÖ-Übergang
  Einteilung nach Siewert in Typ 1-Typ 3 (nach Lokalisation von proximal n. distal)
- T Typ1/Typ2: Ösophagektomie
  Typ 3: siehe ▶ Magen, Tumoren

Plattenepitheliale intraepitheliale Dys-/Neoplasie[1]
- Mi Schichtungsstörung, Kern-Atypien, aufsteigende Mitosen

Plattenepithel-CA[2]   50%
- E M >50 J.
- Ä RF: hoch% Alkohol, Nikotin, Nahrungsmittel-Toxine, Verätzungen, Rx
- P Lokalisat.: Ösophagusengen, va proximales u. mittleres 1/3
- K Dysphagie, Gewichtsverlust
- Ma exophytisch o. ulcerierend
- Mi Infiltrate aus atypischen plattenepithelialen Zellen, zT mit Ansätzen zur Verhornung
- T Frühstadium (T1a): endoskop. Rskt. Fortgeschritten: Cx + Rx ± OP

Nicht-epitheliale Tumoren
- E selten
- P – Benigne: zB *Leiomyom*
  – Maligne: zB *Melanom*

APC	Argon-Plasma-Coagulation	
AW	Atemwege	
CCB	Calciumkanalblocker	
CNI	Chronisches Nierenversagen	
FAP	Familiäre adenomatöse Polyposis	
GERD	*Gastro-esophageal reflux disease*	

HPF	*high-power field;* Hauptgesichtsfeld
NET	Neuroendokriner Tumor
PNP	Polyneuropathie
PPI	Protonenpumpeninhibitor
RFA	Radiofrequenzablation
SSc	Systemische Sklerose

TIPS	Transjugulärer intrahepatischer portosystemischer Shunt
UGG	Ungleichgewicht
LES	*Lower Esophageal Sphincter* (=unterer Ösophagussphinkter)
ÖGD	Ösophago-Gastro-Duodenoskopie
VACTERL	Vertebrale, Anale, Cardiale Anomalien; Tracheo-Ösophageale Fistel; Ösophagusatresie; Renale u. „Limb"(Extremitäten)-Anomalie

Magen

Congenital

Pylorus-Stenose
- E M>F, 1:1000 Geburten
- K heftiges, nicht-galliges Erbrechen
- D Sonographie, ggf. „olivenförmige" Resistenz palpabel
- T Pylorotomie

Vaskulär

Hypertensive Gastropathie
- Ä portale HT (▶ Kap 8, Leber)
- Ko obere GIT-Blutung
- Ma „Schlangenhaut"-Aspekt der Mukosa ± Ödem u. Erythem

Fundusvarizen
- Ä iR portaler Hypertonie, zB b. Leberzirrhose (▶ Kap 8, Leber)
- Ko obere GIT-Blutung

Gastric antral vascular ectasia (GAVE-Syndrom).
Syn.: Wassermelonen-Magen
- Ä iR portaler Hypertension, CNI o. Kollagenosen (zB SSc)
- P radiär verlaufende Gefäßerweiterungen der Magen-SH, vom Pylorus bis Korpus ziehend
- K chron. okkulter Blutverlust, Eisenmangelanämie
- Ko Teerstuhl (Meläna)
- T endoskopisch: APC-Therapie/RFA

Angiodysplasie
(▶ Kap 7, Dünn- u. Dickdarm)

Motilität

Gastroparese
- E ~ 5% der Diabetiker
- Ä – Idiopathisch (ca. 50% d. Fälle)
   – Diabetes (autonome PNP)
   – Iatrogen (Medik., Vagotomie)
   – Seltener: M. Parkinson, SSc, Amyloidose, autoimmun
- P Entleerungsstörung infolge gestörter Motilität von Fundus, Antrum, Pylorus u./o. Duodenum
- K vorzeitiges Völlegefühl, Schmerzen

Infektiös / Entzündlich

Akute/aktive Gastritis
- Ä – Stress (Schock, OP)
   – Infekt (H. pylori, Viren, Pilze)
   – Exogene Noxe: NSAR, C2[4]
   – Endogene Noxen (Urämie)
- K Dyspepsie ±Meläna/Hämatemesis
- Ma Ödem, Erosionen, Hämorrhagien
- Mi Hallmark: nGZ, zudem Schleimhautödem bis -Nekrose
- T idR PPI ± kausal

Chronische Gastritiden[0]

Gastritis „Typ A" 5%
Syn.: Autoimmungastritis, AIG
- P Autoimmunreaktion (Ak) geg. Protonenpumpe u. Intrinsic Factor, oft iF SH-Destruktion iR einer Typ B-Gastritis
Lok: Korpus/Fundus (nur dort PP u. IF enthaltende Belegzellen!)
- K asympt. bis Auftreten v. Kompl.
- Ko Vit.-B12-Mangel-Erscheinungen
- Mi atrophe Korpusdrüsen mit intestinaler Metaplasie u. reichlich LyZ-Infiltrat in Mucosa
- T b. Metaplasie / Dysplasie Überwachung

Gastritis „Typ B" 80%
- Ä H. pylori[4] (Prävalenz~Alter)
- P Schleimhaut-Schaden durch Abwehrreaktion (nGZ, LyZ) gegen H. pylori
Lok: Antrum-zentriert
- K asympt. bis Auftreten v. Kompl.
- Ko Magen-Ulkus, Gastritis Typ A, MALTom, Magen-CA
- Mi gekrümmte Stäbchen (=H. pylori), LyZ-Follikel, Plasmazellen u. nGZ, ±intestinale Metaplasie
- T Eradikationstherapie (3er-Schema)

Gastritis „Typ C"
Syn.: Reaktive Gastropathie
- Ä NSAR, C2, Steroide, Gallenreflux
- P chemische Schleimhautreizung
- Mi Foveolen zT tiefer, zT gewunden, kaum LyZ; Stromafibrose, gMZ+

Magen-Ulkus
- Ä H. pylori, NSAR[5], selten: Zollinger-Ellison-Sy., M. Crohn, ischämisch
- P UGG zw. schädigenden u. protektiven Faktoren
Lokalisat.: idR kleine Kurvatur
- K Dyspepsie: Sz b. Magenfüllung
- Ko obere GIT-Blutung, Perforation, Stenose d. Magenausgangs
- D Gastroskopie (Cave: Perforation) inkl. Biopsie → H. pylori?[6]
- Ma Ulkus ±Randwall (chron. Ulkus)
- Mi SH-Ulkus mit schichtweisem Aufbau, überschreitet Lamina muscularis mucosae
- T PPI, AB[7], ggf. Clipping, ggf. OP

Tumoren

benigne

hyperplastisch

Hyperplastischer Polyp
- E hfgst polypoide Magen-Läsion
- P Gastritis-assoziierte Hyperplasie d. Magenschleimhaut
- Ma idR < 1,5cm, breitbasig o. gestielt, solitär o. in Gruppen (va im Antrum)

Ménétrier-Syndrom
- E/Ä selten, ggf. CMV-assoziiert
- P (?) EGFR↑→ Schleimhautfalten im Fundus stark vergrössert, Drüsenatrophie (Magensaft↓)

Fundusdrüsenpolyp
Syn.: Zystischer Drüsenpolyp
- Ä b. FAP, Peutz-Jeghers, o. Langzeit-PPI-Anwendung
- Ma kleine halbrunde Läsion, va in Fundus o. Corpus, idR multiple
- Mi zystisch vergrösserte Drüsen u. foveoläre Anteile

neoplastisch

Adenom
- E 5–10% d. polypoiden Magen-Läs.
- Ä RF: FAP, Peutz-Jeghers
- Ma va im Antrum, ø3–4cm, breitbasig o. gestielt
- Mi tubulär, villös o. gemischt
- Ko Entartung zu CA

Submuköse Tumoren
- Lipom
- Leiomyom

maligne

epithelial

Adeno-CA des Magens
- E regional sehr unterschiedlich!
- Ä RF: Typ A/B-Gastritis, Alkohol, Nikotin, Magen-Teilresektion
- P Lok: Antrum > kl. Kurv. > Kardia
Mets: früh lymphogen: supraklavikulär („Virchow-Knoten"), axillär; später peritoneale Ausbreitung aufs Ovar (Krukenberg-Tumor), periumbilikal („Sister-Mary-Joseph-Knoten")
- K Blutung, Dysphagie, Leistungsknick
- Ma Frühkarzinome: nur Sub-/Mukosa
Fortgeschrittene Karzinome:
Einteilung n. Borrmann
  – Polypös (selten)
  – Schüsselförmig ulcerierend
  – Unscharfbegr. ulcerierend
  – Diffus infiltrierend (L. plastica)
- Mi nach WHO:
tubulär, papillär, muzinös, poorly cohesive (±Siegelringzellen)
nach Laurén:
  – Intestinaler Typ (kohäsives, drüsenbildendes Wachstum, n. WHO idR tubulär/papillär)
  – Diffuser Typ (E-Cadherin-Mutation → Kohäsionsverlust, n. WHO idR poorly cohesive)
  – Mischtyp
  – Nicht-klassifizierbar
nach Molekularpathologie[8]:
  – CIN: Chromosomal instabil (idR intestinaler Typ n. Laurén)
  – EBV-assoziiert (oft nicht-klassifizierbar n. Laurén)
  – MSI: Mikrosatelliten instabil (oft nicht-klassifiz. n. Laurén)
  – GS: Genomisch stabil (idR diffuser Typ n. Laurén)
- T Früh-CA: lokale Resektion (endoskopisch, vs offen); Fortgeschritten: Cx + OP
- Pr 5-JÜ 45% (Marker: CA-72/4)

Gastroösophageale Übergangskarzinome
Def Adeno-CA am GE-Übergang.
- T Typ3: Behandlung wie Magenkarzinom
  ▶ Typ 1/2 siehe „Ösophagus"

Hereditäres Magen-CA
- ▶ Hereditäre Tumorerkrankungen
- Präventive Gastroskopien & Magenresektion ca. ab 40 LJ.

weitere epitheliale Tumoren
- Plattenepithel-CA
- Adenosquamöses CA
- Kleinzelliges CA

nicht-epithelial

Gastrointestinaler Stromatumor (GIST)
- E an sich seltene GIT-Tumoren (~1%), jedoch hfgst mesenchymaler Tu., u. zu 60% im Magen
- Ä ua KIT-Mutation
- P ex Cajal-Zellen, die zwischen enterischen Neuronen u. glatten Muskelzellen vermitteln; Wachstum n. intraluminal o. n. aussen möglich
- K idR erst spät Symptome (mechanisch bedingt)
- T nach Risikoklassifikation
- Pr variabel (abh. von Grösse u. Mitoserate)

B-NHL vom MALT-Typ
Syn.: Extranodales Marginalzonen-Lymphom
- Ä H. pylori-assoziiert
- Ma multifokal
- Mi massiv LyZ, invasiv
- T H.-pylori-Eradikation, Rx, Cx (je nach Stadium)
- Pr gut, oft Heilung möglich

Gastrointestinaler Neuroendokriner Tumor (GI-NET)
- E 2.hfgst GIT-Tumor, häufiger im Jejunum (▶ Kap. 7, Dünndarm), Pankreas (▶ Kap. 9, Pankreas), seltener im Magen
- Ä RF: iF Typ A Gastritis (Anazidität)
- P ex Zellen des gastralen diffusen neuroendokrinen Systems; Wachstum idR n. intraluminal
- K mechanisch bedingte Spätsymptome; falls hormonproduzierend evt. Flush, Dyspnoe etc. (sog. Karzinoid-Syndrom, idR erst wenn Lebermetastasen)
- D 5-OH-Indolessigsäure
- T nach Risikoklassifikation, je nach Dimension endoskopische / chirurgische Resektion
- Pr variabel (abh. von Grösse u. Mitoserate)

weitere nicht-epitheliale Tumoren
- Leiomyosarkom des Magens

---

[0] N.B.: histologisch definierte Bilder mit chron. entzündl. Infiltrat
[1] Bisher keine Einigkeit bezüglich Nomenklatur in den entsprechenden Fachgesellschaften
[2] Die Häufigkeit des Plattenepithel-CA u. Barrett-CA liegt in westlichen Ländern b. ca. 50:50%. Weltweit betrachtet ist jedoch das Plattenepithel-CA insgesamt sehr viel häufiger!

[3] Redflags/atypisch = Dysphagie, Odynophagie, Gewichtsverlust, Anämie, Meläna, wiederholtes Erbrechen, Hämatemesis
[4] NSAR u. C2 = 2 häufigsten Ursachen der akuten Gastritis. H. pylori = häufigste Ursache der chronischen Gastritis
[5] H. pylori: Duodenal-Ulkus > Magen-Ulkus; NSAR: Magen-Ulkus > Duodenal-Ulkus

[6] Aktiver Infektnachweis von H. pylori in Magen-Biopsien, Stuhl-Antigen o. ^{13}C-Atemtest eher für Nachweis Eradikationserfolg
[7] Klassische 3er-Therapie für H. pylori mittels PPI, Amoxicillin, Clarithromycin (CAVE: Clarithromycin-R. → Bismuth 4er-Therapie)
[8] Auch hier gibt es verschiedene Einteilungen. Die hier abgebildete folgt den Arbeiten von »The Cancer Genome Atlas« (TCGA)

Dünn- und Dickdarm

Lukas Brügger, Andreas Kohler, Peter Studer, Heather Dawson, Alessandro Lugli, Thomas Cerny, Kirill Karlin

© Der/die Autor(en), exklusiv lizenziert an
Springer-Verlag GmbH, DE, ein Teil von Springer Nature 2023
T. Cerny und K. Karlin (Hrsg.), *PathoMaps*,
https://doi.org/10.1007/978-3-662-64927-5_7

7

7.1   Aus Sicht der Klinik

Anamnese inklusive Leitsymptome

- Durchfall (*Reizdarm, SIBO, Nahrungsmittelunverträglichkeit/ -allergie, Zöliakie, Infekt, IBD, Ischämie, paradox b. Tumor*)?
- Obstipation (*Opioide, Hypothyreose, Hypokaliämie, Hypo-motilität, Outletobstruction, Pseudoobstruction*)?
- Erbrechen (*Obstruktion Dünndarm/Dickdarm b. Neo-plasien/Adhäsionen, , paralytischer Ileus*)?
- Bei Schmerzen: Lokalisation? Cave: oft ungenaue Anga-ben; Möglichkeit d. Schmerzausstrahlung (*referred pain*).
- Schmerzart? Viszeral: dumpf, schlecht lokalisierbar, un-ruhiger Patient (zB bei *Obstruktion eines Hohlorgans*); Soma-tisch: lokalisierbar, bewegungsabhängig, Reizung Peritoneum parietale (zB bei *Appendizitis, Divertikulitis, Perforation*).
- Inkontinenz (Post-OP/Geburt, Tumor, degenerativ, neurogen)
- Bei Patientinnen: Pathologien d. Geschlechtsorgane?
- Risikofaktoren für kolorektales Karzinom (Alter, positive FA, persönl. Anamnese für Polypen, faserarme Diät, IBD, Übergewicht, wenig körperliche Aktivität, Nikotin)?
- Red Flags für kolorektales Karzinom (Änderung der Stuhl-gewohnheit, Blut ab ano/im Stuhl, Gewichtsverlust, palpab-ler Tumor rektal o. abdominal, Eisenmangelanämie)?

Klinische Untersuchung

- Inspektion: Abdomen (*Narben?*), perianal (*Fissur, Fistel, Abszess?*)
- Auskultation: „stilles Abdomen" (*paralytischer Ileus*) vs. hochgestellte Darmgeräusche (*mechanischer Ileus*).
- Palpation: Druckdolenz, Resistenz, Peritonismus? Hernie?
- Digital-rektale Untersuchung (Tonus, *Tumor, Hämorrhoiden)?*

Zusatzuntersuchungen

- Serum-Untersuchungen: Lc, CRP, Hb, Ferritin (Eisen-mangelanämie b. *kolorektalem Karzinom*, Hb-Abfall b. *Blu-tung*), Laktat (*mesenteriale Ischämie*), Albumin, Elektrolyte, Gerinnungsstatus, Vitamine (*Malnutrition/-digestion/ -absorption?*), Präalbumin (*hepatische Synthesestörung?*).
- Stuhl-Untersuchungen auf Bakterien (±C. diff.-Toxin), Viren, Parasiten, Calprotectin (*IBD, infektiöse Enteritis/Kolitis*), Ela-stase (*Maldigestion*), 24h-Stuhlvolumen/-fett (*Diarrhö, Stea-torrhö*), α1-Antitrypsin-Clearance (*Exsudative Enteropathie*)
- Koloskopie inkl. Biopsie, ±Endosonogr.: *Polypen, CRC, IBD?*
- Basisbildgebung: CT Abdomen-Becken mit iv Kontrast.
- Zusatzbildgebungen: CT-Angiographie/konventionelle Angiographie (*Blutung, Perfusionsausfälle, Thrombosen*), MRI-Becken (*Rektum-CA*), (MR)-Defäkographie (*Kontinenz*).

7.2   Aus Sicht der Pathologie

Ausgangslage

- Der Darm ist Schauplatz einer Vielzahl an Erkrankungen, welche grob in nicht-neoplastische u. neoplastische Patholo-gien unterteilt werden können. Bei den nicht-neoplastischen Pathologien gilt zu beachten, dass der Darm eine relevante Kontaktfläche zwischen dem Immunsystem u. einer Vielzahl an Antigenen bildet. Dies erklärt auch, weshalb viele infek-tiöse u. inflammatorische Prozesse sich hier abspielen.
- Bei den Neoplasien sind Kolonkarzinome die häufigsten GI-Tumoren. Tumoren des Dünndarms sind viel seltener.
- Alle Pathologien des Darmes können die physiologi-schen Prozesse der Nährstoff- u. Wasseraufnahme be-einträchtigen. Von grossem Forschungsinteresse für die Pathogenese bzw. Krankheitsassoziation ist das sehr empfindliche Darmmikrobiom.

Diagnostik

- Das für eine adäquate histologische Diagnostik erforder-liche Material ist von der klinischen Fragestellung abhängig. Bei der Beurteilung von Kolitiden u. der Frage nach chro-nisch-entzündlicher Darmerkrankung empfehlen sich bei-spielsweise getrennte Einsendungen, zumindest aus dem terminalen Ileum, rechts-/linksseitigen Kolon u. Rektum.
- Bei der Kolonkarzinomvorsorge ist zu beachten, dass das Endoskopieintervall durch die Art, Anzahl u. Grösse der (bei Erstkoloskopie) vorgefundenen Polypen bestimmt wird. Bei positiver Familienanamnese wird die erste Vorsor-geuntersuchung viel früher angesetzt (ca. 40. LJ).
- Bei den epithelialen Tumoren (häufig) kommen nebst den üblichen TNM-relevanten Parametern u. IHC-Mar-kern molekulare Methoden zur Anwendung: zB RAS- u. BRAF-Mutationsanalysen, Mikrosatellitenstatus (spora-dische Mikrosatelliteninstabilität vs. hereditär b. *Lynch-Syndrom*).

Besonderheit Polyposen

- Bei der Erkennung von Polyposis-Syndromen spielt die Pa-thologie eine wichtige Rolle. Beispiel: Die familiäre adeno-matöse Polyposis (FAP) zeichnet sich bei der klassischen Form durch hunderte von Adenomen im Dünn- u. Dick-darm aus, bei der attenuierten Variante kann der Phänotyp aber wesentlich diskreter sein. So kann zB die Diagnose ei-nes Adenoms *im Dünndarm* (zB iR einer ÖGD) als indirek-ter FAP-Hinweis die Indikation zur Koloskopie stellen.

Schwierige Stellen

Insbesondere bei nicht-neoplastischen Erkrankungen ist die Korrelation von Pathologischem Befund mit klinischen, laborchemischen und endoskopischen Angaben von grösster Bedeutung. Zwei Beispiele:

(1) Kolitis: Die histomorphologische Unterscheidung (im Biopsat) zwischen Erstmanifestation einer *chronisch-entzündlichen Darmerkrankung* (zB *Colitis ulcerosa*) u. einer *infektiösen Kolitis/Enteritis* (zB *Campylobacter-Kolitis* o. *Amöbenkolitis*) kann schwierig sein. Klinische Konsequenz dieser Differenzierung: Immunsuppression vs. Antibiotika-Gabe.

(2) Zöliakie: Zu den typischen histologischen Merkmalen einer Zöliakie zählen die intraepitheliale Lymphozytose und die Zottenatrophie. Da jedoch beide Parameter bei diversen Differenzialdiagnosen ebenfalls vorkommen, sind weitere Tests (Serologiemarker, Ansprechen auf glutenfreie Diät) von wichtiger diagnostischer Bedeutung.

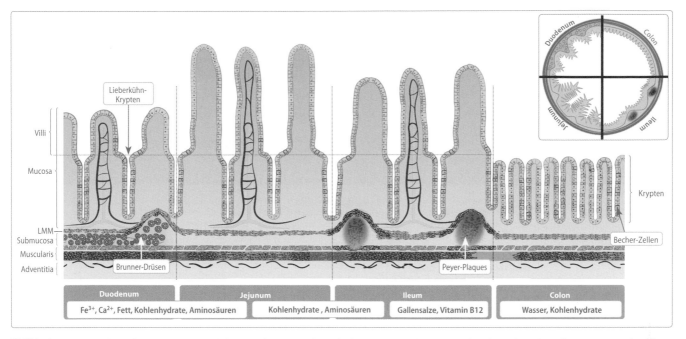

◘ Abb. 1 Histologischer Aufbau des Dünn- u. Dickdarms nach anatomischem Abschnitt. Dazugeordnet untenstehend Orte der Nährstoffresorption. Beachte: die anatomischen Abschnitte unterscheiden sich sowohl mikroskopisch (Plumpe Zotten vs. langgezogene Zotten etc.) als auch makroskopisch (siehe Inlay oben rechts, zB prominente, engstehende Kerckring-Falten in Duodenum u. Jejunum, abflachend im Verlauf des Ileums). LMM: Lamina muscularis mucosae (©Cerny, Karlin, 2018 [7.1])

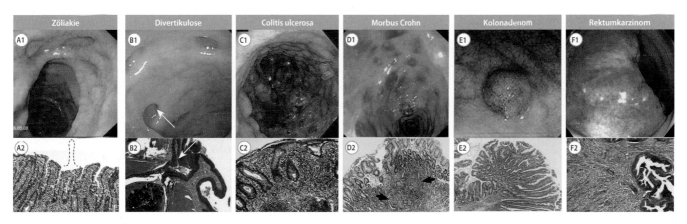

◘ Abb. 2 Makro- u. mikroskopische Präsentation von häufigen Pathologien: **(A1)** Abgeflachtes Schleimhaut-Relief. **(A2)** Zottenatrophie, Kryptenhyperplasie, intraepitheliale Lymphozytose. **(B1)** Divertikel verschiedener Form u. Grösse. **(B2)** Intakte Schleimhaut, Invagination der Mucosa in die Muscularis propria. **(C1)** Kontinuierlicher Befall u. Pseudopolypen. **(C2)** Architektur-gestörte u. verkürzte Krypten, ausgeprägtes lymphozytäres Infiltrat basal. **(D1)** Diskontinuierliche, segmentale Entzündung der Darmschleimhaut. **(D2)** Transmurale Entzündung, mehrere Granulome, Fissuren. **(E1)** Sessiler Polyp. **(E2)** Traditionell serratiertes Adenom bestehend aus serratierten Drüsen und Dysplasie. **(F1)** Typische Morphologie eines kolorektalen Karzinoms. **(F2)** Karzinomatöse Drüsen, desmoplastisches Stroma. (Abbildungen A2, D2, E2, F2: ©PathoPic)

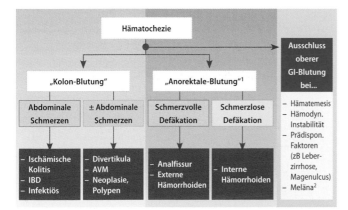

◘ Abb. 3 Vereinfachte Darstellung möglicher Differentialdiagnosen unterer GI-Blutungen. [1]Oft sichtbar auf dem Toilettenpapier nach Abwischen. [2]Meläna kann auch b. unterer GI-Blutung vorkommen (zB rechtsseitige Kolonblutung → genügend Transitzeit für bakterielle Verdauung). AVM: arterio-venöse Malformation.

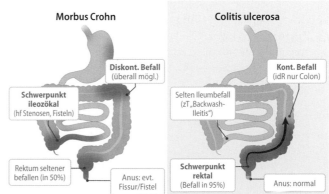

◘ Abb. 4 Gegenüberstellung typischer Entzündungsmerkmale bei zwei häufigen chronisch-entzündlichen Darmerkrankungen (IBD): Morbus Crohn (Merkspruch: *„segmental, transmural, überall"*) vs. Colitis ulcerosa (kontinuierlich, nur Mucosa/Submucosa befallen, idR auf Kolon beschränkt).

7

| **Va Dünndarm** | **Appendix** |

Congenital **Vaskulär u. Motilität** **Infektiös / Entzündlich** **Polypen, Neoplasien**

Meckel-Divertikel
- E 2% der Bevölkerung (m 2x hf)
- Ä Rest des Ductus omphaloentericus
- K asymptomatisch
- Ko in 2% d. Pat.: Meckel-Divertikulitis (Klinik ähnlich Appendizitis), Blutung u. Perforation möglich
- Ma Lokalisation oft 60–100cm („2 feet") proximal der Ileozökalklappe
- Mi echtes Divertikel (=Ausstülpung aller Wandschichten); intestinale Schleimhaut u./o. ektopes Gewebe (Magenmucosa, Pankreas)

Duodenalatresie
- Ä hf assoziiert mit Trisomie 21
- D radiologisch: „*Double-bubble sign*" durch Erweiterung von Magen u. Duodenum
- Ko pränatal: Polyhydramnion

Laktoseintoleranz
- Ä erworben (häufig) vs. congenital (selten): AR vererbter Gendefekt
- P ↓Lactase (Aktivität o. Mangel) → Lactose verbleibt luminal ► osmotische Diarrhö
- K Diarrhö, Blähungen (Dickdarm-Bakterien verdauen Lactose, dabei Gasentstehung)

Chronische mesenteriale Ischämie
Syn.: Ischämische Enteritis
- Def „Angina pectoris des GI-Trakts"
- Ä Atherosklerose der Mesenterial-Arterien
- P relative Ischämie
- K postprandiale Schmerzen, Nahrungsverweigerung, Gewicht↓
- D Doppler-US, CTA, Angiographie
- T Stent, Bypass

Akute mesenteriale Ischämie ⚠
Syn.: Mesenterialinfarkt
- Def „Herzinfarkt des GI-Trakts"
- Ä meist embolisch, selten iF Hyperkoagulabilität (dann eher im venösen Schenkel → Infarzierung)
- P akuter Verschluss v. Mesenterialarterien/-venen → abs. Ischämie
- K krampfartige Bauchschmerzen → zT sz-freies Intervall (Schmerzrezeptoren sterben ab =„fauler Friede") → blutige Diarrhö
- D Laktatazidose (nicht obligat!), CT-Angiographie
- T chirurgischer Notfall!

vgl. Ischämische Kolitis „Dickdarm"

Duodenalulkus
- ÄP H. pylori-Gastritis (→ gastrische Metaplasie im Duodenum → Infekt), medikamentös (NSAR, Steroide), Zollinger-Ellison-Sy.
- K epigastr. Sz, Besserung n. Essen
- Ko Blutung, Perforation, Stenose
- Mi nGZ+LyZ, Brunnerdrüs.Hyperpl.

Giardiasis
Syn.: Lambliasis, beaver fever
- Ä Giardia lamblia (in kontaminiertem Wasser, zB Gebirgsquelle) RF: IgA-Mangel, CVID (► Kap. 18)
- K Steatorrhö, Malabsorption
- T Metronidazol

Morbus Whipple
- E m>>f, ~50 LJ., Kaukasier
- Ä Tropheryma whipplei (Gram-pos.)
- P Phagozytose d. MPh → Lymphstau
- K ▪ Enteral: Malabsorptions-Sy.
  ▪ Gelenkbefall: Polyarthritis
  ▪ ZNS-Befall: kognitive Dysfunktion, Demenz, OMM
- Mi PAS+ Bakterien in Makrophagen
- T Antibiotika mit ZNS-Penetranz

Zöliakie *Syn.: einheimische Sprue*
- E ~1% der Bevölkerung
- P normal: Gluten → Gliadin durch TG Bei Zöliakie: AK-Entstehung gegen Teile des Stoffwechselwegs (Anti-TG2-, Gliadin-, EMA-AK)
- Ma abgeflachtes Relief
- Mi intraepith. LyZ, Zottenatrophie
- K Steatorrhö, IBS-ähnl., Dyspepsie
- Ko Dermatitis herpetiformis, EATL
- D Serum (anti-tTG-AK), Histologie, Ansprechen auf Diät

Tropische Sprue
- E in Tropen (Karibik, Südostasien)
- ÄP Jejunoileitis, Keim øidentifiziert
- K ähnlich Zöliakie
- T Antibiotika

SIBO
- Ä anatomische Veränderungen, Motilitätsstörungen
- P bakt. Dünndarmfehlbesiedlung
- K Malabsorptionssyndrom
- D Lactulose Atemtest (hinweisend: Vit.B_{12} ↓, Folsäure norm.)

Neuroendokriner Tumor (NET)
Syn.: Karzinoid-Tumor
- E 2.hfgst GIT-Tumor
- P Jejunum = hfgst Lokalisation
- K lokal: Meläna, Ileus; systemisch: evt. Dyspnoe, Flush, Diarrhö („Karzinoid-Syndr." iF Serotonin; seltener andere endokr. Syndr. (► Kap. 6, GI-NET; Kap. 9, Pan-NET)
- D Serummarker (Chromogranin A, 5-OH-Indolessigsäure), Bildgebung (DOTATOC-PET/CT)
- Mi Zellstränge/Ballen aus grossen, runden Zellkernen mit Pfeffer-Salz-Chromatin; pallisadenartig begr., basal Chromogranin-pos.
- T Onkologische Resektion wenn keine Metastasen, Octreotid

Gastrointestinaler Stroma-Tumor (GIST)
- E selten (hfgr im ► Magen, Kap. 6)
- ÄP KIT-Mutation, ex Cajal-Zellen;
- T chir. Resekt., Tyrosin-Kinase-Inhib.
- Pr abh. von Grösse/Mitoserate (schlechter als b. GIST im Magen!)

Weitere Neoplasien
- ▪ Mesenchymale Tumoren (Lipom, Leiomyom, Fibrom etc. ► Kap. 14)
- ▪ Lymphom (zB follikuläres Lymph.)
- ▪ Adenom/Karzinom-Sequenz: Seltenheit im Dünndarm (ggf. im Bereich d. ► Papilla vateri, Kap. 9)

Appendizitis
Syn.: Blinddarmentzündung
- E häufigste Ursache von akutem Abdomen b. KiJu
- ÄP lymphat. Hyperplasie (iF Infekt), Appendikolith, Tumoren → Obstruktion → luminaler u. intramuraler Druck↑ → Thrombosen, Verschlüsse der kleinen Gefässe → lokale Ischämie, Entzündung
- K viszeraler Sz (epigastrisch „referred") → somatischer Sz (Unterbauch, drucksz-hafter McBurney Punkt); peritonitische Zeichen, Psoas-Zeichen
- Ko Perforation, Abszess, Peritonitis
- D Klinik, Lc/CRP, US, ggf. CT/MRI
- Ma aufgetrieben
- Mi Ödem, Hyperämie, diffuse nGZ-Infiltration, Ulzera, Nekrosen
- T Appendektomie (Antibiotika)

Neoplasie[1]

NET der Appendix
- Ma häufige Lok.: in Appendixspitze
- Pr b. kleinen Tu. (<1cm) idR sehr gut

Epitheliale Tumoren
- P Spektrum: von Mukozele bis aggressives Adenokarzinom
- Ko Perforation, Pseudomyxoma peritonei[2]

Dünn- u. Dickdarm

Infektiöse Enteritis
Leitsymptom Erbrechen:
- ▪ S. aureus: *idR Ingestion präformierter Toxine, selbstlimitierend*
- ▪ Bacillus cereus: *vorgefertigte Toxine (typ.: Reis), selbstlimitierend*
- ▪ Norovirus: *hoch kontagiös, selbstlimitierend*
- ▪ Rotavirus: *klassisch b. Kindern, ggf. Rehydratation notwendig!*

Leitsymptom wässrige Diarrhö:
- ▪ Enterotoxische E. Coli (ETEC): *häufige Ursache v. Reisedurchfall*
- ▪ Vibrio cholerae: *endemisch, Ausbrüche b. Überschwemmung etc.*
- ▪ Clostr. perfringens: *typ. Fleisch, idR selbstlimit., selten: Darmbrand*

Leitsymptom „Enteritis"[3]:
- ▪ Campylobacter sp.: *oft n. rohem Fleischverzehr, ggf. AB b. CRP↑↑*
- ▪ Shigella: *kontaminiertes Essen o. Wasser, Therapie mittels AB*
- ▪ Salmonella: *Hühnchen/Eier-Verzehr, AB b. schwerem Verlauf*
- ▪ Yersinia enterocolitica: *„Pseudoappendizitis", Therapie mittels AB*
- ▪ Enteroinvasive E. coli (EIEC): *AB-Therapie, stets Ausschluss STEC*
- ▪ STEC (vormals: EHEC): *Shigatoxin produz. E. coli. Ko: HUS; keine AB!*
- ▪ Entamoeba histolytica: *RF: ↓sanitäre Verhältnisse. Ko: Gefäss-Invasion → Organbefall (Leberabszess!). T: AB*

Endstrecken / wichtige Symptome:

Mechanischer Ileus
- ▪ **Obstruktion** (= »von innen«) Mekonium, Gallenstein, Neoplasie, Stenose
- ▪ **Okklusion** (= »von aussen«)
  - Bride: postoperative Verwachsungen
  - Inkarzerierte Hernie: Einklemmung d. Bruchpforte
  - Volvulus: Verdrehung um Mesenterium
- ▪ **Invagination** (= »Einstülpung«) Proximales Darmsegment invaginiert in distales. idR bei Kindern (Peyer-Plaque-Hyperplasie bei Infekt); wenn bei Erwachs.: oft Neoplasie!

Paralytischer Ileus *(Syn.: Fkt. Ileus)*
- ▪ Metabolisch: Elektrolytstörung (Mg↓, Ca↓)
- ▪ Medikamente: Opioide, Anticholinergika
- ▪ Entzündlich: Pankreatitis, nach Bauch-OP, prakt. jegliche Urs. v. akutem Abdomen
- ▪ Endokrinologisch: Diabetes mellitus (PNP ► Kap. 23), Hypothyreose (► Kap. 21)
- ▪ Myopathisch: Amyloidose, Sklerodermie
- ▪ Neuropathisch: M. Parkinson, familiäre autonome Dysfunktion, paraneoplastisch (Anti-neuronale-Ak), Chagas-Krankheit

Diarrhö (akut < 2 Wo., chron > 4 Wo.)
Def Stuhlgang >3x/d, >240g/d, zu flüssig
- Ä ▪ Motilitätsstörungen
  - Hypermotilität (zB *Reizdarm*),
  - Hypomotilität (zB *DM*, *SSc*) → SIBO
  - ▪ Osmotisch: sistiert b. Nahrungskarenz (zB *Lactase-Mangel*)
  - ▪ Sekretorisch: persistiert trotz Karenz (zB *Infekte* → „wässrige Diarrhö", *NETs, Gallensäuren-Verlustsyndrom*)
  - ▪ Inflammatorisch: Blut, Schleim, Fieber (*IBD, infektiöse Enteritis, Ischämie*)

Malabsorption
- Ä ▪ ↓Resorptionsfläche (zB St. n. Resektion, high-output enterokutane Fistel)
  - ▪ Geschädigte Resorptionsfläche (zB *Sprue, IBD*)
  - ▪ Gestörte Durchblutung
  - ▪ ↓Lymphdrainage (*Lymphom, M. Whipple*)
  - ▪ Enzym-Mangel (*Lactose-Intoleranz*)
- P mangelnde Aufnahme je n. Abschnitt (🔲 Abb 1)
- K Gärungsstühle, Steatorrhö, KG↓, ggf. Anasarka
Beachte: ähnliche Symptome treten bei Maldigestion iF exokriner Pankreasinsuffizienz (► Kap. 9) oder iF Gallensäuren-Mangel (► Kap. 9) auf!

AB	Antibiotika	EMA	Endomysium-AK	MMR	(DNA-) Mismatch Repair
CRC	*Colorectal carcinoma*	FAP	Familiäre adenomatöse Polypose	NET	Neuroendokrine Tumoren
CREST	Unterform der limitierten systemischen Sklerose (► Kap. 15)	FODMAP	Fermentierbare Oligo-, Di- u. Monosaccharide u. Polyole	OMM	*Oculomasticatory Myorrhythmia*
CTA	CT-Angiographie	IBD, IBS	*Inflammatory bowel disease <-> Irritable bowel syndrome*	PJS	Peutz-Jeghers Syndrom
EATL	Enteropathie-assoz. T-Zell Lymphom	HNPCC	*Hereditary nonpolyposis colorectal cancer* (=Lynch-Syndrom)	SIBO	*Small Intestinal Bacterial Overgrowth*
EHEC	Enterohämorrhagische E. coli	JPS	Juveniles polyposis Syndrom	SSc	Systemische Sklerose

Va Dickdarm

Anorektum

Congenital

Infektiös / Entzündlich

Vaskulär u. Motilität

Polypen, Neoplasien

Morbus Hirschsprung
Syn.: kongenitales Megakolon
E ~1:5000, M > F
ÄP Aganglionose des Plexus sub-
    mucosus/myentericus (am hfgst
    im distalen Rektum) → Dauer-
    kontraktion, proximale Dilatation;
    assoziiert ua mitTrisomie 21
K fehlender Mekoniumabgang
T Resektion d. befallenen Segments
DD Mekonium-Ileus (assoziiert mit
    zystischer Fibrose)

Divertikulitis
E häufig
ÄP auf Boden einer Divertikulose: Di-
    vertikelentzündung iF Obstrukt.
K idR linksseit. Unterbauch-Sz, Ver-
    änderung d. Stuhlgangs, Fieber
Ko Perfor., Abszess, Fistel, Stenose
D Klinik, Lc/CRP↑, CT-Abdomen
T ▬ unkompliziert: Antibiotika
   ▬ gedeckt perforiert/Abszess:
     interventionelle Drainage
   ▬ frei perforiert, Sepsis: Chir.

Pseudomembranöse Kolitis
Ä Clostridioides difficile-Toxine
   RF: Antibiotika (zB Clindamycin,
   Cephalosporine), schwere Er-
   krankung, hohes Alter
K wässrige o. blutige Diarrhö
D Toxin-Immunassay, PCR ex Stuhl
Ma Pseudomembran über
    Schleimhauterosion/-ulzeration
Mi Schicht von Entzündungszellen
    u. „Epitheltrümmern"
T AB je n Schweregrad u. lokalen
   Guidelines, evt. Stuhl-TPL, ggf. OP

Mikroskopische Kolitis
E 50-60 LJ., F > M
Ä ▬ Idiopathisch (evt. RF: NSAR-
     Einnahme, Rauchen)
   ▬ Sekundär b. Autoimmunerkr.
     (Schilddrüsen-Erkr., Zöliakie,
     DM, Rheumatoide Arthritis)
K ausgeprägte wasserige Diarrhö
D Stuhlmikrobiologie neg., Kolo-
   skopie unauffällig → mehrere
   »blinde« Biopsien notwendig
Ma unauffällig
Mi ▬ Lymphozytäre Kolitis vs.
   ▬ Kollagene Kolitis
T Antidiarrhoika, Aminosalicylate,
   Budesonid

Divertikulose
E sehr häufig, 85% d. 65 J.
Ä Obstipation (RF: Ballaststoff-ar-
   me Diät) u. Kollagenschwäche
P Schwachstellen: Vasa-recta-
   Durchtritt durch Muskelschicht
Ko »Bleed, Block, Burst«: untere GI-
    Blutung, Divertikulitis ±Abszess
Mi Krypten bis Schleimhaut-Aussa-
    ckungen durch Tunica muscularis,
    Riesenzellen um ausgetretene
    Kotpartikel (=FK-Granulom)

Angiodysplasie
P Lokalisation überall von Magen
   – Kolon möglich (oft im Caec-
   um, aufsteigendes Kolon)
K asympt. – okkulter Blutverlust
   ▬ **Spezialfall: Heyde-Syndrom:**
     chron. GI-Blutung aus Angio-
     dysplasie bei Aortenklappenste-
     nose (Zerstörung v. vWF-Faktor)

Toxisches Megakolon ⚠
Ä IBD, infektiös
P dilatierende Zytokine (zB NO),
   entz. Schädigung d. Muscularis
K blutige Diarrhö, Fieber, Tachykardie
D Röntgen
Ma nicht-obstruktive Kolon-Dilatation
T Steroide, Dekompression, AB, iV.
   Volumen, ggf. notfallm. Resektion

Ischämische Kolitis
E idR ältere Pat mit cvRF
   (jüngere Pat. atypisch)
Ä Atherosklerose, Hypotonie,
   Dehydratation; b. jüngeren iF
   Medikamenten (Estrogene),
   Noxen (Cocain), Hyperkoagula-
   bilität o. Vaskulitis
P Ischämie va d. Grenzzonen
   häufige Lok.: linke Kolonflexur
K (evt. rezidiv.) kolikartige Sz,
   Diarrhöe, Hämatochezie
D flexible Sigmoidoskopie: Ulze-
   rationen, CTA
T idR supportiv (Nahrungskarenz, IV
   Volumen), ggf. interventionell/OP

Akute mesenteriale Ischämie ⚠
Syn.: Mesenterialinfarkt
siehe ► Dünndarm

*vgl. akute u. chronische mesenteriale
Ischämie „Dünndarm"*

Ogilvie-Syndrom
Syn.: Intestinale Pseudoobstruktion
K abdominale Distension meist b.
   stationären, schwer erkrankten
   Patienten, oft post-OP
P akute Dilatation des Caecum,
   rechten Hemikolons ohne
   anatomische Läsion
Ko Ischämie, Perforation
T Dekompression, Neostigmin

Pseudopolyp
ÄP zB iR Colitis ulcerosa: Gewebe-
    plus iF chron. Entz., øNeoplasie

A) Konventionelle Adenome

Tubulo/villöses Adenom ●◗
*Syn: Adenomatöser Polyp,
konventionelles Adenom*
E > 50 LJ.
Ä 95% sporadisch, selten hereditär
Lok linkes Kolon/Rectum >> rechts
Ma gestielt (hf tubulär) vs. sessil
Mi Architektur tubulär, tubulovillös
    bis überwiegend villös (◗; mit
    oder ohne Dysplasie-Zeichen
    → low-grade vs. high grade
Pr je n. Architektur, Dysplasieaus-
    mass u. Grösse (>10mm: ◗)

B) Serratierte Läsionen u. Polypen

Hyperplastischer Polyp ●
E häufigster Polypen-Typ (ca. 30%)
Ma idR dist. Kolon/Rectum, idR <5mm
Mi Epithelhyperplasie, Krypten va. api-
    kal dilatiert u. serratiert, øDysplasie

Traditionell serratiertes Adenom ◗
Ma idR distales Kolon/Rectum
Mi Krypten gleichmässig dilatiert
    u. serratiert mit intraepithelia-
    len Mikroazini (»ektopische
    Krypten«) u. Epitheldysplasie

Sessil serratierte Läsion ◗
Syn: Sessil serratiertes Adenom
Ma idR proximales Kolon (70-80% !)
Mi Krypten v.a. basal dilatiert und
    serratiert, eher wenig Dysplasie

C) hereditäre Polypen, zB

   ▬ Hamartomatöser Polyp bei PJS
   ▬ Tubuläre Adenome bei FAP
   ▬ Juveniler Polyp bei JPS

Kolorektales Karzinom (CRC) ●
E M>F, 50-70 J.
Ä RF: Diät, Genetik, IBD
P siehe ► Spotlight unten
K Blutstuhl, Hb↓, paradox. Diarrhö
D Koloskopie inkl. Biopsie, Staging
   → TNM-Stadien gemäss UICC/AJCC
Ma exophytisch, ulzerierend o. diffus
Mi ▬ Adeno-CA (zu ~95%)

Hämorrhoiden
Veraltet: innere Hämorrhoiden
E Lebenszeitprävalenz 40-70%
Ä familiär, »squat-phoning«, chron.
   Obstipation, intraabdom. Drucker-
   höhung (zB b. SS), portale Hyper-
   tonie (zB b. Leberzirrhose ► Kap. 8)
P Venöse Stase → Hyperplasie d.
   physiolog. Hämorrhoidalpolsters
K Blut ab ano, Juckreiz, Prolapsge-
   fühl, Störung d. Feinkontinenz
T 1) Stuhlregulierung, topische
   Phlebotonika; 2) Gummiband-
   ligatur, Arterienligatur, Stapler-
   hämorrhoidopexie, Hämorrhoid-
   ektomie, Lasertherapie

Perianalvenenthrombose
Veraltet: äussere Hämorrhoiden
Ä siehe Hämorrhoiden
P Thrombose im perianalen Ge-
   fässplexus (unterh. Linea dentata)
K plötzl. auftretender sz-hafter Kno-
   ten, evt. blutend b. Spontanperf.
T evt. Inzision, topisch-medikam.

Analfissur
Ä Sphinktertonus↑, harter Stuhl
K sz-hafte Defäkation
D in 90% posterior (sonst DD ► MC)

Prolaps
Ä geschwächte Fixation d. Ano-
   rektums, Hämorrhoiden
   ▬ **Analprolaps:** Vorfall der Anal-
     Schleimhaut → radiäre Falten
   ▬ **Rektumprolaps:** Vorfall des
     Darmrohrs → zirkuläre Falten

Analkarzinom
Ä HPV-assoziiert (Impfung mögl.!)
P Va Plattenepithel-CA, Einteilung:
   ▬ Analkanal-CA (80%)
   ▬ Analrand-CA (20%)
Ko LK-Metastasen b. Analkanal-CA
Pr besser b. Analrand-CA (5-JÜ ~80%)

   – tubulär, azinär etc.
   ▬ Muzinöses Adeno-CA
   ▬ Siegelringzell-CA
   ▬ Adenosquamöses CA etc.
T nach TNM-Stad. u. molek. Marker
Pr regionale Stadien (M0): 5-JÜ ca. 70%
   (CEA =Verlaufsmarker)
*Screening: ohne RF ab 50. LJ. alle 10J
Bei Bestehen v. RF/pos. FA: ab 40. LJ.*

Multifaktoriell

Reizdarmsyndrom
Engl.: Irritable bowel syndrome, IBS
EÄ häufig, unklare Ätiologie
K intermitt. Bauch-Sz, Blähungen,
   Besserung durch Defäkation
D Ausschluss organischer Ursachen,
   Rome-IV-Kriterien
T zT Besserung d. FODMAP-Diät

Chronisch-entzündliche Darmerkrankungen (IBD)[4]
Engl.: Inflammatory Bowel Disease, IBD (cave: nicht mit IBS verwechseln)
E ~1:500, 2 Peaks: ~20 LJ. u. ~ 60 LJ.
ÄP zT genetische RF; evt. pathologische Immuninteraktion Mucosa ↔ Mikrobiom

Morbus Crohn (MC)
K ▬ Intestinal: Diarrhö, BauchSz,
     KG↓, ±Fieber, perianale Fisteln
   ▬ Extraintestinal: E. nodosum,
     Spondyloarthritis (►Kap. 15),
     Episkleritis/Uveitis
Ko Malabsorption, Gallensteine,
    Nephrolithiasis (Ca-Oxalat-Stei-
    ne), Kolon-CA (bei Kolonbefall)
Ma ▣ Abb. 4: am hfgst terminales
    Ileum betroffen, segmentaler
    Befall (Mund bis Anus mögl.!);
    Pflastersteinrelief, Stenosen
Mi ganze Wanddicke (transmural)
    entzündet, tiefe Ulzera, Granu-
    lome, Fisteln, Fibrose
T „Induktionstherapie" vs „Erhal-
   tungstherapie", ggf. OP[5]

Colitis ulcerosa (CU)
K ▬ Intestinal: blutige Diarrhö, Te-
     nesmen, rekt. Sz, Inkontinenz
   ▬ Extraintestinal: primär skle-
     sierende Cholangitis (►Kap.8)
     Erythema nodosum (MC>CU),
     Pyoderma gangraenosum
Ko toxisches Megakolon ±Perfora-
    tion, Nephrolithiasis (Urat-Stei-
    ne iF HCO3⁻-Verlust), Kolon-CA
Ma ▣ Abb. 4: Beginn Rektum →
    kontinuierlicher Befall n. proxi-
    mal bis Zökum, terminales Ileum
    evt. dilatiert, Anus øbefallen
Mi Mucosa u. Submucosa ulzeriert,
    Pseudopolypen, Kryptabszesse
T „Induktionstherapie" vs „Erhal-
   tungstherapie", ggf. OP[5]

Spotlight: pathogenetische Pathways bei CRC

Allg.: Kumulierende Mutationen führen schrittweise zum kolorektalen Karzinom
sporadisch: *hereditär (► Kap 25)*

A) Konventioneller Pathway	B) Serratierter Pathway	C) Familiärer Pathway
Syn.: klassische Adenom-Karzinom-Sequenz (Vogelstein)	*Syn.: Alternativer Pathway* = KRAS/BRAF-Pathway:	= subsumiert primär das »wie« (via Keimbahn vererbte Mutation), weniger das »Wo« (kann Gen aus (A) o. B betreffen!), zB
= APC/β-Catenin-Pathway	Initialevent: zufälliger	
Initialevent: zufälliger Verlust beider APC-Tumorsuppresorgene	Verlust v. BRAF (BRAF-serrated Pathway) o. KRAS (KRAS-serrated Pathway)	– APC-Gen → FAP
		– MMR-Gene → HNPCC

TG, TG2 TG: Transglutaminase, TG2: Transglutamin 2
vWF Von-Willebrand-Faktor
[1] Appendix-Neoplasien = insgesamt selten; am häufigsten inzidentell iR von Appendektomien gefunden
[2] Beschreibt die diffuse Ansammlung von gelatinösem Material im Intraperitonealraum. Kann ua im
    Rahmen von muzinösen Tumoren der Appendix oder des Ovars entstehen
[3] Diarrhö mit Blut od. Schleim, Bauchschmerzen, Fieber

[4] Bleibt die Einteilung n. vollständiger Beurteilung unsicher, wird der Begriff „Indeterminate Colitis"
    verwendet (bei ~15% der IBD-Patienten)
[5] Die Therapie bei IBD ist komplex u. hängt stark von Entzündungsaktivität ab. Mögliche Modalitäten
    sind ua Aminosalicylate, Kortikosteroide, Immunsuppressiva, sowie Biologicals (versch. immunmoduli-
    rende monoklonale AK, z.B. TNF-alpha Blockade). CU kann operativ (Proktokolektomie) geheilt werden
Entartungspotenzial vereinfacht farbkodiert: ●niedrig ◐mittel ●gross → ● maligne

Leber und intrahepatische Gallenwege

Beat Müllhaupt, Achim Weber, Kirill Karlin, Thomas Cerny

© Der/die Autor(en), exklusiv lizenziert an
Springer-Verlag GmbH, DE, ein Teil von Springer Nature 2023
T. Cerny und K. Karlin (Hrsg.), *PathoMaps*,
https://doi.org/10.1007/978-3-662-64927-5_8

8.1   Aus Sicht der Klinik

Anamnese inklusive Leitsymptome

- Beschwerden akut (Krankheitsdauer < 6 Monate) vs. chronisch? Beschwerden dauernd vs. intermittierend?
- Müdigkeit: unspezif. Symptom vieler Lebererkrankungen.
- Ikterus: tritt b. akuten u. chronischen Lebererkrankungen auf. Zeichen für schwer verlaufende Erkrankung.
- Juckreiz: typisch nachts, oft Frühsymptom von cholestatischer Lebererkrankung (va b. *Primär biliärer Cholangitis*).
- Risikofaktoren: Bluttransfusion, iv Drogenkonsum (*Hepatitis B, Hepatitis C*)? Alkoholüberkonsum, dh Frau ≥20g/T.; Männer ≥30g/T. (*alkoholische Lebererkrankung, ALD*)? Übergewicht, Diabetes mellitus, metabolisches Syndrom (*nicht alkoholische Fettlebererkrankung, NAFLD*)? Medikamente (*medikamentös toxische Lebererkrankung*)?
- Familienanamnese (*Hämochromatose, M. Wilson, α1-Antitrypsinmangel, familiäre cholestatische Lebererkrankungen*)?

Klinische Untersuchung

- Hautzeichen: Spider naevi, Palmarerythem, Weissnägel.
- Haut- u. Sklerenikterus.
- Abdominelle Untersuchung (Lebergrösse, Leberkonsistenz, Milzgrösse, Nachweis von Aszites).

Zusatzuntersuchungen

- Laboruntersuchung: Screening-Tests für Lebererkrankungen (AST, ALT, Alkalische Phosphatase, gamma-GT), Funktionstests (Albumin, INR, Bilirubin), diagnostische Tests (zB Hepatitis-Serologie), Scores (Child-Pugh-Score, MELD-Score).
- Abdominelle Sonographie (Leber- u. Milzgrösse, fokale Leberläsionen, Anzeichen portaler Hypertonie, Aszites).
- Messung der Lebersteifigkeit zB mit Fibroscan (nicht-invasive Methode zur Abschätzung der Leberfibrose).
- CT u. MRT: Charakterisierung fokaler Leberläsionen.
- MRCP: Darstellung der Gallenwege, Nachweis einer sklerosierenden Cholangitis (*PSC u. sek. Formen*).
- ERCP: Darstellung der Gallenwege, besonders wenn gleichzeitig Intervention an den Gallenwegen.
- Leberbiopsie (Charakterisierung von diffusen u. fokalen Lebererkrankungen, Bestimmung der Aktivität u. des Stadiums von chronischen Lebererkrankungen).

8.2   Aus Sicht der Pathologie

Ausgangslage

- Besonderheiten, welche die Funktion u. Pathologie der Leber bestimmen, sind: 1) Das Leberläppchen ⬛ Abb. 1 mit Portalfeldern, Sinusoiden u. Zentralvenen als anatomische u. funktionelle Einheit. 2) Die Hepatozyten als hauptsächliche Träger der Leberfunktion. 3) Eine aussergewöhnliche Fähigkeit zur Regeneration.
- Die Leber wird durch endogene (zB Eisenüberladung, fehlerhaftes α1-Antitrypsin) u. exogene (hepatotrope Viren, Alkohol, Hyperalimentation) Faktoren geschädigt.
- Die Leber verfügt über ein beschränktes Repertoire an Reaktionsmustern auf verschiedene Schädigungen. In Folge einer Leberschädigung können sich eine verminderte Funktion (durch Absterben von Leberzellen), eine Leberfibrose/-zirrhose u. ein hepatozelluläres Karzinom (*HCC*) entwickeln.

Diagnostik

- Die Pathologie spielt eine Rolle in der Diagnostik (zB *AIH*) u. Verlaufsbeurteilung (zB Grading u. Staging bei *viraler Hepatitis*) von Lebererkrankungen.
- Wegen der überlappenden histopathologischen Reaktionsmuster ist oft eine Integration klinischer u. laborchemischer Parameter nötig, um zu einer spezifischen Diagnose zu gelangen.
- Die H&E-Färbung wird durch histochemische Färbungen (zB Bindegewebsfärbungen zur Darstellung der Fibrose, Berliner-Blau-Färbung für Eisen) u. immunhistochemische Färbungen (zB Zytokeratine für Tumoren) ergänzt.
- Typische histopathologische Reaktionsmuster u. häufige zugrunde liegende Ursachen sind: 1) Leberzelltod: (virale) Hepatitis, medikamentös-toxische Schäden, Ischämie; 2) Entzündung: (virale) Hepatitis; 3) Leberzellschädigung wie Ballonierung, Mallory-Denk-Hyalin (nutritiv-toxisch) o. Milchglashepatozyten (Hepatitis B); 4) tumoröse Infiltration: primäre Lebertumoren, hepatische Metastasen.

Besonderheiten von Lebertumoren

- Die Leber ist ein bevorzugtes Zielorgan der Metastasierung va. aus dem Gastrointestinaltrakt (Pfortadertyp).
- Primäre Lebermalignome (*HCC u. CCC*) entstehen meist auf dem Boden einer chronischen Erkrankung der Leber – (virale) Hepatitis, nutritiv-toxische Schäden, Stoffwechselerkrankungen – bzw. der Gallenwege (*PSC, PBC*).

Schwierige Stellen

Schwierigkeiten kann die Trennung zwischen Ikterus u. Cholestase bereiten. Hierbei hilft, sich zunächst die Definitionen zu vergegenwärtigen: Ikterus meint die *Gelbfärbung von Haut u. Skleren durch Bilirubinablagerung im Gewebe*. Dies ist eine klinische Endstrecke (idR ab Serum-Bilirubin >35µmol/L). Cholestase hingegen bezeichnet den *Rückstau gallepflichtiger Substanzen ins Blut aufgrund eingeschränktem Galleabfluss*. Dies ist primär ein laboranalytischer Zustand (idR anhand AP/GGT gemessen). Da Bilirubin eine gallenpflichtige Substanz ist, kann es b. Cholestase zum Ikterus kommen; umgekehrt muss nicht jeder Ikterus durch Cholestase bedingt sein! Es hilft, in Kompartimenten zu denken (⬛ Abb. 5): Ein Ikterus kann prä-, intra- o. posthepatisch verursacht sein, während Cholestase *intra- o. posthepatisch* entsteht. Eine „Knacknuss" ist hierbei das intrahepatische Kompartiment: Die Leber kann grob gesagt mit einem *hepatitischen Muster* (Entzündung u. Nekrosen) o. *cholestatischen Muster* (Galle-Sekretionsstörung → Apoptosen) reagieren. Bei **beiden** sind idR sowohl Transaminasen als auch Cholestase-Marker erhöht (hepatisches Entzündungsinfiltrat komprimiert Gallengänge → Anstieg auch von AP, GGT; Galle-induzierte Apoptosen können auch mal schief gehen → Anstieg auch von AST/ALT). Das Verhältnis von AST/ALT- zu AP/GGT-Anstieg ist ausschlaggebend.

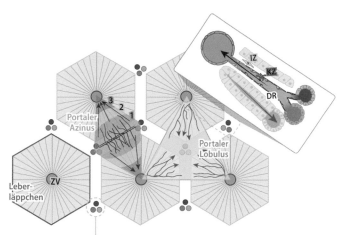

Glisson-Trias: Gallengang, Venole (zur V. hepatica), Arteriole (von A. hepatica)

◙ **Abb. 1** Histologie der gesunden Leber nach Abschnitten. Glisson-Trias bestehend aus. 1-3: Zonen des Azinus; DR: Disse'scher Raum; I: Ito-Zelle; KZ: Kupffer-Sternzellen; ZV: Zentralvene (©Cerny, Karlin, 2018 [8.1])

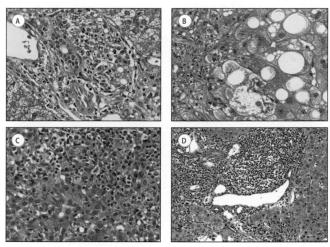

◙ **Abb. 2** Typische **entzündliche** Leberveränderungen. **(A)** Chronische Hepatitis C. **(B)** Steatohepatitis (ASH). **(C)** Autoimmunhepatitis (AIH). **(D)** Primär Biliäre Cholangitis (PBC). (Abb. 3A-D mit freundlicher Genehmigung von Prof. A. Weber)

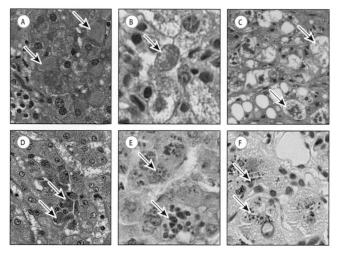

◙ **Abb. 3** Wichtige Leitbefunde. **(A)** Milchglashepatozyten, Hepatitis B.
(B) Leberzellapoptose („Councilman body"), Hepatitis C. **(C)** Makrovesikuläre Steatose sowie Mallory-Denk-Hyalin u. Ballonierung, nutritiv-toxische Schädigung.
(D) Eisen, Hämochromatose. **(E)** α1-Antitrypsin, α1-AT-Mangel (PAS-D-Färbung).
(F) Kupfer / Kupfer-speicherndes Protein u. Glykogenlochkerne, Wilson-Erkrankung (Rhodanin-Färbung). (Abb. 3A-F mit freundlicher Genehmigung von Prof. A. Weber)

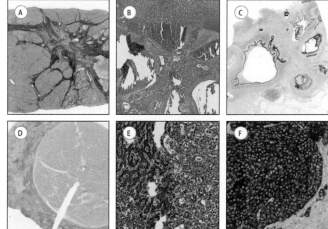

◙ **Abb. 4** **Tumoren u. tumorartige** Läsionen der Leber. **(A)** Fokal noduläre Hyperplasie, FNH (EvG Färbung). **(B)** Hämangiom. **(C)** Echinococcus-multilocularis-Zysten (PAS-D Färbung). **(D)** HCC b. Hämochromatose (eisenfreies Areal, Berliner Blau Färbung). **(E)** Intrahepatische cholangiozelluläres Karzinom (iCCC). **(F)** Metastase eines neuroendokrinen Tumors, NET (Synaptophysin Immunhistochemie). (Abb. 3A-F mit freundlicher Genehmigung von Prof. A. Weber)

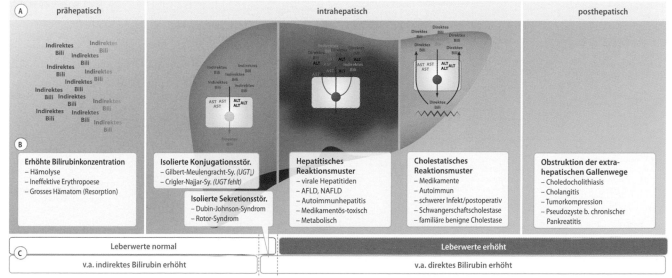

◙ **Abb. 5** Differentialdiagnose des Ikterus nach **(A)** ursächlichem Kompartiment, **(B)** Pathomechanismus u. **(C)** Laborwerten. (©Cerny, Karlin, 2018 [8.2])

8

Diffuse Prozesse

Vaskulär	Infektiös	Metabolisch-Toxisch	Genetisch	Autoimmun

Vaskulär

prähepatisch

Schockleber
P arterielle u. portale Perfusions-reduktion
Ma rotweiss feinfleckig
Mi Zone 3: perizentrale Koagula-tionsnekrosen mit nGZ ± Ceroid-Makrophagen
Zone 2: hyperäm u. Verfettung
Zone 1: unbeschadet

Prähepatische Pfortader-thrombose
P keine Folge für Leber b. nor-maler arterieller Versorgung

intrahepatisch

Intrahepatische Pfortader-thrombose
P passive Hyperämie da $P_{art} < P_{zentralvenös}$ →Reflux
Ma Zahn'scher Infarkt

Anämischer Leberinfarkt
Ä Verschluss A. hepatica (± Pfortaderast-Verschluss)
P Portalblut alleine reicht ø aus
Ma scheckig-gelber Infarkt

Erkr. mit sinusoidaler Dilatation

Sinusoidal obstruction Syndrome (SOS)
~ veno-occlusive disease (VOD)
Ä induziert d. Zytostatika
Mi erweiterte, blutgefüllte Sinusoide

Nodulär regenerative Hyperplasie (NRH)
P reaktiv b. ischämischer/medika-mentöser Schädigung
Mi wie Regeneratknoten, aber øFibrose o. Architekturstörung

Peliosis hepatis
Mi deutlich erweiterte, blutgefüllte Sinusoide

posthepatisch

Leberstauung b. HI
Ma ▬ Akut: prall dunkelrot
▬ Sub-: Beginn Muskatnuß-L.[1]
▬ Chron.: Vollbild Muskatnuß
Mi ▬ Akut: Ec-gefüllte Sinusoide
▬ Sub-: Z3 ±Nekr., Z2 Verfett.
▬ Chron.: Z3 beginn. Fibrose

Budd-Chiari-Syndrom
Def Thrombose d. Lebervenen
Ä Hyperkoagulabilität, Polycythe-mia vera, postpartum
Mi wie b. HI-bed. Leberstauung

Infektiös

Virale Hepatitis
Ä 1° hepatotrop: Hep.-Virus A-E
2°: HSV, EBV, CMV
P Apoptoseinduktion in infiz. HZ
K Übelk., OB-Sz, T°, Ikterus, Pruritus
Ko ALF, Immunkomplex-vermittelt: Vaskulitis, Glomerulonephritis
D AST↑, ALT↑ (AST/ALT < 1)
Mi ▬ Akut (<6 Mo.): HZ balloniert, ±Nekr., Councilman-Bodies, Lc portal u. im Läppchen
▬ Chron. (>6 Mo.): LyZ nur portal, Milchglashepatozyt. (b. HBV)
▬ Chron.aktiv: LyZ auf Läppchen übergreifend, Mottenfraß- bis Brückennekr. (→Grading) u. idF Fibrose-Zirrh. (→Staging)

Hepatitis A
E Endemiegebiete: ÜT fäkal-oral
Ä HAV (Picorna-V.), IZ 2–8 Wo.
K Verlauf: in 80% akut ikterisch, keine Chronifizierung
D Anti-HAV-IgM
T selbstlimitierend

Hepatitis B ⚠
E ÜT via Blut u. sexuell[2]
Ä HBV (HepaDNA-V.), IZ 1–6 Mo.!
K Verlauf: in 50% akut ikterisch, in 5% Chronifizierung (Kinder)
D aktiver Infekt: HBs-Ag, HBV-DNA[7]
Seronarbe: Anti-HBc-IgG/HBs-IgG
Pos. Impfstatus: Anti-HBs-IgG
T PEG-Interferon, Nukleosidanalo-ga, Impfprophylaxe!

Hepatitis C
E ÜT via Blut (selten sexuell)
Ä HCV (Flaviviridae), IZ 2–8 Wo.
K Verlauf: in 10% akut ikterisch, in 80% Chronifizierung
D Anti-HCV-Ak, HCV-PCR[3]
T neu: direct-acting antivirals (DAA)

Hepatitis D
E ÜT via Blut, nur wenn HBV+
Ä RNA-Virion, IZ 2–8 W., chronifiz.
D HepB-Status, Anti-HDV-IgM
T PEG-Interferon

Hepatitis E
E Endemiegebiete: ÜT fäkal-oral
Ä HEV (Calciviridae), IZ 2–8 Wo.
K Verlauf: idR akut ikterisch
Cave: perakute Verläufe in SS, b. IS Chronifizierung möglich!
D Anti-HEV-IgM, ggf. HEV-PCR
T selbstlimit., evt. bald Impfung

Akute eitrige Cholangitis
Ä ▬ Retrograd: E.coli
▬ Hämatogen: Streptokokken
P portale Gallengangs-Entzünd.
K rechtsseit. OB-Sz u. Ikterus
Ko Fibrose, 2° biliäre Cholangitis

Metabolisch-Toxisch

Alkoholische Lebererkrank.
Engl.: alcoholic fatty liver disease, AFLD
Ä M ≥4 / F ≥2 Standarddrinks/T.[4]
P Acetaldehyd, ROS u. Hypoxie[5]:
1) Fettleber (øEntzünd.zellen)
2) Alkohol. Steatohepatitis (ASH)
3) Alkohol. Leberzirrhose
K 1) HSM 2) BauchSz, Nausea, KG↓
Ko Leber: BZ↓, Zieve-Syndr., HCC
D CAGE, Klinik, MCV↑, CDT↑, Sono ab 2) AST↑, ALT↑ (AST/ALT >1), Maddrey- / Child-Pugh-Score
Mi 1) Va grobtropfige Verfettung
2) Z1: HZ mit Mallory-B., Ballonie-rung, Nekrose, nGZ; Z3: Fibrose
3) Mikronoduläre Zirrhose
T Alk.-Karenz, Vit.-B-Substitution; schwerer ASH → CT; Zirrh. u. 6Mo. Abstinenz → Tx

NAFLD
Engl.: non-alcohl. fatty liver disease
E NAFL: 20% d. Bev., 75% b. Adip.
Ä metabolisches Syndr., Diabetes (C_2/andere Urs. ausschliessen!)
P 1) NAFL 2) NASH 3) NASH-Zirrh.
K analog AFLD
Ko HCC (Hf zunehmend!)
D BZ, HbA1c, Sono: Verfettung, ab 2) AST↑, ALT↑ (AST/ALT <1)
Mi analog AFLD, øunterscheidbar
T KG↓, Diabetes einstellen, Vit. E

Nutritiv-metabolisch

Medik.-toxische Hepatitis
Ä A) Fakultative Noxen: zB Halo-than, MTX, NSAR, Valproat
B) Obligat. Noxen: zB Paraceta-mol, Amatoxin (zB grüner Knollenblätterpilz)
P ▬ Verfettung
▬ Cholestase
▬ Nekrose
▬ Mixed type Injury (zB SSRI)

Reye-Syndrom
Def Enzephalopathie aufgr. Leber-versagen iF ASS-Gabe b. Kindern mit Virusinfekt (VZV, Influenza)
Ä ASS (heute nur noch b. Kawa-saki-Sy. b. Kindern indiziert)
RF: angeb. Stoffwechselerkr.
P feintropfige Leberverfettung
K Nausea, Verwirrung, Koma bei Leberversagen, Hirndruck↑
D Hepatomegalie, AST/ALT↑, Harnstoff↑, Sono: Verfettung
T symptomatisch, ggf. Tx

hepatitisches Muster

Genetisch

Hämochromatose
E 1:200, Manif.alter 40-50J
Ä ▬ 1° hereditär (Gendefekte) = Hämochromatose i.e.S.
▬ 2° erworben = Hämosiderose (Eisen idR nur in Kupffer-Zellen)
K Befall v. Leber, Pankreas, Herz, Hoden, Hypophyse, Haut u. MCP-Gelenken
D Eisen-Index, Gentests
Ma schokobraune Leber
Mi Fe auch in HepatoZ, va in Z1

Morbus Wilson ⚠
E Manif. (1) mit 6–25 J.
Ä AR-Mut. in Cu-Transporter
P øCeruloplasmin-Beladung → øCu-Exozytose → Nekrose
K 1) Leber, Niere, Hämolyse
2) ZNS, Augen (Kayser-Flei-scher-Kornealring)

α1-Antitrypsin-Mangel
Ä AR-Mut. in α1-Antitrypsin (=Protease-Inhibitor)
P patholog. Akkumulation in HZ, Mangel in Lunge → Emphysem
K Entwicklung v. Leberzirrhose
Mi PAS/IHC+ Einschlüsse va in Z1 →Nekrose → uU starke Fibrose!
T Substitution, øNikotin, CTC

Schwangerschafts-Fettleber
E selten (1:10-20'000 SSW)
Ä whs Defekt in β-Oxidation
P feintropfige Leberverfettung
K 3. Trim.: Nausea, Erbr., BauchSz
D Leberwerte↑, Sono: Verfettung
DD HELLP ausschliessen! (▶ Kap. 13)
T sofortige Entbindung

Schwangerschafts-Cholestase
K Pruritus va Hand/Fuß, idR 3. Tri
D AST/ALT, Serum-Gallensalze
T UDCA! (senkt Gallensalze u. damit Risiko einer Frühgeburt)

Störungen d. Bilirubin-metabolismus
▬ Gilbert-Meulengracht Syndrom
▬ Crigler-Najjar Syndrom
▬ Benigne rekurrente intrahepa-tische Cholestase (BRIC)
▬ Progrediente familiäre intra-hepatische Cholestase (PFIC)
▬ Dubin-Johnson-Syndrom
▬ Rotor-Syndrom

Glykogenose
E selten
Ä diverse Enzymdefekte
K BZ↓, epilep. Anfall, øWachstum
Mi körnig-blasig helle HepatoZ

Autoimmun

Autoimmunhepatitis (AIH)
E bimodal: Ki u. Erw. (ø50J, f>m)
P ▬ Typ 1 : ANA, Anti-SMA-Ak
▬ Typ 2: Anti-LKM, -LC1-Ak
K oft lange subklinisch, evt. Mü-digkeit, Nausea, HSM, Ikterus; zahlr. Autoimmunerkr. assoz.
Ko ALF, HCC
D AST/ALT↑, Antikörper, falls LKM+ → Ausschluss HepC! falls CED → Ausschluss PSC
T Kortison u. Azathioprin

Primär biliäre Cholangitis (PBC)
E 95% F 50J., Zöliakie-assoziiert
K Pruritus, Maldigestion
D AMA+, øsichtbar in US
Ma Endstadium: feinknotige, grün-liche Zirrhose
Mi 1) Epithelschaden d. Gallengänge, Portalentzündung
2) Proliferation der Gallengänge
3) Untergang v. Gallengängen, sept. Fibrose, Cholestase
4) Zirrhose (zT sehr fibrotisch!)
T UDCA, ggf. Transplantation

Primär sklerosierende Cholangitis (PSC)
E 70% M 30J., CED-ass. (CU>MC)
P fibrosierende Entz. der größe-ren Galleng. („Zwiebelschalen")
K Pruritus, Maldigestion
Ko CCC (15% d. Pat.)
D pANCA, MRCP
T UDCA, Bougieren, Leber-Tx

Overlap-Syndrom
in 20% Mischform zwischen AIH, PBC u. PSC! Bei Hinweisen auf Therapieversagen → Bx!

cholestatisches Muster

Transplantatabstossung

T-Zell vermittelte Abstossungs-reaktion (akute zelluläre A.)
E b. 15–30% d. Lebertransplant.
Ä RF: Spender >50J, kalte Ischämie-zeit >15h, PBC, HCV, CMV, IS↓
P Allogen-spez. Typ IV-Hypersensiti-vitätsreakt. (▶Kap. 1, Grundlagen)
K T°, Malaise, BauchSz, Aszites↑
D AST/ALT↑±Bili↑ ±GGT/AP↑, Sono, Leberbiopsie (Goldstand.)
DD Thrombose, Gallen-Leak, Infekt, Medikamentös, Krankh.-Rezidiv
T high-dose-CTC (Cave: 10% Non-responder, u. nicht b. HCV)

Chronische Abstossungsreaktion
E b. 5–15% d. Lebertransplant.
Ä RF: gleiche wie akute Abstossung
P multifaktoriell über Mo./J.: Gefässokklusionen, Antikörper-, zellvermittelte Wege

---

AFP	Alpha-Fetoprotein	HZ	Hepatozyten	OB	Oberbauch
ALF	*Acute Liver Failure*	IZ	Inkubationszeit	ROS	*Reactive oxygen species* (~freie Radikale)
CRC	Colorectales Carcinom	MDT	Magen-Darm-Trakt	TACE	Transarterielle Chemoembolisation
CU	Colitis ulcerosa	MRCP	Magnetresonanz-Cholangio-Pankreatikographie	UDCA	Ursodeoxycholsäure
ERCP	Endoskopisch retrograde Cholangiopankreatikographie	NAFL	Nicht-alkoholische Fettleber	ÜT	Übertragung
HSM	Hepatosplenomegalie	NASH	Nicht-alkoholische Steatohepatitis	Z1,2,3	Funktionelle Zonen des Leberazinus (siehe ◻ Abb. 1)

Raumforderungen

Fehlbildungen

Infektiös

Neoplastisch

- **primär, benigne**
- **primär, maligne**
- **sekundär (20x häufiger!)**

Von-Meyenburg-Komplex(e)
Def Mikrohamartom(e) der intrahe-
patischen Gallengänge
E 5% der Erwachsenen
P singulär o. multipel
K idR Zufallsbefund
Ma kleine weisse Knötchen
Mi flachepitheliale Gallengangs-
zystchen

Kongenitale Zysten
- Bei ADPKD (▶ Kap. 10, Niere)
- Bei Caroli-*Krankheit* (=intrahe-
patische Gallengangsdilatation)
D im US echofrei, glatt berandet,
dorsale Schallverstärkung

Kongenitale hepatische Fibrose
Ä AR vererbt, oft mit anderen
Syndromen assoziiert, zB mit
ARPKD (▶ Kap. 10, Niere), o. mit
Caroli-Krankheit (siehe oben,
zusammen mit kongenit. hepat.
Fibrose sog. Caroli-*Syndrom*)
P Fibrose → portale HT
K manifestiert sich meist im Kin-
des- o. Jugendalter mit Hepa-
tosplenomegalie, portaler
Hypertonie u. va kryptogener
Zirrhose
T ggf. portosystemische Shunt-
operationen möglich

Bakterieller Abszess
Ä - Portal (zB b. Appendizitis)
- Arteriell (zB b. Endokardit.)
- Biliär aufsteigend
- Per continuitatem (Perfor.)
P primär vs. sekundär (=Super-
infektion einer vorbestehenden
Läsion)

Amöbenabszess
Ä Enteroamoeba histolytica
P Kompl. v. Amöben-Enterocolitis
(▶ Kap. 7), bei hämatog. Streuung
D US (idR rechter Leberlappen
betroffen!), Serologie

Alveoläre Echinokokkose
Ä E. multilocularis (Fuchsband-
wurm, auch: Hunde)
P multiple wabenartige Zysten,
invasiv wachsend
D Bildgebung u. Serologie
T Chirurgie mit Benzimidazolen o.
medikament. Dauertherapie
Pr nur noch leicht eingeschränkte
Lebenserwartung

Zystische Echinokokkose
Ä E. granularis (Hundebandwurm)
P solitäre Zyste, verdrängendes
Wachstum
D Bildgebung u. Serologie
T Chirurgie, PAIR, Benzimidazole
o. wait and see
Pr gut

Hämangiom
D Kontrastmittel-verstärktes Ultraschall (Irisblenden-Phänomen)
Ma weinrot
(postmortem: schwarz)
Mi grosslumige Kap. in
mehr o. weniger Fibrose

**Hepatozelluläres Adenom
(HCA)**
D US: groß, echoarmer Saum
DD HCC!
Mi Trabekel NICHT >2 Zellen breit,
keine Portalfelder!
Ko Entartungsgefahr!

Fokal noduläre Hyperplasie
Ä whs n. Durchblutungsstör.
D Kontrastmittel-verstärktes Ultraschall (Radspeichen-Phänomen)
DD Leberadenom
Mi dickwandige Gefässe in zentral
sternförmiger Narbe, umgeben
v. Hepatozyten ohne sinusoida-
le Gliederung aber mit Portalfeldern

Von Gallenwegen ausgehend
▶ Kap. 9, Gallenblase/Pankreas
- „Gallengangsadenom"
- Intraduktale papilläre Neopla-
sie, IPN (Vorstufe zum Gallen-
gangskarzinom)
- Biliäre Intraepitheliale
Neoplasie (Bil-IN)

Hepatozelluläres CA (HCC)
E M 3x häufiger, 50-60J.
Ä RF: Leberzirrhose
P frühe hämatog. Metastasierung
(Knochen, Leber, Lunge)
K KG ↓, Hepatomegalie, Aszites
D Sonographie, AFP, MRI/CT, Bx
Ko Pfortaderthrombose
Ma solitär/multinodulär/diffus
gelb-grün bis rot-schwarz
Mi HZ var. Grösse bilden Trabekel >2
Z. vs. glanduläre, papilläre bis so-
lide Formen; ø Portalfelder! Präs-
enz v. Galle
T - Bei M0: Resektion o. Tx
- Bei M1: TACE

Sonderform: Fibrolamelläres CA
E junge Pat. ohne RF!
D AFP neg. (Cave: HCC in 50%)
Mi ~ HCC, aber fibröse Septen

Cholangiozelluläres CA (CCC)
▶ Kap. 9, Gallenblase/Pankreas
E ältere Menschen
Ä RF: PSC, CU, Leberegel; aber
auch chron. Lebererkrank.!
P Metast.: früh lymphatogen
Ma relativ homogen weissgelb
Mi nur d. IHC (CK19) abgrenzbar v.
HCC/Pankreas-CA-Metastase

Hämangioendotheliom
E f < m, mittleres Alter
P niedrig-maligne vask. Neoplasie
K AbdomenSz, -Masse, KG↓

Angiosarkom
E m > f, >60 J., Vinyl/Arsen-assoz.
P hoch-maligne vask. Neoplasie
K AbdomenSz, Ikterus, Aszites, KG-
Mi entlang Sinusoiden diffus invasi-
ve spindelige Zellen in Kollagen-
fasern, fokal dilatierte Kapillaren

Hepatoblastom
E hf 1° LeberTu v. Ki, idR < 2J
Ä häufiger b. Trisomien u.ä.
K abdominelle Masse
Ko schnelles Wst → Leberruptur
D Sonographie, Serum AFP++
DD HCC! (ømesenchymales Gew.)
Ma scharfB, dünne Kapsel, Nekro-
sen, Blutg., evt. Knorpelherde
Mi Mischtumor aus fetalen/embr.
HZ u. mesenchymal. Gewebe

Lebermetastasen
- CRC (oligonodulär, weiss)
- Mamma-, Bronchus-CA
(oft polynodulär, weiss)
- Melanom
(polynodulär, schwarz)
D US: inhomogen, echoarmer
Randsaum

**Leberbeteiligung b.
Leukämien/Lymphomen**
- Diffus: CLL, CML
- Grobknotig: zB DLBCL

„Endstrecken" vieler Leber-Erkrankungen:

Akutes Leberversagen (ALF)
Ä ua infektiös (virale Hepatitis (Hep A/B)), medikamentös u.
toxisch (Paracetamol, Amatoxin), autoimmun (Autoimmun-
hepatitis), vaskulär (Schockleber, Budd-Chiari-Syndrom,
Sepsis, HELLP)
P Nekrose u. Apoptose der Hepatozyten innerhalb v. T./Wo.
K unspezifische Symptome (zB Müdigkeit, Übelkeit, OB-Sz,
Pruritus, Ikterus b. Bilirubin↑, hepatische Enzephalopathie
b. Ammoniak↑(verschlimmert sich mit fortschreitendem Ver-
sagen), Koagulopathien b. Syntheseleistung↓)
D INR ↑ (≥ 1.5)/ Prothrombinzeit ↑, ALT u. AST ↑↑ (> 10x d. Norm),
Bilirubin ↑; Bei Progression: INR/ Prothrombinzeit weiter ↑
Pr ~40% erholen sich; b. Lebertransplantation: 1-JÜ >80%

Leberfibrose / Leberzirrhose
Ä ua tox. (Alkohol), infektiös (Hep B/C), metabolisch (NASH), ge-
netisch (Hämochromatose, Morbus Wilson), autoimmun (AIH)
P Fibrose: zT reversibel, kollagenes BGW ↑↑, keine Architekturstörung
Zirrhose: irreversi., Architekturstörung: BGW-Sept./regen. Knötchen
K unspez. Symptome, Varizen (+ Blutunge) b. portaler Hyper-
tonie, Aszites, Na↓
Ko SBP, hepatorenales Syndrom, Hepatische Enzephalopathie, Ik-
terus, Koagulopathie, Tc.-penie, hepatozelluläres CA, Spidernä-
vi b. Hyperöstrogenismus, „Acute-on-chronic" Leberversagen
D ALT u. AST moderat ↑, Bilirubin n/ ↑ B. Progression: Bilirubin ↑,
INR/PT weiter ↑, Albumin ↓, Tz-Penie (weil Milz↑)
Pr entsprechend MELD/CPT-Score

Aszites
Ä - Extraperitoneal: Leberzirrhose, ALF, Budd-Chiari Sy., Herzin-
suffizienz, Hypoalbuminämie (Malnutrition), nephrotisches Sy.
- Peritoneal: Neoplasien (zB Pankreas, Ovar), infektiös
D Zellzahl, Bakterienkulturen, Serumalbumin u. Aszitesalbumin
(SAAG[6]), ggf. Zytologie
T gemäss Ursache, ggf.: Spironolacton, Schleifendiuretika, Aszites-
punktion, transjugulärer intrahepatischer portosystemischer Shunt

Spontan bakterielle Peritonitis (SBP)
D Aszites + Zellzahl > 250 nGZ/μl (ggf. Erregernachweis)
T IV AB u. AB zur Prophylaxe

---

[1] N.B.: subakute Stauung u. frische Schockleber resp. chronische
Stauung u. „ältere" Schockleber sehen sich relativ ähnlich! B. 1. auf
Stauungsgrad (mehr b. SubakSt) u. Nekrosenausdehnung (1. auf
b. Schock-L.) achten, b. 2. unterscheiden zwischen zentraler
Fibrose (zellarm) vs. Koagulationsnekrose (zahlreiche nGZ,
MakroPh)

[2] HBV = stark kontagiös. Bei Nadelstichverletzung bis 30%
Übertragung (im Gegs. zu HCV ~3% ÜT) u. auch sexuell oft
übertragen (HCV dagegen seltener)
[3] Cave: Ak-Bildung erst n. 1–5 Monaten b. Hep. C → PCR!
[4] Standarddrink ~12–14g Alk. ~ 33cl Bier, 1dl Wein, 30ml Schnaps

[5] Bei stärkerem Konsum wird Alkohol auch über das MEOS
abgebaut, was sehr viel O$_2$ verbraucht!
[6] SAAG = Serumalbumin - Aszitesalbumin
≥ 11 g/l: Portale Hypertonie: Leberzirrhose, HI, Budd-Chiari-Sy.
< 11 g/l: Nephrotisches Syndrom, Neoplasie, Tuberkulose
[7] Früher auch HBe-Ag für aktiven Infekt gebräuchlich

Gallenblase, extrahepatische Gallenwege und Pankreas

Beat Gloor, Eva Diamantis-Karamitopoulou, Thomas Cerny, Kirill Karlin

© Der/die Autor(en), exklusiv lizenziert an
Springer-Verlag GmbH, DE, ein Teil von Springer Nature 2023
T. Cerny und K. Karlin (Hrsg.), *PathoMaps*,
https://doi.org/10.1007/978-3-662-64927-5_9

9.1 Aus Sicht der Klinik

Gallenblase u. Gallenwege

Anamnese u. Leitsymptome:

- Leitsymptom sind epigastrische Beschwerden, die von uncharakteristischem Druckgefühl bis zu akuten kolikartigen Schmerzen reichen, evt. in rechte Schulter ausstrahlend.

Klinische Untersuchung:

- Abdomenpalpation: Gallenblasenfundus druckdolent (Murphy-Z.) o. indolent geschwollen (Courvoisier-Z.)?

Zusatzuntersuchungen:

- Labor: Blutbild, CRP, Cholestaseparameter (*Choledocholithiasis?*) u. Pankreas-Lipase (*biliäre Pankreatitis?*).
- Sonographie: beste Untersuchung zur Suche nach Gallenblasensteinen.
- MRCP: Choledocholithiasis?
- ERCP: b. Hinweisen auf Gallenwegsobstruktion u. Cholangitis, diagnostisch u. gleichzeitig therapeutisch.

Pankreas

Anamnese u. Leitsymptome:

- Leitsymptom der akuten u. chronischen Pankreatitis sind heftige, meist akut auftretende Bauchschmerzen.
- Immer erfragen: Alkoholkonsum u. Medikamente?
- Beim Pankreaskarzinom leider selten Frühsymptome (ausser b. Tumoren, die aufgrund Lokalisation früh zu einem Verschlussikterus führen).
- Spätsymptome sind (oft gürtelförmige) Oberbauch-Sz, Appetitverlust u. Zeichen exokriner (*Diarrhö, Gewichtsverlust*) u. endokriner (*Diabetes mellitus*) Pankreasinsuffizienz.

Klinische Untersuchung:

- Palpation: Resistenz? Pralle Spannung (*Pankreatitis*)?
- Auskultation: Darmparalyse (*typisch b. Pankreatitis*)?

Zusatzuntersuchungen:

- Labor: Pankreas-Lipase im Serum, Blutbild, CRP, Nieren- u. Leberwerte. Bei Vda Pankreas-CA: CA19-9.
- Sonographie: Flüssigkeitskollektionen/Pseudozysten nach akuter Pankreatitis? Biliäre Ursache der Pankreatitis?
- Kontrast-CT: bei milder Pankreatitis nicht notwendig, bei schwerer nicht in den ersten 48h. Bei Pankreas-CA erfolgt Dünnschicht-Mehrphasenkontrast-CT: Beziehung des Tumors zu Arterien (A. mesenterica superior, Truncus coeliacus) u. Venen (V. mesenterica superior, V. portae)?
- MRI: bei Pankreas-CA zur Suche n. Lebermetastasen.
- PET-CT: nach CT-Diagnose eines Pankreas-CA als Alternative (zu MR Oberbauch + CT-Thorax) zwecks Staging.

9.2 Aus Sicht der Pathologie

Gallenblase u. Gallenwege

Ausgangslage:

- Sowohl die akute als auch chronische Gallenblasenschädigung erfolgt überwiegend (95%) durch in situ gebildete u. idF obstruierende Gallensteine.
- Seltene Ursachen (führen zu *akalkulärer Cholezystitis*) sind OP, Schock, Trauma, Medikamente o. Infekte (zB Parasiten).
- Reaktionsmöglichkeiten des Gewebes sind: Entzündung (akut/chron.), Wandverdickung (Fibrose) u. Metaplasie.

Diagnostik:

- Veränderungen sind abhängig von der Erkrankungsdauer.
- Histologisch auf besondere Entzündungsformen achten (eosinophil, xanthogranulomatös).

Besonderheit: Gallenblasen-/Gallenganstumoren

- Bei den präinvasiven Läsionen wird neu zw. Intracholezystischer papillärer Neoplasie (ICPN) und Intraduktaler papillärer Neoplasie (*of the bile duct*, IPNB) unterschieden.
- Gallenblasen-Karzinome sind meistens Adenokarzinome; grosses Spektrum von histologischen Bildern möglich, gelegentlich jedoch sehr blande u. hochdifferenziert.

Pankreas

Ausgangslage:

- Schädigung erfolgt mechanisch (obstruierende Cholelithiasis mit konsekutiver „Selbstverdauung"), toxisch (Alkohol) o. selten durch Trauma, infektiös, genetische Faktoren, metabolisch o. medikamentös.
- Reaktionsmöglichkeiten des Gewebes sind: Ödem u. Nekrosen (Fettgewebe o. parenchymatös), später Fibrose u. Atrophie.

Diagnostik:

- Histologisch praktisch unmöglich, die Ursache einer Pankreatitis herauszufinden.
- Ausnahme: Autoimmunpankreatitis Typ 1 oder 2.

Besonderheit: Pankreaskarzinom

- Gilt als eines der aggressivsten Karzinome (5-JÜ <5%).
- Gut differenziertes Pankreaskarzinom uU schwer abgrenzbar von atrophisierender chronischer Pankreatitis. Hilfreiche Befunde die auf CA (◘ Abb. 2-D2) hinweisen: unregelmässig geformte atypische Drüsen, Nähe zu muskulären Arterien, Nervenscheiden- o. Gefässinfiltration.
- Transkriptionsanalysen können neu molekulargenetische Subtypen identifizieren („basal-like" vs. „klassisch"), welche eine bessere Einteilung bezgl. Prognose erlauben.

Schwierige Stellen

Herausfordernd sowohl b. den Gallenwegen als auch beim Pankreas ist, dass pathologische Befunde immer nur Momentaufnahmen sind u. erst im zeitlichen Verlauf klar zugeordnet werden können. Dies gilt auch für zystische Pankreasläsionen; diese werden mit zunehmendem Einsatz von CT u. MRI häufig als Zufallsbefund entdeckt. Dabei kann es sich um benigne, prämaligne o. maligne Veränderungen handeln. Anhand von Grösse, Bezug zum Pankreashauptgang u. Aspekt der Zyste findet eine erste Einteilung statt. Oft hilft eine endosonographische Punktion, um weiter zwischen muzinösen u. serösen Zysten zu unterscheiden. Abklärungsalgorithmen werden laufend überprüft u. angepasst. Ein systematisches Vorgehen (wie zB in ◘ Abb. 3) hilft, die Zahl an unnötigen o. verpassten Resektionen tief zu halten. Pankreasresektionen sollten nur an erfahrenen Zentren durchgeführt werden.

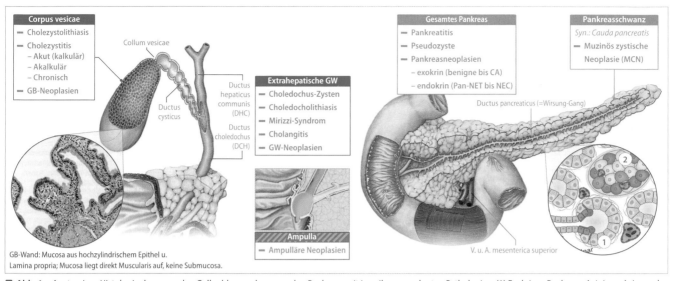

Corpus vesicae
- Cholezystolithiasis
- Cholezystitis
  - Akut (kalkulär)
  - Akalkulär
  - Chronisch
- GB-Neoplasien

Collum vesicae

Ductus cysticus

Ductus hepaticus communis (DHC)

Ductus choledochus (DCH)

Extrahepatische GW
- Choledochus-Zysten
- Choledocholithiasis
- Mirizzi-Syndrom
- Cholangitis
- GW-Neoplasien

Ampulla
- Ampulläre Neoplasien

Gesamtes Pankreas
- Pankreatitis
- Pseudozyste
- Pankreasneoplasien
  - exokrin (benigne bis CA)
  - endokrin (Pan-NET bis NEC)

Pankreasschwanz
Syn.: Cauda pancreatis
- Muzinös zystische Neoplasie (MCN)

Ductus pancreaticus (=Wirsung-Gang)

V. u. A. mesenterica superior

GB-Wand: Mucosa aus hochzylindrischem Epithel u. Lamina propria; Mucosa liegt direkt Muscularis auf, keine Submucosa.

◻ Abb. 1 Anatomie u. Histologie der gesunden Gallenblase u. des gesunden Pankreas, mit jeweils zugeordneten Pathologien. **(1)** Exokrines Pankreas: Azini aus Azinuszellen (gelb) u. zentroazinären Zellen (petrolblau) → Schaltstück u. Ausführgänge (hellerer Blauton) → Ductus pancreaticus, der sich in Ampulla mit DCH vereint. **(2)** Endokrines Pankreas: Langerhans-Insel mit α- (Glucagon), β- (Insulin), γ- (pankreatisches Polypeptid) u. δ-Zellen (Somatostatin). (Schematische Histologie-Abb. ©Ellis et al. 2017).

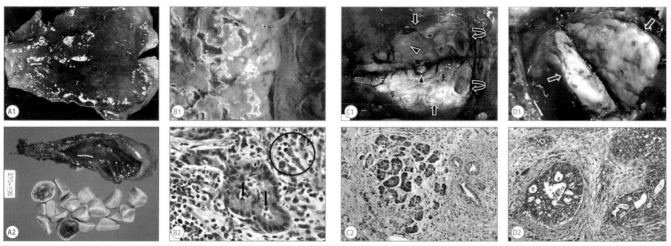

◻ Abb. 2 **(A1)** Akute Cholezystitis mit ödematöser, hyperämer u. zT erodierter Schleimhaut. **(A2)** Chronische Cholezystitis mit fibrös verdickter Wand. **(B1)** Akute Pankreatitis mit autodigestiven Nekrosen u. interstitiellem Ödem, mikroskopisch **(B2)** imponieren Entzündungsinfiltrat (Pfeile) u. diffuse Hämorrhagie (Kreis). **(C1)** Chronische Pankreatitis mit Fibrose, dilatierten Gängen u. Kalzifikationen, mikroskopisch **(C2)** finden sich Inseln aus Rest-Azini umgeben von Fibrose. **(D1)** Intermediär differenziertes Adeno-CA des Pankreas mit grau-weisslicher Schnittfläche, mikroskopisch **(D2)** findet sich deutlicher Zellpolymorphismus begleitet von desmoplastischer Stroma-Reaktion.

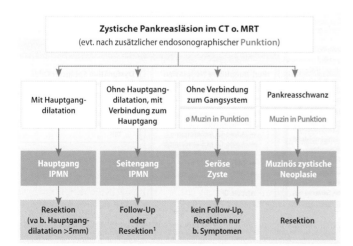

Zystische Pankreasläsion im CT o. MRT
(evt. nach zusätzlicher endosonographischer Punktion)

Mit Hauptgang-dilatation	Ohne Hauptgang-dilatation, mit Verbindung zum Hauptgang	Ohne Verbindung zum Gangsystem	Pankreasschwanz
		ø Muzin in Punktion	Muzin in Punktion
Hauptgang IPMN	**Seitengang IPMN**	**Seröse Zyste**	**Muzinös zystische Neoplasie**
Resektion (va b. Hauptgang-dilatation >5mm)	**Follow-Up oder Resektion**[1]	**kein Follow-Up, Resektion nur b. Symptomen**	**Resektion**

◻ Abb. 3 Vorgehen b. zystischer Pankreasläsion ohne Vorgeschichte einer akuten Pankreatitis, ausgehend von CT/MRT-Befund u./o. endosonographischer Diagnostik. [1] Vorgehen je nach Zystencharakteristika.

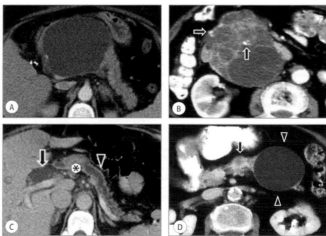

◻ Abb. 4 Ausgewählte CT-Bilder illustrieren variierende Dignität von *zystischen* vs. *soliden* Pankreas-Raumforderungen. **(A)** Pseudozyste. **(B)** Seröses Zystadenom. **(C)** Karzinom (Stern) mit Dilatation von Ductus choledochus (Pfeil) u. Ductus pancreaticus (Pfeilspitze). **(D)** Pseudozyste (Pfeilspitzen) infolge Karzinom (Pfeil).

10.1   Aus Sicht der Klinik

Anamnese: wichtigste Fragen
- Die meisten chronischen Nierenerkrankungen verursachen lange keine Symptome u. werden daher oft aufgrund eines abnormen Laborbefundes entdeckt.
- Frühe Symptome u. Befunde können sein:
  - Ödeme (*zB b. nephrotischem Syndrom*), Hypertonie, Mikro-/Makrohämaturie (*zB b. nephritischem Syndrom*).
  - Im Spätstadium urämische Symptome möglich: Inappetenz (Dysgeusie), Nausea, Adynamie, Pruritus.
  - Flankenschmerzen nur b. wenigen Nierenerkrankungen.
- Anamnese wichtig für Ursachenfindung: Gründe für Dehydratation (*prärenale Niereninsuffizienz*)? Noxen, Medikamente? Hypertonie, Diabetes mellitus (*hypertensive / diabetische Nephropathie*)? Obstruktive Miktionsstörung (*postrenale Niereninsuffizienz*)? Familienanamnese (*ADPKD*)? Hinweise auf Systemerkrankung (*zB Lupusnephritis*)?
- Cave b. Hypertonie: Differenzialdiagnose hypertensive Nephropathie vs. renale Hypertonie nicht immer einfach!

Klinische Untersuchung (oft wenig ergiebig)
- Ödeme, Volumenstatus? Blutdruck?
- Hinweise auf Systemerkrankung?

Zusatzuntersuchungen
- Serumkreatinin für eGFR-Schätzformeln; die GFR gilt als bester globaler Parameter der Nierenfunktion (Cave Nierenerkrankungen mit normaler GFR, zB *nephrotisches Sy.*).
- Urinbefunde: Proteinurie (Menge in 24h-Sammelurin o. abgeschätzt anhand Protein-Kreatinin-Quotient; Albumin vs. andere Proteine zur Unterscheidung glomeruläre vs. tubuläre vs. Überlaufproteinurie); Urinsediment (Ec, Lc, Zylinder, Kristalle); ggf. Urin-Osmolarität, -Na (□ Abb. 4). Cave: die oft beschriebenen „glomerulären Ec" zwecks Differenzierung glomeruläre/postrenale Blutung wenig sensitiv!
- Serumelektrolyte; Bicarbonat (*renale Azidose?*); Hb (*renale Anämie?*); PTH (*2° Hyperparathyreoidismus?*).
- Sonographie: postrenale Stauung? Nierengrösse, Parenchymbreite (*akute vs. chronische Niereninsuffizienz*) u. -echogenität? Zysten? Raumforderungen?
- Ggf. Virusserologien, Komplement, Auto-Ak, Serumelektrophorese u. freie Leichtketten (*AL-Amyloidose*).
- Bei Hinweisen auf relevante glomeruläre Nierenerkrankung o. unklarer rasch progredienter GFR-Abnahme: Biopsie.
- Selten: genetische Analyse (zB b. V.a. Alport-Syndrom).

10.2   Aus Sicht der Pathologie

Ausgangslage
- Die Nierenschädigung erfolgt va über die zuführenden Gefässe durch endo- o. exogene Noxen; b. glomerulärer Filtration können diese von endotubulär einwirken. Seltener wird die Niere aufsteigend über die ableitenden Harnwege geschädigt.
- Die Niere reagiert auf diese Stimuli spezifisch nach betroffenem Abschnitt (s. unten). Reaktion kann hochakut (*zB ATN*) vs. chronisch über Jahre (*zB diabetische Glomerulopathie*) erfolgen.
- Nierenerkrankungen können demnach zunächst in akut u. chronisch unterteilt werden: Akute Nierenerkrankungen werden weiter in prärenal, intrinsisch renal o. postrenal eingeteilt (□ Abb. 4 u. 5), chronische Nierenerkrankungen sind dagegen praktisch immer intrinsisch renal (□ Abb. 5). Ausnahmen: kardio-/hepatorenales Syndrom (=Sonderform der prärenalen Niereninsuffizienz). Eine chronische postrenale Obstruktion führt sekundär immer auch zu einer intrinsisch renalen, tubulointerstitiellen Schädigung und ist dann irreversibel.
- Intrinsisch renale Nierenerkrankungen können anatomisch-histologisch nach primär betroffener Struktur weiter unterteilt werden in: vaskuläre, glomeruläre o. tubulo-interstitielle Erkrankungen, sowie (organübergreifende) Fehlbildungen, zystische Nephropathien u. Neoplasien (□ Abb. 1).

Diagnostik
- Die Pathologie erhält va Nierenbiopsien. Deren aufwändige Aufarbeitung liefert die drei „Bausteine" der Diagnostik:
  1.) Konventionelle Lichtmikroskopie mit zahlreichen immunhistochemischen Spezialfärbungen
  2.) Immunfluoreszenz (IgM, IgA, IgG, Leichtketten, C3, C1q)
  3.) Elektronenmikroskopie
- Eine histologische Diagnose besteht immer aus der Integration all dieser Befunde. Um definitive, auch Ätiologie umfassende Diagnosen stellen zu können, müssen anamnestische u. klinische Angaben mitberücksichtigt werden.

Besonderheit: „Erkrankungsmanifestation nach Abschnitt"
- Während eine anatomisch-pathologische Einteilung intrinsisch renaler Nierenerkrankungen (s. oben) hilfreich ist, betreffen viele Nierenerkrankungen mehrere anatomische Abschnitte (zB. hypertensive Nephropathie mit Manifestationen an den zuführenden Gefässen u. an den Glomerula sowie sekundär später auch tubulointerstitiell, siehe □ Abb. 2).
- Umgekehrt können verschiedene Ursachen (zB Hypertonie u. Diabetes mellitus) isoliert für einen Abschnitt betrachtet ähnliche Veränderungen hervorrufen (siehe ebenfalls □ Abb. 2); dort gelingt die histologische Diagnose nur in Zusammenschau mit den Befallsmustern an den übrigen Abschnitten.

Schwierige Stellen
Im Studium fällt es oft schwer, Themen wie die Glomerulonephritiden o. akute u. chronische TIN zu begreifen. Das liegt zT. daran, dass Nierenerkrankungen auf drei verschiedenen Ebenen eingeteilt werden können: *Ätio-Pathogenese, anatomisch-histologische* Veränderungen u. *Klinik*. Zwischen den Ebenen bestehen Korrelationen, aber oft kann eine Ätiologie (zB HepB, multiples Myelom) zu *verschiedenen* histologischen Mustern führen (=Schwierigkeit Nr. 1). Die anatomisch-histologische Sicht unterteilt Nierenerkrankungen weiter in vaskulär, glomerulär, tubulointerstitiell sowie zystisch bzw. neoplastisch (□ Abb. 1); dabei kann eine Nierenerkrankung aber auch *mehrere* Strukturen betreffen (=Schwierigkeit Nr. 2). Schliesslich sind viele Diagnosen auf der anatomisch-histologischen Ebene definiert (zB *membranöse GN,* ▶ Abschn. 10.5, *akute TIN,* □ Abb. 3), ohne per se eine Aussage über deren Ätiologie zu machen, gewisse Diagnosen hingegen auf der ätio-pathogenetischen (*zB Lupusnephritis*), ohne Nennung der dabei möglichen Muster. Dieses Wechselspiel zwischen Ätiologie, Histologie u. Klinik ist für die Glomerulonephritiden in ▶ Abschn. 10.5 dargestellt.

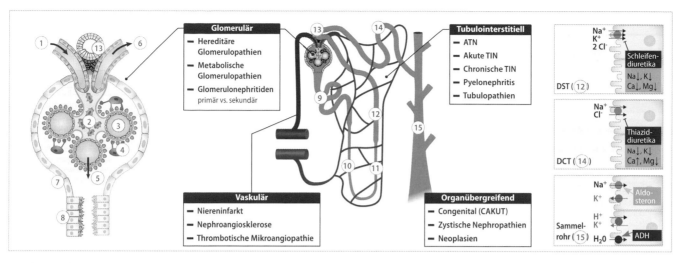

Abb. 1 Aufbau u. Funktion des gesunden Nephrons (=Glomerulum + Tubulusapparat) sowie zugeordnete *intrinsisch renale* Erkrankungen. **(1)** Vas afferens. **(2)** Mesangium mit Mesangialzellen. **(3)** Glomeruläre Kapillare mit Endothel in rot. **(4)** Podozyt mit Podozytenfortsätzen in blau; dazwischen GBM in grün. **(5)** Filtration von Primärharn in Bowman-Raum. **(6)** Vas efferens. **(7)** Bowman-Kapsel. **(8)** Beginn Tubulusapparat. **(9)** Proximaler Tubulus. **(10)** Dünner absteigender Teil der Henle-Schleife. **(11)** Dünner aufsteigender Teil der Henle-Schleife. **(12)** *distal straight tubule* (DST) (= dicker aufsteigender Teil der Henle-Schleife). **(13)** Macula densa. **(14)** *distal convoluted tubule* (DCT). **(15)** Sammelrohr. Transporter u. wichtigste Medikamente mit Effekt auf Serumelektrolyte farbig hinterlegt. (©Cerny, Karlin, 2018 [10.1])

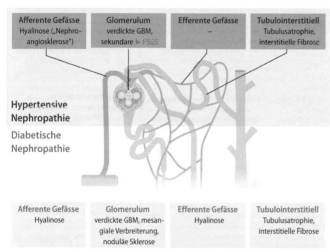

Abb. 2 Die abschnittsübergreifende Natur von Nierenerkrankungen am Beispiel von HT u. DM: Eine Ätiologie kann mehrere Abschnitte betreffen, umgekehrt kann ein Abschnitt das „Ziel" verschiedener Ursachen werden. (©Cerny, Karlin, 2018 [10.2])

Akute Tubulusnekrose

K	akutes Nierenversagen iF Epithelschaden
Mi	Epithelverplumpung, -dehiszenz, -nekrose
Pr	Prognose meist gut

Pyelonephritis

K	Fieber, Flanken-Sz (GFR meist normal)
Mi	intralum. nGZ, in Interstitium einbrechend
Pr	Prognose meist gut

Akute TIN

K	abrupte GFR↓ iF akuter entzündl. Reaktion
Mi	interstitielles Ödem, viele LyZ, Histioz ±eGZ
Pr	Prognose variabel (nicht immer reversibel)

Chronische TIN

K	langsame GFR↓ iF chron. Schädigung
Mi	interstitielle Fibrose, Tubulusatrophie, LyZ
Pr	Prognose schlecht (idR progredient)

Abb. 3 Gegenüberstellung tubulointerstitieller Reaktionsmuster. Beachte: Bei der akuten u. chronischen tubulointerstitiellen Nephritis (TIN) ist das Interstitium stark verbreitert (durch Ödem u. Entzündungszellen respektive Fibrose). (©Cerny, Karlin, 2018 [10.3])

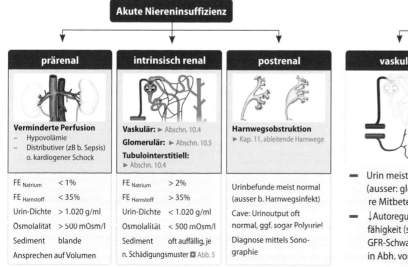

Akute Niereninsuffizienz

prärenal	**intrinsisch renal**	**postrenal**

Verminderte Perfusion
- Hypovolämie
- Distributiver (zB b. Sepsis) o. kardiogener Schock

Vaskulär: ▶ Abschn. 10.4
Glomerulär: ▶ Abschn. 10.5
Tubulointerstitiell: ▶ Abschn. 10.4

Harnwegsobstruktion
▶ Kap. 11, ableitende Harnwege

FE Natrium	< 1%	FE Natrium	> 2%	Urinbefunde meist normal (ausser b. Harnwegsinfekt)
FE Harnstoff	< 35%	FE Harnstoff	> 35%	
Urin-Dichte	> 1.020 g/ml	Urin-Dichte	< 1.020 g/ml	Cave: Urinoutput oft normal, ggf. sogar Polyurie!
Osmolalität	> 500 mOsm/l	Osmolalität	< 500 mOsm/l	
Sediment	blande	Sediment	oft auffällig, je n. Schädigungsmuster ☐ Abb. 5	Diagnose mittels Sonographie
Ansprechen auf Volumen				

Abb. 4 Differentialdiagnose der akuten Niereninsuffizienz anhand Urinstatus u. Serumwerten. Postrenale Ursachen müssen mittels Abdomensonographie gesucht u. ausgeschlossen werden.

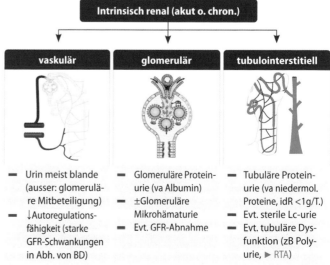

Intrinsisch renal (akut o. chron.)

vaskulär	**glomerulär**	**tubulointerstitiell**

- Urin meist blande (ausser: glomeruläre Mitbeteiligung)
- ↓Autoregulationsfähigkeit (starke GFR-Schwankungen in Abh. von BD)

- Glomeruläre Proteinurie (va Albumin)
- ±Glomeruläre Mikrohämaturie
- Evt. GFR-Abnahme

- Tubuläre Proteinurie (va niedermol. Proteine, idR <1g/T.)
- Evt. sterile Lc-urie
- Evt. tubuläre Dysfunktion (zB Polyurie, ▶ RTA)

Abb. 5 Die drei Schädigungsmuster von intrinsischen Nierenerkrankungen. Alle drei können sowohl im Rahmen akuter als auch chronischer Nierenerkrankungen auftreten.

11.1 Aus Sicht der Klinik

Hoden u. Nebenhoden

- Infektionen u. Tumoren stellen die häufigsten Pathologien dar. Durch Schamgefühl kann es zu signifikanter Verzögerung auf Seiten der Patienten bis zur ersten Abklärung kommen.
- Leitsymptome: Schmerz, Verhärtung, Schwellung, Rötung, Infertilität.
- Untersuchung: Palpation, Urinuntersuchung, Duplexsonographie, Spermiogramm, Tumormarker (LDH, β-HCG, AFP, Testosteron), CT/MRI.

Prostata

- Benigne Prostatahyperplasie gilt als Volkskrankheit. Häufigster Tumor beim Mann ist das Prostata-CA. Aktuelle Problematik ist es, klinisch signifikante Tumoren zu definieren. Verschiedene kurative Optionen sind vorhanden (OP, Radiotherapie) u. müssen diskutiert werden.
- Leitsymptome: obstruktiv vs. irritativ (▶ Abschn. 11.5).
- Untersuchungen: PSA, multiparametrisches MRI, Prostata-Biopsie, Uroflow, Restharnbestimmung, Urinsediment, Prostataspezifisches Membranantigen (PSMA)-PET (bei fortgeschrittenem Tumorleiden zur Lokalisation der Metastasen).

Ableitende Harnwege

Ureter

- Häufigste Lokalisation des Steines b. Nierenkoliken. 20% der Patienten mit Harnblasentumoren zeigen im Verlauf einen Zweittumor der ableitenden Harnwege. Diagnostik der Tumoren aufgrund der Lage oft erschwert.
- Leitsymptome: Kolik, Hämaturie, wurmförmige Koagel im Urin.
- Untersuchungen: Sonographie, Ureterorenoskopie, Zytologie, CT o. retrograde Kontrastmitteldarstellung, Steinanalyse.

Harnblase

- B. jungen Frauen häufig entzündliche Erkrankungen, b. älteren Patienten mit RF (zB Rauchen) häufig Blasentumoren.
- Leitsymptome: Dysurie, Miktionsprobleme, Hämaturie.
- Untersuchungen: Sonographie, Zystoskopie, Sediment / Kultur, Urodynamik, TUR-B zur histologischen Sicherung, CT / MRI, Urin-Zytologie.

11.2 Aus Sicht der Pathologie

Hoden u. Nebenhoden

- Hodentumoren sind die häufigsten malignen Tumoren b. Männern zwischen 15 u. 35 Jahren. In den westlichen Ländern ist die Inzidenz der Hodentumoren in den letzten 50 Jahren um das Zehnfache gestiegen. Gesicherte Risikofaktoren sind Kryptorchismus u. dysgenetische Gonaden.
- Man unterscheidet histogenetisch die Keimzelltumoren (*Seminome* u. *nicht-seminomatöse Keimzelltumoren*) von den Tumoren des gonadalen Stromas (Leydig- u. Sertoli-Zellen).
- Keimzelltumoren entstehen aus atypischen Keimzellen (*Keimzellneoplasie in situ, GCNIS*). Ausnahmen sind Keimzelltumoren des Kindesalters u. der spermatozytische Tumor.

Prostata

- Das Risiko für das Prostatakarzinom steigt mit dem Alter. Eine Herausforderung ist die Unterscheidung zwischen aggressiven u. wenig aggressiven Tumoren („Raubtierkrebs versus Haustierkrebs").
- Die Prostatabiopsie ist das wichtigste Mittel zur Diagnose.
- Prostata-CA zeigen unterschiedliche Wachstumsmuster (Gleason pattern), die die Grundlage der Graduierung darstellen (siehe Gleason-System, ▶ schwierige Stellen; ☐ Abb. 4).
- Histologische Gleason-Graduierung dient als Entscheidungsgrundlage für Therapie u. Vorhersage der Prognose.

Äusseres Genital

- Das Peniskarzinom ist ein seltenes Malignom des alten Mannes. In Lateinamerika ist es ein häufiger Tumor.
- Man unterscheidet HPV-assoziierte Peniskarzinome von nicht-HPV-assoziierten Karzinomen.
- Condyloma acuminatum ist eine gutartige HPV-6- u. 11-assoz. Neoplasie, die multipel am Penis auftreten kann.

Ableitende Harnwege

- Urothelkarzinome sind am häufigsten in der Harnblase, aber auch im Nierenbecken u. Ureter.
- Risikofaktoren sind Nikotinabusus, Substanzen aus der Farbstoffindustrie u. die Bilharziose.
- Bei Urothelkarzinomen werden papilläre von soliden Karzinomen unterschieden (auch genetische Unterschiede).
- Eine grosse diagnostische Rolle spielt die Urinzytologie.

Schwierige Stellen

Prostatakarzinom: Eine Herausforderung ist die Bewertung der Prostatakarzinome nach dem Gleason-System, welches die *Gleason pattern,* den *Gleason score* u. die *Gleason grading group* beinhaltet. Es gibt 5 verschiedene architektonische *Gleason pattern.* Beachte: Die Kernmorphologie spielt hierbei keine Rolle. *Gleason pattern 3* zeigt sich gut differenziert u. *Gleason pattern 5* ist schlecht differenziert. Die zwei am häufigsten vorkommenden *Gleason patterns* werden zu einem *Gleason score* aufaddiert. Der *Gleason score* wird dann einer der fünf *Gleason grading group* zugewiesen. (**Siehe** ☐ Abb. 4)

Akutes Skrotum: Eine klinische Herausforderung im Gebiet der Urologie ist die Differentialdiagnose des „akuten Skrotums": Klinische Zeichen der infektiösen Orchitis / Epididymitis vs. Hodentorsion sind sehr unspezifisch. Kann die Hodentorsion nicht mit letzter Sicherheit ausgeschlossen werden, so ist die operative Exploration als diagnostisches Mittel indiziert. Zudem muss beachtet werden, dass sich auch Tumoren (bei Einblutungen etc.) als akutes Skrotum präsentieren können.

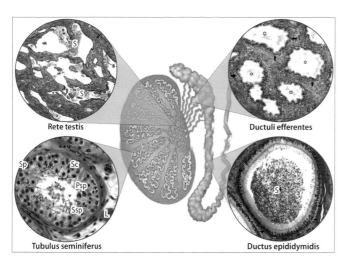

▣ Abb. 1   Anatomie u. Histologie des gesunden Hodens u. Nebenhodens.
(Sc) Sertoli-Zellen, **(Sp)** Spermatogonien, **(Psp)** primäre Spermatozyten, **(Ssp)** sekundäre Spermatozyten, **(Rsp)** runde, unreife Spermatiden, **(S)** reife Spermato-
zoen, **(L)** Leydig-Zellen.

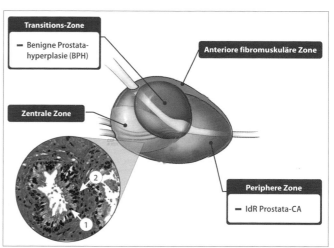

▣ Abb. 2   Anatomie u. Histologie der gesunden Prostata mit zugeordneten
Pathologien. Normale Prostatadrüsen bestehen aus zwei Zelltypen: **(1)** kuboidale
Sekretionszellen mit klarem Zytoplasma u. **(2)** Basalzellen.

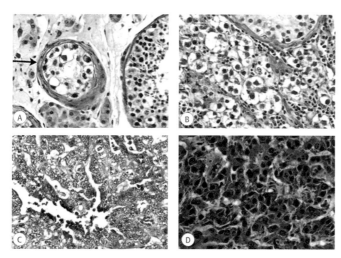

▣ Abb. 3   Hoden: Gegenüberstellung wichtiger Pathologien.
(A) Germ cell neoplasia in situ (GCNIS, Pfeil zeigt auf patholog. Tubulus). **(B)** Seminom mit typischen rundkernigen, klarzelligen Tumorzellen, umgeben von fibrösen Septen mit lymphozytärem Begleitinfiltrat. **(C)** Embryonales CA mit eng
liegenden Zellkernen u. wenig Zytoplasma. **(D)** Leydig-Zell-Tumor mit diffusem
Wachstumsmuster, polygonale Zellen mit reichlich eosinophilem Zytoplasma.

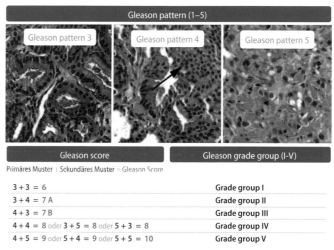

Gleason score		Gleason grade group (I-V)
Primäres Muster ı Sekundäres Muster = Gleason Score		
3 + 3 = 6		Grade group I
3 + 4 = 7 A		Grade group II
4 + 3 = 7 B		Grade group III
4 + 4 = 8 oder 3 + 5 = 8 oder 5 + 3 = 8		Grade group IV
4 + 5 = 9 oder 5 + 4 = 9 oder 5 + 5 = 10		Grade group V

▣ Abb. 4   Prostata-CA-Grading: bei Stanzbiopsien werden das häufigste u. das
schlimmste Muster zum Gleason-Score aufaddiert, bei Prostatektomien das häufigste und das zweithäufigste Muster (das „worst pattern" wird tertiär angeführt).
Die seit 2016 neu bestehenden Grade-Groups bauen auf dem Gleason-Score auf;
sie bieten eine genauere Risikostratifizierung als der Gleason-Score, da sie den
oft vorliegenden „Gleason-Score 7" besser diskriminieren.

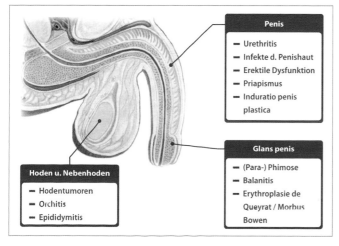

▣ Abb. 5   Anatomie des äusseren Genitals mit zugeordneten Pathologien.

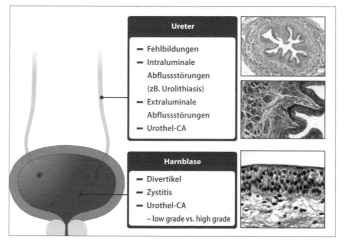

▣ Abb. 6   Anatomie u. Histologie der ableitenden Harnwege u. zugehörige
Pathologien.

12.1 Aus Sicht der Klinik

Anamnese: wichtigste Themenkreise

- Beschwerden: lokal vs. diffus? Zyklusabhängig (*Endometriose*)? Genital o. extragenital (*Dermatosen*)? Schmerz wellenartig, persistierend, akut (*EUG*)? Ausstrahlung? Stimmungslage?
- Sekretion: Farbe, Geruch, Juckreiz (*infektiöse Vaginitis*)?
- Miktions- o. Defäkationsbeschwerden (*Endometriose*)?
- Blutungsmuster: Menarche? Menopause? Zyklusdauer? Regelmässigkeit? (◨ Abb. 5)
- Fertilität: Schwangerschaften? Verlauf? Kontrazeption?
- Sexualverhalten: Partnerschaft? Dyspareunie? Frühere sexuell übertragbare Erkrankungen (*PID*)?
- Impfstatus HPV und Pap-Abstrich-Screening (*Zervixkarzinom*)?
- Medikamente/Hormone: Ovulationshemmer, Hormonersatztherapie (*endometrialer Polyp*), Cortison, Neuroleptika, Antidepressiva (*Prolaktin-Anstieg b. Dopaminantagonisten*)?
- PA/RF: Adipositas, Diabetes (*PCOS*), Nikotin (*Karzinome*), Thrombophilie, kardiovaskulär, Drogen, Sozialstatus.
- FA: Mamma-, Ovar-, Colon-CA, Thrombophilie, cvRF?

Klinische Untersuchung

- Gesamteindruck? BMI-Extreme? Behaarung?
- Inspektion: lokal / diffus? Exophytisch? Ulkus? Entzündlich ± ekzematös? Schuppend? Leukoplakien? Vaginalseptum?
- Palpation: Schmerzen? Bewegungsschmerzen (Portio, Bauchdecke)? Überwärmt? Masse: beweglich, fix, weich, fluktuierend?

Zusatzuntersuchungen

- Kolposkopie: Pubes, Vulva, Vagina, Ektozervix.
- Ultraschall: Organlage, Organstruktur, Architekturstörung, Masse, Flüssigkeit, Durchblutung?
- MRI : Lage, Struktur, Ausdehnung, Umgebung, susceptibility weighted (Endometriose)
- Labor:
  - *Hormone*: Hypophysär: FSH, LH, TSH, PRL
    Organlevel: E2, Progest., Androgene, βHCG
  - *Infekt:* Nativ, Kultur, PCR, Bakt/Myco/Virologie
  - *Biochemische Marker:* CA-125, CEA, AFP
  - *Genetik:* Karyotyp, BRCA
- Endoskopie: Kolposkopie, Hysteroskopie, Laparoskopie, (Zystoskopie, Koloskopie).

12.2 Aus Sicht der Pathologie

Ausgangslage: Zahlreiche endo- u. exogene Einflüsse

- Diese beinhalten das spezielle Hautmilieu, die Besiedelung mit einem breiten Erregerspektrum u. die wechselnden Hormonkonzentrationen.
- Diese Einflüsse wirken auf verschiedenste Gewebskompartimente ein, vom banalen Plattenepithel bis zu den pluripotenten Keimzellen, welche im Laufe des Lebens u. des hormonellen Zyklus einer dauernden Proliferation u. wechselnden Differenzierung unterworfen sind.
- Durch diese endo- u. exogene Einflüsse werden Dermatosen, Infekte u. Neoplasien begünstigt.

Diagnostik

- Die Zytologie („PAP-Abstrich") ist eine weit verbreitete, wichtige u. günstige Methode zur Erkennung von Präkanzerosen va. der Portio.
- Die Histopathologie ist zentral für die Diagnostik der Neoplasien. Insbesondere b. den Neoplasien des Ovars besteht die Herausforderung in der korrekten Klassifizierung der vielen verschiedenen, morphologisch oft variablen u. nicht immer eindeutigen sowie teils seltenen malignen Tumortypen aufgrund klassischer histologischer Kriterien.
- Die Immunhistochemie und zunehmend die Molekularpathologie sind in ausgewählten Situationen hilfreich, zB b. der Typisierung von Endometrium- und Ovarialkarzinomen (insbesondere auch zur Abgrenzung von Metastasen) und zur Prädiktion.
- Die BRCA1/2-Mutationsanalyse bzw. die HRD-Testung ist eine wichtige Bestimmung, mit prädiktivem Aussagewert beim metastasierten high-grade serösen tubo-ovariellen Karzinom.

Besonderheit der gynäkologischen Neoplasien

- Es besteht ein Zusammenhang zwischen manchen Tumoren des weiblichen Genitaltraktes u. dem endokrinen System: einerseits Östrogenabhängigkeit, andererseits Steroidhormonproduktion u. Manifestation mit endokrinen Symptomen.
- Bei der Tumor-Diagnostik im weiblichen Genitaltrakt sollte immer an die Möglichkeit einer Metastase gedacht werden.

Schwierige Stellen

Die häufigsten malignen Neoplasien der weiblichen Geschlechtsorgane sind *epithelialen Ursprungs* u. lassen sich entsprechend dem Ursprungsepithels u. assoziierten Risikofaktoren in drei „Gebiete" einteilen (◨ Abb. 4). Die HPV-assoziierten Tumoren des „Zervix-, Vagina- u. (Vulva)-Gebiets" werden jeweils in *LSIL, HSIL* (früher *CIN*) u. *invasives Karzinom* eingeteilt. Bei den Östrogen-assoziierten Tumoren des „Endometrium-Gebiets" verläuft die Karzinogenese über die *endometriale Hyperplasie mit Atypie*. Bei den epithelialen Tumoren der Adnexe sind die häufigsten drei Formen: seröse, muzinöse u. endometrioide Tumoren. Neben den epithelialen Tumoren sind beim Endometrium ferner die mesenchymalen Tumoren (*Leiomyom*) sehr häufig. Beim Ovar sind zudem die Tumore der Keimzellen/Keimstrang-Stroma zu erwähnen, welche – entsprechend der Funktion der Ursprungszellen – eine heterogene Gruppe darstellen.

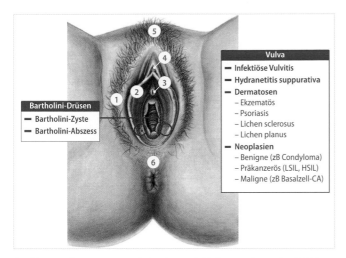

□ Abb. 1 Vulva u. angrenzende Strukturen: **(1)** Labium majus pudendi. **(2)** Labium minus pudendi. **(3)** Ostium urethrae externum. **(4)** Klitoris **(5)** Mons pubis. **(6)** Perineum.

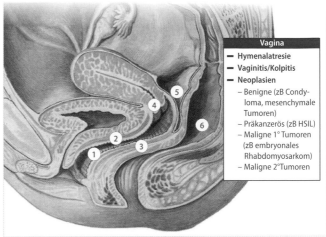

□ Abb. 2 Vagina u. angrenzende Strukturen: **(1)** Vagina. **(2)** Septum vesicovaginale. **(3)** Septum rectovaginale. **(4)** Cervix uteri. **(5)** Douglas-Raum. **(6)** Ampulla recti.

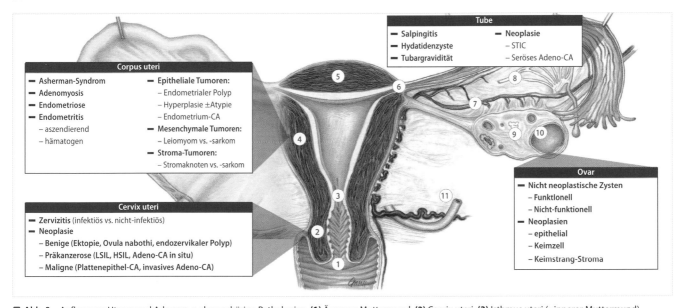

□ Abb. 3 Aufbau von Uterus und Adnexen u. dazugehörige Pathologien. **(1)** Äusserer Muttermund. **(2)** Cervix uteri. **(3)** Isthmus uteri (=innerer Muttermund). **(4)** Corpus uteri. **(5)** Fundus uteri. **(6)** Pars uterina tubae. **(7)** Ramus ovaricus u. tubarius. **(8)** Hilus ovarii. **(9)** Ovar. **(10)** Sprungreifer Follikel. **(11)** Ureter.

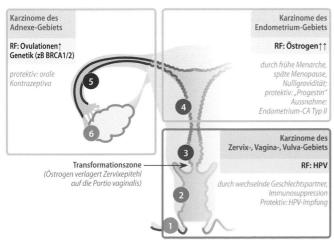

□ Abb. 4 „Tumorgebiete" nach Ursprungsepithel mit dazugehörigen Risikofaktoren. **(1)** Verhorntes Plattenepithel. **(2)** Unverhorntes Plattenepithel bis zur Portio der Zervix. **(3)** Einschichtiges, hochprismatisches Epithel. **(4)** Einschichtiges, hochprismatisches Epithel mit Stratum basale u. Stratum functionale. **(5)** Isoprismatisches Epithel mit Flimmerzellen u. Drüsenzellen. **(6)** Einschichtiges, flaches Mesothel. (©Cerny, Karlin, 2018 [12.1])

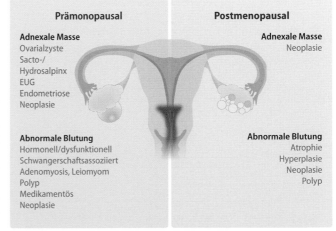

□ Abb. 5 Stark vereinfachte Gegenüberstellung zweier Leitsymptome und derer Differentialdiagnosen (adnexale Masse und abnormale Blutung) bei prä- vs. postmenopausalen Frauen. (©Cerny, Karlin, 2018 [12.2])

```
                                    ┌─────────────────┐
                                    │      Vulva      │
                                    └─────────────────┘
```

| Congenital | Entzündlich / Infektiös | Neoplasie |

Neoplasie → **benigne** · **präkanzerös** · **maligne**

Intersexuelles Genitale

- E < 1:1'000
- Ä ▬ Adrenogenitales Syndrom 95%: 21-Hydroxylase-Mangel
  - ▶ Kap. 20, Nebenniere
  - ▬ Swyer-Syndrom
  - ▬ 5α-Reduktase-2- Mangel
- T abhängig von interdisziplinärem Konsilium und Patientenwunsch

Infektiöse Vulvitis

- Ä häufig: Bakterien, Pilze, HSV; selten: VZV, Molluscum contagiosum, Lues, Gonorrhoe, Scabies
- K Rötung, Schmerz/Ulzera (HSV), Kondylom, indol. solitäres Ulkus (Lues? DD Tumor?)
- Mi Nativpräparat (Bakterien, Mycelien, Trichomoniasis)
- T gemäss Ursache

Bartholin-Zyste/Abszess

- E häufig
- P Gangobstruktion → Zyste, sekundäre Infektion (Staphylokokken) → Abszess
- T Marsupialisation, Antibiotika

Hidradenitis suppurativa

▶ Kap. 17, Haut
- ÄP oft rasurbedingt; Lokalisation: ischiokrurale Falte über Adduktorensehne

Vulväre Dermatosen

▶ Kap. 17, Haut

Ekzematöse Dermatitis

- E häufig
- P endogen: atopische, seborrh. Dermatitis. Exogen: irritative, allerg. Kontaktdermatitis

Psoriasis

- E oft vulväre Beteiligung
- P Trigger: Reiben, Infekt

Lichen sclerosus

- E ~3 %, breites Altersspektrum inkl. Kinder
- Ä Autoimmunerkrankung
- K asymptomatisch bis schwerer Pruritus
- Ma weisse Plaques, Atrophie
- Mi Epithel atroph o. hyperkeratotisch. Hyaline Fibrose. Lymphozyten-Infiltrat
- DD Frühform ähnelt Lichen planus
- Ko progredient. Selten Plattenepithel-CA (3–4%)

Lichen planus

- K sehr variabel: Schmerz, Dyspareunie, Kontaktblutung
- Ma weisse Streifung, Erosion
- DD Lichen sclerosus, Arzneimittelexanthem, Pilzinfekt
- Ko Plattenepithel-CA

Papilläres Hidradenom

- E hfgst. benigner Vulva-Tumor
- Ä spezialisierte anogenitale Drüsen im Interlabialsulkus
- K Masse/Zyste im Interlabialsulkus, ggf. exophytisch prolabierend
- Mi papilläre Epithelzellproliferate innerhalb einer Zyste
- T komplette Exzision
- Pr Rezidiv b. inkompletter Exzision

Condyloma acuminatum (kondylomatöse LSIL)

- E junge Frauen
- Ä HPV low risk (6, 11)
- Ma exophytische, warzige Tumoren (selten solitär)
- Mi Akanthose, Papillomatose, Hyperkeratose, leichte Dysplasie, Koilozyten
- DD seborrhoische Keratose
- T Überwachung, Entfernung (topische Substanzen, Kryotherapie, Elektrokauterisation, Exzision)
- Pr spontane Regression. Rezidive b. Immunsuppression o. begleitender HSIL; Partnerbehandlung!

Niedriggradige squamöse intraepitheliale Läsionen (LSIL)

= vulväre intraepith. Neoplasie 1 (VIN1)
- E gebärfähiges Alter
- Ä HPV low u. high risk
- K Pruritus, Irritiation, Wundheit; 1/3 asymptomatisch
- Ma Makula, Plaque, Papel, verrukös, hyperkeratotisch. Essigweiss
- Mi s. LSIL der Zervix
- D Biopsie
- T Überwachung
- Pr idR Regression, sehr kleines Progressionsrisiko

Hochgradige squamöse intraepitheliale Läsionen (HSIL)

= vulväre intraep. Neoplasie 2,3 (VIN2,3)
- Ä HPV Typ 16 u. 18
- E Peak in der Prämenopause; Erhöhtes Risiko für CIN u. AIN; RF: HIV, Rauchen
- D Biopsie
- Mi s. HSIL der Zervix
- T Exzision, Laserablation, topische Therapie
- Pr invasives Karzinom zum Zeitpunkt der Diagnose o. im Verlauf im höheren Alter u. bei grossen Läsionen (20%); Rezidiv in 15% nach kompletter Entfernung, in 50% nach inkompletter Entfernung

Vulväre intraepith. Neoplasie vom differenzierten Typ

- E ältere Frauen
- Ä Assoziation mit Lichen sclerosus u. planus. HPV-unabhängig
- K siehe Lichen sclerosus / Lichen planus
- Ma hyperkeratotische, weisse o. erythematöse Läsion
- Mi Akanthose, nur basal gelegene Atypien
- Ko starke Assoziation mit invasivem Plattenepithelkarzinom
- T vollständige Entfernung

Plattenepithelkarzinom

▶ Kap. 17, Haut
- Ä ▬ HPV-assozziert: HPV high risk, HSIL, Rauchen
  - ▬ HPV-unabhängig: fraglich chron. Entzündung (Lichen sclerosus, Lichen planus)
- P HPV-Infektion (s. Zervix); TP53-Mutation
- Ma nodulärer, verruköser, ulzerierter Tumor
- T vollständige Entfernung, Lymphonodektomie
- Pr abhängig von Nodalstatus. Frühe Karzinome zeigen niedrige Rezidivrate

Basalzellkarzinom (Basaliom)

▶ Kap. 17, Haut

Extramammärer M. Paget

- E Postmenopause
- Ä In-situ-Adenokarzinom mit apo-/ekkriner Differenzierung
- P ▬ Primär vulvär
  - ▬ Sekundäre Ausbreitung eines Adenokarzinoms der Hautadnexe o. eines anorektalen M. Paget
- K Pruritus
- Ma Rötung, ekzematös (ähnlich einer Dermatose)
- Mi Karzinomeinzelzellen (Paget-Zellen) in der Epidermis (ähnlich dem M. Paget der Mamille)
- T vollständige Exzision
- Pr hohe Rezidivrate; Progression zu invasivem Karzinom selten (1–20%)

Malignes Melanom

▶ Kap. 17, Haut
- Ä UV-unabhängig
- E zweithäufigstes Vulva-Malignom
- K Pruritus, Blutung, Massenläsion
- DD extramammärer M. Paget, atypischer genitaler melanozytärer Naevus

12

HPV	Humane Papillomviren	IUD	*intrauterine device* (Intrauterinpessar)	VIN	*Vulval intraepithelial neoplasia*
HSV	Herpes-simplex-Virus	LEEP	*Loop Electrosurgical Excision Procedure*	VZV	Varizella-Zoster-Virus
HRT	*Hormone replacement therapy* = Hormonersatztherapie	LSIL	*Low-grade squamous intraepithelial lesion*		
HSIL	*High-grade squamous intraepithelial lesion*	SS	Schwangerschaft		

Vagina

Congenital

Infektiös

Neoplasie

benigne

präkanzerös

maligne

Hymenalatresie
P fehlende Fusion Müller-Gang mit Sinus urogenitalis
K primäre Amenorrhoe
Ko retrogr. Menstruation, Hämatokolpos

Vaginalseptum
ÄP Spektrum d. Müller-Dysgenesie
K Menstruationsstörung, Dyspareunie, Infertilität, Geburtskomplikation

Isolierte vaginale Agenesie
E sehr selten
Ko retrograde Menstruation, pelvine Endometriose

Testikuläre Feminisierung
Engl.: Androgen Insensitivity Synd (AIS), »Hairless Woman«
Ä Testosteron-Rezeptor-Defekt
P genetisch XY, Testosteron-Rezeptor-Defekt führt zu weibl. Phänotyp ohne Vagina / Uterus, Hoden meist inguinal
Ko maligne Transformation des Hodens

Infektiöse Vaginitis/Kolpitis
E häufig
K Ausfluss, zT auf Ursachen hinweisend
D Direktpräparat, zytolog. Abstrich

Bakterielle Vaginose
E 50% aller Vaginitiden
Ä Mischinfektion (Gardnerella vaginalis, Anaerobier)
P pH > 4,5 (Lactobacillus ↓)
K dünner, weisslicher Ausfluss, Fisch-Geruch va. nach Kontakt mit Sperma, Pruritus
Ko Keimaszension; Frühgeburt, Chorioamnionitis
Mi Zytologie: „Clue cells"
T Metronidazol

Trichomoniasis
Ä Trichomonas vaginalis
P sexuelle Übertragung
K dünner, gelblich-grüner übel riechender Ausfluss, Pruritus, Dyspareunie
Mi Erreger im Nativpräparat ruckartig mobil; Zytologie: schildförmige Erreger, entzündliches Bild
T Metronidazol, Partner-Mitbehandlung!

Candidiasis
Ä Candidaspezies, Übertragung sexuell o. asexuell (zB Sauna), unter/nach antibiotischer Therapie
K Sekret krümelig, weisslich; asymptomatisch o. Pruritus
Mi Myzelien (im Nativpräparat)
T Fungizide topisch o. systemisch; oft Rezidive (wegen Sporen); dann ggf. serielle Intervallbehandlung notwendig

---

Condyloma acuminatum
Syn.: kondylomatöse LSIL
► Abschn. Vulva; Zervix
E häufig

Benigne mesenchymale Tumoren
E selten
Mi ▬ Leiomyom
▬ Rhabdomyom
► Kap. 14, Weichteile

Niedriggradige squamöse intraepitheliale Läsionen (LSIL)
= *vaginale intraepith. Neoplasie 1 (VaIN1)*
► Abschn. Vulva; Zervix

Hochgradige squamöse intraepitheliale Läsionen (HSIL)
= *vaginale intraep. Neopl. 2,3 (VaIN2,3)*
► Abschn. Vulva; Zervix
E Assoziation mit zervikaler HSIL

Plattenepithelkarzinom
► Abschn. Vulva; Zervix
E primär selten; meist ex zervikalem o. vulvärem Plattenepithel-CA; meist 7. Dekade
Ä HPV high risk versus HPV-unabhängig (untere Vagina)
P obere Vaginahälfte → pelvine LK-Metastasen; untere Vaginahälfte → inguino-femorale LK-Metastasen
K schmerzlose vaginale Blutung, Dyspareunie
Ma Vaginahinterwand, oberes Drittel: exophytisch, ulzeriert
T primär Bestrahlung; radikale Vaginektomie
Pr ähnlich Zervix-CA; Lokalrezidiv innert 2 J

Klarzelliges Adenokarzinom
E historische Seltenheit, Pubertät – 3./4. Dekade
Ä intrauterine Diethylstilbestrol-Exposition (bis 1971 zur Abortprävention eingesetzt)
K asympt. o. vaginale Blutung
T Operation, Radiotherapie.
Pr generelle Überlebensrate 80%

Embryonales Rhabdomyosarkom
Syn.: Sarcoma botryoides
E hfgst vaginales Sarkom; 90% < 5 LJ
K vaginale Masse u. Blutungen
Ma polypöser Tumor, Oberfläche glatt o. ulzeriert, Schnittfläche weich, nekrotisch
Mi polypös. Zellreiche Zone („Kambium-Schicht") unter Oberflächenepithel; spindelige Tumorzellen; selten Rhabdomyoblasten mit intrazytoplasmatischer Querstreifung; viele Mitosefiguren
Th Radiotherapie, Chemotherapie ± Operation
Pr Heilungsrate 90–95 %

Sekundäre Tumoren
E häufiger als primäre vaginale Tumoren!
Ä ▬ Zervix-CA
▬ Endometrium-CA
▬ Tuboovarielles CA
▬ Kolorektales CA
P direkte Ausdehnung, lymphovaskuläre Metastasierung
K vaginale Blutung
Pr schlecht

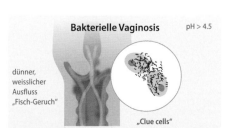

Bakterielle Vaginosis   pH > 4.5

dünner, weisslicher Ausfluss „Fisch-Geruch"

„Clue cells"

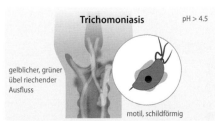

Trichomoniasis   pH > 4.5

gelblicher, grüner übel riechender Ausfluss

motil, schildförmig

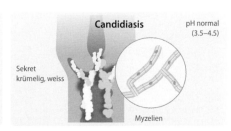

Candidiasis   pH normal (3.5–4.5)

Sekret krümelig, weiss

Myzelien

Organübergreifend

Cervix uteri

Congenital

Entzündlich / Infektiös

Neoplasie

metaplastisch   **präkanzerös**   **maligne**

Müller-Agenesie
Syn.: Mayer-Rokitansky-Küster-Syndrom
Def Fehlen von Tuben, Uterus u. Vagina b. vorhandenen Ovarien
P keine Müller-Gänge
K normale Vulva ohne Vagina; primäre Amenorrhö, Sterilität
Spez.: **unilaterale Müller-Agenesie**
— Uterus unicornis

Müller-Dysgenesie
P graduelle Fusionsstörung
— Uterus bicornis
— Uterus septus
— Uterus duplex
± Vagina septa
K Geburtskomplikationen
Ev. Frühgeburt

Infektiöse Zervizitis
Ä — Bakterien: β-Streptokokken, Gardnerella vaginalis, N. gonorrhoeae, Chlamydien, T. pallidum
— Viren: HSV
— Pilze: Candida
— Parasiten: Trichomonas vaginalis
K symptomarm
Ko aszendierender Infekt (▶ PID, siehe Tube, post partum o. post abortum Endometritis), vertikale Transmission an Kind (Abort, Frühgeburt, Chorioamnionitis, neonatale Sepsis), sexuelle Transmission an Partner
D asymptomatisch o. Kontaktblutung
Mi akute o. chronische Entzündungsreaktion
T je nach Erreger

Nicht-infektiöse Zervizitis
Ä physikalisch (Fremdkörper, zB IUD-Faden, Instrumentierung)
K asymptomatisch o. Fluor
Ko sekundäre Infektion
Mi Nekrose, akute u. chronische Entzündungsreaktion
T keine, ggf. kausal

Glanduläre Ektopie / Plattenepithelmetaplasie
Ä physiologische Verschiebung der Junktionszone von endozervikalem Zylinderepithel u. ektozervikalem Oberflächenepithel
P ab Pubertät Ausbreitung des endozervikalen Zylinderepithels in Richtung Ektozervix = glanduläre Ektopie → sekundäre Plattenepithelmetaplasie → zervikale Transformationszone = Zone zwischen ursprünglicher u. neuer Junktionszone
K asymptomatisch (evt. Kontaktblutung)
Ko Transformationszone ist anfällig für onkogene Stimuli (HPV-Infektion)
D Kolposkopie
DD SIL
Pr per se physiologisch

Ovula Nabothi
Ä Retentionszysten der Zervixdrüsen
P Plattenepithelmetaplasie in der Transformationszone obstruiert Drüsenausführungsgang
K asymptomatisch
T keine

Endozervikaler Polyp
E häufig, 4.-6. Dekade
K asymptomatisch, Blutungen, Leukorrhoe
Ma Polyp
Mi Polyp mit fibrovask. Stroma, bedeckt v. endozervikalem Zylinderepithel. Erosion / Ulkus, Plattenepithelmetaplasie
T Exzision, Kürettage

Niedriggradige squamöse intraepitheliale Läsionen (LSIL)
= *cervikale intraepith. Neoplasie 1 (CIN 1)*
E häufig, Prävalenz 80% b. 30 J., 5% b. 60 J.
Ä HPV-Infekt der Transformationszone (80% high risk, 20% low risk)
P Virusproteine E6, E7 verändern Zellzyklus (p53, Rb) der Wirtszelle
K asymptomatisch
D Kolposkopie, zytologischer Abstrich, Portiobiopsie
Ma nicht sichtbar o. essigweiss
Mi s. Abb. unten, Koilozyten.
T Überwachung
Pr häufig Regression innert 12 Mo. RF für Progression zu HSIL: HPV Typ 16, Immunsuppression, Rauchen, hohes Alter
Spez.: **Condylomata acuminata** nicht flach, sondern exophytisch wachsend

Hochgradige squamöse intraepitheliale Läsionen (HSIL)
= *cervikale intraepith. Neopl. 2,3 (CIN 2,3)*
E oft 4. Dekade, jedoch breites Altersspektrum
Ä HPV high risk Typen (in 50% Typen 16 u. 18)
P unklar, ob ex LSIL o. de novo
K asymptomatisch
D Kolposkopie, zytolog. Abstrich, Portiobiopsie
Ma unsichtbar o. essigweiss
Mi p16-IHC positiv
T vollständige Entfernung (Konisation, LEEP)
Pr Progression zu Karzinom unbehandelt 0,5–1% pro Jahr. 30–50% Regression

Adenocarcinoma in situ
E 4. Dekade
Ä HPV high risk Typen (16, 18)
K asymptomatisch
D Abstrich: atypische glanduläre Zellen; weniger sensitiv als für SIL!
Mi endozervikale Zylinderepithelien mit Atypien, p16-IHC positiv
T Konisation o. Hysterektomie
Pr niedriges Rezidivrisiko nach Konisation

Plattenepithelkarzinom
E 2.–3.-häufigstes Malignom der Frau weltweit, in entwickelten Ländern selten wegen Screening, 35–70 J.
Ä HPV-assoziiert (70% Typen 16, 18). RF: frühe sexuelle Aktivität, HPV Typ 16, Immunsuppression (HIV), Rauchen, ca. 5% HPV-unabhängig
P Sequenz: HPV-Persist. → LSIL → HSIL → invasives CA (über Jahre)
K erst spät (!): Blutungen
Ko Ureterobstruktion, vesiko-, rektovaginale Fistel, Lymphödem der Beine
Ma Ektozervix exophytisch papillär polypoid, endophytisch infiltrativ, ulzeriert
Mi verschiedene Karzinomtypen
T — <3mm: Hysterektomie.
— >3mm: Wertheim-OP, Rx, Cx
Pr abh. v. Tumorvolumen, Infiltrationstiefe, Gefässinvasion, FIGO-Stadium, Alter

Invasives Adenokarzinom
E 5.–6. Dekade. 10-25% aller invasiven Zervixkarzinome in entwickelten Ländern (Screening-Effekt weniger Plattenepithel-CA)
Ä HPV-assoziiert: HPV high risk (18 > 16, 45). ~15% HPV-unabhängig.
P Adenocarcinoma in situ → invasives CA
K Blutungsstörung, Massenläsion.
Ma endozervikal. Exo- o. endophytisches Wachstum (Fassförmige Zervix)
Mi verschiedene Karzinomtypen. Begleitende HSIL.
Pr ähnlich Plattenepithel-CA

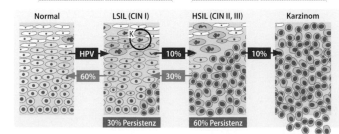

Normal   LSIL (CIN I)   HSIL (CIN II, III)   Karzinom

Monate   Jahre

HPV   10%   10%
60%   30%

30% Persistenz   60% Persistenz

Progression der zervikalen intraepithelialen Neoplasie
Eine Zervixbiopsie wird oft nach einem abnormalen zytologischen Abstrich (Pap-Abstrich) durchgeführt. Histologisch charakteristisch sind für den HPV-Infekt die Koilozyten („K" im Bild), die HPV-befallene Plattenepithelzellen sind. Die CIN (SIL) ist histologisch gekennzeichnet durch eine proliferative Aktivität (Mitosefiguren), Zellvermehrung, Architekturstörung u. Zellatpien. Diese Veränderungen liegen b. der CIN I im untersten, b. der CIN II im untersten u. mittleren Plattenepitheldrittel u. b. der CIN III in allen Plattenepithelschichten.
In den vergangenen Jahren gab es bezüglich der Nomenklatur einige Änderungen: So hat man zum Beispiel - wegen der Schwierigkeit der Unterscheidung von CIN II u. III - diese nun in HSIL zusammengruppiert (histologische Nomenklatur nun ähnlich zur zytologischen Nomenklatur).

12

Corpus uteri

Entzündlich / Infektiös

Reaktiv

Neoplasie

epithelial

benigne / präkanzerös

maligne

mesenchymal

benigne

Endometritis
Ä infektiös, unspezifische vs. spezifische Erreger (Chlamydien, Mycoplasma, HSV, Actinomyces, CMV)
P ▬ Aszendierend:
       RF: IUD, Instrumentierung, Abort, post partum
   ▬ Hämatogen (selten): Tbc, Toxoplasmose
K Vgl. ▶ PID, Abschnitt Tube; Fieber, Bauchschmerzen, Leukozytose, Ausfluss, Schmierblutungen, Infertilität
Mi Entzündungszellinfiltrate (Plasmazellen), Fibrose
T Antibiotika iv, ggf. kausal

Asherman-Syndrom
Ä ▬ idR iatrogen (nach Curettage o. Endometriumablation)
   ▬ Selten: Tbc
P Vernarbung
Ma Synechien
Mi Endometriumatrophie u. -fibrose
K evt. Amenorrhoe (falls komplette Atrophie)
Ko Infertilität, SS-Komplikationen (Placenta praevia, Placenta accreta, Frühgeburt)
T Adhaesiolyse, Hormontherapie

Adenomyosis
vormals: Endometriosis interna
Def Durchsetzung des Myometriums mit Endometriuminseln
E 15–30 % der Hysterektomiepräparate
Ä unklar; Östrogen, immunologisch?
P versprengtes Endometrium „menstruiert" mit
K Blutungsstörungen, Dysmenorrhoe
D Sonographie
Ma Zysten im Myometrium, Myometriumhypertrophie
Mi Endometriuminseln (Drüsen, Stroma) innerhalb des Myometriums
T Gestagene, Hysterektomie
Pr benigne

Endometriose
E häufig
Ä RF: frühe Menarche, Nullipara; nicht ganz klar, Theorien:
   ▬ retrograde Menstruationstheorie
   ▬ embryoanale Theorie: ektopes Restgewebe
   ▬ Metaplasietheorie
P Zyklische Hyperplasie u. Degeneration, rezidivierende Hämorrhagien führen zu Fibrosierung (▶ Endometriose-Zyste, Ovar)
K Dyspareunie, Dysmenorrhö Beckenschmerzen, Infertilität
D Laparoskopie ± Biopsie

Endometrialer Polyp
E 4. – 5. Dekade, prä-, peri-, postmenopausal
Ä Östrogen ↑ ua durch HRT, Tamoxifen (wirkt agonistisch am Endometrium)
P Stromale Komponente ist klonal
K Blutungsstörungen
Ko Infertilität, Endometritis
Ma gestielter o. breitbasiger intrakavitärer Polyp
Mi proliferierte endometriale Drüsen und Stroma. Ev. fokale EIN.
T Kürettage
Ko per se benigne. Falls EIN → Risiko für invasives Karzinom

Endometriale Hyperplasie ohne Atypie
E Peri-/ Postmenopause
Ä Hyperöstrogenismus (exogene Östrogene ohne Gestagen, anovulatorische Zyklen, Adipositas, PCOS), Diabetes
P diffuse Endometriumhyperplasie (keine Neoplasie)
K Blutungen
Ma Endometrium verdickt
Mi Vermehrung der endometrialen Drüsen
Pr Progression zu Endometriumkarzinom in 1 – 3%
T Gestagentherapie, Überwachung

Endometriale atypische Hyperplasie
Syn.: Endometriale intraepitheliale Neoplasie, EIN
E Peri-/ Postmenopause
Ä s. endometriale Hyperplasie ohne Atypien
P monoklonal
K Blutungen
Ma Endometrium normal o. verdickt.
Mi Vermehrung der endometrialen Drüsen mit zusätzlich architekturellen und zytologischen Atypien
Pr gleichzeitiges invasives Karzinom in bis zu 40%
T Gestagentherapie, Überwachung, Hysterektomie (Ausschluss Karzinom, Karzinomprävention)

Endometriumkarzinom, endometrioider Typ (90%)
E postmenopausal (60j.)
   (< 50 LJ. b. Lynch-Syndrom
   ▶ Kap. 25, Her. Tumorsyndrome)
Ä Hyperöstrogenismus (Adipositas, PCOS, Nulliparität).
P EIN → invasives CA. Metastasierung lymphogen (iliakal, paraaortal), hämatogen (Lunge), transtubal (Adnexe), transperitoneal
K früh Blutungen
D zytol. Abstrich: evtl. atypische glanduläre Zellen
Ma exophytisch intrakavitär u./o. endophytisch infiltrativ im Myometrium
Mi ähnelt Endometriumdrüsen. Differenzierung: G1 - G3. Infiltration von Myometrium u. Zervix.
   Molekulare Klassifizierung mit IHC + PCR/Sequenzierung liefert prognostische Informationen:
   - POLE-ultramutiert
   - MMR-defizient
   - TP53-mutiert
   - kein spezielles molekulares Profil
T Hysterektomie, Adnexektomie, ±Lymphonodektomie, ± Rx, ± Cx
Pr abhängig von Stadium u. Grad

Endometriumkarzinom, seröser und hellzelliger Typ (10%)
E höheres Alter (70j.)
Ä unklar. Entsteht in langjährig atrophem Endometrium, nicht ex EIN. Hyperöstrogenismus kein RF. TP53-Mutation.
K Blutungen!
Mi Karzinomtypen: serös, hellzellig (s. Ovar). Differenzierung: highgrade / G3. Schwere zelluläre Atypien. Lymphgefässinvasion.
T wie Typ I
Pr schlechter als b. Typ I, rasche Metastasierung

Chorionkarzinom
siehe schwangerschaftsassoziierte Pathologien: ▶ Kap. 13

Vergleiche: ▶ Kap. 14, Weichteile

Leiomyom
E gebärfähiges Alter. Häufig (70% aller Hysterektomien)!
P Östrogen ↑ u. Gestagen ↑ (SS, HRT)
K asymptomatisch, Blutungsstörungen, Druck, Schmerzen
Ko Infertilität, SS-Komplikationen, Nekrose
Ma weisse Knoten, mögliche Lokalisationen: submukös, intramural u. subserös
Mi proliferierte glatte Muskelzellen. Regressive Veränderungen (Fibrose, ischämische Nekrose)
T GnRH-Analoga, Embolisierung, Myomektomie, Hysterektomie

Endometrialer Stromaknoten
E selten
K Blutungsstörung, Schmerzen
Ma Endo-, Myometrium, gelb, mehrere cm gross
Mi Proliferation endometrialer Stromazellen
T vollständige Entfernung (Ausschluss Stromasarkom)

maligne

Leiomyosarkom
E 40–60 J., selten
P metastasiert lymphogen u. hämatogen (Retroperitoneum, Lunge, Knochen)
K wie b. Leiomyom
Ma gelb, Nekrose, unscharf begrenzt
Mi zellreich, Mitosefiguren, Zellkernatypie, Nekrose, Myometriuminvasion
T Hysterektomie u. (in PMP) Adnexektomie. Cx-/Rx-Ansprechen schlecht
Pr 5-JÜ 15–35%.

Endometriales Stromasarkom
E selten
Ma wie endometrialer Stromaknoten
Mi prolif. endometrialer Stromazellen. Atypien, Myometriuminvasion.
T Hyster-u. Adnexektomie

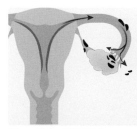

Endometrioseimplantate
Endometrioseimplantate können an vielen Stellen gefunden werden, ua an Ovarien, Peritoneum u. Ligamenten.
Die klinische Manifestation ist variabel u. reicht von asymptomatisch bis zu Dysmenorrhö, Dyspareunie u. chronischen Beckenschmerzen. Schmerzen können sich vor Beginn der Menstruation verschlimmern, was mit dem zyklusabhängigen Wachstum der Implantate zusammenhängt. Bis zu 50% der Frauen mit Endometriose sind unfruchtbar. Die Infertilität kommt durch die entstandene Entzündung u. Verwachsungen im Becken zustande.

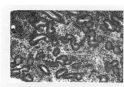

Endometriale Hyperpasie ohne Atypie

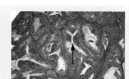

Endometriale atypische Hyperplasie

Tube

Entzündlich / Infektiös

Zystisch

Neoplasie

Ovar

Nicht neoplastische Zysten

funktionell

nicht funktionell

Pelvic inflammatory disease (PID)
Def klinischer Überbegriff für „oberen Genitalinfekt"
P ▪ Aszendierend: bakteriell, RF: Menstruation, sexuelle Aktivität, IUD
▪ Per continuitatem: zB Appendizitis, Divertikulitis
▪ Hämatogen: zB Tbc (su)
K Schmierblutungen (= Begleitendometritis), sehr schmerzhaft (=idR erst b. Salpingitis o. Peritonitis!)

Nicht spezifische Salpingitis
Syn.: Adnexitis
E Pubertät – Menopause
Ä idR bakteriell (Chlamydien, Gonokokken, Streptokokken, Mykoplasmen).
P Keimaszension b. Kolpitis/Zervizitis
K subfebril (Chlamydien) bis hochfebril (Gonorrhoe), Schmerzen
Ko ▪ Akut: Pyosalpinx, Tuboovarialabszess, Perihepatitis (FHC)
▪ Spät: Saktosalpinx, tuboovarielle Adhäsionen, EUG, Infertilität
Ma akut: Rötung, Fibrin u. Eiter auf Peritoneum. Chronisch: Hydro-, Saktosalpinx, Adhäsionen.
Mi akut: Ödem, Neutrophile, Pus. chronisch: Lymphozyten, Plasmazellen, Fibrose der Plicae.
DD Adenokarzinom der Tube (b. florider Entzündung)
T Antibiotika, ggf. Salpingektomie

Granulomatöse Salpingitis
E selten
Ä Tbc (hämatogen), Parasiten (Oxyuren, Schistosomen), FK-Reaktion (Stärke, Talk), Sarkoidose, M. Crohn
DD Adenokarzinom der Tube

Tuboovarieller Abszess (TOA)
Ä iR. PID: polymikrobiell (areobe u. anaerobe Organismen)
K Unterleibsschmerzen, Fieber, Schüttelfrost
D US, CT
Ko rupturierter TOA: aktues Abdomen, lebensgefährlich

Hydatidenzyste
E häufig
Ä angeborener Rest des Müller-Gangs
K asymptomatisch, ev. sonographischer/laparoskopischer Zufallsbefund
Ma von Fimbrien ausgehende, einkammerige, dünnwandige Zyste
Mi Auskleidung durch seröses Epithel
Pr harmlos

Tubargravidität
E häufigste Lokalisation einer EUG
Ä Adhäsionen (nach PID, Appendizitis, Endometriose, Laparotomie), Salpingitis isthmica nodosa; selten in normaler Tube
P eingeschränkte Motilität der Tube → verzögerter Ei-Transport → Implantation in Tube
D Serum-beta-HCG, Sonographie
Ma Tube fokal aufgetrieben (Saktosalpinx), hämorrhagische Nekrose (Hämatosalpinx), Ruptur
Mi Chorionzotten im Tubenlumen, Trophoblast in der Tubenwand (Implantationsstelle), hämorrhagische Tubenwandnekrose
K Bauchschmerzen, akutes Abdomen
Ko Tubenruptur
T Salpingektomie

Seröses tubares intraepitheliales Karzinom (STIC)
Syn.: Adenocarcinoma in situ der Tube
E in prophylaktischen Adnexektomie-Präparaten b. BRCA1/2-Keimbahnmutation, b. gleichzeitigem pelvinem high-grade serösem Karzinom
P BRCA1/2-Mutation. TP53-Mutation. Mutmasslicher Ausgangspunkt der meisten ovariellen u. peritonealen serösen Karzinome
K asymptomatisch
Ko Progression zu invasiven high-grade serösen CA
Ma nicht sichtbar
Mi distal (Fimbrien o. Infundibulum). Intraepitheliale flache Proliferation atypischer Zellen. IHC: p53 mutiert. Keine Stromainvasion
T mit Salpingoophorektomie therapiert (gilt für reInes In situ CA)
Pr exzellent b. reinem in situ CA

Seröses Adenokarzinom
P Ausgangspunkt STIC
D ev. positiver PAP-Abstrich, Sonographie
Ma früh: mm-grosser Knoten in Tubenfimbrien; spät: transmuraler Tumor. Ausbreitung per continuitatem im kleinen Becken (Ovarien, Uterus, Douglas) u. Peritoneum (Omentum, Zwerchfell)
Mi Invasion. s. Ovar
Pr ▶ Ovar

Follikuläre Zyste
Def persistierender präovulatorischer Follikel > 3 cm ø
E sehr häufig; Pubertät bis Perimenopause
P Dysfunktion der hypophysären-ovariellen Achse. Östrogenproduktion
K Blutungsstörungen, Schmerzen, Erbrechen + Diarrhoe (b. iatrogener Überstimulation)
Ko Torsion (selten)
D muss zystisch sein (su)
Mi Zyste mit nicht luteinisiertem Follikelepithel
T Gestagen

Simple Zyste
P regressiv veränderte Zyste follikulären Ursprungs
K meist asymptomatisch
Ma unilokulär, enthält klare Flüssigkeit, mehrere Zentimeter gross
Mi Zyste mit Auskleidung durch ein einschichtiges, abgeflachtes, unspezifisches Epithel, umgeben von Fibrosesaum

Corpus luteum Zyste
P übermässige Blutung nach Ovulation -> verzögerte Involution
K meist asymptomatisch
D Sonographie: heterogen, spinnwebenartige Binnenechos
Ma mehrere Zentimeter gross
Mi Zyste mit Auskleidung durch ein mehrschichtiges luteinisiertes Follikelepithel, ± intraluminales Blut, ± Regressionszeichen

---

Inklusionszysten
E häufig, mit zunehmendem Alter
P abgeschnürtes modifiziertes Mesothel der Ovaroberfläche mit sekundärer tubarer / seröser Metaplasie. Ev. auch periovulatorisch implantiertes Tubenepithel. Fraglicher Ausgangspunkt für einen Teil der serösen high-grade Karzinome des Ovars
K asymptomatisch
Ma < 1 cm ø. Multipel, bilateral
Mi Zysten im oberflächennahen Cortex, einschichtiges simples Epithel v. serösen / tubaren Typ
DD seröses Zystadenom (> 1 cm ø)
Pr per se banal

Endometriose-Zyste
E häufig
P ▶ Abb. „Endometriose-implantate" Abschn. 12.5
K ± Beschwerden
Ko maligne Transformation möglich (idR > 40J.)
Ma bis 15 cm ø. Altes Blut (braun, zäh, klebig) im Lumen („Schokoladenzyste")
Mi Zyste mit endometrioidem Epithel, endometrioidem Stroma. Blutungszeichen (Siderophagen), Fibrose
Pr per se benigne. Assoziation mit endometrioidem u. hellzelligem Adeno-CA des Ovars

Polyzystisches Ovar (PCO) / Polycystisches Ovar Synd. (PCOS)
Def PCO: sonographischer Ovarbefund (subkapsuläre Follikel, „Perlenkette"). PCOS: klinisches Bild b. PCO
E PCO bis 10% aller Frauen
ÄP unklar, ggf. genetische RF
K Anovulation, Infertilität, Androgen ↑ (Hirsutismus), Östrogen ↑, Insulinresistenz / DM Typ 2, Adipositas uam
Ko indirektes Malignitätspotenzial durch Östrogen ↑ (Endometrium-CA, 1%)
Ma Ovarien vergrössert, multiple Zysten < 1 cm ø
Mi multiple präovulatorische Follikel
T Gestagen + Antiandrogen

Ovarialtorsion
Ä Missverhältnis: grosse Masse vs. ausgedünnter Stiel, zB b. follikulärer Zyste, Ovarialfibrom, Teratom, Ovarial-CA
P/K Infarzierung → stärkste Unterbauch-Sz
D/T Sonographie, Laparoskopie → OP (Detorquierung vs. Resektion)

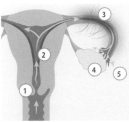

Sammelbegriff: Pelvic inflammatory disease (PID)
Anatomisch bezieht sich PID auf einen akuten Infekt der oberen Genitalstrukturen b. Frauen. Unerkannte u. unbehandelte Zervizitiden (1) können „aufsteigen" u. zur PID führen. PID umfasst ua die (2) Endometritis, (3) Salpingitis, (4) Oophoritis. Ferner kann es zum tuboovariellen Abszess u. zur (5) Peritonitis kommen. Die am häufigsten identifizierten Erreger b. der PID sind sexuell übertragbare Pathogene wie zB N. gonorrhoeae, C. trachomatis. Jedoch sollte PID als eine gemischte (fakultativ anaerobe u. anaerobe) polymikrobielle Infektion angesehen u. behandelt werden.

3 Sonographische Engramme ovarialer Massen

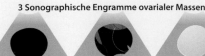

Einfache Zyste	Komplexe Zyste	Solide Masse
Kontrolle ab 4–5 cm Ø	Nie funktionell! Weitere Abklärungen immer nötig!	

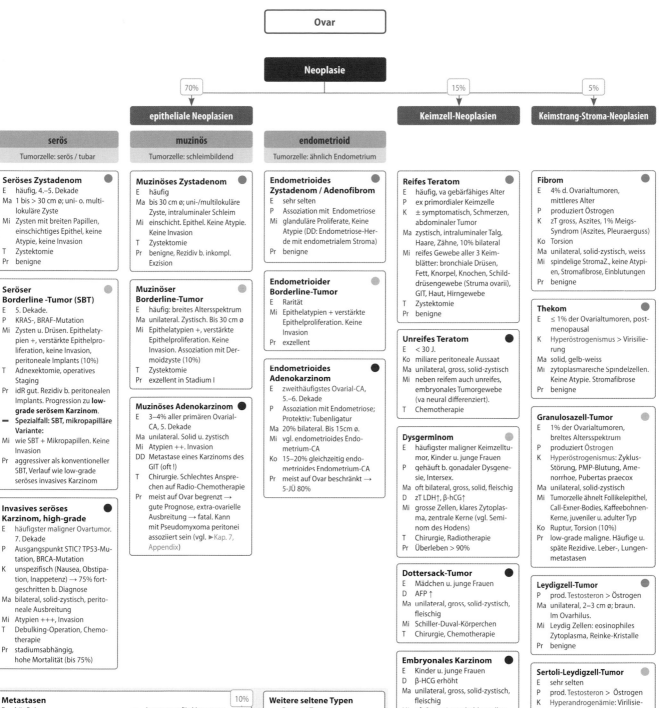

Ovar

Neoplasie

70% · 15% · 5%

epitheliale Neoplasien · **Keimzell-Neoplasien** · **Keimstrang-Stroma-Neoplasien**

epitheliale Neoplasien

serös	**muzinös**	**endometrioid**
Tumorzelle: serös / tubar	Tumorzelle: schleimbildend	Tumorzelle: ähnlich Endometrium

Seröses Zystadenom ⬤
- E häufig, 4.–5. Dekade
- Ma 1 bis > 30 cm ø; uni- o. multi-lokuläre Zyste
- Mi Zysten mit breiten Papillen, einschichtiges Epithel, keine Atypie, keine Invasion
- T Zystektomie
- Pr benigne

Seröser Borderline -Tumor (SBT) ◗
- E 5. Dekade.
- P KRAS-, BRAF-Mutation
- Mi Zysten u. Drüsen. Epithelatypien +, verstärkte Epithelproliferation, keine Invasion, peritoneale Implants (10%)
- T Adnexektomie, operatives Staging
- Pr idR gut. Rezidiv b. peritonealen Implants. Progression zu **low-grade serösem Karzinom.**
- ▬ Spezialfall: SBT, mikropapilläre Variante:
- Mi wie SBT + Mikropapillen. Keine Invasion
- Pr aggressiver als konventioneller SBT, Verlauf wie low-grade seröses invasives Karzinom

Invasives seröses Karzinom, high-grade ⬤
- E häufigster maligner Ovartumor. 7. Dekade
- P Ausgangspunkt STIC? TP53-Mutation, BRCA-Mutation
- K unspezifisch (Nausea, Obstipation, Inappetenz) → 75% fortgeschritten b. Diagnose
- Ma bilateral, solid-zystisch, peritoneale Ausbreitung
- Mi Atypien +++, Invasion
- T Debulking-Operation, Chemotherapie
- Pr stadiumsabhängig, hohe Mortalität (bis 75%)

Muzinöses Zystadenom ⬤
- E häufig
- Ma bis 30 cm ø; uni-/multilokuläre Zyste, intraluminaler Schleim
- Mi einschicht. Epithel. Keine Atypie. Keine Invasion
- T Zystektomie
- Pr benigne, Rezidiv b. inkompl. Exzision

Muzinöser Borderline-Tumor ◗
- E häufig: breites Altersspektrum
- Ma unilateral. Zystisch. Bis 30 cm ø
- Mi Epithelatypien +, verstärkte Epithelproliferation. Keine Invasion. Assoziation mit Dermoidzyste (10%)
- T Zystektomie
- Pr exzellent in Stadium I

Muzinöses Adenokarzinom ⬤
- E 3–4% aller primären Ovarial-CA, 5. Dekade
- Ma unilateral. Solid u. zystisch
- Mi Atypien ++. Invasion
- DD Metastase eines Karzinoms des GIT (oft!)
- T Chirurgie. Schlechtes Ansprechen auf Radio-Chemotherapie
- Pr meist auf Ovar begrenzt → gute Prognose, extra-ovarielle Ausbreitung → fatal. Kann mit Pseudomyxoma peritonei assoziiert sein (vgl. ▶ Kap. 7, Appendix)

Endometrioides Zystadenom / Adenofibrom ⬤
- E sehr selten
- P Assoziation mit Endometriose
- Mi glanduläre Proliferate, Keine Atypie (DD: Endometriose-Herde mit endometrialem Stroma)
- Pr benigne

Endometrioider Borderline-Tumor ◗
- E Rarität
- Mi Epithelatypien + verstärkte Epithelproliferation. Keine Invasion
- Pr exzellent

Endometrioides Adenokarzinom ⬤
- E zweithäufigstes Ovarial-CA, 5.–6. Dekade
- P Assoziation mit Endometriose; Protektiv: Tubenligatur
- Ma 20% bilateral. Bis 15cm ø
- Mi vgl. endometrioides Endometrium-CA
- Ko 15–20% gleichzeitig endometrioides Endometrium-CA
- Pr meist auf Ovar beschränkt → 5-JÜ 80%

Keimzell-Neoplasien

Reifes Teratom ⬤
- E häufig, va gebärfähiges Alter
- P ex primordialer Keimzelle
- K ± symptomatisch, Schmerzen, abdominaler Tumor
- Ma zystisch, intraluminaler Talg, Haare, Zähne, 10% bilateral
- Mi reifes Gewebe aller 3 Keimblätter: bronchiale Drüsen, Fett, Knorpel, Knochen, Schilddrüsengewebe (Struma ovarii), GIT, Haut, Hirngewebe
- T Zystektomie
- Pr benigne

Unreifes Teratom ⬤
- E < 30 J.
- Ko miliare peritoneale Aussaat
- Ma unilateral, gross, solid-zystisch
- Mi neben reifem auch unreifes, embryonales Tumorgewebe (va neural differenziert).
- T Chemotherapie

Dysgerminom ⬤
- E häufigster maligner Keimzelltumor, Kinder u. junge Frauen
- P gehäuft b. gonadaler Dysgenesie, Intersex.
- Ma oft bilateral, gross, solid, fleischig
- D zT LDH↑, β-hCG↑
- Mi grosse Zellen, klares Zytoplasma, zentrale Kerne (vgl. Seminom des Hodens)
- T Chirurgie, Radiotherapie
- Pr Überleben > 90%

Dottersack-Tumor ⬤
- E Mädchen u. junge Frauen
- D AFP↑
- Ma unilateral, gross, solid-zystisch, fleischig
- Mi Schiller-Duval-Körperchen
- T Chirurgie, Chemotherapie

Embryonales Karzinom ⬤
- E Kinder u. junge Frauen
- D β-HCG erhöht
- Ma unilateral, gross, solid-zystisch, fleischig
- Mi oft Synzytiotrophoblastzellen
- T Chirurgie, Chemotherapie
- Pr aggressiv, früh Metastasen

Keimstrang-Stroma-Neoplasien

Fibrom ⬤
- E 4% d. Ovarialtumoren, mittleres Alter
- P produziert Östrogen
- K zT gross, Aszites, 1% Meigs-Syndrom (Aszites, Pleuraerguss)
- Ko Torsion
- Ma unilateral, solid-zystisch, weiss
- Mi spindelige StromaZ., keine Atypien, Stromafibrose, Einblutungen
- Pr benigne

Thekom ⬤
- E ≤ 1% der Ovarialtumoren, postmenopausal
- K Hyperöstrogenismus > Virilisierung
- Ma solid, gelb-weiss
- Mi zytoplasmareiche Spindelzellen. Keine Atypie. Stromafibrose
- Pr benigne

Granulosazell-Tumor ⬤
- E 1% der Ovarialtumoren, breites Altersspektrum
- P produziert Östrogen
- K Hyperöstrogenismus: Zyklus-Störung, PMP-Blutung, Amenorrhoe, Pubertas praecox
- Ma unilateral, solid-zystisch
- Mi Tumorzelle ähnelt Follikelepithel, Call-Exner-Bodies, Kaffeebohnen-Kerne, juveniler u. adulter Typ
- Ko Ruptur, Torsion (10%)
- Pr low-grade maligne. Häufige u. späte Rezidive. Leber-, Lungenmetastasen

Leydigzell-Tumor ⬤
- P prod. Testosteron > Östrogen
- Ma unilateral, 2–3 cm ø; braun. Im Ovarhilus.
- Mi Leydig Zellen: eosinophiles Zytoplasma, Reinke-Kristalle
- Pr benigne

Sertoli-Leydigzell-Tumor ⬤
- E sehr selten
- P prod. Testosteron > Östrogen
- K Hyperandrogenämie: Virilisierung (Hirsutismus, Amenorrhoe, Brustatrophie, Heiserkeit), Aszites
- Mi Sertoli-, Leydig-Zellen
- Ko Ruptur

Vergleiche mit ▶ Kap. 11, Neoplasien des Hodens

Metastasen 10%
- E häufig!
- Ä Primaria: kolorektal, Magen (Krukenberg Tumor), pankreatobiliär, Appendix vermiformis (muzinös), Endometrium, Mamma (lobulär)
- D Erkennen prognose- u. therapierelevant

▬ Argumente für Metastase: klein (< 10 cm), bilateral, oberflächliche Ovarinfiltration; Siegelringzellen
▬ Argumente für Primärtumor: gross, unilateral, angrenzende Vorläuferläsion (Endometriose), Immunhistochemie (CK7 > CK20, PAX8, WT-1, ER/PR)

Weitere seltene Typen
▬ **Brenner-Tumoren**
Tumorzelle: Übergangsepithel. Benigner Brenner Tumor >> maligner/Borderline Brenner T.
▬ **Hellzellige Tumoren**
Hellzelliges Karzinom >> Hellz. Borderline-Tumor > Hellz. Adenom. Assoziation mit Lynch-Sy.

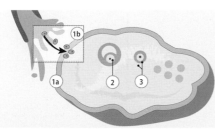

Ovarialtumoren
Histologisch sind Ovarialtumoren sehr vielfältig, da sie von einem der drei Zelltypen des Ovars ausgehen können: **(1a)** Oberflächenepithel, **(2)** Keimzellen u. **(3)** Keimstrang/Stroma. Die häufigsten Tumoren sind epithelialen Ursprungs u. machen insgesamt ca. 70% aller Neoplasien der Ovarien u. etwa 90% der malignen Tumoren aus.
Ein mutmasslicher Augsangspunkt für seröse high-grade Karzinome sind STIC (▶ Tube) **(1b)** u. ggf. Inklusionszysten.
Symptome der Ovarialtumoren treten oft erst spät auf. Die Diagnose wird in vielen Fällen in einem fortgeschrittenen Stadium gestellt. Dies geht in der Regel mit einer schlechten Gesamtprognose einher. Klinische Symptome sind ua Bauchschmerzen, Blähungen, Gewichtsverlust u. Pleuraerguss. Es existiert zur Zeit kein Screening-Verfahren u. der mit epithelialen Tumoren assoziierte Serummarker CA-125 eignet sich va. für Therapiemonitoring. Tumoren des Keimstrang/Stromas **(3)** können Hormone sezernieren u. entsprechende endokrinologische Veränderungen verursachen. Dignität farbkodiert: ⬤ benigne ⬤ Borderline/semimaligne ⬤ maligne

Mamma und Schwangerschafts-assoziierte Erkrankungen

Konstantin Dedes, Robert Lüchinger, Zsuzsanna Varga, Meike Körner, Thomas Cerny, Kirill Karlin

© Der/die Autor(en), exklusiv lizenziert an
Springer-Verlag GmbH, DE, ein Teil von Springer Nature 2023
T. Cerny und K. Karlin (Hrsg.), *PathoMaps*,
https://doi.org/10.1007/978-3-662-64927-5_13

13.1   Aus Sicht der Klinik

Mamma

Anamnese u. Leitsymptome:
- Schmerzen? Knoten? Lokalisation? Zyklusabhängig?
- Sekretion: uni- vs. bilateral? Blutig, serös, milchig?
- Begleitsymptome: Fieber (*Mastitis*)? Diplopie (*Prolaktinom*)?
- Medikamente *(va Hormone)*? Noxen?
- Risikofaktoren für Mamma-CA? Familiäre Häufung? (20% aller Mamma-CA!) Hereditäres Syndrom (*erbliche Genmutation zB BRCA1/2, TP53*)?

Klinische Untersuchung:
- Inspektion: Mamillenretraktion, Hautödem (peau d'orange), Rötung, Dermatose?
- Palpation: lokal, diffus, dolent, überwärmt? Axilla!

Zusatzuntersuchungen:
- Mammasonographie: erste Wahl zur Abklärung.
- Mammographie: Rtg, MRI (auch als Screening).
- Histologische Abklärung: Stanzbiopsie.
- Blutuntersuchung (zB Prolaktin).
- Abklatschzytologie b. Mamillensekretion.
- Mikrobiologie b. Mastitis.
- BRCA1/2-Mutationsanalyse bei Vd.a. hereditäres Sy.

Schwangerschafts-assoziierte Erkrankungen

Anamnese u. Leitsymptome:
- Frühere SS, Risikofaktoren für komplizierte SS?
- Uterus: Grösse korreliert mit SSW? Weich? Kontraktionen? Hart (*Abruptio placentae*)?
- Abgänge wässrig (Urin, Fruchtwasser), putrid (*Infekt*), blutig (*Abortus imminens, Placenta praevia, Abruptio placentae*)?
- Kindslage: Beckenendlage, Querlage, unklare Lage?
- BMI; Blutdruck, Reflexe ($\uparrow$ *bei Präeklampsie*)
- Hautverhältnisse, Ödeme, Varikosis.

Klinische Untersuchung:
- Labor: β-hCG, Blutgruppe, Blutbild, CRP, Leber-/Nierenwerte, TSH, Infektserologie, oGTT (24.SSW), vag. Abstrich (Chlamyd., Pilze), B-Streptokokken (36. SSW)
- US: Frucht intra-/extrauterin, Embryo/Fetus: ±vital, Grösse≈SSW, Morphologie? Gemini (mono-/di-)? Fruchtwassermenge, Cervixlänge? Chorion/Plazenta: Lokalisation, Struktur, Dicke, Hämatom? Art der Nabelschnur-Insertion, drei Gefässe vorhanden?

13.2   Aus Sicht der Pathologie

Mamma

Ausgangslage: starke Abhängigkeit von Lebensabschnitt
- Wie b. anderen Geschlechtsorganen variiert das Krankheitsspektrum der Mamma je nach biologischem Kontext: ist Patientin prämenopausal, schwanger, postmenopausal?
- Die Mamma ist einerseits exogenen Noxen (zB Infekt), andererseits endogenen Einflüssen (zB Hormonen) ausgesetzt. Die wiederkehrende, zyklusabhängige Proliferation ist ein wichtiger Faktor für die Entstehung von Neoplasien.

Diagnostik:
- Die Lichtmikroskopie ist zentral: Nachweis von Basalmembran (BM) u. einer Myoepithelschicht in den terminalen duktulo-lobulären Einheiten (TDLE) ist Ausgangspunkt für Einteilung von Mamma-Läsionen. Ein *DCIS* zB ist durch atypische intraduktale Proliferate b. erhaltener Myoepithelschicht/BM gekennzeichnet, beim invasiven duktalen Mamma-CA hingegen fehlen beide.
- Die Immunhistochemie (IHC) ist eine wichtige Stütze, zB beim Nachweis der BM/Myoepithelschicht, o. für die Unterscheidung zwischen benigner epithelialer Proliferation u. Präkanzerose: b. der *UDH* sind zB Marker für Östrogenrezeptor (*engl.* ER) u. basale Zytokeratine (CK5/6) heterogen mosaikartig positiv, während zB b. *ADH* o. *DCIS* ER hochreguliert u. CK5/6 verloren gegangen ist.
- Bei jedem neu diagnostizierten Mammakarzinom (o. Rezidiv) sind mittels IHC u./o. In-situ-Hybridisierung obligat zu bestimmen: Östrogen-/Progesteronrezeptor(PR)- u. Her2-Status sowie die Proliferationsfraktion (Ki-67).

Besonderheit: Heterogenität der Mammakarzinome
- „Mammakarzinom" ist eine heterogene Erkrankung, deren Prognose von der Summe folgender Faktoren abhängt:
- Konventionelle Faktoren (am Lichtmikroskop): Tumortyp, Tumorgrösse, Gefässeinbrüche, Grading, Nodalstatus.
- Prädiktive Faktoren: ER-, PR-, Her2-Status, Ki-67. Aus diesen können biologische Subtypen (Luminal A/B, Her2 positiv, *triple negativ*, ◘ Abb. 3) abgeleitet werden. Alle diese Faktoren werden für die Therapie-Entscheidung an der interdisziplinären Tumorkonferenz berücksichtigt.

Schwangerschafts-assoziierte Erkrankungen
- Pathologien in Früh-SS infolge zytogenetischer Anomalien o. Implantationsstörung. Klinische Endstrecke: Abort.
- Mittlere u. Spät-SS: Ursachen vielfältig (maternale, kindliche u. plazentäre Faktoren (◘ Abb. 2).

Schwierige Stellen

Eine Herausforderung bei der Mamma ist die Nomenklatur der benignen epithelialen Proliferationen. Einfacher fällt es, wenn man bewusst zwischen *klinischen, radiologischen u. pathologischen* Diagnosen unterscheidet. „Brustzysten" sind zunächst mal *radiologische* Diagnosen (◘ Abb. 4). Die „Mastopathie" ist eine *klinische* Diagnose (=Areal palpatorisch diffus vermehrter Dichte). Wird daraufhin eine Biopsie entnommen, kann von der Pathologie dann zB die Diagnose einer „gewöhnlichen duktalen Hyperplasie, *engl.* UDH" o. einer „sklerosierenden Adenose" gestellt werden.

An dieser Stelle sei erwähnt, dass neoplastische Veränderungen der Mamma letztlich *pathologische* Diagnosen sind. Diese werden gegenwärtig anhand von Morphologie, IHC-Muster sowie molekular-genetischen Untersuchungen eingeteilt. Erkenntnisse der letzten Jahre lassen sich in einer möglichen Kaskade der Tumorgenese zusammenführen (◘ Abb. 3).

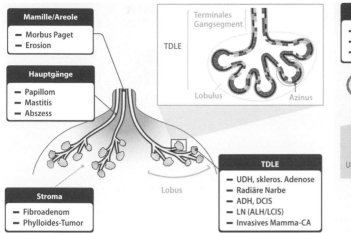

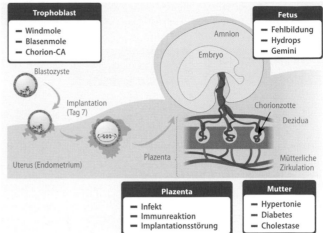

Abb. 1 Aufbau der gesunden Mamma u. eine Auswahl der assoziierten Pathologien. TDLE: Terminale duktulo-lobuläre Einheit. (©Cerny, Karlin, 2018 [13.1])

Abb. 2 Entwicklung der Frucht resp. der Plazenta im Laufe der Schwangerschaft u. damit verbundene Erkrankungen. (©Cerny, Karlin, 2018 [13.2])

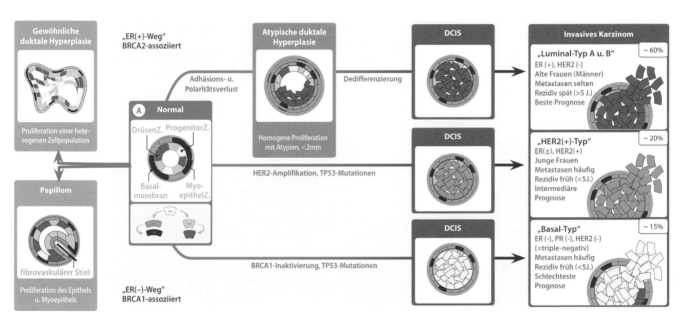

Abb. 3 Vereinfachtes Modell der benignen epithelialen Proliferationen u. Mamma-Neoplasien mit resultierenden molekularen Subtypen. Aus den Progenitorzellen (blassgelb) entstehen in der gesunden Mamma via Zwischenstufen (orange, hellblau) die Gang-/Drüsenzellen (blau) u. Myoepithelzellen (rot). (©Cerny, Karlin, 2018 [13.3])

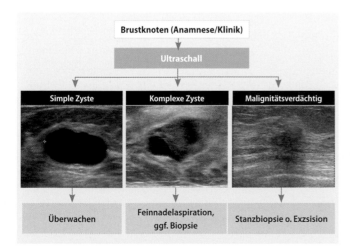

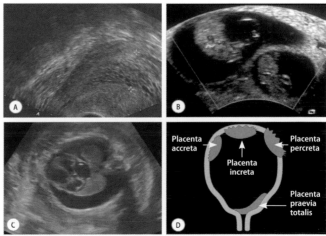

Abb. 4 Vereinfachte Darstellung der Ultraschallabklärung von Brustknoten. Malignitätsverdächtige Massen zeigen ua Infiltration des angrenzenden Gewebes. Eine weitere wichtige Modalität ist die Mammographie (hier nicht dargestellt), welche zusätzliche Hinweise auf Malignität geben kann (zB Mikrokalzifikationen).

Abb. 5 (A) „Schneegestöber" b. kompletter Blasenmole. **(B)** Geminigravidität (dichorial/-amnial). **(C)** Hydrops Fetalis: Pleuraergüsse, ausgeprägtes Hautödem. **(D)** P. accreta: am Myometrium verwachsen; P. increta: ins Myometrium eindringend; P. percreta: Myometrium perforierend. P. praevia totalis: Muttermund überwachsend.

Mamma

Entzündlich / Infektiös

Benigne epitheliale Proliferationen

Neoplasie

benigne

präkanzerös

maligne

Mastitis
Ä infektiös: meist S. aureus
P ▬ Mastitis puerperalis: durch Milchstau, Brustschwellung post partum; Infekt
   ▬ Mastitis non-puerperalis
Ko Mammaabszess
D non-puerperale Mastitis: immer Malignom-Ausschluss n. Abheilung! (DD Inflammatorisches CA)

Congenital

▬ **Akzessorisches Brustgewebe**
ca. 1% d. Bevölkerung, aus Resten der Milchleiste (Axilla bis Inguina möglich); Polymastie (Gewebe) vs. Polythelie (Nippel)
▬ **Brustasymmetrie**
häufiger Befund während Brustentwicklung, b. 25% der Patienten persistent

Trauma

Fettgewebs-Nekrose
Ä Trauma, Operation
D Verkalkungen in Mammographie
Mi Riesenzellen, Verkalkungen

Komplikationen b. Mamillen-Piercing
P Piercing als Eintrittspforte
K Infekt, Nickel-Allergie
Ko Abszess, Verlust der Mamille

Metabolisch-Endokrin

Gynäkomastie
Def Brustdrüsengewebe-Zunahme beim Mann
Ä Östrogen↑ (zB b. Hormontherapie, Hypogonadismus, Leberzirrhose)
DD "Falsche Gynäkomastie": Fetteinlagerung in Brustgewebe bei Adipositas

Hyperprolaktinämie
▬ Physiologisch: Schwangerschaft, Brust-Reizung
▬ Lactotrophe Adenome, Hypothalamus-/Hypophysenerkrankungen (► Kap. 20), Medikamente
▬ Hereditär (PRL-Rez.-Mutation)

Brustzyste
E 35–50 LJ.
D Sonographie (flüssigkeitsgefüllt)
   ▬ Simple Zyste: einkammrig, Septum dünn = gutartig
   ▬ Komplexe Zyste: mehrkammrig, Septum dick = evt. maligne
   FNP b. Symptomen, Dynamik o. wiederholtem Auftreten;
   ggf. Biopsie b. komplexen Zysten

"Mastopathie"
Syn.: Fibrozystische Mastopathie, Mastitis fibrosa cystica
Def klinischer Begriff für ein Areal mit palpatorisch u. bildgebend diffus vermehrter Dichte
Ä unklar, hormonelle Imbalance: Proliferation mesenchymaler u. epithelialer Strukturen
E sehr häufig (50% aller Frauen)
K zyklische Sz, für Pat. oft einseitig betont (obwohl Pathologie bds)
D Sonographie, ggf. Mammographie
Mi pathologische Diagnose (Prechtel):
   ▬ Grad I (=einfach): zystische Umwandlung, apokrine Metaplasie
   ▬ Grad II: UDH, sklerosierende Adenose
   ▬ Grad III (=proliferativ): mit ADH u. klassischer LN/ALH assoziiert
T Gestagen lokal/oral, ggf. Kontrolle in 6 Monaten

Gewöhnliche duktale Hyperplasie
Syn.: Usual ductal Hyperplasie (UDH), seltener: hyperplasia without atypia
D idR Zufallsbefund b. radiologischer Abklärung
Mi Grössen- u. Formunterschiede der Zellen, keine Atypien
T keine Massnahmen nötig

Sklerosierende Adenose
Def Adenose = Zunahme von Azini innerhalb einer TDLE. Sklerosierende Adenose = Adenose begleitet v. Fibrosierung → Kompression d. Azini
T keine Massnahmen nötig

Radiäre Narbe
Syn.: komplex sklerosierende Läsion
D pathologische Diagnose; idR Zufallsbefund b. Biopsie
Mi zentrale Fibroelastose, ausstrahlende Kanäle u. Lobuli; IHC zur Abgrenzung zu CA notwendig; in der Peripherie häufig ADH u./o. CA nachweisbar
T ggf. Exzision nach Biopsie (Entartungsrisiko)

Fibroadenom
E hfgst benigner Mammatumor, ~30J.; zT multiple Fibroadenome
P Östrogen-sensitiv (Wachstum in Schwangerschaft, unter Östrogen-Therapie)
Ma grau-weiss, scharf begrenzt, lobulierte Knoten
Mi "Hirschgeweih-artig" verzweigte Kanäle mit zweischichtigem Epithel in zellarmem Stroma
D US: feste Masse; Stanzbiopsie
T ggf. Exzision b. Symptomen o. Dynamik

Phylloides-Tumor
E seltener, 60–80 J.
P Neoplasie des fibrösen Stromas, schnelles Wachstum
K neuer Knoten in postmenopausaler Brust
D palpatorisch Knoten, US, Mammographie
Ma scharf begrenzt, hellbraun, oft grösser als Fibroadenom
Mi ähnlich Fibroadenom, jedoch zellreiches Stroma; benigne vs. "borderline" bis hin zu malignem Tumor mit Atypien
D Stanzbiopsie
T Exzision mit Sicherheitsabstand, keine LK-Resektion

Intraduktales Papillom
P ex Gangepithel, solitär vs. multipel
K evt. mamilläre Sekretion
D Sonographie, Mammographie, MRI
Mi fibrovaskuläre Septen, zweischichtiges Epithel; zT Areale mit DCIS u. ADH
D Stanzbiopsie
T Exzision (oft wegen anhaltender Klinik)

Seltene mesenchymale Tumoren
▬ zB Lipom; Hämangiom
   ► Kap. 14, Weichteile

E F>>M (100:1), 1/8 aller Frauen, hfgst Malignom 2.-hfgst Krebstodesursache b. F
RF ▬ Hormonell: lange Östrogen-Exposition, Nulliparität
   ▬ Hereditär: pos. FA, BRCA1/2, Li-Fraumeni-/Peutz-Jeghers-Sy. (► Kap. 25)
Mi Klassifikation nach Histologie (siehe unten). Alternativ nach Genexpression: Luminal-A, Luminal-B, HER2(+)-Typ, Basal-Typ (⬛ Abb. 3)
D Biopsie b. path. Mammographie-Screening/US/MRI, klinisch suspekter Masse

Atypische Duktale Hyperplasie (ADH)
Mi einheitliche Zellpopulationen wie low-grade DCIS, scharf abgegrenzt, oft <2–3mm
T Monitoring, Risikoreduktion
Pr Risiko für invasives Mamma-CA 4–6× erhöht[1]

Duktales Carcinoma in situ (DCIS)
E 30% aller pathologischen Mammographie-Befunde
Mi Mikrokalk, E-Cadherin(+), ølnvasion der BM; vielfältige Histologie: zB fest, papillär, kribriform
T Chirurgie, Rx-Therapie, Chemoprävention (Tamoxifen)
Pr behandelt: insgesamt gute Prog. Unbehandelt: Progression zu invasivem Mamma-CA in gleicher Brust/Quadranten (~40%)
Spezialfall: M. Paget der Mamille
Def Ausdehnung von DCIS in Milchkanäle u. angrenzende Haut
K Krustenexsudat über Mamille
Cave: oft als "dermatologisches" Problem beurteilt

Klassische Lobuläre Neoplasien (LN)

Atypische Lobuläre Hyperplasie (ALH)
Mi monomorphe, gleichmässig verteilte Zellen, ähnlich LCIS
T Monitoring, Risikoreduktion
Pr Risiko für invasives Mamma-CA 4–6× erhöht

Lobuläres Carcinoma in situ (LCIS)
E fast immer Zufallsbefund
Mi monomorphe Zellen, in Clustern innerhalb von Läppchen, kein Mikrokalk, E-Cadherin(-)
T Chemoprävention (Tamoxifen), ggf. bilaterale Mastektomie
Pr 1/3 entwickeln invasives CA (gleiche u. kontralaterale Brust) = LCIS: "Marker" für invasives Mamma-CA u. direkter Vorläufer (Risiko erhöht sich 1–2% pro Jahr)

Invasives duktales Karzinom[2]
E ~ 75% d. invasiven Mamma-CA
Ä/P DCIS-assoziiert (⬛ Abb. 3)
Ma hart, grauweiss, in Umgebung einwachsend ("sternförmig")
Mi variabel: differenzierte Tubuli bis zu anaplastischen Zellen, welche BM durchbrechen; in Umgebung desmoplastische Reaktion[3]
T abh. von Subtyp u. Stadium
Pr siehe ⬛ Abb. 3

Invasives lobuläres Karzinom
E ~ 10% d. invasiven Mamma-CA
P ex Drüsenepithel, oft multizentrisch u. bilateral Metast.: ZNS, Peritoneum, GI-Trakt
Mi Zellen invadieren einzeln (*"Indian file"*), oft ødesmopl. Reaktion
T je nach Subtyp u. Stadium

weitere histologische Muster

Tubuläres Karzinom
E ~ 2% d. invasiven Mamma-CA
P ER(+); HER2(-); gut diff. Tubuli
Pr sehr gute Prognose

Muzinöses CA (Kolloid-CA)
E ~ 2% d. invasiven CA, Ältere
P ER(+); HER2(-); viel Muzin
Pr gute Prognose

CA mit medullären Eigenschaften
E ~ 1% d. invasiv. Mamma-CA
P "tripple-negativ"; BRCA-1-Ass. grosse Zellen, Lymph.-Infiltrat.
Pr besser b. lymphozyt. Infiltrat

Inflammatorisches CA
= klinisches Muster
P Lymphangiosis carcinomatosa (CA infiltriert Lymphgefässe)
K gerötete Brust, *Peau d'orange*
Pr 5-JÜ 50%

Seltene mesenchymale/ hämatogene Tumoren
▬ zB Angiosarkom, Lymphom
   ► Kap. 14, Weichteile
   ► Kap. 19, Sekundäre Lymph. Organe

DD Mikrokalk in Mammographie
▬ Fettgewebs-Nekrose   ▬ DCIS
▬ Sklerosierende Adenose   ▬ Invasives Mamma-CA

ADH	Atypische duktale Hyperplasie	FNP	Feinnadelpunktion	IUWR	Intrauterine Wachstumsrestriktion
BM	Basalmembran	HELLP	*Hemolysis, Elevated Liver enzymes* (erhöhte Leberwerte),	PRL	Prolactin
DIC	Disseminierte intravasale Coagulopathie		*Low Platelet count* (Thrombozytopenie)	PU	Proteinurie (messbar zB anh. Prot./Crea-Quotient im Spoturin)
FFTS	Fetofetales Transfusionssyndrom	IUFT	Intrauteriner Fruchttod	SS	Schwangerschaft

13

13.4 · PathoMap Mamma und Schwangerschafts-assoziierte Erkrankungen

---

Schwangerschafts-assoziierte Erkrankungen

Trophoblaststörung	Prädominant fetale / embryonale Pathologie	Materno-Plazentare Interaktion	Prädominant mütterliche Erkrankung

Trophoblaststörung

benigne

Windmole
Def leere Fruchthöhle; ø Embryo
D β-hCG(+), Sonographie
K Blutung, Spontanabort

intermediär

Partielle Blasenmole
E < 1 ‰
Ä 69, XYY / XXY / XXX
P Befruchtung einer Eizelle durch 2 Spermien
K Blutung, Abort
D Sonographie (blasige Plazenta, embryonale Strukturen mögl., Luteinzyste), β-hCG ↑
Mi Zwei Zottenpopulationen:
1) vergrösserte Zotten mit unregelmässiger Kontur u. ↑Proliferation des Trophoblasten
2) kleine fibrosierte Zotten
Pr Persistenz (< 4%), sehr selten Chorion-CA
T Kürettage

Komplette Blasenmole
E < 1 ‰
Ä 46, XX >> 46,XY (nie 46,YY)
P meist: 1 leere Eizelle + 1 Spermium u. Chromosomenverdoppelung. Selten: 1 leere Eizelle + 2 Spermien
K Blutung
D Sonographie (blasige Plazenta, nie embryon. Anteile), β-hCG ↑↑
Mi grosse zystische Zotten, Trophoblastproliferation ↑↑
T Kürettage; nach 6 Monaten: β-hCG-Nachkontrolle; b. Persistenz → Chemotherapie
Pr Persistenz 20%, Chorion-CA 5%

maligne

Chorionkarzinom
E << 1 ‰; 50% nach Blasenmole, 50% nach Abort o. Termingeburt
Ä 46,XX (beide paternal)
K Blutung, β-hCG ↑↑↑. Symptome der Metastasen
Ma Blutmassen
Mi 2 Zellpopulationen: Zytotrophoblast (mononukleär), Synzytiotrophoblast (multinukleär). Keine Zotten. Blutmassen.
Ko hämatogene Metastasen (Lunge, Leber, ZNS).
T Chemo-, Radiotherapie
Pr b. Therapie vollständig heilbar, unbehandelt hohe Mortalität

Prädominant fetale / embryonale Pathologie

Gemini
E 1:80 Schwangerschaften
Ä familiär, FSH↑
P Befruchtung 2 Ova o. Teilung 1 befruchteten Ovums.
- Dichorial diamniot (DiDi): 2 befruchtete Eier implantieren separat → 2 Fruchthöhlen
- Monochorial diamniot (MoDi): Teilung der Anlage nach Ausbildung des Chorions → 2 Fruchthöhlen
- Monochorial monoamniot (MoMo; selten): Teilung der Anlage nach Ausbildung von Chorion u. Amnion → 1 Fruchthöhle
Ma interplazentare Gefässanastomosen b. MoDi, nicht DiDi
Mi Trennwand b. DiDi mit, b. MoDi ohne Chorionanteile
Ko asymmetrisches Wachstum, FFTS b. MoDi u. MoMo. Inkomplette Trennung der Feten b. MoMo (parasitärer Zwilling). Intrauteriner Zwillingstod (vanishing twin, fetus papyraceus)
Pr perinatale Morbidität u. Mortalität: DiDi < MoDi < MoMo

Embryonale Fehlbildungen
E ca. 2–5%
Ä endogen (genetisch), exogen (Noxen, Viren etc.), unklar
K unzählige Syndrome
Pr asympt. bis behindernd bis letal

Hydrops placentae, Hydrops fetalis
Ä Immunhydrops (Rhesus-Inkompatibilität) < Nicht-Immunhydrops: fetale Fehlbildung (kardial, pulmonal, urogenital), fetale Anämie (Parvovirus B19, feto-maternale Blutung, FFTS, ▶ STORCH-Infekt, fetaler Tumor, Chromosomenaberration)
P Ödem der Zotten → maternofetale Diffusion↓
Ma grosse, blasse Plazenta
Mi grosse, ödematöse Zotten
T Ursachenbehandlung wo mögl.
Pr abhängig von Ursache

Materno-Plazentare Interaktion

Hypertensive Schwangerschafts-Erkrankung (Präeklampsie)
E ~ 5% der Schwangerschaften
Ä unklar; immunologische u. genetische Faktoren; Endothelzellschaden, Koagulopathie. RF: essentielle Hypertonie, chronische Nierenerkrankung, Diabetes, junges o. hohes Alter, Mehrlinge
P mangelhafte Umwandlung der dezidualen Spiralarterien in weitlumige Gefässe → Vasokonstriktion↑ → utero-plazentarer Blutfluss↓, Ischämie
K BD > 140/90 nach 20 SSW, falls zusätzl. 1 aus folg. =Präeklampsie
– PU (Prot./Crea-Q. >0.3), Crea↑
– Leberwerte (> 2x ULN)
– Thrombozyten < 100 G/L
– Lungenödem
– KopfSz od. visuelle Störungen
Ma kleine Plazenta, Infarkte
Mi deziduale Vaskulopathie
Ko Mutter: Eklampsie, HELLP; Kind: IUWR
T Magnesium-Sulfat, Antihypertensiva, Geburt

Placenta praevia
E < 1% aller Schwangerschaften
Ä RF: St.n. Kürettage, St.n. Sektio, Multipara, uterine Fehlbildungen
P Implantation nahe (marginalis) o. über (partialis o. totalis) innerem Muttermund
K schmerzlose Blutung
T Sektio

Abruptio placentae
E ~1% der Schwangerschaften
Ä RF: Rauchen, Kokain, Trauma, SS-Hypertonie, Mehrlinge, Amnioninfekt, Gerinnungsstörung
P Ablösung der Plazenta von der Dezidua, retroplazentare Einblutung → utero-plazentare Versorgung↓
K vaginale Blutung, schmerzhafter Uterus, Wehen, Dauerkontraktion!
Ma oB b. frischer Lösung. Retroplazentares Hämatom mit Eindellung der Plazenta
Mi zeitabhängig von unauffällig bis Zotteninfarkt
Ko IUFT, Frühgeburt, mütterliche DIC
Pr abhängig von Grösse des Lösungsbezirks u. von Gestationsalter

Placenta accreta, increta, percreta
E < 1% aller Geburten
Ä RF: siehe P. praevia
P Haftzotten direkt am Myometrium implantiert, keine trennende Dezidua
Mi fokal fehlende Dezidua in der Basalplatte. Zotteninvasion oberflächlich (accreta), tief ins Myometrium (increta), durch Uterusserosa (percreta) ▶ Abb. 5D
Ko Uterusruptur, schwere postpartale Blutung; Plazentapolyp
T Nachkürettage; Hysterektomie

Akute Chorioamnionitis, Amnioninfektsyndrom
E häufig
Ä Anaerobier, Gr.B Streptokokken, E. coli, Mykoplasma, H. influenzae, Candida
P Keimaszension. RF: vorzeitiger Blasensprung. Zytokine → fetale Vasokonstriktion
Ma trübe Eihäute
Mi Neutrophile in Eihäuten
K vorzeitige Wehen, Fieber; Fetus: Infekt, ZNS-Schädigung, IUFT

Infekte vom „STORCH"-Typ
E selten (Impfstatus)
Ä **S**yphilis, **T**oxoplasmose, **O**ther (HepB/C, Listeriose), **R**öteln/Ringelröteln, **C**hlamydien/Coxsackie, **H**IV/Humane Herpesviren
P hämatogen
Mi Lymphozyten u. Plasmazellen in Zotten (Villitis)
Ko Schäden an ZNS, Herz, Augen, Gehör ua

Chronische Villitis unklarer Ätiologie (CVUE)
E 10% der Terminplazenten
Ä idiopathisch
P maternale Immunreaktion auf fetales Gewebe? fokal → klinisch unauffällig; ausgedehnt → Komplikationen
K IUWR, rezidivierende Aborte, evtl. begleitende mütterliche Autoimmunerkrankung
Ko Frühgeburt, IUFT, kindlicher ZNS-Schaden
Ma kleine Plazenta
Mi Lymphozyten in Zotten
Pr Rezidivrisiko (10–25%)

Prädominant mütterliche Erkrankung

Anämie
Ä Eisen-, B12-, Folsäure-Mangel, hereditär (zB Thalassämie)
D Blutbild inkl. Rc-Index
T Substitution
▶ Kap. 18, Prim. Lymph. Organe

Gestationsdiabetes
Ä vorbestehender Typ 1-Diabetes o. pathologische Glukosetoleranz in der Schwangerschaft
Ko fetale Makrosomie
Ma grosse Plazenta
Mi typisches Bild von grossen ödematösen Zotten mit vermehrten Blutgefässen (Chorangiose)
T Blutzuckereinstellung
Pr Risikofaktor für späteren Diabetes mellitus Typ 2

Hypothyreose
E va Jodmangelgebiete
Ä Jodmangel
D TSH, fT4
K meist asymptomatisch
T Substitution
▶ Kap. 21, Schilddrüse

Schwangerschafts-Cholestase
E selten
Ä unklar; hormonell, viral?
K Juckreiz, alk. Phosphatase ↑, Gallensäure ↑
T medikamentös

Schwangerschafts-Fettleber
E << 1 ‰
Ä unklar
K Ikterus, Erbrechen, Schmerzen
Ko Enzephalopathie, Koagulo-, Nephropathie
T Sectio caesarea

Pemphigoid gestationis
Ä unklare Autoimmunstörung (nicht Herpes!)
K Hautblasen
T Cortison

TDLE   Terminale duktulo-lobuläre Einheit
UDH   *Usual ductal hyperplasia*
ULN   *Upper limit of normal*
US   Ultraschall

[1] Wenn eine ADH reseziert wird, kommt es in 20–30% zu einem sog. „Upgrade", d.h. im Resektat wird ein maligner Befund diagnostiziert, idR ein DCIS

[2] ≈ infiltrierendes Karzinom ohne besonderen Typ („NST")

[3] Durch Tumor induzierte Kollagen-Bildung, daher dicht in Mammographie

Weichteile

Bruno Fuchs, Beata Bode-Lesniewska, Kirill Karlin, Thomas Cerny

14.1 Aus Sicht der Klinik

Anamnese inklusive Leitsymptome
- Grundsätzlich sind die Symptome der Weichteilpathologien meistens unspezifisch, in Form von mehr o. weniger schmerzhaften Gewebeschwellungen.
- Lokale Überwärmung u. Fieber (*Abszess, Phlegmone, nekrotisierende Fasziitis*)?
- Neu entstandene, wachsende, schmerzlose Schwellung (*Neoplasie*)?
- Schmerzhafte, schnell wachsende Tumormasse (bei ca 20% d. Patienten mit *hochgradig malignen Tumoren*)?
- Je nach betroffener Körperregion werden Neoplasien b. unterschiedlicher Grösse entdeckt (zB schneller/kleiner am Vorderarm, als am Oberschenkel o. im Retroperitoneum).
- Neurologische bzw. Gefäss-bezogene Symptome können in Abhängigkeit von der Lagebeziehung des Tumors auftreten (Kompression / Infiltration der Nerven u. Gefässe).

Klinische Untersuchung
- Grösse, Lage u. topographische Beziehungen?
- Bestehen oberflächliche Hautveränderungen: Induration, Rötung, Ulzeration?
- Begleitende neurologische o. vaskulär bedingte Symptome (*neurologische Ausfälle, Thrombose, Ischämie*)?

Zusatzuntersuchungen
- Labor: Leukozytose, CRP (*Weichteilinfektion*)?
- Konventionelle Röntgenbilder: Verkalkungen in Weichteilmassen? Erosionen der benachbarten Knochen?
- MRI zur Darstellung der Weichteilmassen: anatomische Lokalisation? Beziehung zur Umgebung? Kontrastmittelgabe iv zur Darstellung der Gefässe in/um die Raumforderung.
- MRI zur diagnostischen Eingrenzung einige Weichteiltumoren: zB Lipome u. Liposarkome, synoviale Zysten, pigmentierte villonoduläre Synovialitis, Hämangiome u. Fibromatosen.
- Bildgebung kann nicht immer zwischen nicht-neoplastischen Massen (*Fettgewebsnekrose, Entzündungen*) u. Neoplasien unterscheiden.
- Definitive histopathologische Diagnose muss in unklaren u. malignitätssuspekten Fällen mit einer Gewebeprobe (Biopsie) gestellt werden. Oft als Stanzbiopsie mit US-Führung o. CT-geführt (bei zB tiefen Lokalisationen).

14.2 Aus Sicht der Pathologie

Ausgangslage: Rätselhafte Tumoren
- Abgesehen von Lipomen o. Hämangiomen sind die meisten Weichteiltumoren selten, besonders die malignen Subtypen (Sarkome). Diese stellen weniger als 1% aller malignen Tumoren dar, gleichwohl unterscheidet die geltende WHO-Klassifikation (2020) >50 verschiedene Subtypen.
- Dies hat zT auch historische Hintergründe; die auf der morphologischen Ähnlichkeit zu normalen Gewebetypen basierende Nomenklatur stammt vom Anfang des 20. Jh. u. spiegelt nicht unser modernes Verständnis der Entstehung von Weichteiltumoren wider (siehe unten).
- Bei einer wachsenden Anzahl von Weichteiltumoren konnten die an der Pathogenese beteiligten genetischen Aberrationen beschrieben werden, was ein neues Verständnis der Tumorentstehung ermöglicht.

Diagnostik
- Die sich klinisch u. bildgebend als unspezifische Raumforderungen präsentierenden Weichteiltumoren können nur histologisch eindeutig diagnostiziert werden.
- Bildgebend (US-, CT-) gesteuerte Stanzbiopsien (Nadeldurchmesser >1mm) stellen die Standardmethode zur Gewinnung von präoperativem Probematerial dar.
- Mikroskopische diagnostische Kriterien beziehen sich auf den Zelltyp (spindelig, epithelioid, rundzellig, pleomorph, riesenzellig, Fettzellen) u. die Art der extrazellulären Grundsubstanz (myxoid, faserreich).
- Die konventionelle Histologie ist entscheidend für die Auswahl weiterer Zusatzuntersuchungen (Immunhistochemie, molekulare Analysen mittels FISH, PCR, NGS etc.).
- Die histologische Graduierung der Tumor-Malignität erlaubt eine Prognose bzgl. des erwarteten Metastasierungsrisikos u. der Überlebenschancen. Sie wird ausschliesslich am Gewebe des unbehandelten Primär-Tumors durchgeführt unter Berücksichtigung des Zelltyps, der Tumornekrosen u. der Anzahl der Mitosen.

Besonderheit Weichteiltumoren
- Weichteiltumoren stellen eine sehr heterogene Gruppe von zahlreichen, aber jeweils seltenen Entitäten dar, mit einem breitem Spektrum an mikroskopischen Bildern.
- Histopathologische Diagnostik benötigt umfassende Erfahrung u. die Verfügbarkeit moderner molekularbiologischer Methoden.

Schwierige Stellen

Die Nomenklatur im Bereich der Weichteiltumoren ist zT sehr verwirrend, was darauf zurückzuführen ist, dass sie stark historisch geprägt ist. So nahm man früher zB bei der *nodulären Fasziitis* oder der *pigmentierten villonodulären Synovialitis* an, dass es sich um entzündliche Prozesse handelt, statt um Neoplasien. Ebenso verdankt das *Synovialsarkom* seinen Namen der klinisch oft imponierenden Gelenksnähe. Moderne Methoden haben jedoch gezeigt, dass der Tumor nichts mit der Tunica synovialis der Gelenke zu tun hat, sondern auf einer Translokation beruht, die zB auch in Mesenchymzellen der Lunge auftreten kann. Dann entsteht – verwirrenderweise – ein primäres *Synovialsarkom* der Lunge. Änderungen der Nomenklatur setzen sich jedoch nur schwer in der klinischen Routine durch, wie Erfahrungen zB mit der Eradikation der veralteten – aktuell nach Jahren praktisch nicht mehr verwendeten – Bezeichnung *malignes fibröses Histiozytom* zeigen (heute korrekterweise als *undifferenziertes pleomorphes Sarkom* bezeichnet).

14

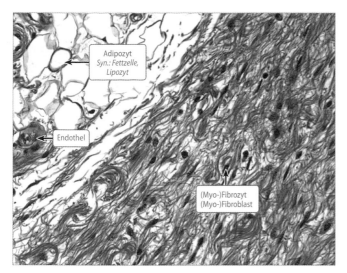

Abb. 1 Kurze Zellkunde der der Weichteile: Ihre Bestandteile gehen allsamt aus dem embryonalen Mesenchym hervor (griech. " das Mittenhineingegossene"). Mesenchymale Zellen entstammen dem Mesoderm, welches sich unter anderem zu den gezeigten Strukturen differenziert.

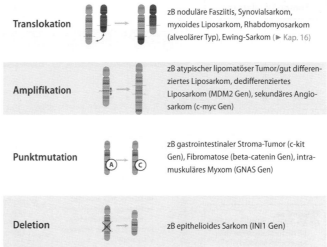

Translokation	zB noduläre Fasziitis, Synovialsarkom, myxoides Liposarkom, Rhabdomyosarkom (alveolärer Typ), Ewing-Sarkom (► Kap. 16)
Amplifikation	zB atypischer lipomatöser Tumor/gut differenziertes Liposarkom, dedifferenziertes Liposarkom (MDM2 Gen), sekundäres Angiosarkom (c-myc Gen)
Punktmutation	zB gastrointestinaler Stroma-Tumor (c-kit Gen), Fibromatose (beta-catenin Gen), intramuskuläres Myxom (GNAS Gen)
Deletion	zB epithelioides Sarkom (INI1 Gen)

Abb. 2 Dargestellt sind einige unterschiedliche Mutationsformen. Ein genetischer „Unfall" in einer mesenchymalen Stammzelle o. Präkursorzelle führt zur Entstehung mesenchymaler Neoplasien.

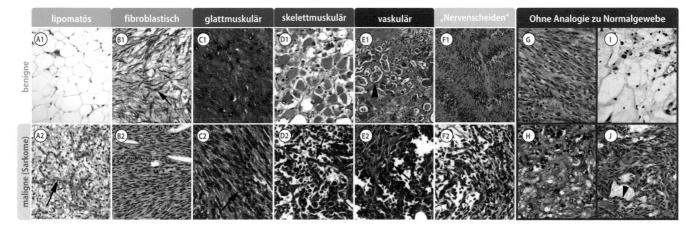

Abb. 3 (**A1**) Lipom mit reifem Fettgewebe. (**A2**) Myxoides Liposarkom mit „Hühnerfuss"-Kapillaren (Pfeil). (**B1**) Noduläre Fasziitis mit Fibroblasten auf myxoidem Hintergrund. (**B2**) Fibrosarkom. (**C1**) Leiomyom. (**C2**) Leiomyosarkom mit Hyperzellularität u. Mitosen (Pfeil). (**D1**) Adultes Rhabdomyom. (**D2**) Alveoläres Rhabdomyosarkom umgeben von Septen (Pfeil). (**E1**) Kapilläres Hämangiom mit gut geformten Kapillaren (Pfeil). (**E2**) Angiosarkom mit zT solidem Wachstum u. blutgefüllten Räumen (Pfeil). (**F1**) Schwannom mit hyperzellulären (Antoni A) Anteilen. (**F2**) Maligner peripherer Nervenscheidentumor. (**G**) Gastrointestinaler Stromatumor (GIST). (**I**) Intramuskuläres Myxom. (**H**) Epithelioides Sarkom bestehend aus an Epithelien erinnernden, malignen mesenchymalen Zellen. (**J**) Biphasisches Synovialsarkom: Drüsen-ähnliche Strukturen (Pfeil), umgeben von Spindelzellen. (Abb. A1 ©PathoPic)

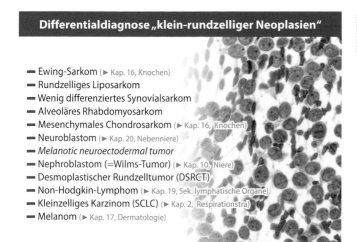

Differentialdiagnose „klein-rundzelliger Neoplasien"

- Ewing-Sarkom (► Kap. 16, Knochen)
- Rundzelliges Liposarkom
- Wenig differenziertes Synovialsarkom
- Alveoläres Rhabdomyosarkom
- Mesenchymales Chondrosarkom (► Kap. 16, Knochen)
- Neuroblastom (► Kap. 20, Nebenniere)
- *Melanotic neuroectodermal tumor*
- Nephroblastom (=Wilms-Tumor) (► Kap. 10, Niere)
- Desmoplastischer Rundzelltumor (DSRCT)
- Non-Hodgkin-Lymphom (► Kap. 19, Sek. lymphatische Organe)
- Kleinzelliges Karzinom (SCLC) (► Kap. 2, Respirationstra)
- Melanom (► Kap. 17, Dermatologie)

Abb. 4 Auswahl an möglichen Differentialdiagnosen von „rundzelligen Neoplasien" (*Engl.: Small-blue-round-cell tumor*). Immunhistochemische u. molekulargenetische Analytik ist für die korrekte Diagnosestellung unabdingbar.

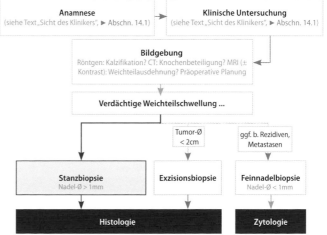

Abb. 5 Vereinfachter Abklärungsgang b. Patienten mit verdächtigen Weichteilschwellungen. Cave: Inzisionsbiopsie (hier nicht dargestellt), soll nur in Ausnahmefällen durchgeführt werden (wenn zB Stanzbiopsie nicht konklusiv).

Gelenke

Sandra Blumhardt, Florian Winkler, Beata Bode-Lesniewska, Thomas Cerny,
Kirill Karlin

Gelenke

Entzündlich / Autoimmun

infektiös/parainfektiös

Virale Arthritis
- Ä Umgebung: Parvovirus B19, Rubellavirus, EBV, CMV
  Sex.anamn.: HepB, HepC, HIV
  Reise-assoz.: AlphaV (zB Chikungunya), FlaviV (zB Zika, Dengue)
- P idR Immunkomplex-vermittelt, selten direkter Gelenksbefall
- K meist Polyarthritis
- D Virus ex Serum, selten ex Synovia
- T antiviral, symptomatisch

Septische Arthritis ⚠
- Ä Bakterien (Staphylo-/Streptokokken, Klebsiellen, Pseudomonas, Tropheryma whipplei, andere Gram-neg.), Mykobakterien, Pilze
  RF: Vorschädigung, Immunsuppression, Gelenkprothese
- P Hämatogen, iatrogen, per continuitatem
- K akute Monoarthritis; selten Oligoarthritis
- D Gelenkpunktat trüb, meist Lc > 20'000/uL, Gramfärbung, Kultur (Bakt./Mykobakt./Pilze), PCR
- T (arthroskopische) Spülung, AB iV

Septische Arthritis bei STDs
- Ä Neisseria gonorrhoeae, Chlamydia trachomatis, Treponema pallidum
- K – idR Monoarthritis, oder
  – Polyarthritis, Pusteln, T°
- D Gelenkpunkt.; erster Morgenurin
- T AB (Partnerbehandldung!)

Lyme Arthritis (Borreliose)
- Ä Borrelia burgdorferi (Zecken), persistieren im Gelenk
- K Monarthritis (hf Knie); seltener Oligoarthritis
- D PCR ex Synovia u. Synovialis
- T Antibiotika

Wirbelsäule

Spondylodiszitis ⚠
- E idR > 50 LJ., M > F (2:1)
- P Bakterien/Mykobakterien nach invasiven Eingriffen o. bei Infektfokus (zB Endokarditis)
- K progr. zunehmender RückenSz (hf über Wo.), Fieber (in ~50%), lokale Klopfdolenz über Wirbel
- D CRP u. BSR ↑ (Lc evt. normal!)
  Gold-Standard: CT-gesteuerte Pkt. mit positiver Kultur; ggf. Bildgebung + pos. Blutkultur
- T iv Antibiotika

autoimmun/-inflammatorisch

Rheumatoide Arthritis (RA)
- E f > m, 40.–60. J., Präv. ~1%
- Ä HLA-Dispo („*shared epitope*") + Immunmodulation (Rauchen!) + viraler/bakt. Trigger?
- P 1) Citrullinierung v. Peptiden
  2) Toleranzverlust (Anti-CCP-Ak)
  3) T-Zell-Aktivierung → selbst perpetuierende Synovialitis
- K symmetrische Polyarthritis va. kleiner Gelenke, Gelenkdeformität, Tendovaginitis, weitere[1]
- D Klinik u. Labor[2]
  Rtg: Baseline, Erosio erst spät
- DD virale Polyarthritis, Kollagenose, Psoriasis-Arthritis
- Mi Synovialitis mit subepithelialen LyZ-Follikel
- T Immunsuppression
  – Früh DMARDs einsetzen
    – Konventionelle: zB MTX
    – Biologika/*Targeted Molecules*
  – Engmaschig kontrollieren
  – NSAR u. Steroide falls nötig

Adulter Morbus Still
- E f = m, 16.–45. LJ., Inz. ~1:1'000'000
- K täglich hohe Fieberspitzen, lachsfarbenes makulopapulöses Exanthem, Oligoarthritis, Pharyngitis, Hepatosplenomegalie. Selten Pleuritis, Perikarditis
- Ko Panzytopenie (bei Makrophagenaktivierungssyndrom)
- D Klinik + CRP/BSR↑, Lc↑, Ferritin↑↑, ALT/AST ↑
- T NSAR, Steroide, Immunsuppr.

va pädiatrische Erkrankungen

Juvenile idiopathische Arthritis (JIA)
- Def Überbegriff für idiopathische Arthritiden von > 6 Wochen Dauer b. Kindern < 16 J. Pathogenetisch zT eigenständige Entitäten b. klin. Ähnlichkeit
- K Verschiedene Formen:
  – Oligoartikuläre JIA (f >> m)
  – Polyartikuläre JIA (f > m)
  – Systemische JIA (f = m) (= M. Still, Symptome ähnlich wie ► adulter Morbus Still)
  – Enthesitis-assoz. Arthritis
  – Psoriatische Arthritis
- Ko Uveitis
- T Immunsuppressiva

Kollagenosen
► Abschn. 15.5
- System. Lupus erythematodes (SLE)
- Sjögren Syndrom
- Systemische Sklerose (SSc)
- Poly-/Dermatomyositis
- Mischkollagenose (MCTD)

Spondyloarthritiden (SpA)
Syn.: Spondarthropathien
► Abschn. 15.5
Einteilung:
- Axiale SpA (Wirbelsäule)[3]
  zB Ankylosierende Spondylitis
- Periphere SpA (periph. Gelenke)
- Reaktive Arthritis (nach Infekt)
- Psoriasis-Arthritis (mit o. ohne Hautbefall)
- Enteropathische Arthritiden (Morbus Crohn/Colitis ulcerosa)
- Sonderform: SAPHO-Syndrom (Synovitis, Akne, Pustulose, Hyperostose, Osteitis)

Vaskulitiden
► Kap. 3, Gefässe

Polymyalgia rheumatica
- E >50 LJ, F>M, Inzidenz 1:1'000
- K symmetrische Sz. + Steifigkeit d. Schulter-/Beckengürtel-Muskulat. Polyarthralgien mögl., AZ↓
- Ko CAVE vergesellschaftet mit Riesenzellarteriitis (RZA) → Kiefer-Claudicatio, Kopfhaut-Dysästhesien, Visusverminderung
- D Klinik + BSR 80–100mm/h, CRP↑
- DD paraneoplastisch
- T PMR: Steroide
  RZA: Steroide sofort + hochdosiert

Sarkoidose
- E va 20–40 LJ.; Inz.: ~ 2:10'000, va. Nordeuropa, Afroamerikaner
- ÄP unklar
- K je nach Organbefall[4]
  Spezialfall: Löfgren-Syndrom: OSG-Arthritis, Erythema nodosum u. bihiläre Lymphadenopathie
- D Klinik, Rtg/CT Lunge, Labor ($Ca\uparrow$, Krea/ALT/AST↑, ggf. ACE↑, IL 2-Rezeptor), 24-h-Urin: $Ca\uparrow$
  BAL: T-Lymphozyten >40%, CD4 : CD8-Ratio >3.5
- Mi epitheloide, nicht verkäsende Granulome (► Kap. 1, Grundlag.)
- T Steroide, Immunsuppressiva

Kristallarthropathien

Gicht
- E M >> F, 30–60 LJ.
- Ä Natrium-Urat-Kristalle in Folge:
  – 1° Hyperurikämie (genetisch)
  – 2° Hyperurikämie (Medikamentös, Tumor-Zerfall etc.)
- P akut: Kristallbildung/Freisetzung v. Ablagerung → nGZ-getragene Entzündung
  chron.: Granulombildung "Tophus" mit Osteoklasten-Aktivität → fressen Knochen („Usur")
- K Beginn hf nachts, Entzündung überschreitet Gelenk; typisch MTP I („Podagra"), OSG, Knie, seltener MCP II/III, Wirbelsäule
- D Gelenkspunktion ◘ Abb. 4
  US: Doppelkontur, Rtg:„Usur"
  (Hs-Kristalle nicht röntgendicht)
- Ma kalkweisse Knorpelablagerungen
- Mi amorph-eosinophile Massen umgeben von Histiozyten u. RZ (= "Gicht-Tophus")
- T Lifestyle (Gewichtsreduktion, Sport, Diät), NSAR, Colchizin, Steroide ia/po b. Arthritis u Prophylaxe. Harnsäuresenkung mit Uricostatikum (zB Allopurinol, Febuxostat) + ev. Uricosuricum

Calcium-Pyrophosphat Ablagerungserkrankung (CPPD)
Veraltet: Pseudogicht
- E f > m, idR > 60. J.
- Ä Ca-Pyrophosphat Kristalle iF
  – 1° PP-Metabolismus-Störung (sporadisch vs. familiär)
  – 2° b. Hämochromatose, Hyperparathyroidismus, M. Wilson
- P Schubauslösung d. Trauma möglich (Freisetzung v. CPP)
- K entzündliche Schmerzen in 50% Knie, evt. Handgelenk, Ellbogen, SG, OSG, zT systemische Zeichen (T°, Lc, CRP)
  Spezialfall: Crowned-Dens-Sy.[5]
- D Rtg: CPP-Ablagerungen in Knorpel („Chondrokalzinose"), Gelenkspunktion: ◘ Abb. 4
- T Steroide ia / po, NSAR, Colchicin

Hydroxylapatit-Arthropathie
- P Hydroxylapatit-Kristall-Ablagerung in Sehnen, Kapsel, Ligamenten
- K schubweise akute Schmerzen periartikulär (zB Tendinitis, Bursitis); Sonderform: Milwaukee-Schulter[6]
- D Verkalkung im Rtg. Beweisend ist Mikroskopie: Azarinrot-Färbung
- T NSAR, Kälte, ggf. Steroidinjektion

Degenerativ

Arthrose
Engl.: Osteoarthritis
- P UGG Knorpelstärke ↔ Belastung
  1° idiopatisch
  2° iF Trauma, Gelenksdysplasie
- K – Gonarthrose (Knie)
  – Coxarthrose (Hüfte)
  – Fingerpolyarthrose: DIP, PIP, Rhizarthrose
- D Klinik + Rtg (Gelenkspalt↓, subchondrale Sklerose, Osteophyten, Zysten), Lc/CRP normal, Gelenks-Pkt.: <1'000/mm[3]
- T Analgesie, Physiotherapie, ggf. Chondroprotektion, Viscosupplementation ia, PRP (platelet rich plasma), OP

Wirbelsäule

Spondylarthrose
- P Arthrose der Facettengelenke
- K meist spondylogenes Syndrom
- D Klinik + Rö/CT/MRI
- T Analgesie, Physiother., Infiltration

Osteochondrosis intervertebralis
- P Verschmälerung des Zwischenwirbelraumes, vermehrte Sklerosierung, Spondylophyten
- K meist lokale Schmerzen
- D Klinik + Rtg
- T Analgesie, Physiotherapie

Diskushernie
Syn.: Bandscheibenvorfall
- P Prolaps Nucl. pulposus durch Anulus fibrosus hindurch, idR HWS o. LWS
- K Mehrzahl asymptomatisch; ansonsten Sz mit idR radikulärer Ausstrahlung. Cave motorische u./o. sensible Ausfälle!
- Ko Cauda-equina-Sy. (► Kap. 22, ZNS)
- D Klinik + MRI/CT
- T Analgesie, Physiotherapie, evt. Steroidinfiltration, evt. OP

Spinalkanalstenose
- P Verengung des Spinalkanales (konstitutionell, Facettengelenksarthr., Diskusprotrusion)
- K Claudicatio spinalis: Sz mit diffuser Ausstrahlung in Beine bds. bei Gehen (Besserung d. Absitzen, øBesserung d. Stehen bleiben alleine)
- D Klinik + MRI/CT
- T Analgesie, Physiotherapie, evt. Steroidinfiltration, evt. OP

Endstrecken: Schmerzsyndrome (Beispiele)

„Entzündlicher Schmerz"
- Ä infektiös o. autoimmun
- K rotes, warmes, geschwollenes Gelenk, NachtSz, Morgensteifigkeit mit Anlaufschmerzen >30min, besser b. Bewegung, begleitend system. Zeichen u. extraartikuläre Organmanifestationen möglich

„Mechanischer Schmerz"
- Ä Strukturdeformität
- K morgens nach kurzer Steifigkeit (< 30min) am besten, schlechter durch Aktivität, schlimmer am Ende des Tages, keine systemischen Symptome, kein Organbefall, Labor unauffällig

Rückenschmerz-Syndrome
- „Vertebrales Sz-Syndrom"
  lokal umschriebene Schmerzen
- „Spondylogenes Sz-Syndrom"[7]
  diffuse Sz-Ausstrahlung, entlang Muskelkette, øentlang Dermatom
- „Radikuläres Sz-Syndrom"
  Sz-Ausstrahlung entlang Dermatom

Impingement-Syndrom = „Einklemmen"
- Ä zB Schulter: subakromiale Enge durch Bursitis, Sehnenverkalk. zB Hüfte: femoro- azetab. Enge
- K Schmerzen b. Bewegung
- D Impingement-Tests positiv, Sono, MRI

Komplexes regionales Schmerzsyndrom (CRPS) *Syn.: M. Sudeck*
- Ä unklar, RF: Verletzungen, OP
- K starke Sz (Allodynie, Hyperalgesie), Trophik↓ (Hautveränderungen, Haare↓), Dysautonomie (Ödem, Verfärbung, schweissig)
- D Klinik, Rtg (fleckige Osteopenie)

BAL	Broncho-alveoläre Lavage
BSR	Blutsenkungsreaktion (Syn.: -Geschwindigkeit, BSG)
CCP	Cyclisch citrullinierte Peptide/Proteine
DMARD	*Disease-modifying anti-rheumatic drug*
HS	Harnsäure
ia	intraartikulär
JIA	Juvenile idiopathische Arthritis
MCTD	*Mixed connective tissue disease*
MTX	Methotrexat
PIP/DIP	Proximales resp. distales Interphalangeal-Gelenk
PP	Pyrophosphat
RF	Rheumafaktor (Auto-Ak gegen Fc-Teil des IgG)
RZ(A)	Riesenzellen(-Arthritis)
SAPHO	Synovitis, Akne, Pustulosis, Hyperostose, Osteitis
SG	Schultergelenk
SpA	Spondyloarthritiden
SS	Schwangerschaft
STD	Sexually transmitted diseases

Gelenknahe Strukturen

lokalisiert

generalisiert

Bursae

Bursitis
Ä infektiös vs. nicht-infektiös
K Sz, Schwellung, Rötung
T ━ Akut: Ruhigstellung (Schiene)
u. NSAR, ggf. AB (infektiös), ggf.
Steroidinjektion (øinfektiös)
━ Im Intervall: evt. Resektion

Gelenkkapsel/Synovialis

Arthritis ▶ siehe vorherige Seite

Tenosynovialer Riesenzelltumor
Syn.: in grossen Gelenken früher als pigmentierte villonoduläre Synovialitis (PVNS) bezeichnet (=Misnomer, da øEntzündung)
vgl. ▶ Kap. 14, Weichteiltumoren
P benigner Tumor d. SynovialisZ.
K Gelenkschwellung, zT Schmerzen
D viele Ec's im Punktat, MRI, Biopsie
T Synovektomie

Adhäsive Kapsulitis
zB Frozen shoulder
P Gelenkkapselentzündung →
Verdickung u. Schrumpfung
K va Schulter: Bewegungseinschränkung in alle Richtungen
T PhysioTh., evt. Steroidinjektion ia

Ganglion/Synovialzyste
P Gelenkreizung → Synovia↑
→ Synovialisausstülpung
K reizlose Schwellung, zB Handgelenk dorsal, Bakerzyste Knie
Mi mehrkammrig, muzinöser Inhalt
T ggf. Steroidinfiltration/Resektion

Meniskus

Meniskusläsion
P idR traumatisch
K Knie-Sz, leichte Schwellung,
ggf. Extensionsdefizit/Blockade
D klinische Meniskuszeichen
(Steinmann, Apley-Grinding-Test), MRI
T Physiotherapie,
ggf. arthroskopische Revision

Sehnen u. Bänder

Enthesiopathie
Ä ━ Mechan. Über-/Fehlbelastung
(va b. Fehlstellung, Kontraktur)
━ Autoimmun
P degenerative ±entzündliche
Reaktion (Enthesitis) am Übergang Sehne zu Knochen,
zT Verkalkungen in der Sehne
K Druckdolenz, Sz b. aktiver Bewegung, va gegen Widerstand, ø Sz
b. passiver Bewegung. Bsp.:
━ Epicondylopathia humeri
lateralis (Tennisellbogen)
━ Epicondylopathia humeri
medialis (Golferellbogen)
━ Achillodynie
━ Tractus-iliotibialis-Syndrom
━ Patellaspitzen-Syndrom
(=Jumper's knee)
D Klinik, Sono, MRI
T Physiotherapie, NSAR lokal/po,
Schonung, Cave Steroidinfiltration (Rupturgefahr); ggf. Therapie der Autoimmunerkrankung

Fasciitis plantaris
ÄP s. Enthesiopathie. Fersensporn
oft gleichzeitig vorhanden,
aber nicht ursächlich
K belastungsabhängiger Sz u.
Druckdolenz am Calcaneus (am
Faszien-Ursprung)
D Ultraschall
T Dehnung des Gastrocnemius,
Entlastung (zB statt Joggen
Velofahren o. Schwimmen),
Stosswellentherapie. Cave Steroidinfiltration (Rupturgefahr).
Evt. Fasziotomie (keine Entfernung des Fersensporns)

Periarthropathia humeroscapularis (PHS)
P Sz durch Sehnen (Ruptur, Verkalkung) o. Bursa verursacht
K bewegungsabh. Schmerzen
D möglicherweise positiv: Impingement-Test, Jobe, Lift-off
etc.; Ultraschall/MRI
T NSAR, PhysioTh, Steroidinjektion, OP je n. Ursache der PHS

Kreuzbandläsion/-ruptur
P idR traumatisch
K Instabilität
D Instabilitätstestung (zB Lachman-Test, Schubladen-Test)
T Physiotherapie, ggf. Operation

Tendovaginitis
ÄP meist Über-/Fehlbelastung, selten infektiös → Entzündung der
Sehnenscheide
K bewegungsabh. Sz va gegen
Widerstand, selten in Ruhe. Bsp.:
━ Tendovaginitis de Quervain
(erstes Strecksehnenfach am
Handgelenk)
D Sono, MRI
T Ruhigstellung, NSAR lokal/po,
Steroidinjektion in Sehnenscheide (Cave: Ruptur)

Knochen (▶ Kap. 16)

Osteitis
Ä ━ Infektiös (Osteomyelitis)
━ IR Autoimmunerkrankung
(zB SAPHO ▶ Abschn. 15.5)
K Ruhe-Sz, Rötung, Schwellung
D CRP↑/BSR↑, MRI, ggf. Biopsie
T AB, evt. operativ, Therapie der
Grunderkrankung

Osteonekrose
Ä ━ Posttraumatisch
━ Septisch
━ Aseptische Knochennekrose
RF: Steroide, Alkohol, Diabetes mellitus, Lupus, Vaskulitis,
SS, Sichelzellanämie, Rx, Cx,
Bisphosphonat, Tauchen
P Vaskularisationsstör. → Nekrose, zB
━ Femurkopf (M. Perthes)
━ Tuberositas tibiae
(M. Osgood-Schlatter)
━ Os naviculare (M. Köhler I)
K bewegungsabhängige Sz, Bewegungseinschränkung, ev. Arthritis
D Rtg, CT, MRI
T Entlastung, NSAR, ev. OP

Weitere Erkrankungen
Vgl. ▶ Kap. 16, Knochen
━ Osteitis deformans
(M. Paget des Knochens)
━ (Osteo-)Arthrose
━ DISH
━ Osteoporose
━ Rachitis, Osteomalazie

Osteochondrosis dissecans[8]
ÄP ursächlich unklare subchondrale
Vaskularisationsstörung (±Trauma) → asept. Knochennekrose,
Ablösung freier Gelenkkörper, bestehend aus Knorpel u. Knochen
T Ruhigstellung, Dissekat-Entfern.

Muskeln

Muskuläre Dysbalance
ÄP Ungleichgewicht von Längen- u.
Kräfteverhältnis der Muskeln (zB
iF Trainingsmangel, Fehlhaltung)
K Sz Wirbelsäule o. Gelenke
T Dehnung der verkürzten u. Stärkung der schwachen Muskulatur

Muskelruptur
Ä traumatisch
K bewegungsabh. Sz/Druckdolenz
D Sono, MRI
T Ruhigstellung, NSAR, evt. OP

Medial tibial stress syndrome
Syn.: Shinsplints
P Mikrofaserrisse in M. tibialis

Myopathien
Vgl. ▶ Kap. 23, Peripheres Nervensyst.

Nerven

Karpaltunnelsyndrom (CTS)
E f > m, ~ 1–5% d. Bevölkerung
ÄP N. medianus-Kompression d.
Druck↑ im Karpaltunnel; Urs.:
━ Konstitutionell, Narben, Frakt.
━ Endokrin: SS, Diabetes mell.,
Hypothyreose, Akromegalie
━ Entz.: Arthritis, Tendovaginitis
K va nächtl. Sz u. Parästhesien im
N. medianus-Gebiet (typ.: Pat.
müssen Handgelenk „schütteln")
D klinisch (Tinel-Zeichen, Phalen-Test, evt. Thenar-Atrophie)
T Schiene, ggf. chirurg. Release,
Steroidinjektion

Loge-de-Guyon-Syndrom
ÄP N. ulnaris-Kompression in Guyon-Loge, zB iF Krücken-Gebrauch
K motorische (Daumenadduktion)
u. sensible Ausfälle (Kleinfinger)

Thoracic Outlet Synd. (TOS)
P Kompression des Plexus brachialis
(nTOS), A. /V. subclavia (aTOS/
vTOS) ua durch enge Scalenuslücke, Halsrippe, Enge zw Proc. coracoideus u. M. pectoralis minor
K ua Arm-Sz, Parästhesien
Ko vTOS → tiefe Venenthrombose
D Sympt. u. ↓Puls b. Provokationstests (Faustschluss, Adson-Test,
Überkopfarbeit); Bildgebung
T Physiotherapie, ggf. OP

Fibromyalgie
E f > m, 20.–65. LJ.
Ä unklar, zT assoziiert mit Reizdarm
(▶ Kap. 7) u. psych. Komorbidität
P veränderte Schmerzschwelle
K Sz aller Weichteile, va. Sehnenansätze u. Muskulatur, b. Druck
u. Bewegung, øRuhe-Sz;
assoziiert mit Müdigkeit, Depression, Angst- u. Schlafstörung,
Verdauungs-, Herz- u. Atembeschwerden
D Ausschlussdiagnose (ua. müssen CRP, BSR, Blutbild, CK u. TSH
im Normbereich sein!)
T aktiv bleiben, bewegen, Physiotherapie, evt. Antidepressivum
zur Schmerzdistanzierung

Hyperlaxizität
E f > m
Ä genetisch
P Veränderung Kollagensynthese
K Überbeweglichkeit Gelenke u
Bindegewebe → Luxationen,
Schmerzen periartikulär
D Beighton-Score ≥ 5 (Ellbogenextension ≥ 10°, Knieextension ≥ 10°, Kleinfingerextension
≥ 90°, Daumenflexion bis Unterarm, Handfläche auf Boden
b. Flexion im Stehen)
T PhysioTh., Muskelkräftigung

Kollagensynthese-Erkrankungen
ÄP genetischer Defekt des Kollagens
D Klinik, Biopsie, Genetik, Bsp:
━ Ehlers-Danlos-Syndrom (EDS)
~ 1:7000; Hyperlaxizität,
Luxationen, Blutungen
━ Marfan-Sydrom
~1:7000; Arachnodaktylie,
Trichterbrust, Hochwuchs,
Aortendiss., Linsenluxation
━ Osteogenesis imperfecta
▶ Kap. 16, Knochen
━ Stickler-Syndrom
~1:9000; Myopie, Glaukom,
Erblindung, Taubheit, Gesichtsanomalien, Steifigkeit

Endstrecken: Manifestationen nach Gelenk geordnet (Beispiele)

Schulter häufige DD:
━ Rotatorenmanschettenläsionen
━ Bursitis
━ Adhäsive Kapsulitis
━ Arthrose: AC-Gelenk, glenohumeral
━ Dislokation/Trauma
━ Zervikale Neuropathie

Ellenbogen häufige DD:
━ Enthesiopathie am Epikondylus
━ Bursitis olecrani
━ Arthritis
━ Ellenbogenluxation, -fraktur
━ Sz-Ausstrahlung aus Schulter,
zervikal

Hand u. Finger häufige DD:
━ Polyarthrose, Rhizarthrose
━ Arthritis
━ Karpaltunnel-Syndrom
━ Tendovaginitis
━ Fraktur

Hüfte häufige DD siehe ◘ Abb. 3

Knie häufige DD:
━ Arthrose, Arthritis (◘ Abb. 5)
━ Meniskus- o. Bandläsion
━ Bursitis präpatellaris/Pes anserinus
━ Periartikuläre Tendinopathie

Sprunggelenk häufige DD:
━ Arthritis (zB Kristalle, Löfgren)
━ Tendovaginitis
━ Bandläsion
━ Fraktur (▶ Kap. 16)
━ Osteonekrose
━ Tarsaltunnelsyndrom (▶ Kap. 23)

---

[1] Weitere Manifestationen der RA: ±Rheumaknoten ±Organbefall
(Pleuritis, Alveolitis, Perikarditis, Episkleritis/Skleritis, kutane
Vaskulitis, Mononeuritis multiplex, Sicca-Symptomatik)
[2] Labor b. RA: CRP/BSR↑, Lc↑, Thrombozyten↑, Anämie, RF pos.
(Sens. 60%, Spez. 70%), Anti-CCP pos. (Sens. 70%, Spez. 97%)
[3] Axiale SpA können weiter unterteilt werden in: röntgenologisch

manifest (Sakroiliits im Rtg, zB Ankylosierende Spondylitis =AS
=M. Bechterew) vs. nicht röntgenologisch manifest (Sakroiliitis
nur im MRI, nicht im Rtg; siehe ▶ Abschn. 15.5)
[4] Je nach Organbefall: ▶ Kap. 2, Lunge; Kap. 4, Herz; Kap. 17, Haut
[5] Entspricht CPPD d. Atlantoaxial-Gelenks. Klinisch imponieren
Nacken-/KopfSz, evt. Fieber, im CT zeigen sich uU. eine typische

Verkalkung des Lig. transversum atlantis
[6] Arthritis, Rotatorenmanschettenruptur, Destruktion Schultergelenk
[7] Syn.: Pseudoradikuläres Sz-Syndrom
[8] Osteochondrosis dissecans ist ein Sammelbegriff für aseptische
Knochennekrosen (vgl. ▶ Kap. 16, Knochen) mit Ablösung eines
Gelenkkörpers (=Gelenkmaus)

Kollagenosen

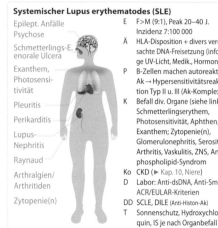

Systemischer Lupus erythematodes (SLE)

Epilept. Anfälle
Psychose
Schmetterlings-E.
enorale Ulcera
Exanthem,
Photosensi-
tivität
Pleuritis
Perikarditis
Lupus-
Nephritis
Raynaud
Arthralgien/
Arthritiden
Zytopenie(n)

E   F>M (9:1), Peak 20–40 J. Inzidenz 7:100 000
Ä   HLA-Disposition + divers verursachte DNA-Freisetzung (infolge UV-Licht, Medik., Hormon.)
P   B-Zellen machen autoreakt. Ak → Hypersensitivitätsreaktion Typ II u. III (Ak-Komplexe)
K   Befall div. Organe (siehe links): Schmetterlingserythem, Photosensinsuff., Aphthen, Exanthem; Zytopenie(n), Glomerulonephritis, Serositis, Arthritis, Vaskulitis, ZNS, Antiphospholipid-Syndrom
Ko CKD (▶ Kap. 10, Niere)
D   Labor: Anti-dsDNA, Anti-Sm-Ak ACR/EULAR-Kriterien
DD SCLE, DILE (Anti-Histon-Ak)
T   Sonnenschutz, Hydroxychloroquin, IS je nach Organbefall

Sjögren-Syndrom

Xerophthalmie
Xerostomie
Lungenfibrose
Exokrine
Pankreasinsuff.
Nephritis
Raynaud
Myositis
Vaskulitis inkl.
Mononeuritis
multiplex
Arthralgien/
Arthritiden

Def Schädigung exokriner Drüsen u. Ak-bedingte extraglanduläre Manifestationen
E   F>M (9:1), Peak 50–60 J Inzidenz 7:100 000
P   lymphoplasmazelluläre Entzündung v. Speichel-, Tränen- u. anderen exokrinen Drüsen
K   ▬ Exokrine Drüsen: Sicca-Syndrom, exokrine Pankreasinsuff., trockene respirator. u. genitale SH
    ▬ Extraglandulär (s. links): Arthralgien, Hornhautulkus, ZNS, Vaskulitis, ILD
Ko malignes Lymphom in Drüsen, kongenitaler AV-Block bei SS
D   Schirmer-Test, Speicheldrüsen-Biopsie, Labor: Anti-SSA/SSB-Ak
T   topisch befeuchtend, gute Zahnpflege, IS je n. Organbefall, HCQ bei SSA-pos. Patientinnen

②

Polymyositis (Pm) / Dermatomyositis (Dm)

Heliotropes
Erythem
Dysphagie
Lungenfibrose
Myokarditis
Gottron's
Papeln,
mechanic hands,
Calcinosis cutis
Proximale
Muskelschwäche
Arthralgien/
Arthritiden

E   1:100'000, F>M, bimodale Altersverteilung (ø15J, 40–60J.)
Ä   ▬ 1° „autoimmun"
    ▬ 2° paraneoplastisch (va Dm!)
P   Muskelschädigung durch CTL u. Ak-Komplexe[1] vermittelter systemischer Organbefall
K   ▬ Muskelschwäche, evtl. Sz (proximal-symmetrisch)
    ▬ Bei Dm zus. Hautmanifestationen: heliotropes Erythem, Gottron's Papeln u. Zeichen, „mechanic hands", Kalzinose
    ▬ Organbefall: s. links
D   Labor: CK, LDH, GOT, Myoglobin; Anti-Jo, Anti-Mi2, Anti-SRP-Ak; EMG, MRI, Muskel-Bx Cave ggf. Malignom-Suche!
T   Immunsuppressiva

Unclassified connective tissue disease (UCTD)

Systemische Sklerose (SSc)[2]

Interstitielle
Fibrose, PAH
Perikarditis,
Myokarditis
Ösophageale
Dysfunktion
Niereninsuffiz.;
renale Krise
Raynaud u.
Sklerodermie
Hypomotilität
Arthralgien/
Arthritiden
Sehenenreiben

Def Gewebsfibrosierung ausgehend v. Gefässveränderungen
E   F>M (5:1), Peak 30–50 J., Inzidenz 1.100'000
Ä   HLA-Dispo + Trigger
P   vaskuläre Dysfkt. → LyZ-Infiltrat → Fibroblasten↑ → Intima/EZM↑
K   Sklerodaktylie, Raynaud-Sy., Mikrostomie, zusätzl. Hautsklerosierung je n. Subform:
    ▬ Limitierte Form:
      – Hautbefall distal Ellb./Knie
      – PAH spät
      – Unterform: CREST
    ▬ Diffuse Form:
      – Ganzes Integument
      – Lungenbefall früh
      – Weitere Organe: s. links
D   ▬ Limitiert: Anti-Centromer-Ak
    ▬ Diffus: Anti-Scl70-Ak, RNA-Polymerase-III-Antikörper
T   Kälteschutz, Nikotinkarenz, evt. Vasodilatanzien; Immunsuppressiva je n. Organbefall

①

Overlap-Syndrom ③

Rheumatoide Arthritis (RA)
≠ Kollagenose, ▶ Abschnitt 15.4

Mixed connective tissue disease (MCTD)

Perikarditis
Lungenfibrose
Symmetrische
Polyarthritis
Raynaud
Myositis
Arthralgien/
Arthritiden

Syn.: Mischkollagenose, Sharp-Syndrom
Def eigene Entität mit speziellem Antikörper
E   1:100'000, F > M; va > 40 J.
P   unbekannt
K   ▬ Raynaud, Müdigkeit
    ▬ Myositis
    ▬ interstitielle Lungenerkrankung
    ▬ Arthralgien, Arthritis (meist kleine Gelenke)
D   Labor: Anti-U1RNP-Ak
T   Immunsuppressiva

15

Die Kollagenosen (Engl.: connective tissue diseases) sind eine Gruppe systemischer Autoimmunerkrankungen, die sich oft durch folgende Gemeinsamkeiten auszeichnen:
▬ Dysregulation des Immunsystems mit Autoantikörperbildung
▬ Häufig Nachweis von erhöhten antinukleären Antikörpern (ANAs)
▬ Chronische Entzündung von Bindegewebe u. zT Gefässen
▬ Sekundäres Raynaud-Phänomen (hf Erstmanifestation, ▶ Kap. 3, Gefässe), auffällige Kapillarmikroskopie
▬ Variierende Beteiligung innerer Organe, oft auch Hautbefall
▬ Nicht-erosive Arthritiden
Im Labor sind idR CRP u. BSR erhöht. Bei erhöhten ANA kann eine Subspezifizierung für die Diagnosestellung wegweisend sein: zB Lupus (**Anti-ds-DNS, -sm-Ak**), Sjögren (**Anti-SSA=Ro,-SSB=La**), systemische Sklerose (**Anti-Scl70, -Topoisomerase, -Polymerase III, -Centromer-Ak**), Poly-/Dermatomyositis (**Anti-Pm, -Pm-Scl-Ak**), Mixed Connective Tissue (**Anti-U1RNP-Ak**). Bei Verdacht auf Dermato-/Polymyositis können sog. Anti-zytoplasmatische Antikörper gesucht werden (Jo-1, OJ, EJ, TIF, PL7, PL12, Mi2). Diese sind hochspezifisch für Pm/Dm (N.B.: die ANA müssen hierbei nicht erhöht sein!).
Die oben abgebildete Einteilung der Kollagenosen ist eine vereinfachte Darstellung. Die einzelnen Kollagenosen können sich zT überlappen, ineinander übergehen (zB MCTD in SSc ①) oder sich zu-

nächst als nicht eindeutig klassifizierbare Entität manifestieren (=UCTD), die erst im Krankheitsverlauf einen deutlicheren „Phänotyp" annimmt (zB UCTD in SLE ②). CAVE: Die Mischkollagenose (MCTD) ist kein Synonym für das sogenannte Overlap-Syndrom. Beim Overlap-Syndrom ③ überlappen sich Kollagenosen (zB Lupus) mit einer weiteren entzündlichen Grunderkrankung, oft mit der RA (N.B.: Die RA ist keine Kollagenose!). Typischerweise sind RF und Anti-CCP erhöht bei rheumatoider Arthritis. Patienten mit Kollagenosen sollten von erfahrenen Fachärzten behandelt werden, zumal einerseits die Krankheitskontrolle entscheidend für Lebensqualität u. Lebenserwartung ist, andererseits können im Krankheitsverlauf neue Systemmanifestationen auftreten, die zunächst unerkannt wichtige Organe betreffen können (zB Niere, Herz o. ZNS bei SLE). Ausserdem kann die angewendete Therapie selbst organschädigend sein u. bedarf regelm. Kontrollen (zB Hydroxychloroquin → ophthalmolog. Kontrollen).
Abkürzungen:
ACR= American College of Rheumatology; CKD = chronic kidney disease; CREST: Calcinosis, Raynaud-Syndrom, Esophagusmotilitätsstörung, Sklerodaktylie, Teleangiektasie; CTL= Zytotoxische T-Lymphozyten; DILE= Drug-induced lupus erythematosus; HCQ= Hydroxychloroquin; ILD= Interstitial lung disease (▶ Kap. 2, Lunge); IS= Immunsuppressiva; PAH= Pulmonal-arterielle Hypertonie; RA= Rheumatoide Arthritis; SCLE= Subakut kutaner Lupus erythematodes (SCLE); SH= Schleimhaut; SS= Schwangerschaft.

Spondyloarthritiden (SpA)

Axiale Spondyloarthritis (axSpA)

- Uveitis anterior
- Apikale Fibrose
- Aorten-klappen-insuffizienz
- Rücken-Sz
- Oligoarthritis (in 50%)
- Enthesitis
- Daktylitis

Def ▬ Röntgenologische axSpA, z.B. *ankylosierende SpA (M. Bechterew)*: Sakro-iliitis im Rtg sichtbar
▬ Nicht-röntgenologische axSpA: zB entz. Aktivität im MRI, øim Rtg
E m > f (5:1), Peak 20.–40. J. Präv. 0,5%
Ä HLA-B27-ass. (90% bei Bechterew)
P Synovialitis → Erosion → Metaplasie → Ossifikation + Ankylosierung
K ▬ Leitsymptom: entzündl. RückenSz u. Einsteifung (Ankylosierung)
▬ In 50% asymmetrische Oligoarthritis u. Enthesitiden
▬ Organmanifestationen s. links
Ko Atemnot (Thoraxexkursion↓)
D Mennell-Test; *MRI früh*: ISG-Osteitis/ Synovialitis, anteriore Spondylitis; *Rtg spät*: ISG-Ankylosierung, Kasten-wirbel, Syndesmophyten
T NSAR, ggf. Immunsuppressiva

Enteropathische Arthritis

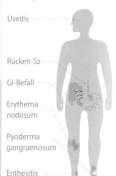

- Uveitis
- Rücken-Sz
- GI-Befall
- Erythema nodosum
- Pyoderma gangraenosum
- Enthesitis
- Daktylitis

Def axiale u./o. periphere SpA b. Pat. mit chronischer entzündlicher Darmerkrankung (CED: M. Crohn, C. ulcerosa, ▶Kap. 7)
E ~15% der CED-Patienten
P CED → periphere SpA
K ▬ ISG-Arthritis
▬ Asymmetr. Oligo-Arthritis, Enthesitis
▬ EAM: s. links
D Morbus Crohn oder Colitis ulcerosa mit axialer Spondyloarthritis u./o. peripherer Arthritis
T Immunsuppressiva

eher axiale SpA

Psoriasis-Arthritis (PsA)

- Hautbefall
- Uveitis, Konjunktivitis
- evt. Rücken-Sz
- Nagelbefall (Ölflecken, Tüpfel-, Krümelnägel)
- Arthritis
- Enthesitis
- Daktylitis

Def axiale u./o. periphere SpA b. Pat. mit Psoriasis od. pos. FA
E ~0.5% d. Bevölkerung, m=f 4–30% d. Psoriasis-Pat.
P idR Haarboden-/Nagel-/Haut-befall → Gelenkbefall (Cave: PsA sine Psoriasis mögl.!)
K in 50% asymm. Oligoarthritis, Daktylitis („Wurstzehe/-finger"), ISG-Arthritis
Ko ua Arthritis mutilans, Uveitis
D Klinik (Psoriasis, Gelenke, Nägel). Rtg-peripher: Erosionen ne-ben ossären Proliferationen, „Pencil in a cup", Ankylose. Rtg-axial (falls vorhanden): Parasyndesmophyten, 1sei-tige ISG-Arthritis
T Immunsuppressiva

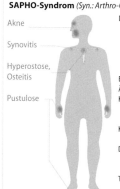

undifferenzierte SpA

Reaktive Arthritis *(Syn.: Para-/Post-infektiöse Arthritis)*

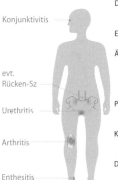

- Konjunktivitis
- evt. Rücken-Sz
- Urethritis
- Arthritis
- Enthesitis
- Daktylitis

Def asym. Oligoarthritis und EAM n. vorausgehendem[3] intesti-nalem o. urogenitalem Infekt
E 20.–40. LJ., postenteritisch m = f posturethritisch m > f
Ä HLA-B27 (75% pos.) + Trigger:
▬ Enteritis: C. jejuni, C. difficile, Salmonella/Shigella, Yersinia
▬ Urethritis: C. trachomatis, Mykoplasmen
P Autoimmun-Rkt. („*molecular mimikry*") n. ~ 1 Mo. Latenz-zeit (≠ septische Arthritis!)
K ▬ Asymm. Oligo-A., Enthesitis, Daktylitis („Wurstfinger")
▬ EAM: Reiter-Trias (s. links)
D Anamn. (Infekt?), Rtg: Erosionen, Proliferationen, ISG-Arthritis, Urin-PCR auf Chlamydien[4]
T Immunsuppressiva, evt. AB (bes. bei Chlamydien)

eher periphere SpA

SAPHO-Syndrom *(Syn.: Arthro-Osteitis)*

- Akne
- Synovitis
- Hyperostose, Osteitis
- Pustulose

Def rheumatolog. Syndrom mit
▬ **S**ynovitis (SC-Gelenk, periph.)
▬ **A**kne (idR massiv, facial)
▬ **P**ustulose (palmo-plantar)
▬ **H**yperostose
▬ **O**steitis (Klavikula, Kiefer)
E ~1:10'000, meist <60 J.
Ä unklar
K Pusteln, häufig Osteitis/Arth-ritis der vorderen Thoraxwand (sternoklavikulär)
Ko Thoracic-Outlet-Syndrom, Thrombose V. cava/subclavia
D Rtg: peripher Usuren neben Hyperostosen, asymm. ISG-Befall. Ggf. CT, MRI, Szinti
T Immunsuppressiva, für Osteitis Bisphosphonate

Periphere Spondyloarthritis

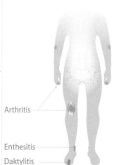

- Arthritis
- Enthesitis
- Daktylitis

Def SpA mit überwiegend oder vollständig peripheren mus-kulo-skelettalen Manifestatio-nen ohne Anzeichen von Pso-riasis-Arthritis, reaktiver o. enteropathischer Arthritis
E Präv. 0,1 %
Ä HLA-B27-assoz. in ca. 50%
K ▬ Leitsympt.: idR Oligoarthritis[5] (idR UEx u. asymmetrisch), Enthesitis (ungeachtet ihrer Lokalisation) u./o. Daktylitis ("Wurstzehe/-finger")
▬ EAM: zB Uveitis (selten)
D US, Rtg, MRI
T Immunsuppressiva

Die Spondyloarthritiden (SpA) sind eine Gruppe von chronisch entzündlichen Krankheiten, die sich durch folgende Gemeinsamkeiten auszeichnen:
▬ Gelenksbefallmuster (Stammskelett symmetrisch, periphere Gelenke asymmetrisch, Enthesitiden)
▬ Tendenz zu Knochenneubildung neben -abbau („Knochenplus neben Knochenminus" im Röntgen)
▬ Extraartikuläre Manifestationen (EAM): Augen, Haut, Lunge, Herz, Darm
▬ Im Serum typischerweise kein Nachweis von Auto-Antikörpern (wie Rheumafaktor, ANA)
▬ HLA-B27-Assoziation
Wobei letzteres am stärksten b. der ankylosierenden Spondylitis gilt, weniger bei den anderen SpA. Um eine SpA zu diagnostizieren, helfen die ESSG-Kriterien:
A) entzündlicher Rücken-Sz während >3 Mo. bei Pat. <40 J. oder **B)** periphere asymmetrische Arthritis **PLUS** 1 Merkmal aus folgender Auflistung: radiologischer ISG-Arthritis-Nachweis, vorhandene Enthesiopathie, positive Familienanamnese für SpA, positive persönliche Anamnese für CED, Psoriasis oder St.n. Uethritis, Zervizitis o. enterischem Infekt. Alternativ siehe auch ASAS-Kriterien.
Auch b. den SpA ist die oben stehende Einteilung eine Vereinfachung der Realität, die va didaktischen Wert hat.

Anmerkungen:
[1] Die Antikörper b. Pm/Dm entstehen „postdestruktiv", dh durch CTL-vermittelte Skelettmuskel-Zerstörung werden Antigene frei, auf welche der Körper mit autoreaktiver Ak-Bildung reagiert.
[2] *Systemische Sklerose* ist ein Überbegriff, der unterteilt wird in limitierte vs. diffuse Form. *CREST* ist eine Unterform der limitierten Form. *Sklerodermie* ist ein Symptom u. beschreibt die Verdickung der Haut.
[3] Infekt muss dokumentiert sein.
[4] Bis auf Chlamydien sind übrige Erreger idR nicht mehr nachweisbar.
[5] Engrammatisches Muster der peripheren Spondyloarthritis: eher Oligoarthritis, eher asymmetrisch; aber eine symmetrische Polyarthritis ist durchaus möglich!

Abkürzungen:
ASAS= *Assessment of Spondyloarthritis International Society*; DMARD= *Disease-modifying anti-rheumatic drug*; EAM= Extraartikuläre Manifestationen; ESSG= *European Spondylarthropathy Study Group*.

Knochen

Bruno Fuchs, Beata Bode-Lesniewska, Kirill Karlin, Thomas Cerny

© Der/die Autor(en), exklusiv lizenziert an
Springer-Verlag GmbH, DE, ein Teil von Springer Nature 2023
T. Cerny und K. Karlin (Hrsg.), *PathoMaps*,
https://doi.org/10.1007/978-3-662-64927-5_16

16.1   Aus Sicht der Klinik

Anamnese: wichtigste Fragen

- Plötzlich auftretende Schmerzen (*Frakturen*)? Fieber u. Schmerzen (*Osteomyelitis*)? Chronische Schmerzen (*Osteoporose, Nekrosen*)? Belastungsabhängiger Schmerz (*Ermüdungsfraktur*)? Initial intermittierender, häufig nächtlicher (tief gelegener, dumpfer) Schmerz (*Knochentumoren*)? Im Verlauf konstanter Schmerz (*Knochentumoren*)? Milde Schmerzen mit Dauer länger als ein Jahr (*low-grade Tumoren*)? Schmerzen über wenige Wochen o. Monate (*high-grade Tumoren*)? Ansprechen der Schmerzen auf Aspirin (*Osteoidosteom*)?
- Risikofaktoren für Knochenveränderungen (*aseptische Knochennekrose, Osteomyelitis, renale Osteopathie, Metastase*): Immunsuppression, Hormonstatus, Stoffwechsel, Krebs?
- Die Schmerzen bei low-grade Tumoren sind milde, bestehen häufig länger als ein Jahr, bei high-grade Tumoren meist einige Monate.

Klinische Untersuchung

- Lokalisation u. Belastungsabhängigkeit der Schmerzen?
- Grösse u. Eigenschaften des Tumors?
- Neurologische/vaskuläre Einbussen?

Zusatzuntersuchungen

- Labor-Analyse des Kalzium-/Phosphat-Stoffwechsels: Ca, Ph, PTH, AP, Vit. D, Nierenfunktion (*metabolische Ursache der Knochen-Pathologie*)?
- DEXA-Messung zur Knochendichte-Bestimmung (*Osteoporose*)?
- Bei Tumorverdacht ist das konventionelle Röntgenbild unerlässlich: kortikale Destruktion /Verdickung? Periostale Reaktion (zB Codmans Dreieck, sunburst)? Tumor-Matrix (osteoid, chondroid)?
- CT zur Darstellung des Ausmass der Knochendestruktion.
- MRI zur Darstellung des intramedullären u. extraossären Tumoranteils.
- CT der Lunge (*Metastasen b. Knochen-Sarkomen*)?
- Biopsien (zwingend erforderlich für definitive Diagnose bei Malignitätsverdacht): CT- o. (b. Destruktion der Kortikalis) US-geführt. Knochen-Biopsien sind schmerzhaft – eine Anästhesieunterstützung ist sinnvoll!

16.2   Aus Sicht der Pathologie

Ausgangslage: ein Knochen, aber viele Aufgaben

- Knochen haben mehr Aufgaben als es auf den „ersten Blick" scheint. Es hilft, die möglichen Knochenkrankheiten in Bezug auf die betroffene Funktion einzuteilen:
  - Knochen als Stützgewebe des Bewegungsapparates (Frakturen, primäre Knochentumoren)
  - Knochen als Kalzium-/Phosphat-Speicher (Rachitis/Osteomalazie, Osteoporose, renale Osteopathie)
  - Knochen als Gerüst für blutbildendes Knochenmark (Osteomyelitis, Lymphom, Leukämie, Metastasen).

Diagnostik

- Eine histopathologische Diagnostik kommt heutzutage praktisch nur im Zusammenhang mit Knochentumoren zum Einsatz; Grundlage dafür sind qualitativ hochstehendes Biopsiematerial sowie adäquate Angaben zu Klinik u. Bildgebung; eine Diagnose ist nur in der Zusammenschau möglich!
- Knochengewebe muss für eine histopathologische Untersuchung zuerst fixiert (Formalin) u. anschliessend entkalkt werden. Die gewebeschonende Methode (wichtig für Zusatzuntersuchungen an den Biopsien) mittels EDTA dauert länger als die Säure-Entkalkung (angewandt für Kortikalis u. Resektate).
- Mikroskopische diagnostische Kriterien sind einerseits die Osteoid-Qualität u. andererseits die zelluläre Zusammensetzung im Markraum (Entzündungszellen? Karzinomzellen? Spindelzellen?)
- Wird Osteoid von malignen Tumorzellen selbst produziert, handelt es sich um ein Osteosarkom. Metastasierte Karzinomzellen führen hingegen nur sekundär zu An- o. Abbau von Osteoid (=osteo-lytische bzw. osteo-blastische Metastasen).
- Die konventionelle Histologie ist entscheidend für die Auswahl weiterer diagnostischer und prädiktiver (Therapie-relevanter) Zusatzuntersuchungen (Immunhistochemie, zunehmend auch molekulare Analysen mittels FISH, PCR u. Next Generation Sequencing)!

Besonderheit Knochentumoren

- Metastasen sind b. Erwachsenen häufig, die primären Knochentumoren sind generell selten.
- Die Differentialdiagnose basiert auf Patientenalter u. radiologischer Präsentation (◘ Abb. 2 u. 3).
- Biopsie-Indikation, -Entnahmestelle u. -Qualität sind wichtig für korrekte Diagnosestellung u. Therapieerfolg der Knochentumoren.

Schwierige Stellen

Die Herausforderung beim Knochen besteht im Prinzip darin, dass insbesondere primäre Knochentumoren sehr selten sind. Daher gehört ihre Behandlung in die Hand von erfahrenen Spezialisten. Für Nicht-Spezialisten ist es folglich wichtig, das Problem überhaupt erst zu erkennen u. keine unüberlegten invasiven Massnahmen vorzunehmen; auf diese Weise können viele Behandlungsfehler (zB eine partielle, mit hohem Rezidivrisiko behaftete Tumorresektion in einer für Spezialisten kurativen Situation) vermieden werden. Eine Biopsie muss - in der für eine definitive Resektion zu planenden Inzision - durchgeführt werden. Für das Erkennen von solchen Situationen dienen sogenannte Red-Flags, bei deren Vorhandensein eine strukturierte Abklärung eingeleitet werden muss (◘ Abb. 4).

Das Management von Skelett-Erkrankungen erfolgt multidisziplinär, je nach Erkrankungsart unter Beteiligung von Radiologen, Endokrinologen, Pathologen, Orthopäden, Chirurgen, Onkologen u. Radioonkologen.

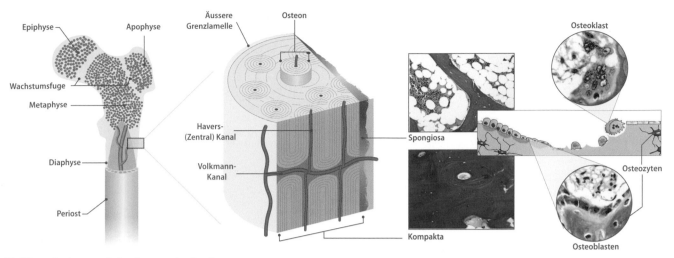

Abb. 1   Strukturen u. Zellen des gesunden Knochens

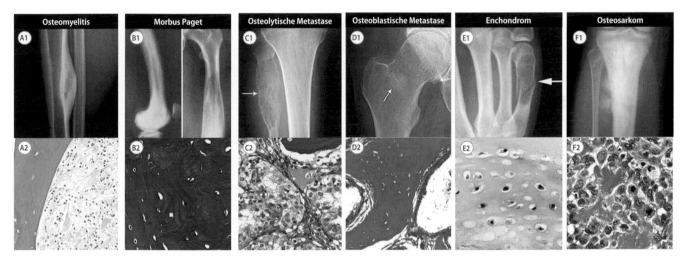

Abb. 2   Wichtige Beispiele radiologisch-pathologischer Korrelationen: **(A1)** Brodie-Abszess. **(A2)** Nekrotische Knochenbälkchen erkennbar an „leeren" Lakunen; Entzündungszellen im Markraum. **(B1)** Deformität u. Auftreibung des Femurs. **(B2)** Typisches Mosaik-Muster durch ungeordneten Knochen-Umbau. **(C1)** Knochendestruktion mit Osteolyse. **(C2)** Markräume ausgefüllt durch klarzelliges Nierenzell-CA. **(D1)** Fokale Sklerose b. osteoblastischer Metastase. **(D2)** Vermehrung der Knochendichte b. Infiltration der Markräume durch Prostata-Karzinom. **(E1)** Pathologische Fraktur (Pfeil) durch eine expansive Osteolyse mit Sklerosesaum. **(E2)** Zellarmes hyalines Knorpelgewebe. **(F1)** Irreguläre Osteosklerose des Markraumes der Diaphyse mit Durchbruch der Kortikalis. **(F2)** Tumorzellen bilden Osteoid (mit/ohne Mineralisierung) u. invadieren vorbestehenden Knochen. (Abbildungen C2, D2 u. F2 mit freundlicher Genehmigung von Prof. Beata Bode-Lesniewska)

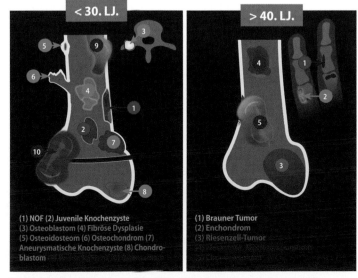

Abb. 3   Vereinfachte Darstellung einiger Knochentumoren aufgeteilt nach Lokalisation u. Alter.

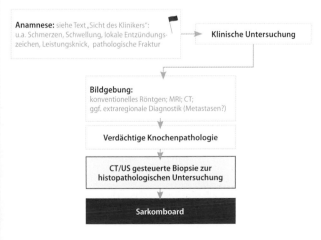

Abb. 4   Red Flags und vereinfachter Abklärungsgang bei unklaren Knochenveränderungen.

Congenital	Vaskulär	Infektiös / Inflammat.	Trauma / Degenerativ	Metabolisch / Endokrin

akut

Substanzverlust

Anlagestörungen
- Polydaktylie
- VACTERL-Assoziation
- Sirenomelie

Quantitätsstörung

Wachstumsfugenstörung
- P AD FGF-Rezeptor-Mutation → gestörte chondrale Ossifikation
- Achondroplasie = dysproport. Zwergwuchs (Kopf normal, Extr. kurz)
- Thanatophore Dysplasie (Kopf gross, Extremitäten kurz, Mini-Thorax → †)

Qualitätsstörung

Osteogenesis imperfecta
- Ä AD Defekt im Kollagen 1
- P Typ 1–4 (Typ 2= †)
- K ua rezidivierende Frakturen
- Mi dünne Compacta u. rarefizierte Spongiosa, Kittlinien engliegend, Knochenmark fibrosiert
- DD Osteoporose (dort Knochenmark idR nicht fibrosiert)

Osteopetrose
- P Osteoklastendysfunktion → dicke sklerosierte Knochen
- K rezidivierende Frakturen (Knochenarchitektur fehlerhaft!), Hepatosplenomegalie (= extramedulläre Hämatopoese)

Aseptische Knochennekrose
- Ä Steroide, Cx, Rx, mechanische Überbelastung, Alkohol (?)
- P Ischämie → Nekrose
- K asymptomatisch bis Schmerz
  Klinisch häufige Formen:
  - M. Perthes (Hüftkopf, Ki 4–12 J.)
  - Asept. Hüftkopfnekrose des Erwachsenen
  - Osteochondrosis dissecans (Sammelbegriff für gelenkflächennahe Nekrose mit Abstossung eines Gelenkflächenfragments)
  - M. Osgood-Schlatter (Tuberositas tibiae)
  - M. Ahlbäck (Condylus med. Knie)
  - M. Köhler (Os naviculare)
- D Bildgebung
- DD Osteomyelitis, Neoplasien, Knochenzysten
- T variiert je nach Stelle u. Schweregrad

Akute Osteomyelitis
- E idR Kinder/Jugendliche
- Ä S. aureus (80%)
- P – Endo-/hämatogen
  - SG: Gefässverbindung zw. MetP u. EpiP → schnelle Ausbreitung, zT bis Gelenk
  - KiJu: nur MetP betroffen (offene Wst.fuge =Barriere)
  - Erw: MetP u. EpiP betroffen
  - Exogen/per continuitatem
  - Posttraumatisch/postOP
- K Lokaler Schmerz, Fieber
  - Kinder: Lange RöhrenKno.
  - Erw: WS, lange RöhrenKno.
- D Entzündungszeichen, Bildgebung
- DD Tumor, zB Ewing-Sarkom
- Mi akut: Abszess u. Nekrose
- T AB, Analgesie, TVT-Prophylaxe; OP b. Abszess, Sequester, Fistel

Chronische Osteomyelitis
- K tiefe, nicht-heilende Ulzerationen, nicht-heilende Frakturen, Fussulzerationen b. DM-Patienten
- D schwierig b. Fremdmaterial (Endoprothese)
- Mi Granulationsgewebe, Sequester[1] umgeben von nGZ u. Fibrin
- Ko Implantat-Lockerung, Fx

Granulomatöse Osteomyelitis
Syn.: Morbus Pott
- Ä Tuberkulose
- P schleichender Verlauf
- K b. Befall der WS → Gibbus

Osteitis deformans
(=M. Paget d. Knochens)
- E M>F, >55 J.
- Ä Paramyxoviren (?)
- P Osteoklasten-/-blasten-Dysbalance, oft in 3 Phasen:
  1) Knochenlyse 2) Mischbild
  3) übermässiger Aufbau → dicker, sklerosierter, instabiler Knochen iF Matrixstörung
- K „Hut passt nicht", Hörminderung (N. VIII-Kompr.), Säbelscheiden-Tibia, Frakturen (→ Sz)
- Ko Osteosarkom, high-output HI (aufwendige Knochen-Durchblutung)
- D AP↑↑, Ca/PTH/Vit D normal, Rtg
- Ma Knochen erscheint dichter bis solide, Deformationen
- Mi Aufbau u. Abbau gleichzeitig: dicke löchrige Spongiosa, Compacta spongiosiert. Typ. Mosaik-Muster (🔲 Abb. 2, B2)
- DD Fibroosteoklasie, osteoblastische Metastase
- T b. Sz, Fx-Risiko: Bisphosphonate

Fraktur
- Ä – Traumatisch (direkt/indirekt)
  - Refraktur
  - Ermüdungs-Fx
  - Pathologische Fx [2]
Fraktur-Heilung
- 1°: b. chir. Adaptation
- 2°: breiter Fx-Spalt → Bildung von Frakturkallus

Frakturkallus
- Ä nicht adaptierte Fraktur-Ränder
- P Heilungsstadien[3]:
  1) Hämatom
  2) Granulationsgewebe
  3) BGW-Kallus
  4a) Chondroide Metaplasie → chondrale Ossifikation
  4b) Direkt desmale Ossifikat.
  5) Umbau Geflecht/Lam.Kno
- Mi „sinnvolle" Kno.-Strukturen (Arkaden, Trabekel), plumpe Osteoblasten
- DD Osteosarkom

chronisch

(Osteo-)Arthrose
► Kap. 16, Gelenke
- Ä Knorpelüberlastung
- P mechanische Schädigung → Entzündung → Erweichung u. Knorpelabtragung
- K typische Lokalisationen:
  - PIP, DIP
  - Daumensattelgelenk
  - Hüfte, Knie, 1. Zeh
  - HWS
- Mi Knorpelabrasion, reaktive subchondrale Sklerose, Pseudozysten mit Osteoklasten (räumen Schutt weg)

Diffuse idiopathische Skeletthyperostose (DISH)
Syn.: Morbus Forestier
- Ä unklar, ggf. genetische, mechanische, metabolische Faktoren
- K Sz d. Brustwirbelsäule
- D Kalzifikationen entlang Wirbelkörpern u. Ligamente
- T symptomatisch

Reaktion auf prosthetisches Material
- Ä Einbringen zB von Hüft-TEP
- P Fremdkörper-Reaktion, schlechte lokale Durchblutung
- K Sz, insb. b. Belastung
- Ko – Lockerung
  - Infekt
  - Periprothetische Fx
- D Randsaum entlang eines Prothesenschaftes; Lysezeichen; Migration der Komponente im Vergleich
- Mi periprothetische Osteolyse
- T Prothesenrevision

Osteoporose
- Ä – 95% primär: postmeno-pausal (Typ1), senil (Typ2)
  - 5% sekundär: Steroide, Hyperthyreose, chronische Entzündung
- P Substanzverlust u. Mikroarchitekturstörung
- K WS-, Femur-, Radius-Fx
- D Ca/AP normal, DEXA
- Mi schmale Trabekel u. Compacta (Typ 2), b. jedoch guter Knochenqualität
- T ua Ca, Vit.D, Bisphosphonate

Osteitis fibrosa cystica [4]
- Ä 1°, 2° o. 3° Hyperparathyreoidismus (siehe ► Kap. 21, Nebenschilddrüse)
- K Manifestation als ► „brauner Tumor" (Folgeseite) möglich
- Mi fibrosierte osteoklastäre „Drilllöcher"
- DD Morbus Paget

Mineralisationsverlust

Rachitis
- A Vit. D/Ca/Ph₁-Mangel o. Stoffwechselstörung b. Kindern (erworben vs. genetisch, vgl. Osteomalazie)
- K Kleinwuchs, O-Beine, Kyphose, „Rosenkranz"
- Mi Osteoidose
- T entsprechend Ursache

Osteomalazie
- Ä Vit. D/Ca/Ph-Mangel o. Stoffwechselstörung b. Erwachsenen:
  - Vit.D↓: nutritiv (hfgst), Leber u. Nierenpathologien
  - Ca↓: Malabsorption
  - Ph↓: genetisch vs. paraneoplastisch
- K KnochenSz, Ermüdungsfrakturen, prox. Muskelschwäche
- D Ca↓/Ph↓, PTH↑, AP↑
- DD 2° Hyperparathyroidismus
- Mi Osteoidose
- T entsprechend Ursache

Kombination

Renale Osteopathie
- Ä Vit.D-Mangel plus 2° Hyperparathyroidismus
- Mi Osteoidose u. tunnelierende Fibroosteoklasie

AD	Autosomal-dominant	FGF	Fibroblast-Growth-Factor	PIP	Proximales Interphalangealgelenk
AP	Alkalische Phosphatase	Fx	Fraktur(en)	PTH	Parathormon
Ca	Calcium	Lok	Lokalisation	RM	Rückenmark
Cx	Chemotherapie	LRK	Lange Röhrenknochen	SG	Säugling
DEXA	Osteodensitometrie-Verfahren	Km	Knochenmark	TEP	Total-Endoprothese
DIP	Distales Interphalangealgelenk	MetP	Metaphyse	TVT	Tiefe Venenthrombose
EpiP	Epiphyse	Ph	Phosphat	WS	Wirbelsäule

16

Neoplasie

5% → **primär** 95% → **sekundär**

primär
- osteogen
- chondrogen
- unklarer Ursprung

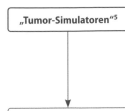

„Tumor-Simulatoren"[5]

Nicht ossifizierendes Fibrom (NOF)
Syn.: fibröser Kortikalisdefekt
- E 2–25J, sehr häufig (Präv. 50%)
- P reakt. mesenchymale Prolif.
- Lok MetaPhys. dist. Femur u. Tibia
- D Rtg: scharf abgegrenzt, oval, „traubenförmig", Biospie selten nötig
- Pr meistens spontane Regredienz

Juvenile Knochenzyste
- E 10.–15. LJ.
- P Lok: MetaPh. LRK, prox. Humerus u. Femur
- K meist symptomlos
- D Rtg „*fallen fragment sign*": nach einer pathologischen Fx, MRI: scharf begrenzt, einkammerig, mit Flüssigkeit gefüllt
- T OP zur Verhinderung von Fx, ggf. Steroide in Zyste

„Brauner Tumor"[4]
- Def Manifestationsform der Osteitis fibrosa cystica
- Ä b. unbehandeltem Hyper-PTH
- P PTH-abhängige Stimulation v. Osteoklasten, Abbau der Knochen u. Ersatz durch Fibroblasten, Zysten, Einblutungen möglich
- T Therapie des Hyperparathyreoidismus

---

osteogen

Osteoidosteom ●
- E M > F, 10.–20. LJ.
- Lok Diaphyse LRK
- K typ.: nächtlicher Sz, der nach Gabe von ASS sistiert
- D Rtg: Nidus, max. 1,0 - 1,5cm
- Ma bräunlicher Herd umgeben von Sklerose
- Mi zentraler „Nidus" mit unreifem Knochen umgeben von einer Sklerosezone
- T Radiofrequenzablation, seltener Resektion

Osteoblastom ●
- E M > F, 10.–30. LJ.
- Lok vertebral
- P lokal aggressiv (Lyse), aber keine Metastasierung
- K RuheSz, NICHT auf ASS ansprechend!
- D Rtg (oft >2cm)
- Mi proliferierende benigne Osteblasten mit Ausbildung von unreifem Osteoid, ähnlich zum Nidus eine Osteoidosteoms, aber insgesamt grösser u. weniger geordnet
- T Resektion

Osteosarkom ●
- E M > F, 10.–20J. (2° b. Morbus Paget: ältere Pat.) hfgst maligner 1° KnochenTu!
- Lok Metaphyse von LRK (oft in der Nähe des Knies)
- P ex Osteoblasten, in 90% hochaggressiv, metastasiert in Lunge, Knochen
- K Dauer-Sz < 3Mo.
- D Rtg: permeative Osteolyse u. Periostreaktionen (Codman-Dreieck, Starburst)
- Mi feintrabekuläres Osteoid aus zahlreichen pleomorphen Osteoblasten
- T neoadjuv. Cx, Resektion (Rx-resistent)
- Pr wenn Cx-sensibel u. keine Metastasen 5-JÜ >80%, b. Metastasen 5-JÜ 20%

---

chondrogen

Osteochondrom ●
- E M > F, 10.–30. LJ. hfgst benigner KnochenTu!
- Lok Metaphyse von LRK (typisch: Knie-nah)
- P „aberrante" Wachstumsfuge
- K lokale mechanische Irritation
- Ko Entartung (<1%): Chondrosarkom
- D Rtg: pilzförmig
- Mi ≈Wachstumsfuge

Enchondrom ●
- E Erwachsene
- Lok LRK, Phalangen v. Händen/Füssen
- P wächst verdrängend, b. multiplen Enchondromen: M. Ollier
- K pathologische Fx
- Ko Entartung → Chondrosarkom
- D Rtg: zystische Knochenläsion
- DD Chondrosarkom
- Mi reifes hyalines Knorpelgewebe
- T Resektion

Chondroblastom ●
Veraltet: Codman-Tumor
- E sehr selten, 10.–20. LJ.
- Lok Epiphyse LRK
- K Bewegungsschmerz
- T Resektion

Chondrosarkom ●
- E > 40 LJ.
- Lok Becken, prox. Femur
- P langsam infiltrierend
- K Dauer-Sz u. Schwellung
- D Rtg: Popcorn-artige Lyse
- Ma glasig-graue Teile
- Mi septierte Knorpellobuli, die sich in Knochen fressen; keine Knochenbildung
- T Resektion, Rx- u. Cx-resistent
- Pr 5-JÜ 50%, Rezidive häufig

---

unklarer Ursprung

Fibröse Dysplasie ●
- E < 30 LJ.
- P „gain-of-function" Mutation im GNAS-Gen während Entwicklung: unkontrolliertes Wachstum
- Mi Verdichtung v. Faserknochen mit rundlichen Bälkchen „Chinese Letters", kollagene Fasern einstrahlend, keine Osteoklasten sichtbar
- **Spezialfall:** McCune-Albright Syndrom[6]

Aneurysmat. Knochenzyste ●
- E < 20 LJ.
- Lok Metaphyse LRK
- Ma blutgefüllte Zysten, getrennt durch Fibroblastensepten
- T Curettage

Riesenzelltumor ●
- E 20–40 LJ. (nur b. geschlossener Wachstumsfuge!)
- P epiphysär! lokal aggressiv
- D Rtg: wie „Seifenblase" (ggf. fein septiert, ähnlich einer komplexen Seifenblase)
- Mi Mehrkernige Riesenzellen u. Einzelzellen in reichlich Kollagen
- T idR Curettage

Ewing-Sarkom ●
- E M > F, 10.–30. LJ.
- Lok Diaphyse v. LRK
- P Ex Neuroektoderm (t11;22-Translokation)
- K intermittierende Sz, über 4Wo, kann Osteomyelitis imitieren
- Ko Knochen- u. Lungen-Metastasen
- D Rtg: Mottenfrass-Osteolyse u. Periostreaktion (zB Zwiebelschalen)
- Ma weissgelb mit Einblutungen
- Mi *small blue round cells*
- T (Neo)adjuv. Cx, Resektion/Rx
- Pr 5-JÜ 50%

---

sekundär

Metastasen ●
- Ä Erwachsene:
  - Bronchus-CA
  - Mamma-CA
  - Prostata-CA
  - Niereen-CA
  - Schilddrüsen-CA

  Kinder:
  - Neuroblastom
  - Wilms Tumor
  - Rhabdomyosarkom
- P Metastasen sezernieren Zytokine (*zB PTH-related Peptide*) u. Wachstumsfaktoren (TGF-β, IGF-1): Beeinflussung von Osteoblasten/-klasten u. Matrix
- D Röntgen:
  - Osteolytisch zB b. Nieren-, Schilddrüsen-CA
  - Osteoblastisch zB b. Prostata-CA
  - Gemischt zB b. Mamma-CA
- T syst. Chemo, Rx, Bisphosphonate; OP (Stabilisierung o. Resektion)
- Pr generell schlechte Prognose

Hämatologische Neoplasien ● mit ossärem Befall
(vgl. ► Kap. 18/19)
- Lymphom: ~15% d. disseminierten Lymphome mit ossären Manifestationen, oft osteolytisch
- Multiples Myelom: Osteolysen, Schmerzen, Frakturen
- Langerhans-Zell-Histiozytose-Spektrum: einfaches eosinophiles Granulom bis zur fulminanten Langerhans-Zell-Histiozytose

---

[1] Sequester = toter Knochen = øOsteozyten in Trabekel
[2] Fraktur d. geringe Krafteinwirkung b. pathologisch verändertem Knochen (Osteopetrose, M. Paget, Tumor) → b. unklarer Fx immer Biopsie!
[3] Bei ungenügender Fixation verläuft Heilung über Stad. 4a, ansonsten via Stadium 4b (BGW → direkt Knochen)

[4] Wird auch als von-Recklinghausen-Krankheit des Knochens bezeichnet, nicht zu verwechseln mit NF Typ 1 (► Kap. 25)
[5] In der englische Fachsprache bezeichnet man diese Gruppe als *„Lesions Simulating Primary Neoplasms"*
[6] Spezialfall: McCune-Albright-Syndrom: polyostotische Form d Fibrösen Dysplasie (mehrere Knochen betroffen), endokrinen Anomalien und Café-au-lait-Spots assoziiert

Dignität vereinfacht farbkodiert:
● benigne ● semimaligne ● maligne

Haut

Omar Hasan Ali, Lars E. French, Alexander A. Navarini, Katrin Kerl, Thomas Cerny, Kirill Karlin

17.1   Aus Sicht der Klinik

Anamnese inklusive Leitsymptome
- Zeitlicher Ablauf? Lokalisation? Einmaliges, intermittierendes o. dauerhaftes Auftreten? Juckreiz?
- Immer nach Atopie u. Kontaktallergien fragen.
- Familienanamnese, Berufstätigkeit u. Hobbys.
- Reisetätigkeit, äussere Noxen, Tierkontakt.
- Regelmässige Hautpflege u. übliche Medikamente.
- Übergewicht, andere Komorbiditäten.
- Jahreszeitliche Abhängigkeit berücksichtigen.
- Schwangerschaft, Stillzeit, Essgewohnheiten erfragen.

Klinische Untersuchung
- Hautuntersuchung makroskopisch im Überblick.
- Lupenuntersuchung zur Beurteilung der Effloreszenzen.
- Dermatoskopische Untersuchung für die Mikrostruktur.
- Häufig vergessene Zonen: Retroaurikulär, Haarboden, enoral, Fingernägel, interdigital, genital, perianal.
- Palpation der Lymphknoten u. subkutaner Befunde.
- Fotodokumentation sehr wichtig.

Systematische Beschreibung eines Hautbefundes

Kategorie/Element/Ebene	Beispiel
Lokalisation?	*am ganzen Körper*
Anordnung?	*symmetrisch*
Verteilung?	*disseminierte*
Grösse?	*bis 3 cm grosse*
Begrenzung?	*scharf begrenzte*
Konfiguration?	*rund*
Farbe?	*erythematös*
Oberfläche?	*squamös*
Konsistenz?	*weich*
Herdaufbau?	*zentral betont*
Primär/Sekundäreffloreszenz	*Plaques*

Zusatzuntersuchungen
- Mykologie durch Schuppen-Asservation, Bakteriologie, Virologie.
- Mikroskopie am Direktpräparat.
- Hautbiopsie.
- Direkte u. indirekte Immunfluoreszenz.
- Kapillarmikroskopie.
- Woodlampe *(Erythrasma, Vitiligo)*.
- Dermographismus.

17.2   Aus Sicht der Pathologie

Ausgangslage
- Die Haut ist die Grenzzone zwischen Individuum u. Umwelt u. schützt gegen verschiedenste Noxen wie zB UV-Strahlung, mikrobielle Erreger o. Allergene.
- Unterscheide drei funktionell unterschiedliche Kompartimente: Epidermis, Dermis (papillär/retikulär) u. Subkutis. Sie reagieren auf Störungen mit stereotypischen Veränderungen (◘ Abb. 1); unterschiedliche Krankheiten können sich der Muster in charakteristischer Weise bedienen.
- Die Haut kann durch ein enorm breites Ursachenspektrum gestört werden: Allergie, Infekt, systemische Autoimmun-/-inflammatorische Erkrankung, Neoplasie, Psyche.

Diagnostik
- Basis der dermatologischen Diagnostik ist die klinische Beobachtung u. Beschreibung der Haut-Effloreszenzen.
- Gleich danach ist die Dermatopathologie das wichtigste diagnostische Hilfsmittel, besonders in folgenden Fällen:
  - Wenn Diagnose makroskopisch alleine nicht möglich
  - Identifikation von Krankheitserregern
  - Nachweis von therapierelevanten Antigenen
  - Beurteilung der Krankheitsaktivität
  - Diagnose/Totalitätsbestimmung b. Tumorexzision
  - Schnellschnitt b. lebensbedrohlichen Dermatosen
- Neben der konventionellen HE-Färbung kommen unterstützende Techniken zum Einsatz: Spezialfärbungen (zB Ziehl-Neelsen, PAS), Immunhistochemie (zB Zytokeratin), Immunfluoreszenz (Ak-Nachweis u. Lokalisation) u. molekulargenetische Untersuchungen (zB PCR).
- Wichtig ist die klinisch-pathologische Korrelation: erst das Zusammenfügen beider Perspektiven erlaubt in komplexen Fällen die richtige u. therapierelevante Diagnose.

Besonderheit: Vokabular des Pathologen
- *Hyperkeratose*: Verdickung der Stratum-corneum-Zellen durch die Anhäufung von Hornzellen/Hornmaterial.
- *Parakeratose*: Vorhandensein von kernhaltigen Hornzellen im Stratum corneum.
- *Hypergranulose*: Verdickung des Stratum granulare.
- *Akanthose*: Verdickung der Epidermis durch Verbreitung des Stratum spinosum.
- *Spongiose*: epidermales Ödem, wobei die epidermalen Zellen den Kontakt via Desmosomen behalten.
- *Akantholyse*: Abrundung u. Kohäsionsverlust der epidermalen Zellen infolge Desmosom-Schädigung.

Schwierige Stellen

Aufgrund der Zugänglichkeit der Haut zeigt die Dermatologie einen ungemein reichen deskriptiven Wortschatz, wobei einige Tipps u. Tücken beachtet werden müssen: **1)** Unterscheide *klinische* Begriffe (erythematös, schuppend) u. *histopathologische* (Hyperkeratose, Akanthose). Cave: zT verwenden Kliniker u. Pathologe den gleichen Begriff (zB psoriasiform, lichenoid), meinen aber Unterschiedliches; **2)** Im dermatologischen Vokabular kommen neben ätiologisch geklärten Entitäten auch historisch bedingte *Misnomer* vor (zB Mycosis fungoides: kein Pilz, sondern ein Lymphom!); **3)** Weniger offensichtlich, aber ebenfalls historisch bedingt, sind bis heute bestehende Unschärfen wie zB das Spektrum *Nävus* („Muttermal") – *dysplastischer Nävus* – *Melanom*. Während man in den letzten zwei Jahrhunderten versuchte, Entitäten histomorphologisch abzugrenzen, werden zunehmend molekulargenetische Marker entdeckt, die letztlich zB die Dignität eines „Muttermals" besser diskriminieren als dessen Histologie. Diese neuen Erkenntnisse stellen die bestehenden Kategorien zT in Frage oder lösen sie gänzlich auf.

17

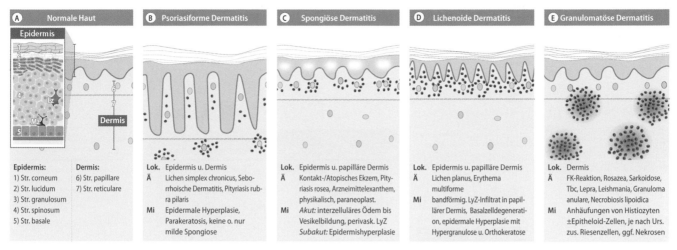

	A Normale Haut	B Psoriasiforme Dermatitis	C Spongiöse Dermatitis	D Lichenoide Dermatitis	E Granulomatöse Dermatitis

Epidermis:
1) Str. corneum
2) Str. lucidum
3) Str. granulosum
4) Str. spinosum
5) Str. basale

Dermis:
6) Str. papillare
7) Str. reticulare

B Psoriasiforme Dermatitis
Lok. Epidermis u. Dermis
Ä Lichen simplex chronicus, Seborrhoische Dermatitis, Pityriasis rubra pilaris
Mi Epidermale Hyperplasie, Parakeratosis, keine o. nur milde Spongiose

C Spongiöse Dermatitis
Lok. Epidermis u. papilläre Dermis
Ä Kontakt-/Atopisches Ekzem, Pityriasis rosea, Arzneimittelexanthem, physikalisch, paraneoplast.
Mi *Akut:* interzelluläres Ödem bis Vesikelbildung, perivask. LyZ
Subakut: Epidermishyperplasie

D Lichenoide Dermatitis
Lok. Epidermis u. papilläre Dermis
Ä Lichen planus, Erythema multiforme
Mi bandförmig. LyZ-Infiltrat in papillärer Dermis, Basalzelldegeneration, epidermale Hyperplasie mit Hypergranulose u. Orthokeratose

E Granulomatöse Dermatitis
Lok. Dermis
Ä FK-Reaktion, Rosazea, Sarkoidose, Tbc, Lepra, Leishmania, Granuloma anulare, Necrobiosis lipoidica
Mi Anhäufungen von Histiozyten ±Epitheloid-Zellen, je nach Urs. zus. Riesenzellen, ggf. Nekrosen

◻ **Abb. 1** Pathologisch orientierte Differentialdiagnose der Hautkrankheiten geordnet nach histologischem Muster: gezeigt sind vier häufige Grundmuster **(B–E).** **A)** Normale Haut im Vergleich. Abk.: FK: Fremdkörper, Lz: Langerhans-Zelle, Mz: Melanozyten, Tbc: Tuberkulose. (©Cerny, Karlin, 2018 [17.1])

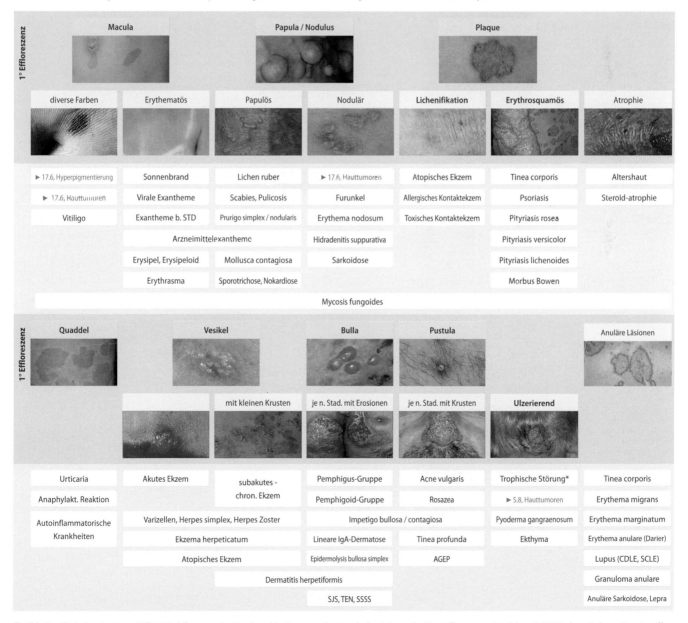

◻ **Abb. 2** Klinisch orientierte Differentialdiagnose der Hautkrankheiten, geordnet nach dominierender Hauteffloreszenz. * infolge zB PAVK, chronisch venöser Insuffizienz o. diabetischer Polyneuropathie. Abk.: AGEP: akute generalisierte exanthematische Pustulose, CDLE: chronisch diskoide Form des Lupus erythematodes, SJS: Stevens-Johnson-Syndrom, SSSS: *Staphylococcal scalded skin* Syndrom, STD: sexuell übertragbare Erkrankung, TEN: toxisch epidermale Nekrolyse

Congenital / Hereditär	Vaskulär	Physikalisch-Chemisch	Infektiös

▶ S. 6/7

Intoleranz/Allergie

Verhornungsstörungen

Ichthyosis vulgaris-Gruppe
E ab 1. LJ, 1:80–1:200
Ä Mutation des Filaggrin-Gen
P gestörte Hautbarriere
K Schuppen an Streckseiten d. Extremitäten u. Rumpf, palmoplantare Hyperlinearität
Ko bakterielle Superinfektion, soziale Problematik
D Klinik, Genanalyse
Mi kompakte Ortho-/Hyperkeratose
T Hautpflege, Keratolytika, Retinoide

Weitere nicht-syndromale Ichthyosen:
- XR Ichthyosis vulgaris
- AR kongenitale Ichthyose

Weitere syndromale Ichthyosen:
- Netherton Syndrom (+Haar-Anomalien)
- KID Syndr. (+Taubheit/Keratitis)

Weitere Verhornungsstörungen
- Palmoplantarkeratosen
- Porokeratosen

blasenbildende Erkrankungen

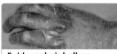

Epidermolysis bullosa
E ab 1. LJ, sehr selten
Ä Mutation an Strukturproteinen der Haut
P Einteilung/Subform: simplex, junctionalis, dystrophica
K Blasenbildung an belasteten Stellen bis generalisiert
Ko Gedeihstörung, vermehrt kutane Karzinogenese
D Histologie, Genanalyse
Mi Spaltbildung je nach (Sub-)form
T Hautpflege, Meidung mech. Beanspruchung

Tumor-assoziiert

Hereditäre Tumorsyndrome mit vornehmlich Hautmanifestationen
- Xeroderma pigmentosum
- Nävoides Basalzell-Karzinom-Syndrom (Gorlin-Goltz-Syndr.)
- PTEN-Hamartom-Tumor-Syndrom (Cowden-Syndrom)
- Familiäres Melanom

Hereditäre Tumorsyndrome mit va Haut- u. ZNS-Manifestationen (=Phakomatosen)
- Neurofibromatose Typ 1 (NF1)
- Sturge-Weber-Syndrom
- Tuberöse Sklerose

N.B.: Dermatologie spielt wichtige Rolle in Erkennung u. Diagnostik! (mehr dazu ▶ Kap. 25, hereditäre Tumorsyndrome u. Phakomatosen)

Viele Gefässerkrankungen (▶ Kap. 3) manifestieren sich auch an der Haut. Hier sind nur solche erwähnt, die sich *primär* kutan manifestieren.

Chronisch Venöse Erkrankung
Einteilung nach CEAP-Klassifikation (▶ Kap. 3, Gefässe), wobei C = Klinik

C0: kein Befund   C1: Besenreiser

C2: Varizen   C3: Ödem

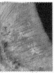

C4a: reversible vs. 4b: irrev. Hautstigma (zB Stauungsekzem, Atrophie blanche)

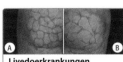

C5: abgeheiltes vs. C6: aktives Ulkus

Vaskulitiden
Hautbefall va b. kutanen Vaskulitiden (fakultat. Systembeteiligung):
- Leukozytoklastische Vaskulitiden (inkl. Purpura Schönlein-Henoch)
- (Essentielle) Cryoglobulinämie

Systemvaskulitiden (fakultative Hautbeteiligung) mit hf Hautbefall:
- Polyarteriitis nodosa
- Granulomatose mit Polyangiitis

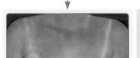

Livedoerkrankungen
Livedo: blaurötliche Hautmarmorierung
- A) Livedo reticularis
  - Netzförmig, wegdrückbar
  - IdR funktionelle, Temp.-abh. vaskuläre Regulationsstörung
- B) Livedo racemosa
  - Blitzartig, nicht wegdrückbar
  - Idiopathisch o. iF Vaskulitis, okklusiver Vaskulopathie

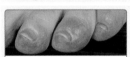

Dermatitis solaris („Sonnenbrand")
ÄP UVB-Strahlung führt zu Freisetzung von Entzündungsmediatoren
K Grad I: Erythem, Grad II: Blasen, Krusten, Grad III: Hautnekrosen
Ko Hautkrebs in höherem Alter, insbes. Melanom
DD Kontaktdermatitis, Phototoxizität o. UV-assoz. Erkrankungen
T Kühlung, NSAR, Steroide

Radiodermatitis
ÄP energiereiche Röntgen-Strahlung führt zu DNA-Schaden
K akut: Erythem (n. 10T), chron: Poikilodermie (n. 2J)
Ko kutane Neoplasien (va SCC)
Mi Atrophie, Fibrosierung
T akut: Steroide; Chron.: Rückfettung, UV-Schutz, Hautkontrollen

Strahlung

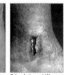

Frostbeulen (Perniones)
E F > M; va Frühling, Herbst
Ä Kälteexposition, feuchtes Milieu, über Tage bis Wochen
K bläuliche sz. Nodi an Akren
DD Chilblain-Lupus
T warme wasserfeste Kleidung, topische Vasodilatatoren, CCB

Erfrierung (Congelatio)
Ä klimatische Kälte, Stickstoff-Kontakt
K analog Verbrennung
T langsames Wiederaufwärmen, dann ggf. Débridement

Verbrennung (Combustio)
K nach Grad (I): Erythem, (II): Blasenbildung, (III): Dermis-Beteiligung, (IV): über Dermis reichend
Ko Schock, Superinfektionen
T Kühlung, zT IPS-pflichtig

Thermisch

Verätzung
- Säuren: idR oberflächliche Koagulationsnekrosen. Ausnahme: Flusssäure tiefer »reichend« (Th: Kalziumglukonat)
- Laugen: idR tiefer reichende Kolliquationsnekrosen

Mechanisch
- Akne excoriée (Dermatotillomanie)
- Artefaktkrankheiten (zB. Münchhausen-Syndrom)

Ekzematöse Formen
Def von griechisch *ekzéin* = „aufkochen, blasenartig aufbrausen"
P idR durch *äusseren Kontakt* mit Noxen verursacht (zB Metalle)

Atopisches Ekzem
Syn.: Atopische Dermatitis, Neurodermitis
E ~ 10% aller Ki, ~5% aller Erw
Ä Barrieredefekt der Haut
K Hauttrockenheit, Juckreiz, Ekzeme der grossen Beugen
Ko Superinfektion
DD allergisch, seborrhoisches Ekzem, Skabies
Mi Spongiose (◧ Abb. 1C)
T Rückfettung, top. Steroide/Calcineurin-Inhibit., UV-Therapie, Dupilumab, Cyclosporin A

Allergisches Kontaktekzem
Def Typ-IV-Allergie der Haut
Ä T-Zell-vermittelt
P Hautkontakt mit Allergen
K akut: nässend, Papulo-vesikulär Chronisch; Hyperkeratose, Rhagaden, Streureaktion möglich
DD toxisch, Tinea, Psoriasis
Mi Parakeratose, Spongiose
T Allergenkarenz, top. Steroid, UV-Therapie, Alitretinoin

Toxische Kontaktdermatitis
Ä Einwirken einer Noxe
K auf Kontaktstelle beschränkt
T meiden der Noxe, ansonsten wie b. allerg. Kontaktekzem

Lichen simplex chronicus
Syn.: Chronisches Ekzem
E F>M; 30.–50. LJ.
P chronisches Kratzen
K Pruritus, lichenifizierte Plaques, peripher Knötchen
Ko Superinfektion
Mi Orthohyperkeratose, fokal Parahyperkeratose
T Rückfettung, top. Steroid, Antihistaminika
P chronischer Verlauf

Seborrhoisches Ekzem des Säuglings
E ≤3 Lebensmonate
K Ekzeme an Kopf, Körperfalten
T wie b. Erwachsenen, mehr Öle

weitere Ekzeme
- Exsikkationsekzem
- Dyshidrotisches Ekzem
- Stauungsekzem (▶ CVE, C4a)

Spotlight: Berufsdermatose
= berufsbedingt ausgelöstes allergisches, atopisches o. toxisches Kontaktekzem

---

Exanthematöse Formen
Def von griechisch *exantheo* = „ich blühe auf"
P idR hämatogen verursacht (zB viraler Infekt, Medikamente)

Typ 1-Hypersensitivitätsreaktionen

Urtikaria
Ä divers (ua. Medis, Nahrungsmittel)
P hypersens. Reakt. Typ 1 (▶ Kap. 1)
K generalis. Quaddeln, Pruritus
T Antihistaminika, Steroide po

Angioödem
ÄP = Siehe Urtikaria
  = Hereditär: C1-E.-Inh.-Mangel
K Ödeme, meist Gesicht
D Klinik, ggf. C1-E.-Bestimmung
T Antihistaminika, Steroide; b. Vda hereditär: C1-E.-Inhibitor

Anaphylaxie
P generalisierte Typ1-Reaktion
K — Gr. 1: Urtikaria
  — Gr. 2: Angioödem, GIT-Sympt.
  — Gr. 3: Dyspnoe, Husten
  — Gr. 4: Anaphylakt. Schock
  Cave: In 20% n. 8h Spätreaktion!
T H1-Antihistaminikum ± Steroide ± Salbutamol ± Epipen; immer 2x iV Zugang u. Volumen!

Benigne Typ 4-Arzneimittelreaktionen

Makulopapulöses Arzneimittel-Ex.
K idR Torso, Kopf, prox. OEx/UEx
Ko Organbeteiligung
DD virales Exanthem, Lues Stad. II
T Triggerkarenz, Steroide, Antihist.

Fixes Toxisches Arzneimittel-Ex.
P lokal persistierende T-Zellen (reaktiviert innert 30min–8h)
K scharf begrenzt, erythematös

Schwere Typ 4-Arzneimittelreaktionen

Erythema exsudativum multiforme
- Minor: nur Haut (idR n. Infekt)
- Major: auch enoral (idR Medik.)
T Triggerkarenz, Steroide top./syst.

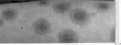

SJS/TEN (Lyell-Syndrom)
K aschgraue Hautfärbung u. -ablösung, Schleimhäute (Augen!) betroffen, Nikolski-I/II-Zeichen pos.
D SJS < 10% KOF, TEN > 30% KOF
T sofort ivIG, Steroide, Monitoring

- AGEP[1]
- DRESS[2]

Übergang möglich!

BM	Basalmembran	CED	Chronisch-entzündliche Darmerkrankung
BPO	Benzoylperoxid	CVE	Chronisch venöse Erkrankung
C1-E.	C1-Esterase	DIF	Direkte Immunfluoreszenz
CAPS	Cryopyrin-assoziierte periodische Syndrome	DRU	Digital-rektale Untersuchung
CCB	Kalziumkanalblocker	iIF	Indirekte Immunfluoreszenz
CEAP	Clinical, etiology, anatomical location, pathophysiology	ivIG	Intravenöse Immunglobuline

KOF	Körperoberfläche
LyZ	Lymphozyten
MMF	Mycophenolsäure
PUVA	Psoralen mit UV-A
SJS	Stevens-Johnson-Syndrom
TEN	Toxische epidermale Nekrolyse

Entzündlich

Flecken / Tumoren

► S. 8/9

unklar/multifaktoriell

autoinflammatorisch

autoimmun

---

dermo-epidermal

Psoriasis
Syn.: Schuppenflechte
- E 2–3%, häufiger b. Kaukasiern
  - Typ I ~ 20. LJ: familiäre Häufung, idR schwererer Verlauf als b. Typ II
  - Typ II > 40. LJ
- Ä multifaktoriell, familiäre Häufung (polygen)
- P T-Zell-vermittelt, Zytokine
- K erythrosquamöse Plaques an Streckseiten (P. vulgaris) o. Hautfalten (P. inversa), kleinfleckige Form (P. guttata)
- Ko Psoriasis-Arthritis (► Kap. 15, Spondyloarthritiden), Nagelbefall, Köbner-Reizeffekt
- DD Ekzem, Tinea
- T top. Steroide, UV-Therapie, Methotrexat, Biologicals
- Pr chronisch-rezidivierend

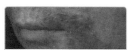

Periorale Dermatitis
- E 20.-40. LJ, F > M
- Ä übermäss. Kosmetikagebrauch
- P rezidivierende Irritationen
- K Papulopusteln im Gesicht mit perioraler Aussparung
- DD Akne
- T Nulltherapie, niedrigdosiert Tetrazykline po

Lichen ruber (planus)
- Ä autoimmun, viele Trigger, HCV/HBV-assoziiert
- P lymphozytär, betrifft Haut u. Schleimhäute
- K polygonale lichenoide Papeln an Handgelenk, evt. enoral (Wickham-Streifung), evt. genital, evt. Nagelbeteiligung
- Ko therapieresistente Herde: fakultative Präkanzerose
- DD lichenoides Arzneimittelexanthem
- Mi „Interface-Dermatitis"
- T top. Steroide, UV-Therapie, PUVA, Acitretin

Necrobiosis lipoidica
- Ä unklar, RF: Diabetes
- K narbige Entzündung prätibial
- T Steroide
- Pr meist chronisch

---

vor allem adnexiell

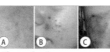

Akne vulgaris
- E sehr häufig, ≥15J, F | M
- ÄP Seborrhoe, follikuläre Verhornungsstörung, Bakt.↑
- K Formen:
  - Comedonica: Komedonen (A)
  - Papulopustulosa: Pusteln (B)
  - Conglobata: Abszesse (C)
  - Akne-Triade: Akne congl., Follikulitis, Hidradenitis supp.
- Ko Vernarbung b. A. conglobata
- D Klinik
- T BPO, Tetrazyklin, Retinoid (Cave: SS-Kontrollen ♀)

Hidradenitis suppurativa
Syn.: Acne inversa
- E meist junge Erwachsene
- ÄP unklar, ähnlich Akne. RF: Raucher, Adipositas, Afroamerikaner > Europäer
- K axillär, inguinal, anogenital, submammär; Stadien nach Hurley I-III
- Ko schwere Entzündung, Fisteln
- T Tetrazykline, Acitretin, Adalimumab, operativ

subkutan

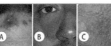

Erythema nodosum
- E idR 20.–40. LJ, F > M
- ÄP unklar, viele Trigger/Assoziationen: CED (M. Crohn), Infekte, Medikamente, Schwangerschaft, iR „Löfgren-Syndrom" (akute Form der ► Sarkoidose)
- K sz. erythematöse Nodi an ventralen Unterschenkeln
- Mi septale Pannikulitis
- T NSAR, Kompression

Andere Pannikulitiden
- Kälte-Pannikulitis
- Pankreatische Pannikulitis
- Infektiöse Pannikulitis
- Lupus-Pannikulitis
- Morphea-Pannikulitis

Rosazea
Syn.: Couperose
- E 30.–70. LJ., F>M
- Ä Genetik, Demodex folliculorum
- K Typ I) Erythem, Teleangiektasien
  - Typ II) Papulopusteln
  - Typ III) Rhinophym
  - Typ IV) Okuläre Rosazea
- DD Akne, Lupus erythematodes
- T Metronidazol o. Ivermectin, Doxycyclin po
- Pr chronisch

Lichen sclerosus et atrophicus
Syn.: Neurodermatitis circumscripta
- Ä unklar, a.e. autoimmun
- K weisslich-schimmernde Plaques, meist genital
- Ko Präkanzerose (SCC)
- DD Morphea, Lichen planus
- T idR lange Therapiedauer mit top. Steroideb, Calcineurin-Inhib., Zirkumzision (b. Männern)

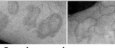

Sarkoidose
Syn.: M. Besnier-Bock-Schaumann
- E F > M, beginn meist 20. - 50. LJ.
- K Knoten, Plaques, Papeln
  - Plaque-Form
  - Grossknotige Sarkoidose (Syn. Lupus pernio) (A)
  - Zirzinäre Sarkoidose (B)
  - Kleinpapulöse Sarkoidose (C)
  - systemisch: ua. Löfgren-Sy., Heerford-Sy., Lungen-, Nierenbefall
- D Biopsie, BSG↑,Rx-Thorax
- Mi Epitheloide Granulome (► Kap. 1)
- Th Steroide, Chloroquin, PUVA
- Pr 25% Spontanremission

Granuloma anulare
- Ä unklar, RF Diabetes
- K ringförmige Plaques
- D Klinik, Histologie
- T Steroide, Hydroxychloroquin, UVA
- Pr meist Spontanremission

Daran denken b. rezidivierenden Pusteln u. Quaddeln

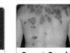

Pyoderma gangraenosum
- E selten, F > M
- Ä unklar, 50% assoziiert mit Systemerkrankungen (ua Colitis ulcerosa, Arthritis, Neoplasie)
- P neutrophile Entzündung, Dermatitis u. Pannikulitis
- K eitrig-seröses Ulkus mit lividroten Rändern
- Ko postop. progressive Gangrän
- D Pathergiephänomen (»Provokation durch Minimaltrauma«)
- T top. Calcineurin-Inhibitoren, Steroide, Cyclosporin A

Sweet-Syndrom
Syn.: Akute febrile neutrophile Dermatose
- E 30.–60.LJ, F > M
- Ä parainfektiös > Allergie, Medikamentös, paraneoplastisch
- P Aktivierung neutroph. Gran.
- K Fieber, livide infiltrierte, druckdolente Plaques
- Ko Polyarthritis, Organbefall
- D BSG ↑, CRP ↑, Leukozytose
- T Steroide, Kaliumiodid, Colchizin
- Pr günstig

Systemische juvenile idiopathische Arthritis (JIA)
Syn.: Morbus Still
- ► Kap. 15, Gelenke
- E F > M, 1.-4. LJ, selten b. Erwachsenen (»adulter Morbus Still«)
- ÄP unklar, evt. parainfektiös
- K Polyarthritis, Fieberschübe, rezidivierendes lachsfarbenes Exanthem
- T Steroide, NSAR, Anakinra

Fieber-Syndrome (CAPS)
- E selten, Erstmanifestation meist im Kindesalter
- P IL-1-assoziiert, „Entzündung ohne Trigger"
- K heterogen: rez. Fieber, Arthritis
  - Muckle-Wells-Syndrom (MWS): Hörverlust, Amyloid-Nephropathie
  - FCAS[3]
  - NOMID[4] (schwerste Form)

Weitere Autoinflammatorische Syndrome
- PAPA-Syndrom[5]
- PASH-Syndrom[6]
- DIRA[7]: IL-1-Rez.-Antag.-Mangel
- DITRA[8]: IL-36-Rez-Antag.-Mangel
- Schnitzler-Syndrom[9]
- CANDLE-Syndrom[10]

SAPHO-Syndrom
- ► Kap. 15, Spondyloarthritiden

Blasenbildend

Pemphigus-Gruppe
- Ä Ak gegen epidermale Desmosomen
- P intraepidermale Blasenbildung
- K fragile Blasen

Pemphigus vulgaris
- E selten
- Ä idiopathisch, medikamentös
- K Erosionen an Schleimhäuten (va enoral), dann schlaffe Blasen an Kopf u. Torso
- D DIF, iIF, Desmoglein1/3 IgG
- T Steroide, MMF, IVIG, Rituximab

Weitere Pemphigus-Formen
- Pemphigus foliaceus
- Paraneoplastischer Pemphigus

Pemphigoid-Gruppe
- Ä Ak gegen Hemidesmosomen (BM)
- P subepidermale Blasenbildung
- K Stabilere pralle Blasen, Juckreiz!

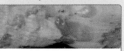

Bullöses Pemphigoid
- E >60J, M = F
- Ä idiopathisch, medikamentös
- K Blasen an Haut, SH (20% d. Fälle)
- Ko Superinfektion
- D DIF, iIF, BP180/230-IgG
- T Doxycyclin, Steroide, MMF, Rituximab

Weitere Pemphigoid-Formen
- vernarbendes SH-Pemphigoid
- Pemphigoid gestationis
- Paraneoplastisches Pemphigoid

IgA-assoz. bullöse Dermatosen
- Dermatitis herpetiformis
  - mit Zöliakie assoziiert
- IgA-lineare Dermatose
  - nicht mit Zöliakie assoziiert

Kollagenosen (Dermis betreffend)

Lupus erythematodes
Auftreten isoliert kutan (Formen: akut, subakut, chronisch) o. als Systemmanifestationen (► Kap. 15, Kollagenosen)

Sklerodermie
- Lokalisiert nur in Haut: Morphea
  - M. guttata, linearis etc.
- Auch Organe betroffen: Systemische Sklerose (SSc)
  - ► Kap. 15, Kollagenosen

Dermatomyositis
- ► Kap. 15, Kollagenosen

---

[1] Akute generalisierte exanthematische Pustulose: meist iR v. Medis (va Antibiotika) o. Infekt. Oft Fieber, Leukozytose

[2] *Drug reaction with eosinophilia and systemic symptoms:* Symptombeginn 2–6 Wochen nach Therapiebeginn mit va Antiepiletika: Carbamazepin, Lamotrigin u. Allopurinol Fieber, Lymphadenopathie, Hautausschlag oft initiale Sympome. B. ca. 70% Lebermitbeteiligung. Potentiell lebensgefährlich

[3] Familiäres Kälte-induzierbares autoinflammatorisches Syndrom: ua Fieber, Arthralgien, Konjuktivitis nach Kälteexposition

[4] NOMID: *Neonatal-onset multisystem inflammatory disease*

[5] Pyogene Arthritis, Pyoderma gangraenosum u. Akne

[6] Pyoderma gangraenosum, Akne, Hidradenitis suppurativa

[7] *Deficiency of the interleukin-1 receptor antagonist*, Synonym: „OMPP" : Osteomyelitis (steril, multifkoal), Periostitis, Pustulose

[8] Klinik: diffuse pustulöse Psoriasis

[9] Monoklonale IgM-Gammopathie, Arthralgien, Urtikaria

[10] Chronische atypische neutrophile Dermatitis mit Lipodystrophie u. erhöhten Temperaturen

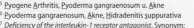

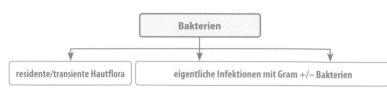

Bakterien		Viren	
residente/transiente Hautflora	eigentliche Infektionen mit Gram +/− Bakterien	nicht-exanthematisch	exanthematisch

Bakterien

Korynebakterien

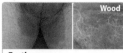

Wood

Erythrasma
- E   sehr häufig, Ältere, RF: DM, IS
- K   bräunliches Erythem in den Hautfalten (axillär, inguinal)
- D   Wood-Light (rötlich)
- T   topische Azole, Erythromycin

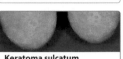

Keratoma sulcatum
Syn.: Pitted Keratolysis
- K   häufig, va Jugendliche, Schweiss-assoziiert, „Brennen" b. Belastung
- T   Aluminium-Cl-Lösung, AB topisch

Propionibakterien:
► Abschn. 17.4, Akne

Staphylo- u. Streptokokken

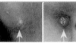

Follikulitis, Furunkel, Karbunkel
- E   häufig, jedes Alter, RF: DM, IS
- K   Pusteln/Pus an Haarfollikel
- Ko Abszedierung
- T   Antibiotika, Hygiene

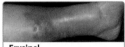

Erysipel
- Ä   >90% Streptokokken (S. pyogenes)
- P   Ausbreitung in Lymphgefässen
- T   Antibiotika, Ruhigstellung

Phlegmone, Nekr. Fasziitis
► Kap. 14, Weichteile

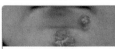

Impetigo contagiosa
- Ä   S. aureus > S. pyogenes
- T   Antibiotika topisch, Kontakt mit Kleinkindern meiden

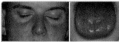

Scharlach
- Ä   S. pyogenes
- K   idR Tonsillitis, Erdbeerzunge, Exanthem (inguinal beginnend)
- T   Penicillin

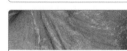

Staphylococcal scalded skin syndrome (SSSS)   ⚠
- E   <2 LJ., nach Infekt
- P   Toxin-mediierte Exfoliation
- K   Nikolski (+), Sepsis

Pseudomonas

Gram-negative Follikulitis
- Ä   Pseudomonas aeruginosa
- P   ▪ Nach AB-Langzeittherapie von Akne o. Rosazea
  - ▪ Nach Epilation u. kontaminierten Hautpflegemitteln
  - ▪ Whirlpool-Dermatitis *(Engl.: Hot tub folliculitis)*
- T   Ciprofloxacin

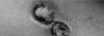

Ecthyma gangraenosum
- E   Kinder, Ältere, Immunsuppr.
- Ä   P. aeruginosa
- K   tiefe Ulzera (oft in Körperfalten)
- Ko Sepsis
- T   Antibiotika, Monitoring

Diverse

Katzenkratzkrankheit
Engl.: Cat scratch disease
- Ä   Bartonella spp.
- K   Wochen n. Katzenbiss grippeähnliches Bild, fakultativ Exanthem, Lymphadenopathie an betroff. Extr.
- T   Azithromycin

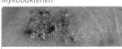

Erysipeloid
Syn.: Schweinerotlauf
- E   Berufl.: zB Fleischer, Fischer
- Ä   Erysipelothrix rhusiopathiae
- P   Kontakt mit Schweinefleisch, Wild, Fisch
- K   erythematöse Maculae an Händen
- Ko selten systemische Beteiligung
- T   syst. Antibiotika

Mykobakterien

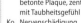

Lupus vulgaris
- E   häufigste Haut-Tbc
- P   exogene Inokulation; chron. Infekt
- Ko Organbefall, Lymphödem, Plattenepithel-CA
- D   PCR, Kultur
- T   Isoniazid, Rifampicin, Ethambutol, Pyrazinamid

Atypische Mykobakteriosen
Syn.: Aquarium-Granulom
- Ä   Mycobacterium marinum
- E   n. Baden, Aquarium-Reinigung

Aktinomykose
- Ä   Actinomyces israelii
- K   harte Knoten mandibulär/zervikal, Entleerung gelber Drusen

Rickettsiose
- Ä   durch. Arthropoden übertragen: R. prowazekii: Fleckenfieber, R. rickettsi: „Rocky-mountain spotted fever"
- K   Fieber, KopfSz, makulopapulöser Ausschlag (ø an Händen u. Füssen)

Spirochäten

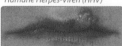

Erythema migrans
- Ä   Borrelia burgdorferi, Übertragung durch Zecken
- K   zentrifugales Erythem
- Ko Borreliose Stadien II, III
- DD Tinea, Morphea
- T   Doxycyclin

Lymphozytom
Syn.: Lymphadenosis cutis benigna
- Ä   Borrelia spp.
- K   weiche Knötchen, va Ohr, Nase, Mamille, Skrotum
- D   Klinik, Histologie, PCR
- DD Lymphom, Sarkoidose
- T   Doxycyclin

Acrodermatitis chronica atrophicans
- Ä   Spätmanifestation einer Borreliose (Stadium III)
- K   Atrophien, Sklerosierung der Hände u. Füsse
- D   PCR, Borrelienserologie
- T   Langzeitantibiose (kontrovers)

Syphilis
- Ä   Treponema pallidum (STD)
- K   1° Ulcus durum + LK-Schwellung; 2° Ex- u. Enanthem; 3° Organbefall; 4° Neurolues
- Ko b. Schwangeren: intrauterine Übertragung (Lues connata)
- D   TPPA, FTA-Abs, ELISA, VDRL (Therapieerfolg)
- T   stadiengerechte Antibiose

Mykobakterien

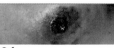

Tuberkuloide Lepra
- Ä   Mycobacterium leprae
- P   erregerarme Läsionen
- K   Läsionen asymmetrisch, randbetonte Plaque, zentral atroph, mit Taubheitsgefühl
- Ko Nervenschädigung
- T   Dapson, Rifampicin, Clofazimin

Lepromatöse Lepra
- P   erregerreiche Läsionen
- K   Läsionen symmetrisch, wächserne Knoten (Facies Leonina)

Viren

Humane Herpes-Viren (HHV)

Herpes labialis
- Ä   HSV1 >> HSV2
- K   Gingivostomatitis aphthosa (1°), Herpes labialis (2°= Rezidiv)
- Ko b. IS o. stark ulzerierend: Ekzema herpeticatum, Herpes-Enzephalitis, Inokulation (► Keratitis, K. 24)
- Mi Akantholyse, Cowdry-A-/B-Bodies
- T   frühzeitig Virostatika

Herpes genitalis
- Ä   HSV2 >> HSV1; STD
- K   Erstinfekt mit Fieber, Grippesymptomen, im Verlauf rezidivierende Ulzera
- Ko Herpes neonatorum
- T   Virostatika

Varizellen / Zoster
- E   hohe Durchseuchung, hoch kontagiös!
- Ä   VZV (= HHV3)
- K   Erstinfekt: Papulo- Vesikulo-Pustulöses Exanthem („Heubners Sternkarte"). Rezidiv: sz-hafte Makulopapeln entlang Nervensegmenten
- Ko Pneumonie, Zosterneuralgie
- T   Virostatika

Pocken-Viren

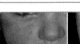

Molluscum contagiosum
- EÄ Kinder<10J., hochkontagiös; durch MC-Virus
- K   Dellwarze
- Mi massive epid. Hyperplasie mit eosinophilen Einschlusskörperchen
- Ko Ekzema molluscatum (b. IS)
- T   Cryoablation, Curettage (selbstlimitierend)

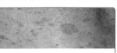

Orf
- E   va Schafhirten
- Ä   Parapox-Virus
- K   initial makulopapulös, im Verlauf: Ulzera

Papilloma-Viren

Verruca u. Condyloma acuminatum
► benigne keratinozytische Tumoren
- Ä   Papillomaviren (HPV)
- N.B. wenn mehrere vorhanden: Condylomata acuminata

„Unspezifisches" virales Exanthem
- Ä   diverse, ua Enteroviren, EBV (+Amoxicillin), CAVE: HIV
- K   typ. „Radleranzug"-Muster

Roseola infantum
Syn.: Exanthema subitum; „Dreitagefieber"
- EÄ Kinder; HHV6, HHV7
- K   3 Tage Fieber, dann Exanthem, kein Enanthem
- T   symptomatisch

Masern
- Ä   Paramyxovirus, hochkontagiös
- K   Fieber, Konjunktivitis, Koplik-Flecken, Enanthem, Exanthem (kranial → kaudal), Schuppen
- Ko Otitis, subakute sklerosierende Panenzephalitis
- T   symptomatisch

Röteln
- E   Rubivirus, hochkontagiös
- P   Tröpfcheninfektion
- K   Fieber, Exanthem (kranial → kaudal)
- Ko Arthritis, SS: Gregg-Syndrom, Rötelnembryopathie!
- T   symptomatisch

Ringelröteln
- EÄ Schulkinder, Parvovirus B19
- K   Erythem: Wangen (»slapped cheek«), Arme/Beine, Gesäss
- Ko intrauteriner Fruchttod
- T   symptomatisch

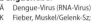

Pityriasis rosea
Syn.: Röschenflechte
- EÄ meist 10.–30. LJ.; unklarer Erreger evtl. durch HHV6/7 getriggert
- K   Primärmedaillon → Ausbreitung auf ganzen Körper, ausser Kopf
- DD Lues II, HIV-Exanthem
- T   Rückfettung

Cytomegalovirus
- Ä   HHV-5
- P   zB Exanthem b. IS
- **Spezialfall:** chronische CMV: Ulzera

Denguefieber   Ⓣ
- Ä   Dengue-Virus (RNA-Virus)
- K   Fieber, Muskel-/Gelenk-Sz; einige Tage nach Krankheitsbeginn: morbilliformes Exanthem
- Ko hämorrhagisches Dengue-Syndrom, Dengue-Shock-Syndrom

17

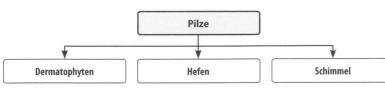

| **Pilze** | | | **Epizoonosen** | **Protozoa (Einzeller)** |

| **Dermatophyten** | **Hefen** | **Schimmel** | | |

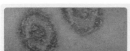

Tinea faciei/corporis
- **EÄ** Trichophyton spp. (meist T. rubrum), va b. Immunsuppression
- **K** kreisförmige, erythrosquamöse Plaques mit zentraler Abblassung („ringworm")
- **D** Direktpräparat, myk. Kultur
- **T** Terbinafin, Triazole

Tinea pedis/manus/unguium
- **Ä** Trichophyton rubrum
- **T** Imidazole topisch, ggf. Terbinafin, Triazole system.

Tinea inguinalis
- **Ä** Epidermophyton floccosum
- **K** erythrosq. Plaques, kann nässen, erscheint heterogener als Erythrasma
- **T** Imidazole topisch

Ektotriche Tinea capitis
- **E** Europa, via Meerschweinchen
- **Ä** Trichophyton mentagrophytes
- **K** Alopecia, erythrosq. Plaques, „Stoppelfeld"
- **T** systemische Antimykotika

Endotriche Tinea capitis
- **E** va in Südamerika
- **Ä** Trichophyton tonsurans
- **K** Alopecia, „Black dots"
- **Ko** Kerion Celsi, Vernarbung
- **T** systemische Antimykotika

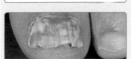

Onychomykose
- **Ä** Trichophyton rubrum
- **K** weisslich-gelbliche Nägel, meist Zehen, häufig mit Interdigitalmykose, Onycholyse
- **Ko** Reservoir für rez. Tinea corporis
- **D** Direktpräparat, Kultur
- **T** systemische Antimykotika

Superfizielle Mykosen

Candida

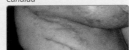

Candida-Intertrigo
- **E** ältere Pat., Diabetiker, IS
- **Ä** Candida spp.
- **K** intertriginöse (Axilla, Leistenbeugen, Bauchfalten), mazerierte erythrosq. Plaques, hfg. Pusteln, Satellitenläsionen
- **T** antimykotische Pasten

Candida-Paronychie
- **Ä** chron. Hände-Belastung,/ Durchfeuchtung (zB Köche)

Malassezia

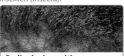

Pityriasis versicolor
- **Ä** Malassezia furfur
- **K** hypo- o. hyperpigmentierte Maculae, scharf begrenzt, fein schuppend
- **D** in Tesafilm-Abriss u. nach Zugabe von Methylenblau o. KOH: „Spaghetti and Meatballs"
- **T** Ketoconazol topisch

Malassezia-Follikulitis
- **Ä** Malassezia furfur, b. IS (häufig HIV)
- **K** seborrhoische Areale
- **D** wie Pityriasis versicolor
- **T** system. Triazole
- **Pr** b. IS chron-rez.

Seborrhoisches Ekzem des Erwachsenen
- **E** häufig, ass. mit IS/HIV
- **Ä** ↑Malassezia spp.-Kolonisation
- **P** entz. Mediatoren
- **K** Ekzemherde in seborrh. Arealen schwerer Verlauf b. HIV
- **T** topisch Imidazole, Keratolytika, top. Steroid

Aspergillose
- **E** va b. IS, HIV-Patienten
- **Ä** Aspergillus spp.
- **K** Hautbefall
  Primär: nekrotische Papeln
  Sekundär (septische Emboli): Ecthyma gangraenosumartige Ulzera
- **Ko** Befall Lunge, ZNS
- **D** Serologie Galactomannan, 1,3-D-Glucan, Histologie, Kultur, PCR
- **T** Amphotericin B

Chromoblastomykose 🅣
- **ÄP** Schwärzepilze ex „faulem Holz", Eintritt durch Hautrisse
- **K** Plaques, flach bis verrukös, Vernarbung, va an Extremitäten
- **Mi** „Medlar bodies"
- **T** Itraconazol, 5-FC

Myzetom 🅣
Syn.: Madura-Fuss
- **Ä** Schimmelpilze (Eumyzetom), Bakterien (Aktinomyzetom)
- **K** Fisteln, Granula u. Ödem, meist am Fuss
- **Ko** Befall Sehnen, Muskeln
- **Mi** granulomatöse Reaktion mit Riesenzellen
- **T** lange Th. mit Itraconazol

dimorphe Pilze[1]

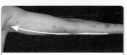

Sporotrichose
- **Ä** Sporotrix schenkii, Arbeit im Garten (zB Rosen, Erdbeeren)
- **K** Pusteln u. subkutane Knoten entlang Lymphabfluss (Pfeil)
- **Ko** pulmonal, osteoartikulär, disseminierte Form
- **T** system. Antimykotika, b. schwerem Verlauf chirurgisch

Subkutane Mykosen
(Systembefall möglich)

- **Kryptokokkose**
  HIV, IS. Aus zB Vogelexkrementen; primär: Lunge, sekundär: Haut, ZNS (Meningitis)
- **Blastomykose**
  Va Nordamerika, primär: Lungenbefall. Im Verlauf: Haut u. Knochenbefall (Osteomyelitis)
- **Parakokzidioidomykose** 🅣
  Va Südamerika, primär: Lunge, im Verlauf: LK, Nebenniere, Haut

Systemmykosen

Spinnentiere (Arachnida)

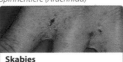

Skabies
Syn.: Krätze
- **E** weltweit, als STD zu werten!
- **Ä** Krätzemilbe (Sarcoptes scabiei var. hominis)
- **P** Übertragung Mensch zu Mensch, enger Körperkontakt
- **K** juckende Papulovesikel, vor allem nachts. Lokalisation: inguinal, genital, Handgelenk/ Fussgelenk
- **Ko** Scabies norvegica b. IS
- **D** klinisch/anamnestisch (andere Personen betroffen?), Mikroskopie
- **T** 4 Tage Lüften von Wäsche, topisch Permethrin 5%, wenn ausgedehnt syst. Ivermectin

Insekten (Insecta):

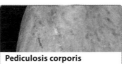

Pediculosis capitis
- **EÄ** häufigste Zoonose der Kindheit, durch Kopflaus ausgelöst Übertragung: Mensch zu Mensch
- **K** Kopfhaar, stark juckende erythematöse Papeln, Verklebung der Haare
- **Ma** Nissen (Eier)
- **T** Benzylalkohol, Permethrin

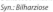

Pediculosis corporis
- **Ä** Kleiderlaus
- **K** juckende Quaddeln am Körper; „ zerkratzt", lichenifiziert, hyperpigmentiert (Cutis vagantium)
- **T** Kleider entsorgen/heiss waschen, Permethrin

Pediculosis pubis
Syn.: Phthiriasis
- **Ä** Filzlaus (STD)
- **K** b. Erwachsenen: juckende Plaques im Schambereich; b. Kindern: Augenbrauen u. Wimpern
- **Ko** Blepharitis pediculosa
- **T** gleich wie Pediculosis corporis

- **Cimikose**
  Bettwanze, Stich in der Nacht
- **Pulikulose**
  Menschenfloh, oft aus Teppichen (b. schlechter Wohnhygiene), multiple Stichreaktionen, oft in der unteren Körperhälfte

---

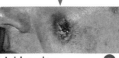

Leishmaniose 🅣
- **E** „Alte Welt" (Mittelmeerraum, ehem. UDSSR, Naher Osten, Afrika) vs. „Neue Welt" (Zentralamerika, Bolivien, Brasilien)
- **ÄP** Leishmanien, Übertragung durch Mücken, Spezies bestimmt Form:
  - ➡ Kutane Form: Papel → Plaque → Ulkus entl. Lymphgefäss
  - ➡ Mukokutane Form
  - ➡ Viszerale Form: Befall innerer Organe, Haut evt. mit Papeln
- **K** hfg. Gesicht, Vorderarme, Beine
- **D** Reiseanamnese, Kultur
- **Mi** Granulome
- **T** Kryotherapie, Wärmetherapie, Exzision, Antimon-Präparate, systemisch Itraconazol

Weitere Protozoa mit Hautmanifestationen
- **Trichomoniasis**
  Flagelliertes Protozoa, Vaginitis
  ► Kap. 12, weibliche GO
- **Amöbiasis** (E. Histolytica)
  Hautveränderungen selten, kutanes Ulkus perianal, Penis
  ► Kap. 8, Leber;
  ► Kap. 7 Dünn-/Dickdarm

Würmer

Fadenwürmer (Nematoden)

- **Enterobiasis** *(Syn.: Oxyuriasis)*
  perianaler Juckreiz b. Kindern
- **Kutane Larva migrans** 🅣
  „zickzackförmige" dermale Streifen = Wurmbewegung
- **Strongyloidose** 🅣
  va Darm- u. Lungenbefall, b. IS: Abdominelle Purpura

Bandwürmer (Cestoden)

- **Zystizerkose (Taenia solium)**
  = Schweinebandwurm, Darmbefall u. ggf. subkutane Knötchen, Zysten auch in ZNS (Neurozystizerkose) u. Muskeln
- **Echinococcus granulosus u. multilocularis**
  = Fuchs-/Hundebanwurm mit Leberzysten(► Kap. 8, Leber)

Saugwürmer (Trematoden)

Schistosomiasis 🅣
Syn.: Bilharziose
- **K** Exanthem an Hauteintritt, Chronisch ua in Leber (S. japonicum), Darm (S. mansoni), Blase (S. haematobium) (► Kap. 11)

---

[1]Dimorphe Pilze: Im Erdboden als Myzel (Saprophyten); im menschlichen Körper in Hefeform; obligat pathogen.

🅣 Tropische Erreger

„Pigmentierungsstörung"

Hypopigmentierung

Hyperpigmentierung

melanozytär

Hypopigmentierung

„genetisch"

Okulokutaner Albinismus
„klassischer Albinismus"
- E selten, häufiger in Subsahara
- Ä AR, genet. Defekte (va Tyrosin-kinase), 7 Subtypen
- P gestörte Melaninsynthese, Mela-nozyten-Zahl normal
- K teilweise bis ganz fehlende Pigmentierung von Haut/Haar
- Ko gehäuft Hautkrebs
- T strikter UV-Schutz, lebenslange Hautkontrollen

Albinismus iR v. Syndromen
- P Pigmentverminderungen der Haare u. Haut + Lysosomen-störungen: Hypomelanose und:
- — **Chediak-Higashi-Syndrom**
  + Granulozytenstör. ► Kap. 18
- — **Hermansky-Pudlak-Sydr.**
  + Thrombozytenstörung
- — **Griscelli-Syndrom**
  + Immun- u. ZNS-Störungen

Piebaldismus
- E selten, AD
- ÄP gen. Defekt im KIT-Protoonko-gen: Störung der Melanozyten-migration ex Neuralleiste
- K Amelanose: Stirn u. Haarbereich, Stamm, Extremitäten

Hypomelanosen iR v. Syndr.
- — **Phenylketonurie**
  AR, Tyrosin-Synthese-Störung: Hypomelanose, mentale Retar-dierung, „mäuseartiger Geruch"
- — **Waardenburg-Syndrom**
  AD, sensorineuraler Hörverlust, Piebaldismus
- — **Tietz-Syndrom**
  universelle Hypomelanose, sensorineurale Taubheit

Blaschko-lineare Hypomelanose
Veraltet: Hypomelanose Ito
- ÄP angeborene Migrationsstörung epidermaler Zellen
- K Hypopigmentierung entlang Blaschko-Linien
- Ko ZNS-Beteiligung (10–30%)

erworben

Vitiligo
- E 1% aller Menschen, M = F
- ÄP erworben, Autoimmunreaktion gegen Melanozyten
- K segmentale o. nicht-segmen-tale progrediente Depigmen-tierung der Haut
- Ko assoziiert mit anderen Auto-immunerkr. (DM Typ I, perniziöse Anämie, Hashimoto-Thyroiditis)
- D gelbes Aufleuchten im Woodlicht
- T topische Steroide, Calcineurin-Inh., UV-Therapie, Skin Graft
- Pr mässig bis schlecht

Postinflammatorische/ -infektiöse Depigmentierung
- Ä sekundär zB iR Chronisch diskoidem Lupus Erythemato-sus, b. Pityriasis versicolor, Lepra
- P Verlust Melanozyten durch Ent-zündung
- K lokale Depigmentierung
- T Rückfettung

Hyperpigmentierung

Melanotische Flecken
- Ä angeboren vs erworben
- P ↑Melanin (= Pigment), Anzahl Melanozyten idR normal

Epheliden
Syn.: „Sommersprossen"
- ÄP UV-Licht, meistens b. Hauttyp I
- K Lok.: Gesicht, Schultern, Arme
- Ko Risiko Haut-Tumoren↑

Café-au-Lait-Flecken
Syn.: Café-au-Lait Macula (CALM)
- E 1 Macula häufig b. Geburt o. in früher Kindheit; viele CALM (≥6) assoziiert ua mit NF 1 (► Kap. 25)
- K kaffeebraune scharfB Macula

Becker-Nävus
Syn.: Melanosis naeviformis
- E M > F (5:1), ab Pubertät behaart
- Ä unklar, Androgene?
- K inkonsistent pigmentierte, insulär auslaufende Maculae, Hypertri-chose b. 50%

Lentigo solaris
Syn.: Lentigo senilis
- Ä UV-induziert
- K dunkler mit höherem Alter, Distribution in UV-Arealen

Lentigo simplex
- K braune Macula, wenige mm Ø
- Mi ggf. Melanozyten-Proliferation (Vorläufer melanzoyt. Nävus)?

Weitere Lentigines-Syndrome[6]
- — Peutz-Jeghers Syndrom
- — LEOPARD-, Noonan-Syndrom
- — PTEN-Hamartom-Tumor-Syndrom

---

melanozytär

benigne

Melanozytärer Nävus[1]
- Ä angeboren vs erworben
- P benigne Melanozyten-Proliferation (=„Nävuszellen")
- DD Melanom-Ausschluss (ABCDE[1])

Kongenitaler melanozytärer Nävus
Syn.: konnataler Nävuszellnävus
- K b. Geburt vorhanden, Grösse variabel, Lok.: oft am Rücken
- Ko b. grossen Nävi: assoziiert mit leptomeningealer Melanose
- Pr Grösse ~ Melanom-Risiko↑

Dermaler melanozyt. Nävus
- E sehr häufig, M=F
- K weiche, (hautfarbene) Noduli
- Mi tief sitzende Nävuszellnester mit/ohne Pigmentbildung
- T Exzision, wenn störend; Rezidiv möglich

Blauer Nävus
- Ä erworben > angeboren
- K blau/schwarze Papel meist an Hand-/Fuss-Rücken
- Ko maligner blauer Nävus

Dysplastischer Nävus
- P benigne, morphologisch je-doch atypisch; whs Melanom-vorläufer
- T Exzision

Weitere Formen
- — Spitz-Nävus
- — Spindelzell (Reed)-Nävus
- — Halo-Nävus
- — Kombinations-Nävus

maligne

Malignes Melanom
- E alle Alter mögl., ø50.–60. LJ., F > M, Inzidenz 15/100.000
- Ä RF: »SKIN Family«[2]
- D Bx, Tumor-Dicke nach Breslow[4]
- Mi sich teilende u. pigmentierte Mela-nozyten in Dermis, øAusreifung zur Tiefe, S100+
- Pr Breslow[5] (in mm) wichtigster Faktor; Metastasier.: lymphogen, zT Jahre nach Exzision möglich
- T Resektion mit sich. Abstand, je nach Staging/Mutationen: adjuv. Therapie mit Checkpoint-Inhib., Kinasehemmer (zB BRAF-Inhibitoren), ggf. Cx u. Rx

Superfiziell spreitendes Melanom (SSM)   ~60%
- E hfgst Melanomtyp, ø 30.–50. LJ.
- P wächst zuerst horizontal, dann vertikal (invasiv)
- Lok Nacken, Rumpf, Unterschenkel

Noduläres Melanom (NM)   ~20%
- E ø >50. LJ., M > F
- P wächst primär vertikal
- Lok va. Kopf, Nacken u. Rumpf
- Pr schlechter als b. SSM

Lentigo maligna Melanom (LMM)   ~8%
- P ex Lentigo maligna[5]
- Lok typische UV-exp. Areale (Gesicht)
- Pr wächst langsamer, Metastasen häufig spät

Akrolentiginöses Melanom (ALM)   ~5%
- E selten, >60J, m=f, hf. b. Asiaten
- P häufig c-Kit Mutation, gene-tisch geringere UV-Schädigungssignatur
- K Akren betroffen, beginnt flächig; knotig im Verlauf

Weitere Formen
- — Okuläres Melanom
- — Schleimhaut Melanom
- — Melanom auf kongenitalem Nävus

Schematische Gegenüberstellung von Hyperpigmentierung vs. melanozytäre Tumoren:
Am Bsp. von „Kaffebohnen" = Melanozyten u. „Kaffeepulver" = Pigment (genauer: Melanin-Körperchen), können folgende drei Szenarien unterschieden werden:
(©Cerny, Karlin, 2018 [17.2])

① Hyperpigmentierung

(„zu viel Kaffeepulver")
Übermässige Anzahl an Melanin-Körperchen b. (fast) normaler Anzahl an Melanozyten.

② Benigne melanozytäre Tumoren

(„vermehrt Kaffeebohnen")
Benigne Proliferation von Melanozyten. Können jedoch bereits genetische Aberrationen aufweisen.

③ Maligne melanozytäre Tumoren

(„vermehrt kranke Kaffeebohnen")
Maligne Neoplasie, aus Me-lanozyten mit autonomem Wachstum hervorgehend.

```
                                    ┌──────────┐
                                    │ Tumoren  │
                                    └────┬─────┘
        ┌──────────────┬──────────────┼──────────────┬──────────────────┐
 ┌──────────────┐ ┌──────────────┐        ┌──────────────┐  ┌──────────────────────┐
 │ keratinozytär │ │ Adnextumoren │        │  Lymphome    │  │ weitere Hauttumoren  │
 └──────────────┘ └──────────────┘        └──────────────┘  └──────────────────────┘
```

keratinozytär

benigne

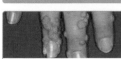

Verrucae vulgares
Syn.: „Hautwarzen"
Ä ua HPV 1 u. 2
K verruköse Plaques
T selbstlimitierend, keratolytisch, Kryotherapie

Verrucae plantares
Syn.: „Dornwarzen"
Ä ua HPV 2 u. 4
K Verrucae an Füssen
T wie Verrucae vulgares

Verrucae planae
Syn.: „Flachwarzen"
Ä ua HPV 3 u. 10
K flache Verrucae an UV-expo-
   nierten Stellen
T wie Verrucae vulgares

Condyloma acuminatum
E häufig, Erwachsene STD, Kind
   Hinweis für Missbrauch
Ä HPV 6, 11
K kleine hautfarbene Plaques
   anogenital
Ko anales Riesenkondylom: Busch-
   ke-Löwenstein b. IS (assoz. mit
   Plattenepithel-CA)
Mi Hyperkeratose, Akanthose, radi-
   äre Papillomatose u. Koilozyten
T Podophyllotoxin, Kryotherapie,
   Imiquimod, Laserkoagulation

Seborrhoische Keratose
Syn.: Alterswarze, Akanthopapillom
ÄP häufig, RF: UV, hohes Alter. Ggf
   FGFR3/ PIK3CA-Mutationen
Mi Basalzell-Proliferation (klonaler
   Typ) o. Akanthose/Hyperkerato-
   se-Typ mit intraepithelialen
   Hornzysten
Ko Leser-Trélat-Syndrom (iR para-
   neoplastischen Syndrom, zB
   Adeno-CA des Magens)
T ggf. Abtragung, Kryotherapie

maligne

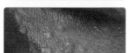

Aktinische Keratose (AK)
E >50 J., M > F
Ä kumulative UV-Exposition
P SCC in situ (Typ AK)
K hyperkeratotische, erythematö-
   se Plaques, Grade I-III, dermato-
   skopisch „Erdbeermuster"
Mi basale Atypien, Hyper-/Ortho-/
   Parakeratose, solare Elastose
T Kryoablation, Imiquimod, PDT

Morbus Bowen (MB)
Schleimhaut: Erythroplasie de Queyrat
E >40. LJ., M > F, seltener als
   aktinische Keratose
Ä UV-Exposition, Schleimhaut:
   Noxen, HPV
P SCC in situ (Typ MB)
Mi Atypien in gesamter Epidermis
T Imiquimod, PDT, Exzision,
   an Schleimhaut: 5-FU

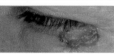

Basalzell-CA
Syn.: Basaliom, BCC
E >55J., M>F, häufigster Krebs
Ä UV kumulativ, b. multipeln: evt.
   Nävoides Basalzell-Karzinom-
   Syndrom (► Kap. 25)
P ex Str. basale, lokal destruie-
   rend, idR keine Metastasierung
Ma zentrales Ulkus mit erhabenem
   Randsaum
Mi palisadenförmige Basalzellen
T Totalexzision, Rx; Imiquimod
   nur b. superfiziellem BCC

Plattenepithel-CA
Syn.: Spinaliom, SCC
E häufig; RF: Hauttyp I-II, IS
Ä UV-Schädigung, HPV
P ex Stratum spinosum
K UV-exponierte Stellen, Schleim-
   häute mit HPV-Kontakt
Ko Metastasierung möglich
Ma ulzerierende, hyperkeratotische
   Plaque
Mi zell- u. kernpolymorph. Kera-
   tinozyten
T Totalexzision

Adnextumoren

benigne

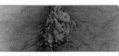

Syringom
Def Tumor der Schweissdrüsenaus-
    führungsgänge
K   hautfarbene, symptomlose
    Papeln, meist an Augenlidern
Mi dermal zystische Aufweitung
T   Exzision, Elektrokauter

Zylindrom
E selten, Kindheit, Jugend
Ä AD, gen. Mut. CYLD1, multiple:
   Brooke-Spiegler Syndrom
K rötlicher Tumor mit glänzender
   Oberfläche, hfg Kapillitium
Mi basaloide Zellkomplexe durch
   gesamte Dermis
T Totalexzision

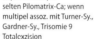

Pilomatrixom
E 2 Gipfel: < 20 LJ., > 45 LJ.
Ä assoz. mit Bcl-2 Expression,
   β Catenin↑ (CTNNB1-Mutation)
P verkalkender Adnex-Tu mit
   Haarfollikeldifferenzierung
K derber, verhärteter Nodus,
   Kopf>Oberkörper
Ko selten Pilomatrix-Ca; wenn
   multipel assoz. mit Turner-Sy.,
   Gardner-Sy., Trisomie 9
T Totalexzision

maligne

Morbus Paget der Brust
DCIS breitet sich in die Mamille aus
u. infiltriert Haut ► Kap. 13, Mamma

Lymphome

kutane T-Zell-Lymphome

Mycosis Fungoides (MF)
E >50 LJ., M>F, hfgst kutanes
   T-Zell-Lymphom
P ex CD4 Lymphozyten
K Pruritus + heterogene Muster:
   ▬ Patch: erythematöse
     Maculae, an „non-UV Stellen"
   ▬ Plaque: erythrosquamöse
     Plaques (siehe Bild)
   ▬ Knoten, Ulzera, Pruritus
Ko Befall ua von Lymphknoten,
   Lunge, Leber, GIT
D Labor Lymphozytose (CD4⁺ >
   CD8⁺), TCR- Klonalitätsanalyse
Mi T-Zell-Epidermotropismus,
   Pautrier'sche Mikroabszesse
T topisch Steroide, PUVA,
   Röntgenweichstrahlen

Sézary Syndrom
E 2. hfgst kutanes T-Zell-Lymphom
P Sézary-Zellen (cerebriforme
   Zellkerne), meist CD4⁺
K Erythem >80% KOF (– Erythro
   dermie), Pruritus, generalisierte
   Lymphadenopathie, Alopezie
Ko Organbeteiligung
Mi wie MF, dazu vereinzelt Sézary
   Zellen
T Photophorese, Interferon

B-Zell-Lymphome

▬ Kutanes Marginalzonenlymphom
▬ Kutanes follikuläres Lymphom
▬ Kutanes diffuses grosses B-Zell-
  Lymphom
▬ Vgl. ► Kap. 19, sekundäre
  lymphatische Organe

weitere Hauttumoren

▬ Merkelzellkarzinom
▬ Kaposi Sarkom
▬ Dermatofibrosarcoma
  protuberans
▬ Atypisches Fibroxanthom
▬ Vgl. ► Kap. 14, Weichteiltumoren

▬ Metastasen interner Malignome: zB Brust-CA, Magen-CA,
  Lungen-CA, Uterus

---

¹ Melanozytäre Nävi sind benigne Proliferationen der Haut (zT auch
Nävuszellen genannt). Umgangssprachlich werden kongenitale
Nävi auch als „Muttermale" bezeichnet. Klinisch va wichtig ist die
Abgrenzung zum malignen Melanomen mittels ABCDE-Regel
u. Biopsie: Asymmetrie, Begrenzung unregelmässig, Colorit
uneinheitlich, Durchmesser > 5mm, Evolution über die Zeit.
Je nach Lage der Melanozyten teilt man die Nävi in Junktionstyp,
Compound-Typ u. dermalen Typ ein.

² **S**onne (UVB), **K**aukasischer Hauttyp, **I**mmunsuppression,
NZN (viele, dysplastische), positive **Familien**anamnese
³ ab T2: Schnittrand 2cm, SLNB u. adjuvant Interferon. Ab T4 o.
N1 komplettes TNM-Staging mittels CT, MRT etc.
⁴ Breslow: T1<1mm,T2<2mm, T3<4mm, T4>4mm.
⁵ Lentigo maligna (=„Melanoma in situ") typischerweise b. Älteren
auf UV-exponierten Arealen des Gesichts zu finden.

⁶ Vergleiche mit ► Kap. 25 erbliche Tumorsyndrome. Noonan- u.
LEOPARD-Syndrom werden auch als RASopathien zusammengefasst (Defekte im RAS-MAPK-Signalwegs).

Abk.: BCC: Basal cell carcinoma; DCIS: Ductal carcinoma in situ;
PDT: Photodynamische Therapie; PTEN; Phosphatase and Tensin ho-
molog ► Kap. 25; SCC: Squamous cell carcinoma;
STD: sexually transmitted diseases

Primäre lymphatische Organe (Km, Thymus und peripheres Blut)

Christine Greil, Anna Verena Frey, Maximilian Seidl, Kirill Karlin, Thomas Cerny

18.1 Aus Sicht der Klinik

Allgemeines zur Hämatologie

Anamnese u. Leitsymptome:

- Akutes (*AML, ALL, aggressive Lymphome*) vs. chronisches (*MPN, MDS, niedrig maligne Lymphome zB CLL*) Geschehen?
- Anzeichen hämatopoetischer Insuffizienz? B-Symptomatik (Fieber, Nachtschweiss, Gewichtsverlust)? Oberbauchbeschwerden? Vergrösserte Lymphknoten? (◘ Abb. 3)
- PA: Noxen, Medikamente? St.n. Radio-/Chemotherapie?
- Familien- u. Berufsanamnese (zB Benzol-Exposition?).

Diagnostik:

- Klinische Untersuchung: ◘ Abb. 3.
- Labor : Differentialblutbild, Gerinnungsstatus, LDH (Zellumsatzmarker), Haptoglobin u. ggf. Immunhämatologie (Hämolyse?), Folsäure/Vit. B12, Virusserologien.
- Knochenmarkpunktion: zunächst Aspiration → Gewinnung von Zellen für Zytologie („Ausstrich"), Immunzytologie (FACS), Zytogenetik (FISH), Molekulargenetik; danach Stanzbiopsie → Gewebeprobe für Histologie.
- Lymphknotenextirpation (falls nicht möglich: -biopsie).
- Bildgebung: Sonographie, ggf. CT/MRT.
- Liquorpunktion: b. *ALL* immer, b. *AML/Lymphomen* nur b. Vda Meningeosis.

Therapie

- IdR Systemerkrankung – Lokaltherapie nicht zielführend.
- Benigne Ursachen (*zB Vitaminmangel, myelotox. Medikamente*): Substratsubstitution, Noxen meiden etc.
- Maligne: supportiv (Wachstumsfaktoren, Transfusion, Infekttherapie/-prophylaxe) u. antineoplastisch (Cx-/Rx Therapie, Immunologika, ggf. HSCT).

Fokus: Der Patient mit akuter Leukämie

- Anamnestisch meist kurzer Verlauf, berichtet Leistungsabfall, Gliederschmerzen u. B-Symptome (◘ Abb. 3).
- Gesunde Hämatopoese wird meist vollständig verdrängt, daher Infekte (Mucositis, Abszesse, atyp. Erreger) u. Blutungsneigung (hauptsächlich Petechien aufgr. Tz-Penie).
- Befall anderer Organe: Lymphadenopathie, Gingivahyperplasie, Chlorome (extramedullärer myeloider Tumor, ua kutan, auch abdominell, ossär, zerebral), Hepatosplenomegalie.
- Bei Meningeosis: Kopf-Sz, Nausea/Emesis, neurologische Ausfälle.
- Selten Leukostase b. extrem hohen Leukozytenzahlen: pneumonische Infiltrate mit Dyspnoe, zerebrale Ischämien/Hämorrhagien, arterielle Verschlüsse.

18.2 Aus Sicht der Pathologie

Ausgangslage: die angeborene/unreife Abwehr entsteht

- Das Knochenmark ist Ausgangspunkt aller Blutzellen. Der damit verbundene hohe Zellumsatz ist der Boden für die Entstehung von Neoplasien.
- Die Veränderungen der Hämatopoese sind grob unterteilbar in primäre Blutbildungsstörungen (Aktion) vs. sekundäre Blutbildungsstörungen (Reaktion).
- Der Thymus ist der Reifungsort der T-Zellen. Veränderungen umfassen primäre o. sekundäre Tumoren (*Thymom, Thymuskarzinom*, vs. *Lymphom, Metastasen*), Entzündungen (*Myasthenia Gravis*) o. Hypotrophie/Aplasie iF angeborener Immundefekte (*DiGeorge Syndrom*).
- Der Thymus durchläuft nach Säuglings-/Kindesalter eine Altersinvolution (fettgewebiger Umbau u. Atrophie) – Repertoire an T-Zellen kann nicht weiter zunehmen.

Diagnostik

- Der Pathologe erhält Knochenmarkstrepanat/-ausstriche, mediastinoskopische Biopsien o. Thymusresektate.
- Klinische Angaben (Symptomdauer, Noxen u. Medikamente, Blutwerte) sind für eine korrekte Diagnose unerlässlich.
- Ebenso entscheidend: hochwertige präanalytische Qualität (ausreichende Probengrösse, schonende Entkalkung, Vermeidung von Quetschartefakten durch Instrumente).
- Histologisch können MPN, "Leukämien" u. Lymphome gut am KM-Trepanat diagnostiziert werden. Molekulargenetik zunehmend wichtig für deren *Subklassifizierung*.
- Für die Diagnose MDS bedarf es der Korrelation von Aspirat u. Molekularpathologie/-zytogenetik.
- B. akuten Leukämien u. MDS ist Immunhistochemie, Zytogenetik und Molekularpathologie zur Risikostratefizierung, für die Prognose und Therapieplanung notwendig.
- Thymom: histologische Abgrenzung zu Thymus-CA anhand Wachstumsmuster u. Ausdehnung wichtig.

Besonderheit: reaktive Knochenmarksveränderungen

- Substratmangel, Regenerationsphasen, Infekte, Noxen, Medikamente o. verdrängende Prozesse (zB. Knochenmarkskarzinose) können eine primäre Neoplasie des Knochenmarks imitieren.
- Diese „Mimics" können zu Fehldiagnosen führen (zB Folsäuremangel = initiales MDS). Die richtige Diagnose kann oft erst im Verlauf (zB nach Substratsubstitution) mittels Rebiopsie unter Mitberücksichtigung der klinischen Dynamik gestellt werden.

Schwierige Stellen

Hämatologie ist ein Zusammenspiel von Kompartimenten, die nicht isoliert voneinander funktionieren. Aus didaktischer Sicht ist eine Trennung zunächst sinnvoll, um die Grundfunktionen eines jeden Kompartiments zu begreifen (1° lymphatisch = Bildung, intravasal = Interaktion/Transport, 2° lymphatisch = Aktivierung/Ausreifung/Abbau). In einem zweiten Schritt sollte dann aber die gegenseitige Abhängigkeit erlernt werden, da im Klinikalltag eine Trennung nicht sinnvoll möglich ist (*leukämischer Verlauf eines Lymphoms mit Befall des Knochenmarks, Lymphadenopathie b. Leukämie, sekundäre Splenomegalie b. Knochenmarkinsuffizienz*). Eine Herausforderung kann demgegenüber zB die Tatsache sein, dass eine krankhafte Hämatopoese nicht zwangsläufig auffällige periphere Blutwerte zur Folge haben muss. Manchmal kann das Zusammenspiel der Kompartimente auch über ein Problem hinwegtäuschen.

18

18.3 · Knowledge-Bites Km, Thymus und peripheres Blut

Primäre lymphatische Organe   **Sekundäre lymphatische Organe**

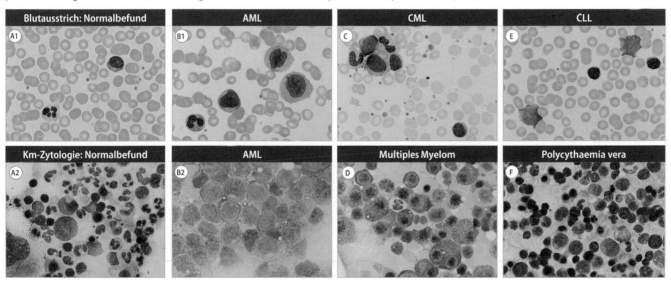

◻ **Abb. 1**   Vereinfachte Darstellung d. Hämatopoese, welche beim Erw. im Knochenmark stattfindet. Aus der multipotenten Hämatopoetischen Stammzelle (HSZ) entstehen zwei Hauptlinien: myeloische Reihe aus d. Myeloischen Progenitorzelle (MPZ) u. lymphatische Reihe aus der Lymphatischen Progenitorzelle (LPZ). Dazu dargestellt sind die assoziierten primären Neoplasien. (©Cerny, Karlin, 2018 [18.1])

Blutausstrich: Normalbefund	AML	CML	CLL
A1	B1	C	E

Km-Zytologie: Normalbefund	AML	Multiples Myelom	Polycythaemia vera
A2	B2	D	F

◻ **Abb. 2**   Peripherer Blutausstrich u. Knochenmark-Aspirationszytologie b. hämatologischen Neoplasien. **A**) Normalbefund. **B1**) Grosse Blasten zT mit Nukleoli, Hiatus leucaemicus. **B2**) Monomorphe Blasteninfiltration. **C**) Linksverschiebung bis zum Blasten, ohne Hiatus leucaemicus. **D**) Deutlich erhöhter Plasmazellnachweis, zT atypische (doppelkernige) Formen. **E**) Lymphozytose, Gumprecht'sche Kernschatten. **F**) Zellularität erhöht, Erythropoese dominant.

KM-Insuffizienz		Organomegalie	B-Symptomatik	
	Leitsymptome	Leitbefunde		
Anämie	Müdigkeit, Schwäche, evt. Atemnot	Blässe, evt. Tachykardie, Tachypnoe	Lymphadenopathie	**F**ieber (-schübe)	>38°C ohne Infektfokus über längeren Zeitraum
Blutungs- neigung	Epistaxis	Petechien, selten Hämatome	Hepatomegalie	**N**acht- schweiss	mit nächtlichem Wäschewechsel
Infektan- fälligkeit	„Ständig krank"	Hautinfekte, Pneumonie (auch atypische Erreger)	Splenomegalie	**G**ewichts- verlust	≥10% des Körper- gewichts in 6 Mo.

Leitsymptome   Leitbefunde   (B-Symptome oft assoz. mit Lymphadenopathie)

◻ **Abb. 3**   Wichtigste hämatologische Leitsymptome u. Leitbefunde in der Übersicht. Die farbige Hinterlegung verweist auf die gestörte Zellreihe: myeloische Zellreihe (orange), lymphatische Zellreihe (violett).

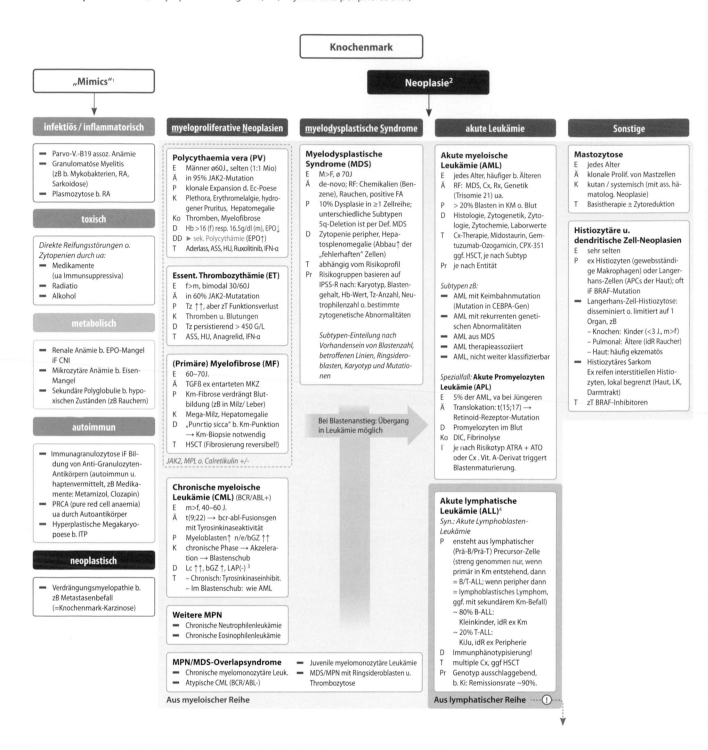

Knochenmark

„Mimics"[1]

Neoplasie[2]

infektiös / inflammatorisch

- Parvo-V.-B19 assoz. Anämie
- Granulomatöse Myelitis
  (zB b. Mykobakterien, RA,
  Sarkoidose)
- Plasmozytose b. RA

toxisch

*Direkte Reifungsstörungen o.
Zytopenien durch ua:*
- Medikamente
  (ua Immunsuppressiva)
- Radiatio
- Alkohol

metabolisch

- Renale Anämie b. EPO-Mangel
  iF CNI
- Mikrozytäre Anämie b. Eisen-
  Mangel
- Sekundäre Polyglobulie b. hypo-
  xischen Zuständen (zB Rauchern)

autoimmun

- Immunagranulozytose iF Bildung von Anti-Granulozyten-
  Antikörpern (autoimmun u.
  haptenvermittelt, zB Medikamente: Metamizol, Clozapin)
- PRCA (pure red cell anaemia)
  ua durch Autoantikörper
- Hyperplastische Megakaryopoese b. ITP

neoplastisch

- Verdrängungsmyelopathie b.
  zB Metastasenbefall
  (=Knochenmark-Karzinose)

myeloproliferative Neoplasien

Polycythaemia vera (PV)
E Männer ø60J., selten (1:1 Mio)
Ä in 95% JAK2-Mutation
P klonale Expansion d. Ec-Poese
K Plethora, Erythromelalgie, hydro-
   gener Pruritus, Hepatomegalie
Ko Thromben, Myelofibrose
D Hb >16 (f) resp. 16.5g/dl (m), EPO↓
DD ► sek. Polycythämie (EPO↑)
T Aderlass, ASS, HU, Ruxolitinib, IFN-α

Essent. Thrombozythämie (ET)
E f>m, bimodal 30/60J
Ä in 60% JAK2-Mutatation
P Tz ↑↑, aber zT Funktionsverlust
K Thromben u. Blutungen
D Tz persistierend > 450 G/L
T ASS, HU, Anagrelid, IFN-α

(Primäre) Myelofibrose (MF)
E 60–70J.
Ä TGFß ex entarteten MKZ
P Km-Fibrose verdrängt Blut-
   bildung (zB in Milz/ Leber)
K Mega-Milz, Hepatomegalie
D „Punctio sicca" b. Km-Punktion
   → Km-Biopsie notwendig
T HSCT (Fibrosierung reversibel!)

JAK2, MPL o. Calretikulin +/-

**Chronische myeloische
Leukämie (CML)** (BCR/ABL+)
E m>f, 40–60 J.
Ä t(9;22) → bcr-abl-Fusionsgen
   mit Tyrosinkinaseaktivität
P Myeloblasten↑ n/e/bGZ ↑↑
K chronische Phase → Akzelera-
   tion → Blastenschub
D Lc ↑↑, bGZ ↑, LAP(-) [3]
T – Chronisch: Tyrosinkinaseinhibit.
   – Im Blastenschub: wie AML

Weitere MPN
- Chronische Neutrophilenleukämie
- Chronische Eosinophilenleukämie

MPN/MDS-Overlapsyndrome
- Chronische myelomonozytäre Leuk.
- Atypische CML (BCR/ABL-)

- Juvenile myelomonozytäre Leukämie
- MDS/MPN mit Ringsideroblasten u.
  Thrombozytose

Aus myeloischer Reihe

myelodysplastische Syndrome

**Myelodysplastische
Syndrome (MDS)**
E M>F, ø 70J
Ä de-novo; RF: Chemikalien (Ben-
   zene), Rauchen, positive FA
P 10% Dysplasie in ≥1 Zellreihe;
   unterschiedliche Subtypen
   5q-Deletion ist per Def. MDS
D Zytopenie peripher, Hepatosplenomegalie (Abbau↑ der
   „fehlerhaften" Zellen)
T abhängig vom Risikoprofil
Pr Risikogruppen basieren auf
   IPSS-R nach: Karyotyp, Blasten-
   gehalt, Hb-Wert, Tz-Anzahl, Neu-
   trophilenzahl o. bestimmte
   zytogenetische Abnormalitäten

*Subtypen-Einteilung nach
Vorhandensein von Blastenzahl,
betroffenen Linien, Ringsideroblasten, Karyotyp und Mutationen*

Bei Blastenanstieg: Übergang
in Leukämie möglich

akute Leukämie

**Akute myeloische
Leukämie (AML)**
E jedes Alter, häufiger b. Älteren
Ä RF: MDS, Cx, Rx, Genetik
   (Trisomie 21) ua.
P > 20% Blasten in KM o. Blut
D Histologie, Zytogenetik, Zyto-
   logie, Zytochemie, Laborwerte
T Cx-Therapie, Midostaurin, Gem-
   tuzumab-Ozogamicin, CPX-351
   ggf. HSCT, je nach Subtyp
Pr je nach Entität

Subtypen zB:
- AML mit Keimbahnmutation
  (Mutation in CEBPA-Gen)
- AML mit rekurrenten geneti-
  schen Abnormalitäten
- AML aus MDS
- AML therapieassoziiert
- AML, nicht weiter klassifizierbar

Spezialfall: **Akute Promyelozyten
Leukämie (APL)**
E 5% der AML, va bei Jüngeren
Ä Translokation: t(15;17) →
   Retinoid-Rezeptor-Mutation
D Promyelozyten im Blut
Ko DIC, Fibrinolyse
T je nach Risikotyp ATRA + ATO
   oder Cx . Vit. A-Derivat triggert
   Blastenmaturierung.

**Akute lymphatische
Leukämie (ALL)**[4]
*Syn.: Akute Lymphoblasten-
Leukämie*
P entsteht aus lymphatischer
   (Prä-B/Prä-T) Precursor-Zelle
   (streng genommen nur, wenn
   primär in Km entstehend, dann
   = B/T-ALL; wenn peripher dann
   = lymphoblastisches Lymphom,
   ggf. mit sekundärem Km-Befall)
   ~ 80% B-ALL:
     Kleinkinder, idR ex Km
   ~ 20% T-ALL:
     KiJu, idR ex Peripherie
D Immunphänotypisierung!
T multiple Cx, ggf HSCT
Pr Genotyp ausschlaggebend,
   b. Ki: Remissionsrate ~90%.

Aus lymphatischer Reihe ⌐(!)

Sonstige

Mastozytose
E jedes Alter
Ä klonale Prolif. von Mastzellen
K kutan / systemisch (mit ass. hä-
   matolog. Neoplasie)
T Basistherapie ± Zytoreduktion

**Histiozytäre u.
dendritische Zell-Neoplasien**
E sehr selten
P ex Histiozyten (gewebsständi-
   ge Makrophagen) oder Langer-
   hans-Zellen (APCs der Haut); oft
   iF BRAF-Mutation
- Langerhans-Zell-Histiozytose:
  disseminiert o. limitiert auf 1
  Organ, zB
  – Knochen: Kinder (<3 J., m>f)
  – Pulmonal: Ältere (idR Raucher)
  – Haut: häufig ekzematös
- Histiozytäres Sarkom
  Ex reifen interstitiellen Histio-
  zyten, lokal begrenzt (Haut, LK,
  Darmtrakt)
T zT BRAF-Inhibitoren

Spotlight: Hämatologische Neoplasien mit sekundärem Knochenmarks-Befall, oder: der Sinn einer anatomischen Einteilung
Ein grosser Teil der *lymphatischen* Neoplasien entsteht im Gegensatz zu den oben genannten myeloischen Neoplasien (MPN, MDS, AML etc.) primär ausserhalb des Km, idR in Lymphknoten. Ihre
Vorläuferzellen entstammen jedoch im weitesten Sinne dem Km. Einige unter ihnen befallen im Krankheitsverlauf regelmässig das Km (= sekundärer, „rückwärtiger" Befall), Beispiele sind:
► Chronische lymphatische Leukämie (Kap. 19)   ► Haarzellleukämie (Kap. 19)   ► Multiples Myelom (Kap. 19)   ► Lymphoplasmozytisches Lymphom (Kap. 19)
Diese didaktisch nützliche, anatomische Sichtweise ist historisch bedingt; sie trennt lymphatische Neoplasien mit Km- u./o. Blutbeteiligung (=Leukämie), von solchen, die als Masse vorliegen (Lymphom).
Es wurde jedoch zusehends klar, dass jedes „Lymphom" sich uU zu einem leukämischen Bild entwickeln kann u. jede „Leukämie" gelegentlich mit einer Massenläsion auftreten kann. Zudem können neue
Methoden nachweisen, dass für das Therapieansprechen entscheidend die genetische Ausstattung der Tumorzelle ist u. nicht der Ort. Neue Klassifikationen teilen daher weniger nach Lage, sondern nach Art
der Tumor-Ursprungszelle ein (anhand Morphologie, Immunphänotyp u. Zytogenetik). IdF wurden einige bisher als unterschiedlich betrachtete Entitäten zu einer Diagnosegruppe zusammengefasst.
(zB B-ALL u. prä-B-Zell-Lymphoblasten-Lymphom: beide entstehen aus Precursor B-Zelle, einmal im Km, einmal in Lymphknoten).

ABI   Anämie, Blutung, Infekte (=Symptome b. Km-Befall)
APC   Antigenpräsentierende Zelle
ASS   Acetyl-Salicyl-Säure
BS   Blastenschub
CEPBA CCAAT/*enhancer binding protein alpha*
Cx   Chemotherapie

DLBCL *Diffuse large B-cell lymphoma*
HSCT   *Hematopoetic stem cell transplantation* (autolog o. allogen)
HU   Hydroxyurea
ITP   Idiopathische thrombozytopenische Purpura
IPSS-R *Revised International Prognostic Scoring System*
Km   Knochenmark

LAP   Alkalische Leukozytenphosphatase[3]
MDS   Myelodysplastische(s) Syndrom(e)
MKZ   Megakaryozyten
MPN   Myeloproliferative Neoplasie(n)
NSD   Nebenschilddrüse
Rx   Radiotherapie

18

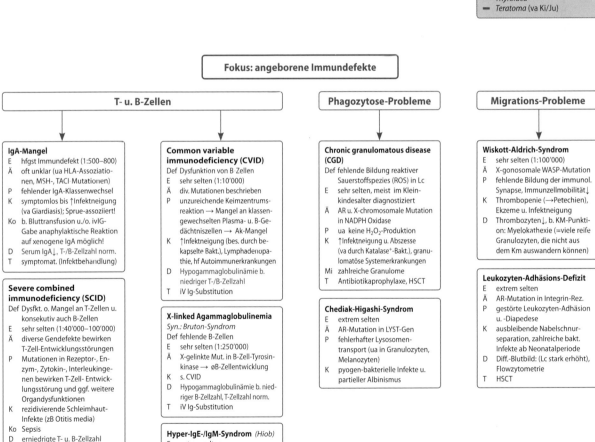

Thymus

Congenital

DiGeorge-Syndrom
Ä Mikrodeletion auf Chr. 22
P gestörte Entwicklung der 3. u.
   4. Schlundtasche (Nebenschilddrüse fehlt auch!)
K „CATCH 22": cardiac anomalies,
   anomalies of face, thymus-
   aplasia, cleft, hypocalciemia

Thymus-Zysten
P Versprengung von Thymusepi-
   thel o. -mesothel während em-
   bryonalem Deszensus
K idR asymptomatisch
DD erworbene Thymuszysten (iF
   nekrotisierender Prozesse o.
   mediastinaler Raumforderung)

Infektiös / Inflammat.

Lymphofollikuläre Thymitis
Ä assoziiert mit Myasthenia gra-
   vis, SLE, Rheumatoider Arthritis,
   Morbus Basedow
Mi Ausbildung von B-Zell-Follikeln
   (gibt es sonst nicht in Thymus!)

Stressinvolution
Ä viraler o. bakterieller Infekt,
   Sepsis
Mi im Akutstadium zahlreiche
   Nekrosen u. Apoptosen

Neoplasie

benigne

Thymom
E selten, Alterspeak b. 40–60J.
Ä häufig auf dem Boden einer chronischen lymphofollikulären Thymitis (zB b. Myasthenia gravis)
P Entartung v. Thymusepithelien
K lokale Kompressionssymptome,
   ggf. Myasthenia gravis u./o. andere Autoimmunerkrankungen
Mi zahlreiche T-Zellvorläufer (Thymozyten). Einteilung anhand
   Wachstumsmuster (n. WHO)
Pr abhängig von Subtyp u.
   Stadium. Jedes Thymom kann
   invasiv wachsen u. selten
   metastasieren; atypische Thy-
   mome zT ähnliche Prognose
   wie Thymus-Karzinom

maligne

Thymus-Karzinom
E selten, Alterspeak b. 60J.
ÄP fliessender Übergang v. Thymom;
   deutlich invasiver, hf Metastasen
K Kompressionssyndrome,
   meist keine Myasthenie
Mi div. Differenzierungen möglich
   (zB Platten-, Drüsenepithel)
Pr Stadium-abh., eher schlecht

T-ALL
Oft mit Km-Befall,
siehe dort

**DD: Raumforderung im
vorderen Mediastinum (4 Ts)**
— Thymoma
— Terrible Lymphoma (LK)
— Thyroidea
— Teratoma (va Ki/Ju)

Fokus: angeborene Immundefekte

T- u. B-Zellen

IgA-Mangel
E hfgst Immundefekt (1:500–800)
Ä oft unklar (ua HLA-Assoziatio-
   nen, MSH-, TACI-Mutationen)
P fehlender IgA-Klassenwechsel
K symptomlos bis ↑Infektneigung
   (va Giardiasis); Sprue-assoziiert!
Ko b. Bluttransfusion u./o. ivIG-
   Gabe anaphylaktische Reaktion
   auf xenogene IgA möglich!
D Serum IgA↓, T-/B-Zellzahl norm.
T symptomat. (Infektbehandlung)

**Severe combined
immunodeficiency (SCID)**
Def Dysfkt. o. Mangel an T-Zellen u.
   konsekutiv auch B-Zellen
E sehr selten (1:40'000–100'000)
Ä diverse Gendefekte bewirken
   T-Zell-Entwicklungsstörungen
P Mutationen in Rezeptor-, En-
   zym-, Zytokin-, Interleukin-
   genen bewirken T-Zell- Entwick-
   lungsstörung und ggf. weitere
   Organdysfunktionen
K rezidivierende Schleimhaut-
   Infekte (zB Otitis media)
Ko Sepsis
D erniedrigte T- u. B-Zellzahl
Ma Thymus klein, fibrosiert
Mi Thymus-Retikulumzell-Follikel
   mit spärlich Thymozyten, keine
   Rinden-/Mark-Zonierung

**Common variable
immunodeficiency (CVID)**
Def Dysfunktion von B Zellen
E sehr selten (1:10'000)
Ä div. Mutationen beschrieben
P unzureichende Keimzentrumsreaktion → Mangel an klassen-
   gewechselten Plasma- u. B-Ge-
   dächtniszellen → Ak-Mangel
K ↑Infektneigung (bes. durch be-
   kapselte Bakt.), Lymphadeno-
   thie, hf Autoimmunerkrankungen
D Hypogammaglobulinämie b.
   niedriger T-/B-Zellzahl
T iV Ig-Substitution

X-linked Agammaglobulinemia
Syn.: Bruton-Syndrom
Def fehlende B-Zellen
E sehr selten (1:250'000)
Ä X-gelinkte Mut. in B-Zell-Tyrosin-
   kinase → øB-Zellentwicklung
K s. CVID
D Hypogammaglobulinämie b. nied-
   riger B-Zellzahl, T-Zellzahl norm.
T iV Ig-Substitution

Hyper-IgE-/IgM-Syndrom *(Hiob)*
E extrem selten
Ä div. Mutationen
K ↑Infektneigung mit zT „kalten"
   Abszessen (øperifokale Rötung)
D IgE-, IgM-Serumspiegel↑
T symptomat. (Infektbehandlung)

Phagozytose-Probleme

**Chronic granulomatous disease
(CGD)**
Def fehlende Bildung reaktiver
   Sauerstoffspezies (ROS) in Lc
E sehr selten, meist im Klein-
   kindesalter diagnostiziert
Ä AR u. X-chromosomale Mutation
   in NADPH Oxidase
P ua keine H_2O_2-Produktion
K ↑Infektneigung u. Abszesse
   (va durch Katalase⁺-Bakt.), granu-
   lomatöse Systemerkrankungen
Mi zahlreiche Granulome
T Antibiotikaprophylaxe, HSCT

Chediak-Higashi-Syndrom
E extrem selten
Ä AR-Mutation in LYST-Gen
P fehlerhafter Lysosomen-
   transport (ua in Granulozyten,
   Melanozyten)
K pyogen-bakterielle Infekte u.
   partieller Albinismus

Migrations-Probleme

Wiskott-Aldrich-Syndrom
E sehr selten (1:100'000)
Ä X-gonosomale WASP-Mutation
P fehlende Bildung der immunol.
   Synapse, Immunzellmobilität↓
K Thrombopenie (→Petechien),
   Ekzeme u. Infektneigung
D Thrombozyten↓, b. KM-Punkti-
   on: Myelokathexie (=viele reife
   Granulozyten, die nicht aus
   dem Km auswandern können)

Leukozyten-Adhäsions-Defizit
E extrem selten
Ä AR-Mutation in Integrin-Rez.
P gestörte Leukozyten-Adhäsion
   u. -Diapedese
K ausbleibende Nabelschnur-
   separation, zahlreiche bakt.
   Infekte ab Neonatalperiode
D Diff.-Blutbild: (Lc stark erhöht),
   Flowzytometrie
T HSCT

---

¹ Imitieren uU eine primäre Km-Neoplasie, wobei deren Ursache
   systemischer Natur o. nur das Km betreffend sein kann
² Beachte: MPN, MDS u. AML bilden ein Spektrum von myeloischen Neoplasien: ausgehend von erhöhtem Progenitorzell-
   Umsatz ist Ausreifung genügend (MPN), schlecht (MDS) o.
   øvorhanden (AML)

³ Die LAP ist im normalen reifen Granulozyten vorhanden. Das hilft
   b. der Abgrenzung CML ↔ leukämoide Reaktion (sonstiger
   starker Lc-Anstieg): Lc++, nGZ++, LAP++
⁴ ALL = Überbegriff für > 20% maligne lymphat. Zellen in KM o. Blut.
   Ursprung kann Km-Zelle sein (→ Lymphoblastische Leukämie) o.
   entartete periph. B-/T-Zellen (→ Lymphoblastisches Lymphom)

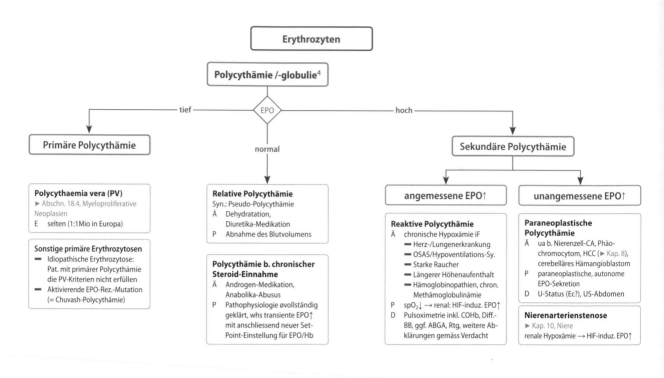

Erythrozyten

Polycythämie /-globulie[4]

EPO

tief ——— normal ——— hoch

Primäre Polycythämie

Polycythaemia vera (PV)
- ▶ Abschn. 18.4, Myeloproliferative Neoplasien
- E   selten (1:1Mio in Europa)

Sonstige primäre Erythrozytosen
- ▬ Idiopathische Erythrozytose: Pat. mit primärer Polycythämie die PV-Kriterien nicht erfüllen
- ▬ Aktivierende EPO-Rez.-Mutation (= Chuvash-Polycythämie)

Relative Polycythämie
Syn.: Pseudo-Polycythämie
- Ä   Dehydratation, Diuretika-Medikation
- P   Abnahme des Blutvolumens

Polycythämie b. chronischer Steroid-Einnahme
- Ä   Androgen-Medikation, Anabolika-Abusus
- P   Pathophysiologie øvollständig geklärt, whs transiente EPO↑ mit anschliessend neuer Set-Point-Einstellung für EPO/Hb

Sekundäre Polycythämie

angemessene EPO↑

Reaktive Polycythämie
- Ä   chronische Hypoxämie iF
  - ▬ Herz-/Lungenerkrankung
  - ▬ OSAS/Hypoventilations-Sy.
  - ▬ Starke Raucher
  - ▬ Längerer Höhenaufenthalt
  - ▬ Hämoglobinopathien, chron. Methämoglobinämie
- P   spO$_2$↓ → renal: HIF-induz. EPO↑
- D   Pulsoximetrie inkl. COHb, Diff.-BB, ggf. ABGA, Rtg, weitere Abklärungen gemäss Verdacht

unangemessene EPO↑

Paraneoplastische Polycythämie
- Ä   ua b. Nierenzell-CA, Phäochromocytom, HCC (▶ Kap. 8), cerebelläres Hämangioblastom
- P   paraneoplastische, autonome EPO-Sekretion
- D   U-Status (Ec?), US-Abdomen

Nierenarterienstenose
- ▶ Kap. 10, Niere
- renale Hypoxämie → HIF-induz. EPO↑

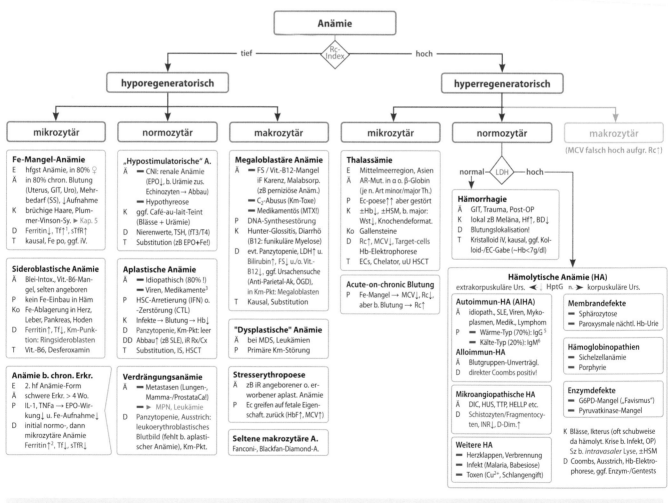

Anämie

Rc-Index

tief ——— hoch

hyporegeneratorisch

mikrozytär

Fe-Mangel-Anämie
- E   hfgst Anämie, in 80% ♀
- Ä   in 80% chron. Blutung (Uterus, GIT, Uro), Mehrbedarf (SS), ↓Aufnahme
- K   brüchige Haare, Plummer-Vinson-Sy. ▶ Kap. 5
- D   Ferritin↓, Tf↑[1], sTfR↑
- T   kausal, Fe po, ggf. iV.

Sideroblastische Anämie
- Ä   Blei-Intox., Vit.-B6-Mangel, selten angeboren
- P   kein Fe-Einbau in Häm
- Ko   Fe-Ablagerung in Herz, Leber, Pankreas, Hoden
- D   Ferritin↑, Tf↓, Km-Punktion: Ringsideroblasten
- T   Vit.-B6, Desferoxamin

Anämie b. chron. Erkr.
- E   2. hf Anämie-Form
- Ä   schwere Erkr. > 4 Wo.
- P   IL-1, TNFa → EPO-Wirkung↓ u. Fe-Aufnahme↓
- D   initial normo-, dann mikrozytäre Anämie Ferritin↑[2], Tf↓, sTfR↓

normozytär

„Hypostimulatorische" A.
- Ä   ▬ CNI: renale Anämie (EPO↓, b. Urämie zus. Echinozyten → Abbau)
  - ▬ Hypothyreose
- K   ggf. Café-au-lait-Teint (Blässe + Urämie)
- D   Nierenwerte, TSH, (fT3/T4)
- T   Substitution (zB EPO+Fe!)

Aplastische Anämie
- Ä   ▬ Idiopathisch (80% !)
  - ▬ Viren, Medikamente[3]
- P   HSC-Arretierung (IFN) o. -Zerstörung (CTL)
- K   Infekte → Blutung → Hb↓
- D   Panzytopenie, Km-Pkt: leer
- DD   Abbau↑ (zB SLE), iR Rx/Cx
- T   Substitution, IS, HSCT

Verdrängungsanämie
- Ä   ▬ Metastasen (Lungen-, Mamma-/ProstataCa!)
  - ▬ ► MPN, Leukämie
- D   Panzytopenie, Ausstrich: leukoerythroblastisches Blutbild (fehlt b. aplastischer Anämie), Km-Pkt.

makrozytär

Megaloblastäre Anämie
- Ä   ▬ FS / Vit.-B12-Mangel iF Karenz, Malabsorp. (zB perniziöse Anäm.)
  - ▬ C$_2$-Abusus (Km-Toxe)
  - ▬ Medikamentös (MTX!)
- P   DNA-Synthesestörung
- K   Hunter-Glossitis, Diarrhö (B12: funikuläre Myelose)
- D   evt. Panzytopenie, LDH↑ u. Bilirubin↑, FS↓ u./o. Vit.-B12↓, ggf. Ursachensuche (Anti-Parietal-Ak, ÖGD), in Km-Pkt: Megaloblasten
- T   Kausal, Substitution

"Dysplastische" Anämie
- Ä   bei MDS, Leukämien
- P   Primäre Km-Störung

Stresserythropoese
- Ä   zB iR angeborener o. erworbener aplast. Anämie
- P   Ec greifen auf fetale Eigenschaft. zurück (HbF↑, MCV↑)

Seltene makrozytäre A.
Fanconi-, Blackfan-Diamond-A.

hyperregeneratorisch

mikrozytär

Thalassämie
- E   Mittelmeerregion, Asien
- Ä   AR-Mut. in α o. β-Globin (je n. Art minor/major Th.)
- P   Ec-poese↑↑ aber gestört
- K   ±Hb↓, ±HSM, b. major: Wst↓, Knochendeformat.
- Ko   Gallensteine
- D   Rc↑, MCV↓, Target-cells Hb-Elektrophorese
- T   ECs, Chelator, uU HSCT

Acute-on-chronic Blutung
- P   Fe-Mangel → MCV↓, Rc↓, aber b. Blutung → Rc↑

normozytär

LDH

normal ——— hoch

Hämorrhagie
- Ä   GIT, Trauma, Post-OP
- K   lokal zB Meläna, Hf↑, BD↓
- D   Blutungslokalisation!
- T   Kristalloid iV, kausal, ggf. Kolloid-/EC-Gabe (~Hb<7g/dl)

Hämolytische Anämie (HA)
extrakorpuskuläre Urs. ◀ ↓ HptG n. ▶ korpuskuläre Urs.

Autoimmun-HA (AIHA)
- Ä   idiopath., SLE, Viren, Mykoplasmen, Medik., Lymphom
- P   ▬ Wärme-Typ (70%): IgG [5]
  - ▬ Kälte-Typ (20%): IgM[6]

Alloimmun-HA
- Ä   Blutgruppen-Unverträgl.
- D   direkter Coombs positiv!

Mikroangiopathische HA
- Ä   DIC, HUS, TTP, HELLP etc.
- D   Schistozyten/Fragmentocyten, INR↑, D-Dim.↑

Weitere HA
- ▬ Herzklappen, Verbrennung
- ▬ Infekt (Malaria, Babesiose)
- ▬ Toxen (Cu^{2+}, Schlangengift)

Membrandefekte
- ▬ Sphärozytose
- ▬ Paroxysmale nächtl. Hb-Urie

Hämoglobinopathien
- ▬ Sichelzellanämie
- ▬ Porphyrie

Enzymdefekte
- ▬ G6PD-Mangel („Favismus")
- ▬ Pyruvatkinase-Mangel

K   Blässe, Ikterus (oft schubweise da hämolyt. Krise b. Infekt, OP)
Sz b. *intravasaler* Lyse, ±HSM
D   Coombs, Ausstrich, Hb-Elektrophorese, ggf. Enzym-/Gentest

makrozytär
(MCV falsch hoch aufgr. Rc↑)

AIHA	Autoimmunhämolytische Anämie	
COHb	Carboxyhämoglobin	
CTL	Cytotoxische T-Lymphozyten (CD8$^+$)	
EPO	Erythropoietin	
EC	Erythrozyten-Konzentrat	
Fe	Eisen	
FS	Folsäure	
G6PD	Glucose-6-Phosphat-Dehydrogenase	
Hb	Hämoglobin	
HELLP	Hemolysis, elevated liver enzymes, low platelets	
HIF	*Hypoxia-inducible Factor*	
HptG	Haptoglobin	
HSC(T)	Hämatopoetische Stammzell(en) (Transplantation)	
HSM	Hepatosplenomegalie	
HUS	Hämolytisch-urämisches Syndrom	
IFN	Interferon	
MTX	Methotrexat	
IS	Immunsuppression	

18

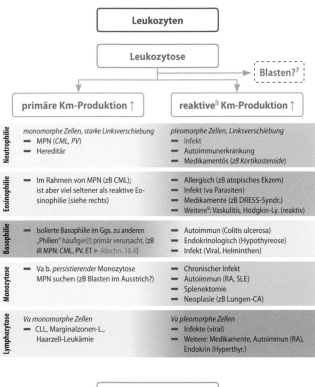

Leukozyten

Leukozytose

⟶ Blasten?[7]

| **primäre Km-Produktion ↑** | **reaktive[8] Km-Produktion ↑** |

Neutrophilie

monomorphe Zellen, starke Linksverschiebung
- MPN (*CML, PV*)
- Hereditär

pleomorphe Zellen, Linksverschiebung
- Infekt
- Autoimmunerkrankung
- Medikamentös (*zB Kortikosteroide*)

Eosinophilie

- Im Rahmen von MPN (zB CML); ist aber viel seltener als reaktive Eosinophilie (siehe rechts)

- Allergisch (zB atopisches Ekzem)
- Infekt (va Parasiten)
- Medikamente (zB DRESS-Syndr.)
- Weitere[9]: Vaskulitis, Hodgkin-Ly. (reaktiv)

Basophilie

- Isolierte Basophilie im Ggs. zu anderen „Philien" häufiger(!) primär verursacht, (zB iR MPN: CML, PV, ET ▶ Abschn. 18.4)

- Autoimmun (Colitis ulcerosa)
- Endokrinologisch (Hypothyreose)
- Infekt (Viral, Helminthen)

Monozytose

- Va b. *persistierender* Monozytose MPN suchen (zB Blasten im Ausstrich?)

- Chronischer Infekt
- Autoimmun (RA, SLE)
- Splenektomie
- Neoplasie (zB Lungen-CA)

Lymphozytose

Va monomorphe Zellen
- CLL, Marginalzonen-L., Haarzell-Leukämie

Va pleomorphe Zellen
- Infekte (viral)
- Weitere: Medikamente, Autoimmun (RA), Endokrin (Hyperthyr.)

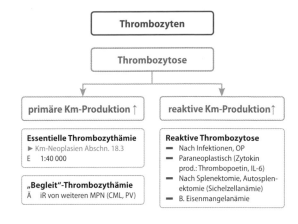

Thrombozyten

Thrombozytose

| **primäre Km-Produktion ↑** | **reaktive Km-Produktion↑** |

Essentielle Thrombozythämie
▶ Km-Neoplasien Abschn. 18.3
E 1:40 000

„Begleit"-Thrombozythämie
Ä iR von weiteren MPN (CML, PV)

Reaktive Thrombozytose
- Nach Infektionen, OP
- Paraneoplastisch (Zytokin prod.: Thrombopoetin, IL-6)
- Nach Splenektomie, Autosplenektomie (Sichelzellanämie)
- B. Eisenmangelanämie

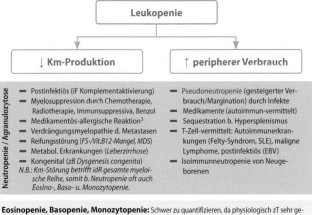

Leukopenie

| **↓ Km-Produktion** | **↑ peripherer Verbrauch** |

Neutropenie / Agranulozytose

- Postinfektiös (iF Komplementaktivierung)
- Myelosuppression durch Chemotherapie, Radiotherapie, Immunsuppressiva, Benzol
- Medikamentös-allergische Reaktion[3]
- Verdrängungsmyelopathie d. Metastasen
- Reifungsstörung (*FS-/Vit.B12-Mangel, MDS*)
- Metabol. Erkrankungen (*Leberzirrhose*)
- Kongenital (*zB Dysgenesis congenita*)
N.B.: Km-Störung betrifft idR gesamte myeloische Reihe, somit b. Neutropenie oft auch Eosino-, Baso- u. Monozytopenie.

- Pseudoneutropenie (gesteigerter Verbrauch/Margination) durch Infekte
- Medikamente (autoimmun-vermittelt)
- Sequestration b. Hypersplenismus
- T-Zell-vermittelt: Autoimmunerkrankungen (Felty-Syndrom, SLE), maligne Lymphome, postinfektiös (EBV)
- Isoimmunneutropenie von Neugeborenen

Eosinopenie, Basopenie, Monozytopenie: Schwer zu quantifizieren, da physiologisch zT sehr geringe Zellzahl. IdR „Begleitpenien" b. Agranulozytose (siehe oben). *Isolierte* Eosino- u. Basopenie zB bei Stress (Trauma, Schock), Cushing-Syndrom od. zB Typhus abdominalis. Seltene hereditäre Ursachen beschrieben.

Lympho(zyto)penie

- Postinfektiös
- Medikamente (Immunsuppressiva, CTC)
- Viren (Masern, HIV, va T-Lymphozytopenie)
- Autoimmunerkrankungen (SLE)
- Myelosuppression iF Chemo- o. Radiother.
- Sehr selten: hereditär

- Cushing-Syndrom, CTC, Stress

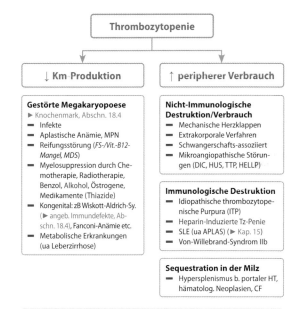

Thrombozytopenie

| **↓ Km-Produktion** | **↑ peripherer Verbrauch** |

Gestörte Megakaryopoese
▶ Knochenmark, Abschn. 18.4
- Infekte
- Aplastische Anämie, MPN
- Reifungsstörung (*FS-/Vit.-B12-Mangel, MDS*)
- Myelosuppression durch Chemotherapie, Radiotherapie, Benzol, Alkohol, Östrogene, Medikamente (Thiazide)
- Kongenital: zB Wiskott-Aldrich-Sy. (▶ angeb. Immundefekte, Abschn. 18.4), Fanconi-Anämie etc.
- Metabolische Erkrankungen (ua Leberzirrhose)

Nicht-Immunologische Destruktion/Verbrauch
- Mechanische Herzklappen
- Extrakorporale Verfahren
- Schwangerschafts-assoziiert
- Mikroangiopathische Störungen (DIC, HUS, TTP, HELLP)

Immunologische Destruktion
- Idiopathische thrombozytopenische Purpura (ITP)
- Heparin-Induzierte Tz-Penie
- SLE (ua APLAS) (▶ Kap. 15)
- Von-Willebrand-Syndrom IIb

Sequestration in der Milz
- Hypersplenismus b. portaler HT, hämatolog. Neoplasien, CF

Wichtige DD: „Pseudothrombozytopenie":
Labor-Artefakt (Tz-Verklumpung durch EDTA), Wiederholung mit Citrat-Blut!

Spotlight: Differentialdiagnose Panzytopenie:

Beeinträchtigte Produktion
- Aplastische Anämie (erworbene und angeborene)
- Km-Infiltration (zB Metastasen, Myelofibrose)
- Substratmangel (Vitamin B12-, Folsäure-, Kupfermangel)
- Myelodysplastisches Syndrom (MDS)

Beeinträchtigte Produktion u. ↑ peripherer Verbrauch
- Medikamente, Toxine (Alkohol)
- Autoimmun (zb systemische Lupus erythematodes)
- Leukämie
- Paroxysmale nächtliche Hämoglobinurie (PNH)
- Hämophagozytische Lymphohistiozytose (HLH)

↑ peripherer Verbrauch
- Autoimmun hämolytisch
- Splenische Sequestration

MAHA Mikroangiopathische hämolytische Anämie
sTfR *Soluble Transferrin-Receptor*
Tf Transferrin
TTP Thrombotisch thrombozytopene Purpura
[1] aber entsättigt
[2] hier Ferritin wegen Entzündung erhöht, zeigt *nicht* Fe-Speicher an!
[3] Metamizol, Thiamazol, Clozapin, Sulfasalazin

[4] Definition (WHO 2016): Hb >16.0 g/dL (F) resp. >16.5 g/dL (M o. Hämatokrit > 48 % (F) resp. > 49 % (M)
[5] Syn.: Wärme-Agglutinine
[6] Syn.: Kälte-Agglutinine. CAVE: nicht mit Kryoglobulinämie(-ämie) verwechseln (= Immunglobuline, die b. tiefer T° *mit sich selbst* verklumpen). Bei beiden jedoch transienter Verschluss kleiner Gefässe möglich (→ Akrozyanose, Raynaud-Syndrom ▶ Kap. 3).

[7] Bei erhöhtem Blastenanteil müssen stets primäre Neoplasien ausgeschlossen werden. Zur Repetition: Akute Leukämie (▶ 18.4) definiert als Blastenanteil >20% in Km o. peripherem Blut.
[8] Dies auch als *leukämoide Reaktion* bezeichnet
[9] Hypereosinophilie möglich zB b. Kardiomyopathie, Hepatosplenomegalie, pulmonaler Eosinophilie (▶ Kap. 2), Thromboembolien (Cholesterin-Embolus) etc.

Sekundäre lymphatische Organe

Christine Greil, Anna Verena Frey, Maximilian Seidl, Thomas Cerny, Kirill Karlin

© Der/die Autor(en), exklusiv lizenziert an
Springer-Verlag GmbH, DE, ein Teil von Springer Nature 2023
T. Cerny und K. Karlin (Hrsg.), *PathoMaps*,
https://doi.org/10.1007/978-3-662-64927-5_19

19.1 Aus Sicht der Klinik

Fokus: Der Lymphom-Patient

Anamnese u. Leitsymptome

- Kurzer Verlauf (Tage – Wo.) b. hochmalignen Lymphomen, langsamer Verlauf (Wo. – Mo.) b. niedrigmalignen.
- Leitsymptome: schmerzlose LK-Schwellung (◨ Abb. 4) u. B-Symptome: Fieber, Nachtschweiss, Gewichtsverlust.
- Evt. unspezifische Allgemeinsymptome wie Schwäche, Leistungsabfall, Infektanfälligkeit.
- Komplikationen b. ausgedehnten Lymphomen möglich: abdominell (Schmerzen, Ileus, Harnaufstau), mediastinal (obere Einflussstauung durch Kompression der Vena cava superior), Thrombosen (CAVE Lungenembolie, auch unter Therapie möglich).

Klinische Untersuchung

- LK-Schwellung: derb, unverschieblich, sz-los? (◨ Abb. 4).
- Hepatosplenomegalie (auch b. Lymphomen möglich!).
- Anzeichen für Knochenmarksbefall? (zB Blässe iF Verdrängungsanämie, Petechien iF Thrombozytopenie). N.B.: Knochenmarksbefall wichtiges Diagnosekriterium zur Abgrenzung zB zwischen *lymphoblastischem Lymphom* u. *akuter lymphatischer Leukämie*).
- Hinweise auf Organmanifestationen/-infiltration? zB Exanthem (*kutanes Lymphom*), neurologische Ausfälle (*zerebrales Lymphom*), Übelkeit/Erbrechen (*GIT-Lymphom*), Dyspnoe/Husten (*Lymphom der Lunge/Pleura*), pathologische Frakturen (durch Osteolysen b. ossärem Befall) N.B.: Organmanifestationen auch isoliert ohne Lymphadenopathie möglich = primär extranodales Lymphom.

Zusatzuntersuchungen

- Labor: Differentialblutbild, Gerinnungsstatus, LDH, BSG, β_2-Mikroglobulin, Harnsäure, Leber-, Nierenwerte, Eiweißelektrophorese/Immunfixation (*monoklonale Gammopathie?*), Virusserologien (CMV, EBV, HIV, HBV, HCV).
- Biopsie u. Histologie: Lymphknoten, ggf. Knochenmark (zur Ausbreitungsdiagnostik, b. jedem neu diagnostizierten Lymphom) bzw. entsprechendes Organ b. Vda Befall.
- Bildgebung: Thorax-Röntgen, Abdomen-Sonographie; ggf. CT/MRT (falls Sono nicht beurteilbar, zB mediastinal, retroperitoneal); PET-CT initial und nach Therapie zw. Differenzierung aktives Lymphom ↔ inaktives Residuum; b. neurologischen Symptomen cMRT u. Liquorpunktion.
- Weitere Diagnostik zur Therapieplanung u. Überwachung unter Therapie: zB Echokardiographie (*toxische Kardiomyopathie?* ▶ Kap. 4, Herz), Lungenfunktionsprüfung (zB *interstitielle Fibrose* nach Bleomycin?) etc.

19.2 Aus Sicht der Pathologie

Ausgangslage: Entstehung der spezifischen Abwehr & Blutmauserung

- Lymphknoten (LK) sind die „Kontrollstationen" der Abwehr. In ihnen präsentieren Abwehrzellen, die vom „Patrouillenritt" durch die Körperperipherie zurückkehren, zu bekämpfende Antigene an Lymphozyten.
- Der Zellumsatz in der folgenden Affinitätsreifung (sog. Keimzentrumsreaktion, ◨ Abb. 1) kann uU als *reaktive Lymphadenopathie* wahrgenommen werden. Sie ist zugleich Boden für die Entstehung von Neoplasien. Je nach entarteter Ursprungszelle entstehen unterschiedliche „reife" *Lymphome*.
- Erregerausbreitung in den LK verursacht eine *Lymphadenitis*.
- Die Milz hat eine Doppelfunktion: einerseits ist die *weisse Pulpa* eine Art immenser LK, der auf im Blut zirkulierende Antigene reagiert (wichtigste Quelle für IgM im Blut); andererseits übernimmt die *rote Pulpa* das Aussortieren veralteter Blutzellen (sog. Blutmauserung).

Diagnostik

- Die Pathologie erhält va LK-Biopsien o. -Resektate (besser, da geringere Sampling-error-Gefahr), seltener Milzpräparate/-biopsate im Rahmen eines Stagings.
- Zentraler Schritt: histologische Beurteilung der mikroanatomischen Kompartimente (Follikel, Interfollikulärareale, Sinus etc.); davon ausgehend ggf. weiterführende immunhistochemische/molekularpathologische Analysen.
- Unterscheide zwei Muster: *Betonung* von LK-Strukturen ohne Strukturverlust (zB follikuläre o. interfollikuläre/parakortikale Hyperplasie, siehe ◨ Abb. 2) = a.e. reaktiv; versus *Verlust* von LK-Strukturen = a.e. neoplastisch.
- Bei Vorliegen granulomatöser Entzündung: denke an infektiöse, rheumatologische o. (para-)neoplastische Ursachen.

Besonderheit: Lymphomentstehung

- Lymphom = abnorme klonale Lymphozyten-Proliferation.
- B-Zell-Lymphome sind häufiger als T-Zell-Lymphome u. mit dem Alter zunehmend. Grund dafür: Affinitätsreifung der B-Zellen (somatische Hypermutation, Ig-Klassenwechsel) verursacht *physiologische* DNA-Doppelstrangbrüche. Als „Betriebsunfall" können Gen-Translokationen auftreten. Wenn als „Super-GAU" dadurch eine sog. *Driver-Mutation* (▶ Kap. 1, Grundprinzipien d. Onkologie) entsteht, ist die Grundlage für ein Lymphom gelegt. Durch Erwerben weiterer Gendefekte kann ein niedrig-malignes Lymphom in aggressivere Varianten übergehen (sog. „Richter-Transformation").
- Jedes Lymphom kann b. Ausschwemmung ins Blut einen leukämischen Verlauf nehmen! (zB *CLL*)

Schwierige Stellen

Die Einteilung der Lymphome erfuhr in den letzten 50 Jahren stetigen Wandel; die rein deskriptiv-histologischen Anfänge wurden mit neuen Erkenntnissen zu Klinik, Immunophänotyp u. zuletzt Molekulargenetik vereint. Die aktuelle WHO-Klassifikation bedient sich daher all dieser Elemente. Die historische Unterscheidung Hodgkin-/Non-Hodgkin-Lymphom (NHL) bleibt aufgrund unterschiedlicher Pathogenese bestehen. Die NHL können weiter in B- resp. T-/NK-NHL unterteilt werden. Im Weiteren wird zwischen *unreifen* (von Precursor-Zellen abstammenden) u. *reifen* (nach Antigen-Kontakt entarteten) NHL unterschieden. *Reife* NHL werden erneut unterteilt in *kleinzellig* (~eher differenziert) u. *blastär* (~eher entdifferenziert, ähneln Precursoren). Aufgrund der raschen Zellteilung sind *unreife* NHL u. *reife blastäre* NHL klinisch schnell progredient u. verlaufen unbehandelt letal (daher „hochmaligne", „aggressiv"); dafür sind sie mittels intensiver Chemotherapie zT heilbar. *Reife, kleinzellige* NHL zeichnen sich durch langsame klinische Progredienz aus (daher „niedrigmaligne"), ihre Therapie ist bislang v.a. symptomatisch.

19

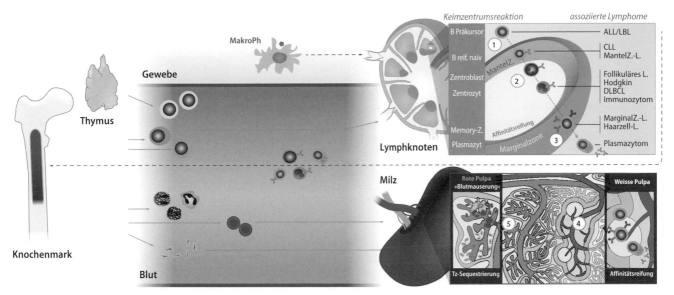

Abb. 1 Prozessierung von peripheren Blutzellen in Lymphknoten (LK) u. Milz. Im LK durchläuft die Präkursor B-Zelle eine positive u. negative Selektion u. wird zur reifen B-Zelle **(1)**. Diese wandert ins Keimzentrum und erfährt eine Affinitätsreifung mittels somatischer Hypermutation u. Ig-Klassenswitch-Rekombination **(2)**, es resultieren langlebige Gedächtnis- u. Plasmazellen. In der Marginalzone findet T-Zell unabh. B-Zellaktivierung statt **(3)**, wodurch kurzlebige Plasmazellen entstehen. Gleiches findet in der weissen Pulpa der Milz statt **(4)**, in der roten Pulpa **(5)** werden alte Ec u. Tz abgebaut. (©Cerny, Karlin, 2018 [19.1])

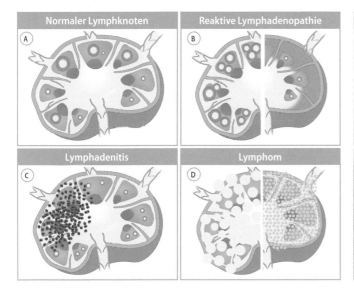

Abb. 2 Grundformen von LK-Veränderungen. **(A)** Normaler LK mit Cortex (=B-Zone), Paracortex (T-Zone) u. Mark. **(B)** Reaktive Lymphadenopathie: follikuläre vs. paracorticale Hyperplasie. **(C)** Infekt des LK. **(D)** Neoplasie des LK mit follikulärem und/oder diffusem Befall. (©Cerny, Karlin, 2018 [19.2])

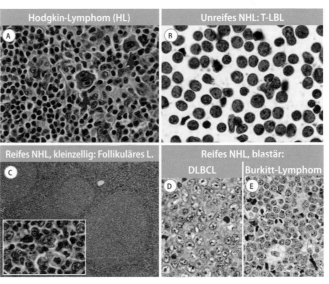

Abb. 3 Vier Lymphom-Engramme: **(A)** Zahlreiche reaktive Entzündungszellen um wenige Tumorzellen (rote Pfeile). **(B)** Unreif: runde, uniforme Blasten. **(C)** Reif: »kleinzellige« Tumorzellen (Zytoplasma↑). **(D)** Blastäre Tumorzellen (gross, markante Nukleoli). **(E)** „Sternenhimmelmuster" durch phagozytierende Makrophagen.

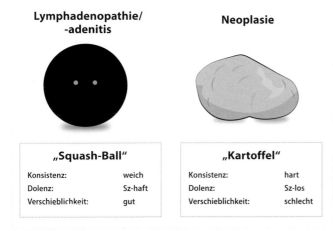

Abb. 4 Engramm zur (groben!) klinischen Beurteilung von Lymphknotenveränderungen. (©Cerny, Karlin, 2018 [19.3])

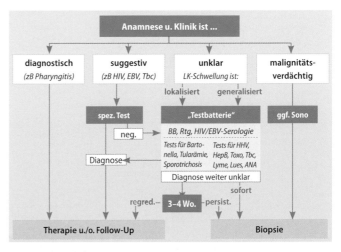

Abb. 5 Abklärungsgang von Lymphknoten-Schwellungen. Abkürzungen: BB= Blutbild; HHV= Humane Herpesviren (zB HSV1 u. 2, EBV, CMV).

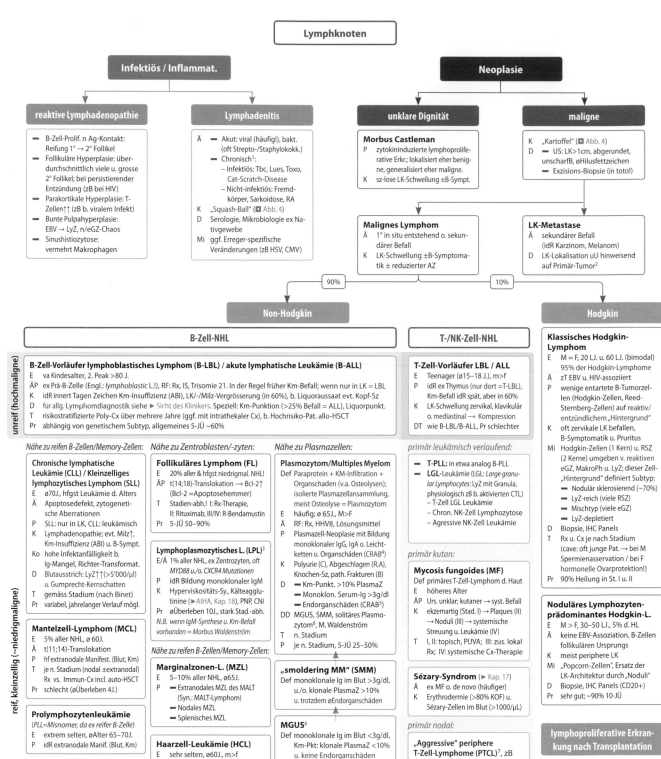

Lymphknoten

Infektiös / Inflammat.

reaktive Lymphadenopathie

- B-Zell-Prolif. n Ag-Kontakt: Reifung 1° → 2° Follikel
- Follikuläre Hyperplasie: überdurchschnittlich viele u. grosse 2° Follikel; bei persistierender Entzündung (zB bei HIV)
- Parakortikale Hyperplasie: T-Zellen↑↑ (zB b. viralem Infekt)
- Bunte Pulpahyperplasie: EBV → LyZ, n/eGZ-Chaos
- Sinushistiozytose: vermehrt Makrophagen

Lymphadenitis

- Ä — Akut: viral (häufig!), bakt. (oft Strepto-/Staphylokokk.)
  — Chronisch[1]:
    – Infektiös: Tbc, Lues, Toxo, Cat-Scratch-Disease
    – Nicht-infektiös: Fremdkörper, Sarkoidose, RA
- K „Squash-Ball" (◘ Abb. 4)
- D Serologie, Mikrobiologie ex Nativgewebe
- Mi ggf. Erreger-spezifische Veränderungen (zB HSV, CMV)

Neoplasie

unklare Dignität

Morbus Castleman
- P zytokininduzierte lymphoproliferative Erkr.; lokalisiert eher benigne, generalisiert eher maligne.
- K sz-lose LK-Schwellung ±B-Sympt.

Malignes Lymphom
- Ä 1° in situ entstehend o. sekundärer Befall
- K LK-Schwellung ±B-Symptomatik ± reduzierter AZ

maligne

- K „Kartoffel" (◘ Abb. 4)
- D — US: LK>1cm, abgerundet, unscharfB, øHilusfettzeichen
  — Exzisions-Biopsie (in toto!)

LK-Metastase
- Ä sekundärer Befall (idR Karzinom, Melanom)
- D LK-Lokalisation uU hinweisend auf Primär-Tumor[2]

90%   10%

Non-Hodgkin

B-Zell-NHL

unreif (hochmaligne)

B-Zell-Vorläufer lymphoblastisches Lymphom (B-LBL) / akute lymphatische Leukämie (B-ALL)
- E va Kindesalter, 2. Peak >80 J.
- ÄP ex Prä-B-Zelle (Engl.: *lymphoblastic L.!*), RF: Rx, IS, Trisomie 21. In der Regel früher Km-Befall; wenn nur in LK = LBL
- K idR innert Tagen Zeichen Km-Insuffizienz (ABI), LK-/-Milz-Vergrösserung (in 60%), b. Liquoraussaat evt. Kopf-Sz
- D für allg. Lymphomdiagnostik siehe ► Sicht des Klinikers. Speziell: Km-Punktion (>25% Befall = ALL), Liquorpunkt.
- T risikostratifizierte Poly-Cx über mehrere Jahre (ggf. mit intrathekaler Cx), b. Hochrisiko-Pat. allo-HSCT
- Pr abhängig von genetischem Subtyp, allgemeines 5-JÜ ~60%

reif, kleinzellig (~niedrigmaligne)

Nähe zu reifen B-Zellen/Memory-Zellen:

Chronische lymphatische Leukämie (CLL) / Kleinzelliges lymphozytisches Lymphom (SLL)
- E ø70J., hfgst Leukämie d. Alters
- Ä Apoptosedefekt, zytogenetische Aberrationen
- P SLL: nur in LK, CLL: leukämisch
- K Lymphadenopathie; evt. Milz↑, Km-Insuffizienz (ABI) u. B-Sympt.
- Ko hohe Infektanfälligkeit b. Ig-Mangel, Richter-Transformat.
- D Blutausstrich: LyZ↑↑(>5'000/µl) u. Gumprecht-Kernschatten
- T gemäss Stadium (nach Binet)
- Pr variabel, jahrelanger Verlauf mögl.

Mantelzell-Lymphom (MCL)
- E 5% aller NHL, ø 60J.
- Ä t(11;14)-Translokation
- P hf extranodale Manifest. (Blut, Km)
- T je n. Stadium (nodal ±extranodal) Rx vs. Immun-Cx incl. auto-HSCT
- Pr schlecht (øÜberleben 4J.)

Prolymphozytenleukämie
(*PLL=Misnomer, da ex reifer B-Zelle*)
- E extrem selten, øAlter 65–70J.
- P idR extranodale Manif. (Blut, Km)

Nähe zu Zentroblasten/-zyten:

Follikuläres Lymphom (FL)
- E 20% aller & hfgst niedrigmal. NHL!
- ÄP t(14;18)-Translokation → Bcl-2↑ (Bcl-2 =Apoptosehemmer)
- T Stadien-abh.! I: Rx-Therapie II: Rituximab, III/IV: R-Bendamustin
- Pr 5-JÜ 50–90%

Lymphoplasmozytisches L. (LPL)[3]
- E/Ä 1% aller NHL, ex Zentrozyten, *oft MYD88 u./o. CXCR4 Mutationen*
- P idR Bildung monoklonaler IgM
- K Hyperviskositäts-Sy., Kälteagglutinine (►AIHA, Kap. 18), PNP, CNI
- Pr øÜberleben 10J., stark Stad.-abh.
- *N.B. wenn IgM-Synthese u. Km-Befall vorhanden = Morbus Waldenström*

Nähe zu reifen B-Zellen/Memory-Zellen:

Marginalzonen-L. (MZL)
- E 5–10% aller NHL, ø65J.
- P — Extranodales MZL des MALT (Syn.: MALT-Lymphom)
  — Nodales MZL
  — Splenisches MZL

Haarzell-Leukämie (HCL)
- E sehr selten, ø60J., m>f
- D Blutausstrich: haarige Zellfortsätze

Nähe zu Plasmazellen:

Plasmozytom/Multiples Myelom
- Def Paraprotein + KM-Infiltration + Organschaden (v.a. Osteolysen); isolierte Plasmazellansammlung, meist Osteolyse = Plasmozytom
- E häufig; ø 65J., M>F
- Ä RF: Rx, HHV8, Lösungsmittel
- P Plasmazell-Neoplasie mit Bildung monoklonaler IgG, IgA o. Leichtketten u. Organschäden (CRAB[4])
- K Polyurie (C), Abgeschlagen (R,A), Knochen-Sz, path. Frakturen (B)
- D — Km-Punkt. >10% PlasmaZ
  — Monoklon. Serum-Ig >3g/dl
  — Endorganschäden (CRAB[5])
- DD MGUS, SMM, solitäres Plasmozytom[6], M. Waldenström
- T n. Stadium
- P je n. Stadium, 5-JÜ 25–50%

„smoldering MM" (SMM)
- Def monoklonale Ig im Blut >3g/dl, u./o. klonale PlasmaZ >10% u. trotzdem øEndorganschäden

MGUS[6]
- Def monoklonale Ig im Blut <3g/dl, Km-Pkt: klonale PlasmaZ <10% u. keine Endorganschäden
- Pr Progress zu MM 1%/J., NaKo 6 Mo.

T-/NK-Zell-NHL

primär leukämisch verlaufend:

- — T-PLL: in etwa analog B-PLL
- — LGL-Leukämie (LGL: *Large granular Lymphocytes*: LyZ mit Granula, physiologisch zB b. aktivierten CTL)
  – T-Zell LGL Leukämie
  – Chron. NK-Zell Lymphozytose
  – Aggressive NK-Zell Leukämie

primär kutan:

Mycosis fungoides (MF)
- Def primäres T-Zell-Lymphom d. Haut
- E höheres Alter
- ÄP Urs. unklar; kutaner → syst. Befall
- K ekzemartig (Stad. I) → Plaques (II) → Noduli (III) → systemische Streuung u. Leukämie (IV)
- T I, II: topisch, PUVA; III: zus. lokal Rx; IV: systemische Cx-Therapie

Sézary-Syndrom (► Kap. 17)
- Ä ex MF o. de novo (häufiger)
- K Erythrodermie (>80% KOF) u. Sézary-Zellen im Blut (>1000/µL)

primär nodal:

„Aggressive" periphere T-Zell-Lymphome (PTCL)[7], zB
- — Unspezifiziertes peripheres T-Zell-Lymphom: hfgst reifes T-Zell-L., ~Sammeltopf für aktuell øunterscheidbare Entitäten
- — Anaplastisches großzelliges T-Zell Lymphom (ALCL)
- — Angioimmunoblastisches T-Zell Lymphom (AITL)
- — Enteropathie-assoz. T-Zell Lymphom (EATL): RF: unbeh. Sprue

Hodgkin

Klassisches Hodgkin-Lymphom
- E M = F, 20 LJ. u. 60 LJ. (bimodal) 95% der Hodgkin-Lymphome
- Ä zT EBV u. HIV-assoziiert
- P wenige entartete B-Tumorzellen (Hodgkin-Zellen, Reed-Sternberg-Zellen) auf reaktiv/entzündlichem „Hintergrund"
- K oft zervikale LK befallen, B-Symptomatik u. Pruritus
- Mi Hodgkin-Zellen (1 Kern) u. RSZ (2 Kerne) umgeben v. reaktiven eGZ, MakroPh u. LyZ; dieser Zell-„Hintergrund" definiert Subtyp:
  — Nodulär sklerosierend (~70%)
  — LyZ-reich (viele RSZ)
  — Mischtyp (viele eGZ)
  — LyZ-depletiert
- D Biopsie, IHC Panels
- T Rx u. Cx je nach Stadium (cave: oft junge Pat. → bei M Spermienasservation / bei F hormonelle Ovarprotektion!)
- Pr 90% Heilung in St. I u. II

Noduläres Lymphozytenprädominantes Hodgkin-L.
- E M > F, 30–50 LJ., 5% d. HL
- Ä keine EBV-Assoziation, B-Zellen follikulären Ursprungs
- K meist periphere LK
- Mi „Popcorn-Zellen", Ersatz der LK-Architektur durch „Noduli"
- D Biopsie, IHC Panels (CD20+)
- Pr sehr gut; ~90% 10-JÜ

lymphoproliferative Erkrankung nach Transplantation

Post-Transplant Lymphoproliferative Disorder (PTLD)
- E ~5% d. Transplantat.-Patienten (solide Organe, Stammzellen)
- Ä RF: EBV-seroneg. Empfänger
- Mi meist B-Zell NHL (zB Follikulär, MALT), zT „Hodgkin-ähnlich"
- K Lymphom, Mo. - J. nach TPL

reif, blastär

Diffuses grosszelliges B-Zell Lymphom (DLBCL)
- E 20% aller NHL & hfgst hochmalignes NHL, alle Alter
- Ä — 1° ex Zentroblasten/-zyten (RF: EBV, Immunsuppr.?)
  — 2° ex kleinzelligen NHL (Richter-Transformation)
- K nodal u. extranodal (zB ZNS)
- T R-CHOP, b. Hochrisiko-Pat./Rezidiv: auto-HSCT
- Pr 5-JÜ 30–70% (abh. v. Risikofaktoren/molekul. Subtypen)

Burkitt-Lymphom
- E — 1) Endemisch: Äquatorialafrika, Ki 4–7J., m>f
  — 2) Sporadisch: ältere Kinder/junge Erw., m>f
  — 3) HIV-/Immunschwäche-assoz.: va HIV-Pat.
- Ä c-MYC-Translokation; RF: EBV, HIV, Malaria
- K Befällt Kiefer (1), Abdomen (2) u. LK (3), hochaggressiv
- T Intensive Poly-Cx, ähnlich ALL

ABI	Anämie, Blutung, Infekte (=Symptome b. Km-Befall)	
Ag	Antigen	
ALL	Akute lymphatische Leukämie	
BB	Blutbild	
CLL	Chronische lymphatische Leukämie	
CTL	*Cytotoxic T Lymphocyte*	

DLBCL	*Diffuse large B-cell lymphoma*
EATL	Enteropathie-assoziiertes T-Zell-Lymphom
HSCT	*Hematopoietic stem cell transplantation*
Ig	Immunglobulin
MALT	Mukosa-assoziiertes lymphatisches Gewebe (Engl. *tissue*)
NHL	Non-Hodgkin-Lymphom

NK	*Natural killer (cell)*
OPSI	*Overwhelming Post-Splenectomy Infection*
PLL	Prolymphozyten-Leukämie
RA	Rheumatoide Arthritis
SLL	*Small lymphocytic lymphoma*
RSZ	Reed-Sternberg-Zellen

19

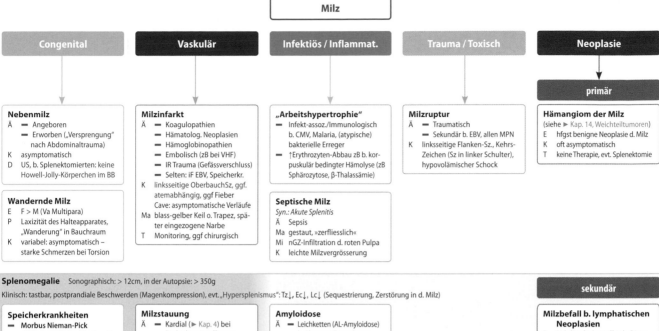

Milz

| Congenital | Vaskulär | Infektiös / Inflammat. | Trauma / Toxisch | Neoplasie |

primär

Nebenmilz
Ä — Angeboren
— Erworben („Versprengung"
nach Abdominaltrauma)
K asymptomatisch
D US, b. Splenektomierten: keine
Howell-Jolly-Körperchen im BB

Wandernde Milz
E F > M (Va Multipara)
P Laxität des Halteapparates,
„Wanderung" in Bauchraum
K variabel: asymptomatisch –
starke Schmerzen bei Torsion

Milzinfarkt
Ä — Koagulopathien
— Hämatolog. Neoplasien
— Hämoglobinopathien
— Embolisch (zB bei VHF)
— IR Trauma (Gefässverschluss)
— Selten: iF EBV, Speicherkr.
K linksseitige OberbauchSz, ggf.
atemabhängig, ggf Fieber
Cave: asymptomatische Verläufe
Ma blass-gelber Keil o. Trapez, spä-
ter eingezogene Narbe
T Monitoring, ggf chirurgisch

„Arbeitshypertrophie"
— Infekt-assoz./Immunologisch
b. CMV, Malaria, (atypische)
bakterielle Erreger
— ↑Erythrozyten-Abbau zB b. kor-
puskulär bedingter Hämolyse (zB
Sphärozytose, β-Thalassämie)

Septische Milz
Syn.: Akute Splenitis
Ä Sepsis
Ma gestaut, »zerfliesslich«
Mi nGZ-Infiltration d. roten Pulpa
K leichte Milzvergrösserung

Milzruptur
Ä — Traumatisch
— Sekundär b. EBV, allen MPN
K linksseitige Flanken-Sz., Kehrs-
Zeichen (Sz in linker Schulter),
hypovolämischer Schock

Hämangiom der Milz
(siehe ► Kap. 14, Weichteiltumoren)
E hfgst benigne Neoplasie d. Milz
K oft asymptomatisch
T keine Therapie, evt. Splenektomie

Splenomegalie   Sonographisch: > 12cm, in der Autopsie: > 350g
Klinisch: tastbar, postprandiale Beschwerden (Magenkompression), evt. „Hypersplenismus": Tz↓, Ec↓, Lc↓ (Sequestrierung, Zerstörung in d. Milz)

sekundär

Speicherkrankheiten
— **Morbus Nieman-Pick**
AR, lysosomale Speicherkrankh.,
Mangel an Sphingomyelinase
→ Sphingomyelin akkumuliert
in Lysosomen d. Makrophagen
— **Morbus Gaucher**
AR, lysosomale Speicherkrankh.,
Mangel an Glukozerebrosidase
→ Glucozerebrosid akkumuliert
in Lysosomen d. Makrophagen,
hf massive Splenomegalie (>1kg)
— **Morbus Hurler**
— ua

Milzstauung
Ä — Kardial (► Kap. 4) bei
Rechtsherzinsuffizienz
— Portal (► Kap. 8) bei
Leberzirrhose, Budd-
Chiari-Syndrom
Ma „Zuckergussmilz" b. chronischer
Stauung. Bei portaler Ursache
oft >500g (kardial idR <500g)
Mi Ca²⁺ u. Fe²⁺ Ablagerungen
in Kollagen (imponieren zB im US
als sog. „Gamna Gandy Noduli")

Extramedulläre Hämatopoese
Ä „Verdrängung" d. Hämatopoese
im Knochenmark, zB b.
myeloproliferativen Erkrankungen (Osteomyelofibrose, CML
► Kap. 18), oder bei Knochen-
markmetastasen
Ma zT massive Splenomegalie >1kg

Amyloidose
Ä — Leichtketten (AL-Amyloidose)
b. Plasmazellneoplasien
— Serumamyloid A
b. chronischer Entzündung
— Hereditäre Amyloidosen
Ma „Schinkenmilz"

Felty-Syndrom
E ca. 1% d. Pat. mit RA (► Kap. 15)
P Lc-Sequestration in Milz
K Triade: Rheumatoide Arthritis,
Splenomegalie, Neutropenie

Milz b. chronischer Malaria
Ä chronische Malariainfektion
P Hypertrophie iF kontinuierli-
cher Parasiten-Elimination

Granulomatöse Splenitis
Ä Tbc, Sarkoidose etc.

Milzbefall b. lymphatischen Neoplasien
P Milz häufig betroffen b. Disse-
minierung anderer hämatolo-
gischer Neoplasien (ex Lymph-
knoten, primäre lymphatische
Organe), umgekehrt selten
einziger Manifestations-Ort:
— Splenisches MarginalzonenL.
— Follikuläres Lymphom
— Mantelzell-Lymphom
— Haarzell-Leukämie
— CLL

Milzbefall b. nicht-hämato-logischen Neoplasien
EÄ selten; wenn vorhanden, dann
Primarius hf Karzinom, zB
— Bronchus-CA
— Magen-CA
— Pankreas-CA

Hypertrophie der roten Pulpa   **Hypertrophie der weissen Pulpa**

Hypo-/Asplenie
Blutausstrich: Howell-Jolly-Körperchen, Labor: IgM↓, IgG↓, Tz↑ (→ Pfortaderthrombose), Lc↑

Agenesie, Hypoplasie
E sehr selten
Ä genetisch zB iR Heterotaxie
K lebensbedrohliche bakterielle
Infektionen

Autosplenektomie
Ä zB b. Sichelzellanämie
P rezidivierende Infarkte
K Schmerzen

OPSI-Syndrom
P IgM/IgG-Mangel → ø Opsonie-
rung (»Markierung«) bekapselter
Bakt. → øPhagozytose d. nGZ
T präventive Impfungen: Pneumo-
kokken, H. influenzae Typ B, Me-
ningokokken; bei Verdacht auf
Infekt → sofort Antibiotika
Pr bei nicht adäquater Therapie u.
Prophylaxe potenziell letal

Iatrogene Asplenie
— Post-OP
– Nach Trauma (hfgst Ursache)
– Therapeutisch, zB b. heredi-tä-
rer Sphärozytose
— Embolisation
— Bestrahlung

Medikamentöse Milzatrophie
— Steroid-Einnahme

R-CHOP Immunchemotherapie mit **R**ituximab, **C**yclophosphamid,
Hydroxydaunorubicin, Vincristin (zB **O**nkovin©), **P**redniso(lo)n
[1] Syn.: granulomatöse Lymphadenitis. Immer an Tbc denken!
[2] zB Virchow-LK (supraklavikulär links) → klassisch b. Magen-CA;
inguinaler LK → Tumor v. Rektum, weibl./männl. Geschlechtsorganen.
Cave CUP (*cancer of unknown primary*): kein Primarius nachweisbar!

[3] Syn.: Immunozytom. Cave: Nicht mit lymphoplasmozytoidem L.
verwechseln (ist CD5⁺, im Ggs. zu lymphoplasmozytischem L.),
das in älteren Klassifikation zum Immunozytom gerechnet wurde,
neu aber zu B-CLL (=lymphoplasmozytoid differenzierte B-CLL)
[4] *Calcemia, Renal insufficiency, Anemia <10g/dl, Bone lesions* →
Hyperkalzämie, CNI, Anämie, Osteolyse u. patholog. Frakturen

[5] Solitäres Plasmozytom des Knochens, solitäres extramedulläres
Plasmozytom: solitärer Herd, øKm-Befall, øOrganschäden
[6] Monoklonale Gammopathie unklarer Signifikanz (vormals
„Paraproteinämie"); ≠Krankheit, sondern Labordiagnose!
[7] Achtung: PTCL wird zT für *alle* reife T-NHL verwendet, zT nur für
die in diesem Kästchen stehenden, aggressiven Varianten!

Hypophyse und Nebenniere

Roman Trepp, Ekkehard Hewer, Aurel Perren, Kirill Karlin, Thomas Cerny

20.1 Aus Sicht der Klinik

Anamnese inklusive Leitsymptome
- Kopfschmerzen, uni-/bilaterale Hemi-/Quadranten-anopsie (*selläre Kompression*)?
- Menstruationsstör., Galaktorrhö, Libidoverlust (*Hyperprolactinämie*)?
- Gelenkschmerzen, Kiefergelenks- u. Gebissmalokklusion, Schwitzen, Karpaltunnelsyndrom, Zunahme der Ring-/Handschuh-/Schuhgrösse (*Akromegalie*)?
- AZ-Verschlechterung, proximal betonte Myopathie, Ekchymosen, Osteoporose, Thromboembolie, „metabolisches Syndrom" (*Cushing*)?
- Hyperthyreosezeichen (*TSH-om, eine Rarität*)?
- Müdigkeit, verminderte Leistungsfähigkeit, proximal betonte Myopathie (*Hypopituitarismus*)? Status nach komplizierter Geburt (*Sheehan-Syndrom*)?
- Polyurie u. Polydipsie, auch nachts (*Diabetes insipidus*)?
- Therapieresistente arterielle Hypertonie (*Conn-Syndrom, Phäochromozytom*)? Chronische/rezidivierende Hypokaliämie (*Conn-Syndr.*)? Anfälle mit Palpitationen, Zittrigkeit, Blässe, KopfSz, Diaphorese (*Phäochromozytom*)?
- Mädchen mit männlichem Phänotyp, Pseudopubertas praecos, ± Salzverlustsyndrom (*Adrenogenitales Syndrom*)?

Klinische Untersuchung
- Klinische Präsentation kann stark variieren (**◘** Abb. 5). Stigmata der Erkrankungen oft nur leicht ausgeprägt.

Zusatzuntersuchungen
- „Zuerst Biochemie, dann Bildgebung" (Inzidentalome!).
- Hypophysenlabor: Nüchterncortisol, 24h-Cortisolurie, Mitternachtspeichel-Cortisol; fT4/fT3 + TSH; Testosteron bzw. Östradiol + LH/FSH; IGF-1 + GH; Prolactin, Natrium u. Osmolalität zeitgleich in Serum u. Urin.
- Stimulationstests: zB ACTH (Syn. Synacthen®-Test) (*NNR-Insuffizienz*), GHRH/Arginin (*GH-Mangel*), CRH-Test (*Adenohypophyse-Insuff., Morbus Cushing*), Insulintoleranztest (*Adenohypophyse-Insuff., va. corticotrope/somatotrope Achse*).
- Suppressions-/Belastungstests: zB Dexamethason (*Hypercortisolismus*), NaCl-Belastungstest (Syn.: Aldosteron-Suppressionstest) (*Hyperaldosteronismus*), Glucose (*Akromegalie*).
- *Bildgebung:* MRI Sella (*Tumoren d. Adenohypophyse*), MRI/CT Nebennieren (*Tumoren d. Adenohypophyse*), Gallium-DOTA-SSA-PET/CT, (*Phäochromozytom, Neuroblastom*).
- Molekulargenetik (zB. bei *Phäochromozytom, AGS*).

20.2 Aus Sicht der Pathologie

Hypophyse
- *Ausgangslage:* Neben Hypophysenadenomen kommen auf engem anatomischem Raum eine Vielzahl neoplastischer u. nicht-neoplastischer Raumforderungen vor, die sich klinisch u. bildgebend oft ähnlich präsentieren.
- Autoptisch sind Hypophysenadenome ein häufiger Zufallsbefund, die Zahl der wegen funktioneller Aktivität o. raumforderndem Effekt symptomatischen Tumoren ist sehr viel geringer.
- *Diagnostik:* Die Klassifikation von Hypophysenadenomen beruht auf der jeweiligen Hormonproduktion (diese ist auch immunhistochemisch nachweisbar).
- *Besonderheit Begleithyperprolaktinämie:* Dopamin aus dem Hypothalamus hemmt physiologischerweise die Prolaktinsekretion aus der Adenohypophyse. Schäden an dopaminergen Neuronen des Hypothalamus o. am Hypophysenstiel führen durch Wegfall der Inhibition zum Prolaktinanstieg. Dopaminrezeptor-Antagonisten können diesen Effekt auch auslösen (zB Risperidon u. Haloperidol).

Nebenniere
- *Ausgangslage:* In der Nebenniere werden Steroidhormone (Rinde) u. Katecholamine (Mark) gebildet. Klinisch stehen Über- u. Unterfunktionen im Vordergrund. Überfunktionen sind durch Tumoren (Rinde u. Mark) o. Hyperplasien (Rinde) bedingt. Hyperplasien der Rinde kommen im Rahmen idiopathischer und familiärer Syndrome vor. Ferner werden Hyperplasien durch die Überstimulation der hypothalamisch- hypophysären Achse verursacht.
- *Diagnostik:* Der Pathologe untersucht resezierte Tumoren/Hyperplasien, die Hauptaufgabe ist der Ausschluss eines malignen Geschehens. Dies ist für *Phäochromozytome* in Abwesenheit von Metastasen schwer möglich, für Nebennierenrindenkarzinome bestehen diagnostische Malignitätsscores wie der Weiss-Score (Verlust heller Zellen/fibröse Bänder/erhöhte Mitoserate/atypische Mitosen/ Kernatypien/ Kapseldurchbrüche).
- *Besonderheit:* Bei *Phäochromozytomen* ist das Erkennen von hereditären Formen (ca. 40% der Fälle) wichtig. Mutationen im Succinat-Dehydrogenase-Gen sind mit hereditären Phäochromozytomen assoziiert und können immunhistochemisch identifiziert werden (SDHB-Färbung).

20

Schwierige Stellen

Die korrekte biochemische Diagnosestellung von relevanten hypophysären/adrenalen Pathologien ist aufgrund ihrer Seltenheit (=niedrige Vortestwahrscheinlichkeit) b. gleichzeitig häufig auftretenden Inzidentalomen eine Herausforderung. Als Lösungsansatz gilt grundsätzlich: **Screeningtest → Bestätigungstest → Lokalisationsdiagnostik** (Störfaktoren wie zirkadiane Rhythmik der Hormonsekretion, Stress, Medikamente etc. müssen dabei standardisiert werden). Die wichtigsten Beispiele sind:

Hyperaldosteronismus: Screening m. Aldosteron/Renin-Quotient → Bestätigung mit NaCl-Belastungstest → Lok. mit CT/MRI

Nebenniereninsuffizienz: Screening m. Morgen-Cortisol → Bestätigung mit Synacthen®-Test (im Zweifel direkt) → Lok. mit ACTH, MRI

Hypercortisolismus (Ausnahme): Screening *und* Bestätigung mit 2-3x bedtime Speichelcortisol o. 24h-Cortisolurie → Lok. mit ACTH, MRI

Phäochromozytom (Ausnahme): Screening *und* Bestätigung mit Plasma- o. 24h-Urin-Metanephrine → Lok. mit CT/MRI

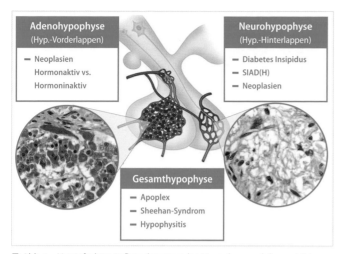

Adenohypophyse
(Hyp.-Vorderlappen)

- Neoplasien
  Hormonaktiv vs.
  Hormoninaktiv

Neurohypophyse
(Hyp.-Hinterlappen)

- Diabetes Insipidus
- SIAD(H)
- Neoplasien

Gesamthypophyse

- Apoplex
- Sheehan-Syndrom
- Hypophysitis

Abb. 1 Vereinfachter Aufbau der gesunden Hypophyse und dazugehörige Pathologien. (Histologie-Bilder ©PathoPic)

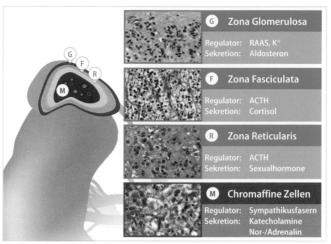

G Zona Glomerulosa
Regulator: RAAS, K⁺
Sekretion: Aldosteron

F Zona Fasciculata
Regulator: ACTH
Sekretion: Cortisol

R Zona Reticularis
Regulator: ACTH
Sekretion: Sexualhormone

M Chromaffine Zellen
Regulator: Sympathikusfasern
Sekretion: Katecholamine
Nor-/Adrenalin

Abb. 2 Aufbau der gesunden Nebenniere. Vereinfachte Darstellung der Regulatoren der verschiedenen Zonen und der von ihnen sekretierten Hormonen. RAAS: Renin-Angiotensin-Aldosteron-System.

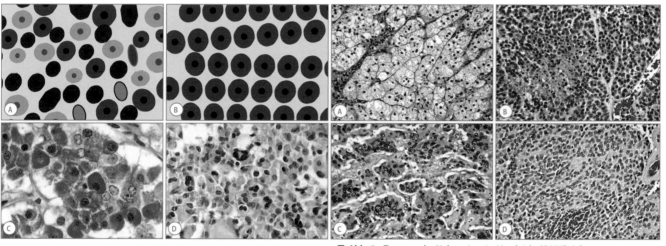

Abb. 3 Normale Adenohypophyse (**A u. C**) vs. Tumoren der Hypophyse (**B u. D**). Etwas kontraintuitiv sind bei der Hypophyse die Tumoren sehr monoton, im Kontrast zum gesunden Organ (sieht pleomorph aus). (Histologie-Bilder ©PathoPic)

Abb. 4 Tumoren der Nebenniere im Vergleich: **A)** NNR-Adenom. **B)** NNR-Karzinom mit typisch monotoner Zellpopulation; Nekrosen sind hier hilfreiche Hinweise auf Malignität. **C)** Phäochromozytom (NNM) mit typischen Zellnestern. **D)** Neuroblastom (NNM) mit „small blue round cells"

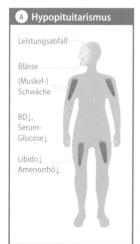

A Hypopituitarismus

Leistungsabfall

Blässe

(Muskel-)
Schwäche

BD↓,
Serum-
Glucose↓

Libido↓
Amenorrhö↓

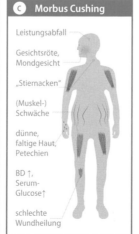

B Morbus Addison

Leistungsabfall

Hyper-
pigmentierung

(Muskel-)
Schwäche

BD↓,
Serum-
Glucose↓

Vitiligo

Durchfall,
Erbrechen

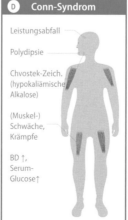

C Morbus Cushing

Leistungsabfall

Gesichtsröte,
Mondgesicht

„Stiernacken"

(Muskel-)
Schwäche

dünne,
faltige Haut,
Petechien

BD↑,
Serum-
Glucose↑

schlechte
Wundheilung

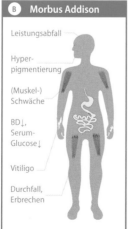

D Conn-Syndrom

Leistungsabfall

Polydipsie

Chvostek-Zeich.
(hypokaliämische
Alkalose)

(Muskel-)
Schwäche,
Krämpfe

BD↑,
Serum-
Glucose↑

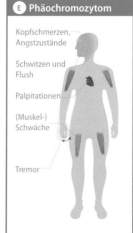

E Phäochromozytom

Kopfschmerzen,
Angstzustände

Schwitzen und
Flush

Palpitationen

(Muskel-)
Schwäche

Tremor

Abb. 5 Engrammatische Gegenüberstellung häufiger Überfunktions respektive Mangelzustände. CAVE: In der Realität können die Syndrome viel weniger ausgeprägt erscheinen! Die Patienten sind also schwerer zu erkennen, als die Engramme hier suggerieren. (©Cerny, Karlin, 2018 [20.1])

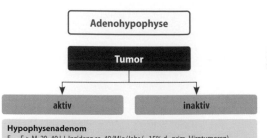

Adenohypophyse	Gesamthypophyse	Neurohypophyse
Tumor	**Vaskulär** / **Tumor**	**Multifaktoriell**

aktiv — **inaktiv** | **nicht-neoplastisch**

Hypophysenadenom
- E F > M, 20–40 LJ, Inzidenz ca. 40/Mio/Jahr (~15% d. prim. Hirntumoren)
- Ä zB Mutationen im GNAS-Gen (codiert für stimulatorisches G-Protein)
- P — Klinisch-laborchemisch: Hormon-aktiv vs. -inaktiv[1]
  - MRI: Mikro- (<1cm) vs. Makroadenom (>1 cm), intra-/supra-/parasellär, Lage zum Chiasma opticum u. Hypophysenstiel
- K — Masseneffekt (durch Makroadenom): Kopfschmerzen, bitemporale Hemianopsie (idR ab >2cm), Hypopituitarismus
  - Wenn Hormon-aktiv: ggf. spezifische Hormonwirkungen
- Ko ▶ Hypophysen-Apoplex
- D MRI Sella: scharf begrenzt, verdrängend wachsend, selten invasiv
- Mi zytologisch ähnlich Zellen der normalen Adenohypophyse, aber nur ein Zelltyp, aufgehobene Architektur (◼ Abb. 3)
- T Resektion, solange øSinus-cavernosus-Einbruch/Karotis-Ummauerung

Lactotrophes Adenom 45%
= **Prolaktinom**
- P produziert Prolactin
- K Hypogonadismus (Menstr.-störungen b. Frau, Libidostör. b. Mann); Galaktorrhö
- D Prolaktin (ggf. Ausschluss Makroprolaktin)
- T Dopamin-Agonisten

Somatotropes Adenom 20%
= **Gigantismus/ Akromegalie**
- P produziert GH (=Somatropin):
  - Kind./Ju.: Gigantismus iF offener Wachstumsfugen
  - Erw.: Akromegalie
- D Suchtest IGF-1, Bestätigung: oraler Glucosesupp.test (Gluc → GH↓)
- T OP b. Persistenz/Rezidiv; Somatostatin-Analoga ± Pegvisomant ± Radiotherapie

Corticotropes Adenom 10%
= **Morbus Cushing**
- P produziert ACTH
- K Cushing-Syn. (◼ Abb. 5C)
- D 1. Hypercortisolismus: (▶ nächste Seite)
  2. Lokalisation: ACTH, evt. CRH-Stimul.test, MRI, IPSS
- T ua OP, b. Persistenz Radiotherapie, Pasireotid

Thyreotropes Adenom <1%
= **TSH-om**
- P produziert TSH
- K sekundäre Hyperthyreose (▶ Kap. 21, Schilddrüse)
- D TSH, fT4, fT3, alpha-subunit, MRI Sella, molekulargenet. Ausschluss Schilddrüsenhormonresistenz
- T OP, Somatostatin-Analoga, Radiotherapie, Thyreoidektomie

Nicht-funktionelles Adenom 25%
- K je nach Grösse (siehe oben)
- D MRI Sella; laboranalytisch/ klinisch keine nachweisbare hormonelle Sekretion
- Mi zT IHC-Expression von FSH/LH (= gonadotropes Adenom), seltener auch von anderen Hormonen
- T OP b. >1 cm u. Wachstums-tendenz, va wenn in der Nähe des Chiasma opticum

Hypophysen-Karzinom <1%
- Def Diagnose setzt Metastasierung voraus
- E extrem selten
- P zT. funktionell (va Prolactin, ACTH)

Hypophysen-Apoplex
- Ä meist iR Hypophysenadenom
- P plötzliche Hämorrhagie in die Hypophyse
- K Kopfschmerzen, Gesichtsfeld-einschränkungen
- T ggf. chirurg. Dekompression

Sheehan-Syndrom
Syn.: Postpartaler Hypopituitarismus
Engl.: Pituitary infarction
- Ä starker peri-/postpartaler Blut-verlust/Hypotonie
- P Grössenzunahme d. Adenohypo-physe während Schwanger-schaft. Bei Hypotonie: Infarkt der Adenohypophyse
- K Anorexie, Gewichtsverlust, Lethargie, HypoNa+; ▶HypoPit
- D sofort: NNR-Insuffizienz? Im Ver-lauf: weitere Hormondefizite?
- T Hormonersatztherapien, siehe ▶ Hypopituitarismus

Metabolisch

Hereditäre Hämochromatose
- P Eisenablagerung in Hypophysen-zellen, FSH/LH-Mangel am häufigsten
- K sekundärer Hypogonadismus
- T Phlebotomie

Infektiös / Inflammat.

Autoimmun-Hypophysitis
Syn.: Lymphozytäre Hypophysitis
- Ä — Autoimmun (va peri-/postpartal)
  - Immunomodulierende Chemotherapeutika (zB CTLA-4-Blocker)
- P LyZ-Infiltrat; initial: Masse (DD: Adenom), im Verlauf: Atrophie
- K starke Kopfschmerzen

Granulomatöse Hypophysitis
- Granulomatose mit Polyangiitis (Wegener) ▶ Kap. 3, Gefässe
- Sarkoidose, Tuberkulose

IgG4-assoziierte Hypophysitis
- Mi IgG4-produz. Plasmazell-Infiltrate (andere Organe idR auch befallen)

Rathke-Zyste
- P Zysten ausgehend von Rathke-Tasche (embryonale Vorläufer-struktur der Adenohypophyse)
- K ggf. Kompressionssymptome
- T Operation falls Grösse proble-matisch (zB Kompression d. Chiasma opticum)

neoplastisch

Kraniopharyngeom
- E idR Kinder 8–15 LJ.
- P ex Rathke-Tasche u. Resten, häufig suprasellär
- K Masseneffekt: Kopfschmerzen, Sehstörungen, Wachstums-retardierung, Diabetes insipidus
- Ko häufig: Ausfall Adeno- u. Neurohypophyse
- D „Hypophysenlabor" (siehe ▶ Abschn. 20.1), MRI
- Mi 2 Typen: adamantinös, papillär
- T chirurgisch (oft Rezidiv)

Metastasen
- E in bis zu 3% der metastasie-renden CA-Leiden (Autopsie-Studien)
- Ä Bronchus-CA, Mamma-CA, Lymphom
- P idR inaktiv
- T idR keine Therapie

Seltene Tumoren
- Langerhanszell-Histiozytose der Hypophyse
  Vgl. ▶ Kap. 18, Primäre lympha-tische Organe u.
  ▶ Kap. 16, Knochen u.
  ▶ Kap. 2, Respirationstrakt
- Keimzell-Tumoren

Diabetes insipidus (DI)
- Ä centralis vs. renalis
- K Polyurie, Polydipsie
- D Serum-Na+↑, Urin hypoosmolar Dursttest, Copeptin+NaCl 3 %-Be-lastungstest

Diabetes insipidus centralis
- Def ADH ↓ b. Sekretionsstörungen
- Ä — Posttraumatisch
  - Destruktiver Tumor
  - Entzündung
  - Iatrogen (Trauma Hypophysenstiel)
  - Alkohol (temporär)
- D Desmopressin-Gabe: Urin-osmolalität steigt

Diabetes insipidus renalis
- Def ADH n./ ↑="Niere antwortet nicht"
- Ä — 1° Hereditäre ADH-R-Mut.
  - 2° ua b. Lithium, HypoK+, HyperCa2+
- D Desmopressin-Gabe: keine Ant-wort, Urinosmol. weiterhin tief

SIAD(H)
Syn.: Schwartz-Bartter-Syndrom
- Def ADH-Spiegel inadäquat↑ o. ADH-Wirkung (ADH-R-/Postre-zeptor) inadäquat↑
- Ä — Paraneoplastisch (SCLC)
  - Entzündung
  - Rezeptorstimulation
  - Medikamente (ua SSRI, Tri-zyklika, Antiepileptika)
- P ADH↑→ H2O-Retention↑; Ant-wort des Körpers: ↑ANP, ↑BNP, ↓Aldosteron → Natriurese → Serum-Na+↓→ Zellschwellung (Isovolämische Hyponatriämie)
- K Oft asympt., evt. Schwäche, ZNS-Störungen
- Ko Hirnödem
- T Wasser-Restriktion, Na+-Kor-rektion (cave: zentrale pontine Myelinolyse b. schneller Na+-Korrektur)

Pituizytom
- P funktionell inaktiver, benigner Tumor d. Neurohypophyse
  Histologische Varianten:
  - Granularzell-Tumor
  - Spindelzell-Onkozytom
- K Hypopituitarismus, Chiasma-kompression
- T ggf. Resektion

Endstrecken:

Hypopituitarismus
- Ä — Kompression durch Tumor (hypophyseneigen o. benachbart, zB Kraniopharyngeom, Meningeom)
  - Vaskulär (Sinus-cavernosus-Thrombose, Carotis-interna-Dissektion, Sheehan-Syndrom)
  - Entzündlich/Infiltrativ (Sarkoidose, Tbc, autoimmun)
  - Metabolisch (zB Hämochromatose)
  - Angeboren (zB Kallmann-Syndrom)
  - Traumatisch (schweres SHT, post-OP, post-Radio.th.)
- K Sekretion mehrerer oder aller Hormone beeinträchtigt (Kli-nik somit variabel); ua. Leistungsabfall, Blässe, BD↓ (◼ Abb. 5A)
- D siehe ▶ „Hypophysenlabor", Abschn. 20.1
- T Hydrocortisonersatz vor Levothyroxintherapie

Hypophysäres Koma ⚠
- P Ausfall d. hypophysären Hormone (relevant va Ausfall der corticotropen (ACTH) u. thyreotropen (TSH) Achse)
- D klinisch + notfallmässig Cortisol (+„Hypophysenlabor")
- T Hydrocortison iv (idealerweise gleich nach Blutent-nahme)
- Ko Tod

20

ADH	Antidiuretisches Hormon (Vasopressin)	IPSS	*Inferior Petrosal Sinus Sampling*	RET	Protoonkogen, kodiert Rezeptor-Tyrosinkinase (▶ Kap. 25)
AGS	Adrenogenitales Syndrom	MYCN	Protoonkogen, oft in Neuroblastom amplifiziert	SCLC	*Small Cell Lung Cancer* (▶ Kap. 2)
ALK	Anaplastische-Lymphoma-Kinase (~8% d. Neuroblastome)	MEN2	Multiple endokrine Neoplasie Typ 2 (▶ Kap. 25)	SDH	Succinat-Dehydrogenase (mit Phäochromozytom,
FH	Familiärer Hyperaldosteronismus	NF1	Neurofibromatose Typ 1 (▶ Kap. 25)		Paragangliom assoziiert)
GH	*Growth-Hormone*	PAS	Polyglanduläres Autoimmun-Syndrom	SIADH	Syndrom der inadäquaten ADH-Sekretion
HRST	Herzrhythmusstörungen	NNM	Nebennierenmark	SIAD	Syndrom der inadäquaten Antidiurese
IAH	*Idiopathic adrenal hyperplasia*	NNR	Nebennierenrinde	VHL	VHL-Tumorsuppressorgen (▶ Kap. 25)

Nebennierenrinde (NNR)

Nebennierenmark (NNM)

Infektiös / Inflammat. **Congenital** **Tumor** **Tumor**

aktiv **inaktiv**

Autoimmun-Adrenalitis
E hfgst Ursache der 1° NNR-Insuffizienz! F > M
(früher: Tbc häufigste Ursache)
Assoziationen: PAS Typ 1 u. PAS Typ 2 (siehe unten)
Ä genet. Disposition + Trigger → Ak gegen Enzyme d. Steroidsynthese (zB CYP11A1, CYP17, CYP21A2 etc.)
P langsame T-Zell-mediierte NNR-Zerstörung durch CTL u. MakroPh, reflektiert durch schrittweise hormonelle Dysfkt.:
  ▬ Renin↑, Aldosteron normal
  ▬ Aldosteron↓
  ▬ ↑Morgen-ACTH, Morgen-Cortisol normal
  ▬ ↓Morgen-Cortisol
K manifest erst, wenn > 90% des Kortex zerstört: su
  ▶ chron. 1° NNR-Insuffizienz (= Morbus Addison)
Ko ▶ Addison-Krise
D Morgen-Nüchterncortisol (u. ACTH), ggf. ACTH-Stimulationstest; 21-Hydroxylase- u. NNR-Antikörper
Ma initial Nebennieren evt. vergrössert aufgrund Entzündung. Nach Jahren: Nebennieren atroph, NNR vollst. zerstört, Kapsel fibrotisch
Mi ausgedehnte LyZ-Infiltration
T Hydrocortison (Cortisolersatz), Fludrocortison (Aldosteronersatz)

▬ **PAS Typ 1** = APECED: Autoimmunpolyendokrinopathie (ua Hypoparathyreoidismus), Candidiasis, Ektodermale Dystrophie/Dysplasie
P AR, AIRE-Gen-Mut. (Chr. 21)
▬ **PAS Typ 2** Syn.: Schmidt-Syndrom = Autoimmunadrenalitis + Autoimmunthyreopathie u./o. Diabetes mellitus Typ 1

Familiärer Hyperaldosteronismus
= Seltene Ursachengruppe des
▶ primären Hyperaldosteronismus
K Manifestation in jungen Jahren
D Familienanamnese, Gentests

Typ I (= Glucocorticoid-supprimierbarer Hyperaldosteronism.)
Ä AD-vererbte Gen-Fusion (→ Promotor des Gens für CYP11B1 (CTC-Synth.) kontrolliert auch Sequenz für CYP 11B2 (Aldosteron-Synthese)
P ACTH induziert Aldosteron-Synthese (normal nur Cortisol)
T Cortisol-Substitution (ACTH↓)

Typ II
E häufigste FH-Form
Ä unklare Mutation, whs AD
P familiäres Vorkommen von
  ▶ fkt. Adenom (Aldosteron+)
  u. ▶ bilateraler idiopathischer NNR-Hyperplasie

Typ III
Ä Mutation im „Kaliumsensor" der Nebennierenrinde (zB Kaliumkanal-Untereinheit KCNJ5)
P bilaterale NNR-Hyperplasie

Adrenogenitales Syndrom
Syn.: kongenitale adrenale Hyperplasie
Ä in 90% AR-vererbter Defekt der 21-Hydroxylase
P øVerarbeitung v. Progesteron zu Aldosteron/Cortisol, stattdessen Testosteron-Synthese
K ▬ Klassisch ohne Salzverlust[2]
  ▬ Klassisch mit Salzverlust[3]
  ▬ Non-classic/late-onset[4]
D 17-OH-Progesteron-Messung

Syndrome of Apparent Mineralocorticoid Excess
Ä ▬ Enzymdefekt (11-β-HSD2)[5]
  ▬ Starker Lakritze-Konsum
P Aktivierung des Mineralocorticoid-Rezeptors durch Cortisol
D BD↑, K⁺↓, aber Renin u. Aldosteron erniedrigt!
DD Liddle-Syndrom (▶ Kap. 10)

„Inzidentalom"
Def asymptomatische adrenale Raumforderung, die in aus anderem Grund erfolgter Bildgebung entdeckt wurde
Ä ▬ IdR nicht-funktionelles Adenom
  ▬ Selten: funktionelles Adenom, Phäochromozytom, Metastase, adrenocorticales Karzinom
D 3 Fragen zu beantworten: A) Hormonell aktiv? B) Grösse u. Dynamik? C) Malignität?
T Resektion falls A) Hormonprod. ↑↑ B) ggf. falls >4 cm u./o. signifikant grössenprogredient C) Hinweise auf Malignität

---

Funktionelles NNR-Adenom
E seltener als nicht-funktionelle Adenome, F > M, 30–50 LJ
P sezernieren Cortison, Aldosteron, Sexualhormone
K ▬ Hypercortisolismus
  ▬ 1° Hyperaldosteronismus (= Conn-Syndrom)
  ▬ Selten: Virilisierung / Feminisierung
D bioch., CT ≈ „Fettgewebe"
Ma gelblich-braun, Kapsel, meist <4cm ø (<30g)
Mi morphologisch identisch zum Ursprungsgewebe
T primär laparoskopische Adrenalektomie

Adrenocorticales Karzinom
E Sehr selten
Ä ▬ Sporadisch
  ▬ Syndromal: zB Li-Fraumeni-Syndrom, MEN-1 (▶ Kap. 25)
P Hormon-Produktion möglich
K ▬ Funktionell: Cushing-Syndrom u./o. Virilisierung
  ▬ Nicht-fkt.: abdominale Masse o. Zufallsbefund
Ko Invasion in Venen (V. cava!) u. Lymphgefässe
D Bildgebung (CT, MRI), Hormonstatus (Ausschluss Phäochromozyt.)
Ma infiltrativ, Nekrosen, Hämorrhagien, oft >4cm
Mi zT gut differenziert, modifizierte Weiss-Kriterien
T Operation, Mitotan, Cx-/Rx

Bilaterale NNR-Hyperplasie

Idiopathische bilaterale NNR-Hyperplasie (IAH)
P knotenförmige Hyperplasie: produ. idR Aldosteron (hfgst. Ursache d. 1° Hyperaldosteronismus)
T Spironolacton, ggf. unilaterale Adrenalektomie

▬ **Bilaterale makronoduläre NNR-Hyperplasie**
▬ **Primäre pigmentierte noduläre adrenokortikale Krankheit**
E seltene Urs. des Cushing-Syndr.

Nicht-funktionelles Adenom
E F > M, 30–50 LJ
K idR asymptomatisch
D idR Zufallsbefund in Abdomen-CT/MRI ▶ Inzidentalom
Ma gelblich-braun, Kapsel, meist <30g
Mi identisch Ursprungsgewebe

NNR-Metastasen
E Selten, jedoch häufiger als NNR-Karzinom
Ä ▬ Bronchus-CA
  ▬ Mamma-CA
  ▬ Nierenzell-CA
  ▬ Ovarial-CA
  ▬ Melanom

1° Hyperaldosteronismus = Conn-Syndrom

Phäochromozytom
E ~ 45 LJ (jünger b. familiär)
Ä sporadisch vs. familiär: Keimbahnmut. zB RET (MEN2-assoz.), SDH, NF1, VHL
P 10% extraadrenal (siehe unten)
  10% bilateral
  10% maligne (Metastasen)
  ca. 40% familiär
K Katecholamin-vermittelt: Hypertonie (90%), oft paroxysmal mit: Tachykardie, Palpitationen, Kopfschmerzen, Tremor, Blässe. In 10% øHypertonie! (◧ Abb. 5E)
Ko HRST, Kardiomyopathie
D Katecholamine u. Metanephrine im Plasma u. 24h-Urin
Ma gelblich-braun
Mi sog. chromaffine Zellen[6]
T Resektion nach präop. Alpha blockade u. Volumenrepletion
Spezialfall: Paragangliom =„extramedulläres Phäochromozytom" in Paraganglien (z. B. Grenzstrang) o. Glomera (z.B. im Glomus caroticum); funktionell o. nicht-funktionell

Neuroblastom
inkl. Ganglioneuro(blast)om
E 2.hf solider kindl. Tumor, ø 2 LJ.
Ä sporadische/familiäre Mutation (zB ALK, MYCN-Amplifikation)
P ex Neuralleiste, 40% in NNM, 60% entlang Sympathikus-Strang (dann sog. Ganglioneuro(blast)om)
K je nach Lok. ua: Abdominalmasse, Abdomen-/Rücken-Sz, Horner-Syndrom, Proptose, periorbitale Ekchymosen
Ko in 70% b. Dx metastasiert (Knochen, Lunge)
D Metanphrine im Urin
Ma grau-weiss, nodulär
Mi small blue round cells, zT Homer-Wright-Pseudorosetten
Pr variabel: eher gute Prognose b. <1,5-Jährigen; schlechter b. ALK-Mutation, MYCN-Amplif.

Endstrecken / Klinische Syndrome:

Akute NNR-Insuffizienz ⚠
Def Kreislaufkollaps aufgr. CTC-Mangel
Ä ▬ Abruptes CTC-Absetzen
  ▬ Waterhouse-Friderichsen-Syndrom (b. Sepsis)
  ▬ Addison-Krise (=Exazerbation einer latenten chronischen NNR-Insuffizienz, zB b. Infekt)
P akuter Cortison-Mangel
D klinisch vor Labor (Cortisol+ACTH)
T Kreislaufstabilisierung, hochdosiert Glucocorticoid

Chron. 1° NNR-Insuffizienz (= M. Addison)
Ä ▬ Autoimmun-Adrenalitis
  ▬ Metastasen (Bronchus-CA!)
  ▬ Tbc (selten)
  ▬ Sarkoidose, Amyloidose
P Aldosteron u. CTC-Mangel
K BD↓, Diarrhö, Erbrechen, Hyperpigmentation (ACTH) (◧ Abb. 5B)
D CTC↓, Aldosteron↓, ACTH↑ (DD: 2°/3° NNR-Insuffizienz: ACTH↓), ACTH-Stimulationstest
T Fludrocortison (für Aldosteron), Hydrocortison (für CTC)

Hypercortisolismus (= Cushing-Syndr.)
Ä Exogen: A) Glucocorticoide
  Endogen: B) Hypophysär ▶ Morbus Cushing
  C) NNR-Adenom, -CA, -Hyperplasie
  D) Paraneoplastisches ACTH
K meist schleichend: Hypertonie, KG↑, Mondgesicht, „Buffalo Hump", sek. DM (◧ Abb. 5C) Imposanter, wenn iF Paraneoplasie!
D 24h-Cortisolurie↑, Speichelcortisol spätabends↑, Dexamethason-Suppressionstest
Ma NNR b. (A) bilateral atroph, (B,D) bilateral hypertroph, (C) unilateral hypertroph

Hyperaldosteronismus
Ä Primär (1°) vs. sekundär (2°)
  ▬ 1° = Conn-Syndrom (siehe oben: IAH, b. Adenom/CA, familiärer Hyperald.)
  ▬ 2° b. renaler Hypoperfusion iF Stenose, Hypovolämie, HI, Leberinsuff.; b. Schwangerschaft
K Na⁺↑: Hypertonie, K⁺↓: Muskelschwäche, Parästhesie, HRST; (◧ Abb. 5D)
D 1°: Renin↓, Aldosteron↑ } Aldosteron/ 2°: Renin↑, Aldosteron↑ } Renin-Quot.
T 1° so; 2°: gem. Ätiologie; CAVE: K⁺-Ersatz

---

[1] Cave: „Hormon-inaktive" Tumoren können in immunhistochemischen Färbungen dennoch positiv anfärben, dh Hormon-produzierend sein; es sind dies jedoch zu geringe Mengen um klinisch-laborchemisch erfassbar zu sein

[2] Die klassische Form ohne Salzverlust manifestiert sich b. Mädchen mit genitaler Ambiguität b. Geburt, b. Knaben (ohne Neugeborenenscreening) mit vorzeitiger Virilisierung

[3] Die klassische Form mit Salzverlust manifestiert sich b. Mädchen ebenfalls mit genitaler Ambiguität b. Geburt, b. Knaben (ohne erfolgtes Neugeborenenscreening) mit Gedeihstörung, Dehydrierung, Hyponatriämie u. Hyperkaliämie typischerweise am 7.–14. Lebenstag

[4] Die Non-classic-/Late-onset-Form kann sich asymptomatisch, als frühe Pubarche o. Hirsutismus b. jungen Frauen zeigen

[5] 11-β-Hydroxysteroid-Dehydrogenase inaktiviert Cortisol in Zellen mit MIneralocorticoid-Rezeptor, wodurch seine starke mineralocorticoide Wirkung physiologischerweise verhindert wird

[6] Chromaffine Zellen färben sich durch Kaliumdichromat an

Schilddrüse und Nebenschilddrüse

Roman Trepp, Aurel Perren, Thomas Cerny, Kirill Karlin

21.1 Aus Sicht der Klinik

Anamnese inklusive Leitsymptome
- Müdigkeit, Kältegefühl, Obstipation (*Hypothyreose*)?
- Innere Unruhe, Zittrigkeit, Hitzegefühl, Palpitationen (*Hyperthyreose*)?
- Globusgefühl (*häufig b. Struma/Knoten*)? Lokale Kompression? Heiserkeit/Recurrensparese (*selten b. Struma/Knoten*)?
- Osteoporose, Frakturen, Urolithiasis etc. (*Hyperkalziämie*)?
- Parästhesien, Krämpfe, etc. (*Hypokalziämie*)?
- Risikofaktoren: Jodbelastung zB b. Kontrastmittel o.Amiodaron; Lithium (*Struma, Hyper-/Hypothyreose, primärer Hyperparathyroidismus*); Immuncheckpoint-Inhibitor (*Thyroiditis*); OP/Bestrahlung im Halsbereich (*Hypothyreose*)
- Familienanamnese: Autoimmunerkrankungen (*Polyglanduläres Autoimmunsyndrom*)? Endokrine Tumoren (*Multiple endokrine Neoplasie*)?

Klinische Untersuchung
- Gewichtsverlauf, Puls, Blutdruck.
- Augen (endokrine Orbitopathie b. *Morbus Basedow*).
- Chvostek-Zeichen (Hyperreflexie b. *Hypokalziämie*).
- Palpation der Schilddrüse u. zervikaler Lymphknoten.
- Haut (endokrine Dermopathie/ prätibiales Myxödem bei *M. Basedow*, Akropachie bei *Hyperthyreose*)

Zusatzuntersuchungen
- TSH, fT4, fT3, TRAK (*b. Hyperthyreose*), TPO-Antikörper (*b. Hypo- u. Hyperthyreose,* siehe Fussnote[1]), Thyreoglobulin und Thyreoglobulin-Antikörper (Nachsorge von *differenzierten Schilddrüsenkarzinomen*).
- Kalzium total (albuminkorrigiert) u. ionisiert, Phosphat, PTH, 25-Hydroxycholecalciferol, fraktionierte Kalziumexkretion (DD *primärer Hyperparathyreoidismus* vs. *Familiäre hypokalziurische Hyperkalziämie*).
- Sonographie: primäre Bildgebung für Schilddrüse, Nebenschilddrüsen u. cervicale Lymphknoten.
- Feinnadelpunktion (FNP) von Schilddrüsenknoten (idealerweise mit zytologischer Schnelldiagnostik): bei hohem/intermediärem Malignitätsverdacht ab 10 mm, bei niedrigem ab 15 mm, bei sehr niedrigem ab 20 mm.
- Schilddrüsen-Szintigraphie (Technetium, Jod): bei unklaren Hyperthyreosen, vor Radiojodablation und zur Nachsorge von *differenzierten Schilddrüsenkarzinomen.*
- Osteodensitometrie: b. *primärem Hyperparathyreoidismus.*
- Sestamibi-SPECT, Fluor-Cholin-PET/CT: ergänzende Lokalisationsdiagnostik b. *primärem Hyperparathyroidismus.*

21.2 Aus Sicht der Pathologie

Schilddrüse
- Ausgangslage: Als endokrines Organ äussern sich die meisten Pathologien der Schilddrüse über endokrine Symptome, eine Ausnahme sind die Tumoren. Entzündungen sind häufig autoimmuner Natur, Tumoren entstehen zufällig, selten im Rahmen ionisierender Strahlung (*Papilläres Schilddrüsenkarzinom*).
- Diagnostik: Die Hauptaufgabe der Schilddrüsen-Pathologie liegt in der Abklärung von endokrinologisch nicht funktionellen, sonographisch auffälligen Knoten (◘ Abb. 6).
- Die Feinnadelpunktion (FNP) ist hierfür die Screening-Methode der Wahl. Das Reporting ist durch die Bethesda-Klassifikation standardisiert:
  - **Bethesda 1**: Nicht diagnostisch. FNP wiederholen.
  - **Bethesda 2**: Benigne. Klinisches Follow-up.
  - **Bethesda 3**: Atypie unklarer Signifikanz. FNP wiederholen.
  - **Bethesda 4**: Follikuläre Neoplasie, mit wenig Kolloid, normalen Kernen. Da Kapseldurchbrüche/Gefässeinbrüche (DD Karzinom!) zytologisch nicht darstellbar, ist eine Lobektomie zur definitiven Diagnose angezeigt.
  - **Bethesda 5**: Malignitätsverdächtig. Lobektomie oder totale Thyroidektomie.
  - **Bethesda 6**: Maligne. Totale Thyroidektomie.

  Bemerkung: va. in den USA wird bei Bethesda 3 u. 4 die Durchführung einer molekularen Testung propagiert.
- Im Schnittpräparat erfolgt die finale Diagnose (◘ Abb. 4):
  - Für das papilläre Karzinom sind die histomorphologischen Kernveränderungen diagnostisch.
  - Für das follikuläre Karzinom sind Histomorphologie (Follikelbildung) u. Vorliegen von Invasivität (Kapseldurchbrüche, Gefässeinbrüche) diagnostisch.
  - Das anaplastische Karzinom ist hochmaligne, hier kann jedoch die Abgrenzung zu Metastasen anderer Tumoren schwierig sein.
  - Für medulläre Karzinome, die eine grosse morphologische Vielfalt aufweisen, ist die Immunhistochemie (Kalzitonin, neuroendokrine Marker) wichtig.

Nebenschilddrüse
- Die Rolle der Pathologie b. Nebenschilddrüsenerkrankungen liegt in erster Linie b. der Identifikation von Nebenschilddrüsengewebe intra- o. postoperativ.
- Knötchen aus Schilddrüsen-, Lymphknoten- u. Nebenschilddrüsengewebe können intraoperativ ähnlich aussehen.
- Nebenschilddrüsenkarzinome sind eine Rarität.

21

Schwierige Stellen
Schwierig ist der Begriff des „Strumas" (Laienbegriff: „Kropf"), da unterschiedliche Definitionen kursieren. Einige verwenden den Begriff für eine *globale* Vergrösserung der Schilddrüse (Volumen > 20–25 ml), andere verwenden ihn bereits bei Schilddrüsenknoten *trotz insgesamt noch normalem Schilddrüsenvolumen*. Andererseits bezeichnet „Struma" bei manchen Autoren eine Schilddrüsenvergrösserung zunächst unabhängig der Ursache – andere schliessen Neoplasien und Thyroiditiden aus und setzen „Struma" praktisch mit Jodmangel gleich.
Herausfordernd ist auch das *Euthyroid-Sick-Syndrome*. Es beschreibt die funktionellen Reaktionen der thyreotropen Hormonachse (namentlich periphere Konversionshemmung ±zentrale TSH-Sekretionshemmung) auf Erkrankungen. Inwiefern dies einen adaptiven Schutzmechanismus oder einen *per se* pathologischen Mechanismus darstellt, ist umstritten.

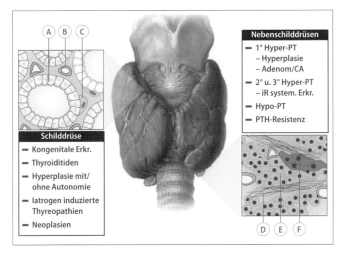

Abb. 1 Aufbau der gesunden Schilddrüse resp. Nebenschilddrüse u. zugehörige Pathologien. **A)** Follikelepithel: T3/T4-Synthese. **B)** Kapillare. **C)** C-Zelle: Calcitonin-Synthese. **D)** Bindegewebssepten. **E)** Hauptzellen: Parathormon-Synthese. **F)** Oxyphile Zellen (Funktion unbekannt).

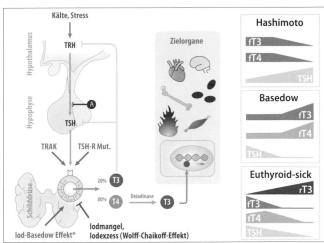

Abb. 2 Thyreotroper Regelkreis. Physiologische Regulation erfolgt va auf Hypothalamus/Hypophysenebene (A: Hemmung durch Glucocorticoide, Dopamin, Somatostatin). Pathologische Einflüsse wirken va auf Schilddrüsen-Ebene. *Nur b. Schilddrüse-Vorerkrankten. (©Cerny, Karlin, 2018 [21.1])

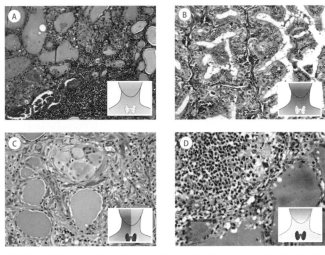

Abb. 3 Wichtigste Thyroiditiden im Vergleich mit Angabe der Stoffwechsellage (blau =hypothyreot, rot = hyperthyreot) u. Schilddrüsendolenz (rot): **A)** Hashimoto-Thyroiditis. **B)** Morbus Basedow. **C)** Subakute Thyroiditis de Quervain. **D)** Akute (=bakterielle) Thyroiditis.

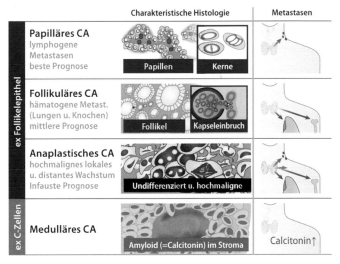

Abb. 4 Gegenüberstellung der wichtigsten Schilddrüsenkarzinome. (©Cerny, Karlin, Perren 2018 [21.2])

Hypothyroidismus

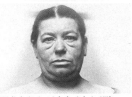

Müdigkeit, Antriebslosigkeit, Kältegefühl, trockene Haut, Myxödem, Hyporeflexie, Obstipation

— Hashimoto Thyroiditis
— Jod-Mangel
— Postablativ (Chirurgie, Radiatio)
— Medikamente (Lithium, Amiodaron)
— Hypophysen/-thalamusstörung
— Kongenitale/genetische Defekte

Hyperthyroidismus

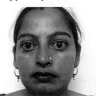

Nervosität, Schlafstörung, Schwitzen, warm-feuchte Haut, Tremor, Hyperreflexie, Exophthalmus evt. b. Basedow

— Morbus Basedow
— Toxische Knotenstruma
— Toxisches Adenom
— Jod-induziert
— TSH-sezern. Hypophysenadenom
— Medikam. (Amiodaron, Substitution↑)

Abb. 5 Klinische Engramme für Hypo- u. Hyperthyreose u. jeweils deren häufigste Ursachen. (Foto links ©Wellcome Library, London, PP/FPW/A.6/39/1-2)

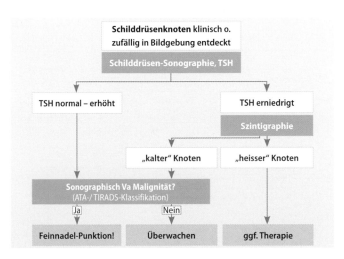

Abb. 6 Abklärungsgang von Schilddrüsenknoten. ATA=American Thyroid Association; TIRADS=Thyroid imaging reporting and database system (beides Klassifikationen zur Risikostratifikation von sonographischen Mustern b. Schilddrüsenknoten).

Schilddrüse

Congenital

Inflammatorisch / Autoimmun / Infektiös

Hyperplasie (Struma)

Trauma / Toxisch

schmerzlos

schmerzhaft

Agenesie
- E selten (1:10'000)
- Ko Kretinismus
- T T4-Substitution

Angeborener Jodmangel
Syn.: Kretinismus, angeborenes Jodmangel-Syndrom
- E endemisch b. Jodmangel (zB Himalaya), seltener seit Jod-Zusatz in Wasser/Salz
- P schwerer Verlauf, wenn Jodmangel der Mutter (mütterliche T3, T4 plazentagängig) vor Entwicklung der Schilddrüse in Utero besteht
- K kleine Statur, Beeinträchtigung von ZNS u. Skelettmuskelsystem
- D TSH u. fT4 iR der Neugeborenenscreenings (mittels fT4 werden auch zentrale Hypothyreosen detektiert)
- T L-Thyroxin

Migrationsstörungen

Zungengrundstruma
- E f häufiger
- P lokale Überreste der Schilddrüsenanlage
- K hf asymptomatisch

Thyreoglossus-Zyste
Syn.: mediane Halszyste
- P b. Migration versprengtes Thyroideagewebe
- K mediane Halsschwellung, die sich b. Zungen-Herausstrecken hebt
- Ko Infekt, Fistelung, Entartung
- T Exzision

Hashimoto-Thyroiditis
Syn.: chronisch lymphozytäre T.
- E mit 80% hfgst Thyroiditis! F>>M, 30–50 J.
- Ä autoimmun, assoziiert mit zB DM1, Addison (dann auch als PAS bezeichn.), Zöliakie, perniziöser Anämie, RA, Vitiligo, Sjögren
- P unklar (Ak entstehen 2° postdestruktiv, ≠ Ursache)
- K sz-los, Hypothyreose (Cave:[1])
- Ko Depression, Myxödem(-Koma), Non-Hodgkin-Lymphom
- D TSH, fT3/T4, US, Anti-TPO pos.[2]
- Ma symmetrisch atrophiert (hypertrophe Form möglich), weissliche Umwandlung
- Mi diffuse LyZ-Infiltrate u. Follikel, onkozytäre Metaplasie
- T L-Thyroxin

Euthyroid-Sick-Syndrome
- E häufig b. stationären Patienten
- P Zytokin-vermittelte Reduktion der T4 → T3-Konversion
- T idR nicht nötig

Postpartale Thyroiditis
- Ä idR Immunumstellung n. SSW
- K ca. 3–6 Mo. n. Geburt, biphasisch möglich: hyper → hypo
- T symptomat., idR selbstlimitierend
- Ko zT persistierende Hypothyreose

Thyroiditis de Quervain
Syn.: subakut granulomatöse T.
- E F 30–50 J., gehäuft im Sommer
- Ä viraler AW-Infekt (vor 2–8 Wo.)
- P unklar (direkt viral, postinfektiös)
- K wechselseitige Sz, Fieber, hormonell oft biphasischer Verlauf: Leak-Hyperthyreose → Hypothyreose → Euthyreose
- D Klinik (DDol), US (fokale Hypoechogenitäten), Labor: CRP, BSR↑ ggf. Anti-TRAK/-TPO für Abgrenzung von Hashimoto/Basedow (Cave: Anti-TPO in 10% erhöht[1])
- Ma asymmetrische Struma[2]
- Mi herdförmig destruierte Follikel, darin Histiozyten u. RZ
- T NSAR, ggf. ß-Blocker (b. Tc); b. Persistenz der Sz: Steroide (darunter idR schnelle Abnahme)

Akute Thyroiditis
Syn.: suppurative Thyroiditis
- E selten
- Ä hämatogener Bakterienbefall
- K Sz, Schwellung, Fieber
- T Analgesie, Antibiotika

Diffuse/Knoten-Struma[4]
Def Organgewicht >30g
- E F>M
- Ä aktivierter TSH-Signalweg iF Jod-Mangel (je nach Def.[3] auch Gewebeplus iF Basedow, Thyreoditis o. Tumor eingeschlossen)
- P Einteil. n. Grösse/Konsistenz:
  - Struma diffusa (iF diffuser Hyperplasie)
  - Struma nodosa (=Knotenstruma, monoklonale Inseln iF aktivierender TSH-Mutation)
- Ko Kompression d. Umgebung, b. KM-Gabe evt. thyreotoxische Krise (idR 3–4 Wo. später!), b. Knotenstruma Schmerz u. „schnelles Wachstum" aufgr. Einblutung möglich!
- D Labor, US, Szintigraphie (Cave: va b. Struma nodosa: DD Neoplasie!)
- T gemäss Ursache

Hypothyroidismus/Euthyroidismus

Morbus Basedow
Engl.: Grave's disease
- E F 20–40 J.
- Ä TRAK-Bildung (HLA-DR3-assoz.)
- P Ak stimulieren Thyreozyten sowie orbitale u. prätibiale Fibroblasten
- K Hyperthyreose, „Struma" u. Exophthalmus (historisch als Merseburger-Trias[3] beschrieben)
- D Labor, TRAK(+), US, Szintigraphie; ggf. MRI Orbita
- Ma fleischige Struma
- Mi hyperzelluläre, zusammengepferchte Follikel mit Zeichen d. endokr. Aktivität, Sanderson-Polster (hyperplastische Papillen)
- T Thyreostatika ±β-Blocker, ggf. Rx-Jod/Chir. b. Persistenz >12Mo.

Riedel-Thyroiditis
Syn.: invasiv sklerosierende Perithyroiditis, Riedel, eisenharte Struma
- E idR 40–70 J. Frau
- P stark fibrosierende Entzündung mit Umgebungsinvasion; N.B. zT IgG4-assoziiert
- K harte, verwachsene Struma, Hypothyreose, Kompressionssymptome (Stridor), evt. Recurrensparese
- T Steroide

Palpations-Thyroiditis
- E selten
- Ä zB iR Nebenschilddrüsen-OP

Toxische Knotenstruma
Engl.: toxic multinodular goiter
Def Hormonell hyperaktive Knotenstruma
- E va b. Älteren
- P idR ex Knotenstruma: aktivierende TSH-Rezeptor-Punktmutation führt zu hormonell autonomen Herden
- Ko thyreotoxische Krise („Thyroid storm") möglich, va b. KM-Gabe!

Hyperthyroidismus /Euthyroidismus

Amiodaron-induzierte Thyreopathie
- Ä Amiodaron (=Klasse-III-Antiarrhythmikum)
- PK Hypo- u. Hyperthyreose mögl. Bei Hyperthyreose zwei Typen:
  - Typ 1: erhöhte Synthese von Schilddrüsenhormon
  - Typ 2: übermässige Freisetzung von T4 u. T3 aufgr. destruktiver Thyreoiditis
- T bei Hyperthyreose: Thyreostatika bei Typ 1, Glucocorticoide bei Typ 2

Lithium-induzierte Thyreopathie
- Ä Lithium (= Antipsychotikum)
- P alles möglich: Hypothyreose, Hyperthyreose u. Struma, Hyperparathyreoidismus

Strahlenthyroiditis
- Ä nach Radiojodbehandlung von Schilddrüsenüberfunktion o. Schilddrüsenkrebs
- K destruktive Thyreoiditis (evt. initial Hyperthyreose, anschliessend Hypothyreose)

Jod-/Kontrastmittel-induzierte Dysfunktionen
- KM-induzierte Hyperthyreose =Jod-Basedow-Phänomen (va b. vorbestehender funktioneller Schilddrüsenautonomie)
- KM-induzierte Hypothyreose iF pathologischer Persistenz des Wolff-Chaikoff-Effekts (zB b. Hashimoto/Rx-Jod-vorbehandelten Basedow-Pat: schaffen „Escape" nicht)

Thyreopathie n. Radiotherapie
- Ä Bestrahlung von zervikalen Lymphomen, HNO-Tumoren
- K va Hypothyroidismus

Immuncheckpoint-Inhibitor (ICI) induzierte Thyroiditis
- Ä Immuncheckpoint-Inhibitoren
- K Leak-Hyperthyreose bis Thyreotox. Krise, gefolgt von Hypothyreose

Myxödem-Koma
- E selten, aber potenziell letal
- Ä akuter medizinischer/ chirurgischer Stressor b. lang anhaltender, unbehandelter Hypothyreose
- K Hypothermie, Hypotonie, Bradykardie, respiratorisches Versagen
- T IV Levothyroxin, IV Hydrocortison

Thyreotoxische Krise
- E selten, aber potentiell letal
- Ä Hals-Operation, Infekt o. Jodbelastung b. vorbestehender unbehandelter/ latenter Hyperthyreose, Immuncheckpoint-Inhibitoren
- D klinische Diagnose: Fieber, ZNS-Veränderung, kardiale Dekompensation
- T Thyreostatika, Glucocorticoid[0], β-Blocker; evt. Jod (löst Wolff-Chaikoff-Effekt aus)

21

CA	Carcinom (Karzinom)	Rx-Jod	Radiojodtherapie	
CNI	Chronische Niereninsuffizienz	RZ	Riesenzellen	
fT3	Freies Trijod-Thyronin	SCC	*Squamos cell carcinoma*	
HPT	Hyperparathyreoidismus	SCLC	*Small cell lung cancer* (▶ Kap. 2, Respirationstrakt)	
PAS	Polyglanduläres Autoimmun-Syndrom (▶ Kap. 20)	SD	Schilddrüse	
PTH	Parathormon	SD-CA	Schilddrüsen-Karzinom	

- Tc   Tachykardie
- TG   Thyreoglobulin (zT als Tumor-Marker verwendet)
- TRAK TSH-Rezeptor-Antikörper
- US   Ultraschall
- [0] Glucocorticoide hemmen die periphere Konversion von FT4 in FT3, sowie die Destruktion bzw. Autoimmunstimulation der Schilddrüse

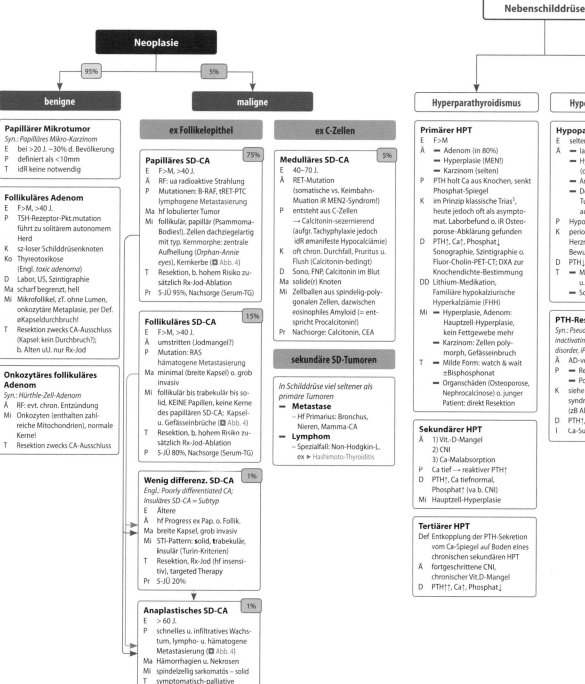

Neoplasie

95% → **benigne**
5% → **maligne**

benigne

Papillärer Mikrotumor
- Syn.: Papilläres Mikro-Karzinom
- E bei >20 J. ~30% d. Bevölkerung
- P definiert als <10mm
- T idR keine notwendig

Folliküläres Adenom
- E F>M, >40 J.
- P TSH-Rezeptor-Pkt.mutation führt zu solitärem autonomem Herd
- K sz-loser Schilddrüsenknoten
- Ko Thyreotoxikose (Engl. toxic adenoma)
- D Labor, US, Szintigraphie
- Ma scharf begrenzt, hell
- Mi Mikrofollikel, zT. ohne Lumen, onkozytäre Metaplasie, per Def. øKapseldurchbruch!
- T Resektion zwecks CA-Ausschluss (Kapsel: kein Durchbruch?); b. Alten uU. nur Rx-Jod

Onkozytäres folliküläres Adenom
- Syn.: Hürthle-Zell-Adenom
- Ä RF: evt. chron. Entzündung
- Mi Onkozyten (enthalten zahlreiche Mitochondrien), normale Kerne!
- T Resektion zwecks CA-Ausschluss

maligne

ex Follikelepithel

Papilläres SD-CA — 75%
- E F>M, >40 J.
- Ä RF: ua radioaktive Strahlung
- P Mutationen: B-RAF, tRET-PTC lymphogene Metastasierung
- Ma hf lobulierter Tumor
- Mi follikulär, papillär (Psammoma-Bodies!), Zellen dachziegelartig mit typ. Kernmorphe: zentrale Aufhellung (Orphan-Annie eyes), Kernkerbe (▣ Abb. 4)
- T Resektion, b. hohem Risiko zusätzlich Rx-Jod-Ablation
- Pr 5-JÜ 95%, Nachsorge: Serum-TG

Folliküläres SD-CA — 15%
- E F>M, >40 J.
- Ä umstritten (Jodmangel?)
- P Mutation: RAS hämatogene Metastasierung
- Ma minimal (breite Kapsel) o. grob invasiv
- Mi follikulär bis trabekulär bis solid, KEINE Papillen, keine Kerne des papillären SD-CA; Kapsel- u. Gefässeinbrüche (▣ Abb. 4)
- T Resektion, b. hohem Risiko zusätzlich Rx-Jod-Ablation
- Pr 5-JÜ 80%, Nachsorge: Serum-TG

Wenig differenz. SD-CA — 1%
- Engl.: Poorly differentiated CA; Insuläres SD-CA = Subtyp
- E Ältere
- Ä hf Progress ex Pap. o. Follik.
- Ma breite Kapsel, grob invasiv
- Mi STI-Pattern: **s**olid, **t**rabekulär, **i**nsulär (Turin-Kriterien)
- T Resektion, Rx-Jod (hf insensitiv), targeted Therapy
- Pr 5-JÜ 20%

Anaplastisches SD-CA — 1%
- E > 60 J.
- P schnelles u. infiltratives Wachstum, lympho- u. hämatogene Metastasierung (▣ Abb. 4)
- Ma Hämorrhagien u. Nekrosen
- Mi spindelzellig sarkomatös – solid
- T symptomatisch-palliative Behandlung, zT operativ
- Pr 1-JÜ 20%

ex C-Zellen

Medulläres SD-CA — 5%
- E 40–70 J.
- Ä RET-Mutation (somatisch vs. Keimbahn-Muation iR MEN2-Syndrom!)
- P entsteht aus C-Zellen → Calcitonin-sezernierend (aufgr. Tachyphylaxie jedoch idR ømanifeste Hypocalciämie)
- K oft chron. Durchfall, Pruritus u. Flush (Calcitonin-bedingt)
- D Sono, FNP, Calcitonin im Blut
- Ma solide(r) Knoten
- Mi Zellballen aus spindelig-polygonalen Zellen, dazwischen eosinophiles Amyloid (= entspricht Procalcitonin!)
- Pr Nachsorge: Calcitonin, CEA

sekundäre SD-Tumoren

In Schilddrüse viel seltener als primäre Tumoren
- **Metastase**
  - Hf Primarius: Bronchus, Nieren, Mamma-CA
- **Lymphom**
  - Spezialfall: Non-Hodgkin-L. ex ► Hashimoto-Thyroiditis

Nebenschilddrüse

→ **Hyperparathyroidismus**
→ **Hypoparathyroidismus**

Hyperparathyroidismus

Primärer HPT
- E F>M
- Ä — Adenom (in 80%)
  - — Hyperplasie (MEN!)
  - — Karzinom (selten)
- P PTH holt Ca aus Knochen, senkt Phosphat-Spiegel
- K im Prinzip klassische Trias[5], heute jedoch oft als asymptomat. Laborbefund o. iR Osteoporose-Abklärung gefunden
- D PTH↑, Ca↑, Phosphat↓ Sonographie, Szintigraphie o. Fluor-Cholin-PET-CT; DXA zur Knochendichte-Bestimmung
- DD Lithium-Medikation, Familiäre hypokalziurische Hyperkalziämie (FHH)
- Mi — Hyperplasie, Adenom: Hauptzell-Hyperplasie, kein Fettgewebe mer
  - — Karzinom: Zellen polymorph, Gefässeinbruch
- T — Milde Form: watch & wait ±Bisphosphonat
  - — Organschäden (Osteoporose, Nephrocalcinose) o. junger Patient: direkt Resektion

Sekundärer HPT
- Ä 1) Vit.-D-Mangel
  2) CNI
  3) Ca-Malabsorption
- P Ca tief → reaktiver PTH↑
- D PTH↑, Ca tiefnormal, Phosphat↑ (va b. CNI)
- Mi Hauptzell-Hyperplasie

Tertiärer HPT
- Def Entkopplung der PTH-Sekretion vom Ca-Spiegel auf Boden eines chronischen sekundären HPT
- Ä fortgeschrittene CNI, chronischer Vit.D-Mangel
- D PTH↑↑, Ca↑, Phosphat↓

Hypoparathyroidismus

Hypoparathyroidismus
- E selten
- Ä — Iatrogen: n. SD-Resektion
  - — Hypomagnesiämie[6] (oft bei C2-Abusus!)
  - — Angeb.: DiGeorge-Sy. ►Kap.18
  - — Destruktive Prozesse, zB Tumor, autoimmun (siehe auch PAS Typ1 ► Kap. 20)
- P Hypokalziämie
- K periorale Parästhesien, Tetanie, Herzrhythmusstörungen, Bewusstseinsstörung
- D PTH↓, Ca↓, Ph↑
- T — Mild: Ca, aktiviertes Vit.D₃ u. Magnesium per os
  - — Schwer: Ca-Substitution iV

PTH-Resistenz
- Syn.: Pseudo-Hypoparathyroidismus, inactivating PTH/PTHrP signalling disorder, iPPSD
- Ä AD-vererbt
- P — Rezeptor-Defekt
  - — Post-Rezeptor-Defekt
- K siehe oben, zusätzlich evt. syndromale Zeichen (zB Albright-Osteodystrophie)
- D PTH↑, Ca↓, Ph↑
- T Ca-Substitution

Spotlight: Onkozyten (Syn.: Hürthle-Zellen)
- Def Zellen mit zu vielen, idR nicht funktionstüchtigen Mitochondrien
- P Entstehen reaktiv iF Entzündung o. mutationsbedingt:
  - — Hashimoto-Thyroiditis (T-Zell Angriff → onkozytäre Metaplasie)
  - — Onkozytäres folliküläres Adenom
  - — ALLE 1° Schilddrüsen-Tumoren können Onkozyten aufweisen (dann oft „aggressivere" Tumoren, weil ↓Rx-Jod-Aufnahme)

Spotlight: Differentialdiagnose der Hyperkalziämie
- — **O**steolysen (Metastasen, Multiples Myelom, M. Paget etc.)
- — **P**TH o. PTH-related Peptide (1° HPT resp. paraneoplastisch, zB b. SCLC)
- — **I**mmobilisation
- — **M**edikament©ös (Thiazid-Diuretika, Vit.-D₃, Lithium, Tamoxifen)
- — **A**ddison (fehlendes Cortisol → weniger renale Ca-Sekretion)
- — **G**ranulomatöse Erkrankungen (Tbc, Sarkoidose: Vit.-D₃-Akt. in Granulomen)
- — **F**amiliäre hypocalciurische Hypercalciämie (tiefes Calcium im Urin!)

---

[1] Auch bei der Hashimoto-Thyroiditis kann es initial zu einer Leak-Hyperthyreose kommen (sog. »Hashitoxicosis«), ähnlich wie bei der Thyroiditis de Quervain. Daher auch bei Hyperthyreose immer auch die Anti-TPO-Ak bestimmen

[2] Die Bestimmung der Anti-TG ist wenig hilfreich, da diese bei bis zu ca. 30% der älteren Bevölkerung positiv sind

[3] Merseburger Trias: Tachykardie, Struma, Exophthalmus

[4] „Struma" bezeichnet bei manchen Autoren eine Vergrösserung der Schilddrüse zunächst unabhängig von der Ursache. Andere Autoren schliessen Neoplasien und Thyroiditiden aus und setzen Struma praktisch mit Jodmangel gleich, der weltweit häufigsten Struma-Ursache. Letztere Begriffsdefinition entspricht dem engl. „Goiter"

[5] „Stein, Bein, Magenpein – und oft ein bisschen traurig sein" = Nephrolithiasis, Osteoporose → Knochen-Sz/Fraktur, Magenulkus, und oft auch Depression infolge chronischer Fatigue

[6] Magnesium ist ein wichtiger Kofaktor des Ca-Sensors, welcher an der Zelloberfläche der PTH-sezernierenden Hauptzellen liegt

Zentrales Nervensystem

David Winkler, Luigi Mariani, Dominik Cordier, Raphael Guzman, Gian Marco De Marchis, Jürgen Hench, Stephan Frank, Kirill Karlin, Thomas Cerny

22.1 Aus Sicht der Klinik

Anamnese inklusive Leitsymptome

- Ziel: Leitsymptome erfassen u. zeitlich u. topographisch im Nervensystem zuordnen (zB Hemiparese rechts mit Aphasie b. linkshemisphärischer Pathologie).
- Leitsymptome: je nach Leitproblematik spezifisch zu erfragen (dh andere Fragen b. Kopfschmerzen als b. neuromuskulären Übertragunsstörungen).
- Zeitlichkeit: akut vs. chronisch, transient vs. persistent?
- Lokalisation: zentral (zB cortical, subcortical, pontin, zerebellär, Myelon) vs. peripher (Radices, Plexus, peripherer Nerv) vs. multilokulär? (zB *Myeloradikulitis*).
- Erweiterte Anamnese: Medikamente, PA, Risikofaktoren (va cvRF), Familienanamnese (zB *neuromuskuläre Erkrankungen?*), Sozialanamnese.

Klinische Untersuchung

- Ziel: Bestätigung der anamnestisch postulierten topographischen Zuordnung der Symptome und herleiten einer Syndromdiagnose (zB rechtshemisphärisches Syndrom, ❏ Abb. 4).
- Aufgrund der Komplexität des Nervensystems meist Durchführung eines kompletten Neurostatus indiziert, um Ausfälle in verschiedenen Teilbereichen nicht zu verpassen. Ausnahmen: Notfallsituation, klar fokussierte Fragestellung.
- Der Neurostatus prüft systematisch die Teilbereiche des Nervensystems, ua Motorik (Tonus, Kraft), Sensibilität, Reflexbild, Koordination u. Bewegungsabläufe, Okulomotorik, Gehör, vegetative Funktionen, Verhalten u. Kognition.

Zusatzuntersuchungen

- Ziel: nach anamnestischer u. klinischer topographischer Zuordnung erfolgt mittels apparativer Diagnostik die Charakterisierung der strukturellen Läsionen o. organischen Funktionsstörungen (zB entzündlich, metabolisch, vaskulär etc.). Zweck: Diagnosesicherung, Erwägung von Differentialdiagnosen u. Therapieeinleitung.
- Zusatzuntersuchungen je nach Fragestellung: Labor, Lumbalpunktion, Bildgebungen (CT, MRI, SPECT, PET), Elektroencephalographie (EEG), Elektroneuromyographie (ENMG), neurovaskuläre Ultraschalluntersuchung, ggf. Nerven-/Muskelbiopsien o. Hirnbiopsie.

22.2 Aus Sicht der Pathologie

Ausgangslage:

- Das zentrale Nervensystem (ZNS) kann über eine Vielzahl von Wegen geschädigt werden. „Hirn-fremde" Ursachen (besonders Infekterreger) können hämatogen, per continuitatem, direkt traumatisch o. neurogen aszendierend ins ZNS gelangen. „Hirn-eigene" Ursachen von Erkrankungen sind angeborener, degenerativer o. neoplastischer Natur.

Diagnostik

- Die Neuropathologie beschäftigt sich im Alltag va mit der Diagnostik von Hirntumoren. Diese hat in den letzten Jahren einen starken Wandel erfahren (s.u. und ▶ 22.7).
- Histologie: sie dient vor allem der Abgrenzung von diffusen Gliomen von anderen hirneigenen o. sekundären Tumoren.
- Wichtige molekulare Routinemarker b. diffusen Gliomen:
  - Kombinierte Allelverluste auf Chromosom 1 u. 19 (sog. *loss of heterozygosity,* LOH 1p/19q). Definiert molekular die Untergruppe der Oligodendrogliome (Nachweis zB mittels FISH).
  - Punktmutationen der **Isozitratdehydrogenase-Gene IDH1 o. IDH2** sind b. diffusen Gliomen mit vergleichsweise günstigen Verläufen assoziiert. Nachweis zB mittels Immunhistochemie oder *next genome sequencing.*
  - Eine Promotor-Hypermethylierung des **O6-Methylguanin-DNA-Methyltransferase (MGMT)-Gens** führt zur Inaktivierung dieses DNA-Reparaturgens. Tumoren mit hypermethyliertem MGMT-Promotor zeigen daher besseres Ansprechen auf Alkylanzien (zB Temozolomid).
- Neuerdings besteht die Möglichkeit, das spezifische DNA-Methylierungsmuster eines Hirntumors über sein gesamtes Genom abzugreifen. Dies wird künftig eine noch genauere Diagnostik u. Klassifizierung erlauben.

Besonderheit: Hirntumordiagnostik im Wandel

- Hirntumor-Diagnostik basierte bis vor Kurzem auf der histomorphologischen Gewebe-Beurteilung, ergänzt durch einen immunhistochemischen Nachweis bestimmter Proteinmarker.
- Durch Einführung molekularbiologischer Methoden hat sich die Diagnostik stark gewandelt: In der aktuellen Klassifikation (WHO 2016) werden einige Hirntumoren erstmals über ihre genetischen Alterationen definiert.
- Gleichzeitig sind molekulare Marker aufgrund ihrer prognostischen Bedeutung zunehmend wichtige Leitgrössen der Hirntumor-Behandlung. Eine adäquate Asservierung von Tumorgewebe (vorzugsweise tiefgefrorenes Nativgewebe) ist daher unerlässlich.

Schwierige Stellen

Eine grosse Herausforderung für „Neulinge" in der Neurologie ist die unter *Sicht des Klinikers* beschriebene Aufgabe, eine Anzahl von neurologischen Symptomen u. Befunden zu einem neurologischen Syndrom zusammenzufügen. Dies erfordert solides neuroanatomisches u. -funktionelles Wissen sowie Erfahrung in der neurologischen Untersuchung. Als Hilfestellung haben wir in ▶ Abschn. 22.4 die wichtigsten neurologischen Syndrome zusammengestellt. Die Komplexität der Diagnose-Aufgabe steigt b. *multilokulär bedingten* Syndromen leider zusätzlich an. Dies ist zB b. der ALS der Fall, die sowohl gegenüber anderen ZNS-Pathologien (zB zervikale Spinalkanalstenose) als auch peripheren Prozessen (zB multifokale motorische Neuropathie) abgegrenzt werden muss. Gerade b. derartigen Prozessen ist die systematische Herangehensweise mit spezifischer Anamnese, bestätigender klinischer Untersuchung u. ausgewählten Zusatzuntersuchungen zur Diagnosesicherung wesentlich.

22

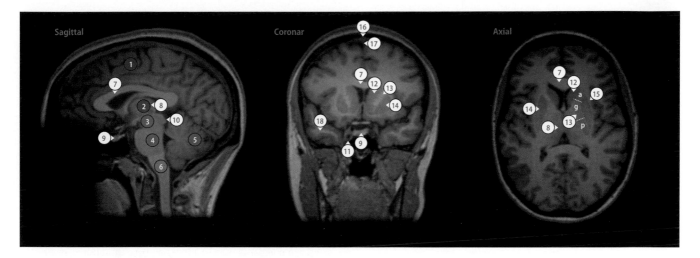

◘ **Abb. 1** Abschnitte von Grosshirn und Hirnstamm: (1) Telencephalon (2) Diencephalon (3) Mesencephalon (4) Pons (5) Cerebellum (6) Medulla oblongata. Strukturen: (7) Corpus callosum (8) Thalamus (9) Hypophyse (10) Tectum mesencephali (11) A. carotis interna im Sinus cavernosus (12) Caput nuclei caudati (13) Capsula interna mit Crus anterius, Genu capsulae internae, Crus posterius (14) Nucleus lentiformis bestehend aus Putamen, Globus pallidus internus und Globus pallidus externus (15) Capsula externa (16) Sinus sagittalis superior (17) Falx cerebri (18) Lobus temporalis

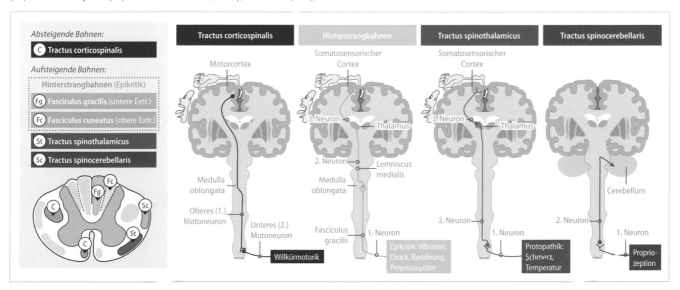

◘ **Abb. 2** Schematische Darstellung der zerebralen Blutgefässe: (1) A. carotis interna (2) A. cerebri anterior (3) A. cerebri media (4) A. cerebri posterior (5) A. communicans anterior (6) A. communicans posterior (7) A. vertebralis (8) A. basilaris (9) A. spinalis anterior (10) A. cerebelli inferior posterior (11) A. cerebelli inferior anterior (12) A. cerebelli superior (13) Aa. lenticulostriatae (©Cerny, Karlin 2018 [22.1])

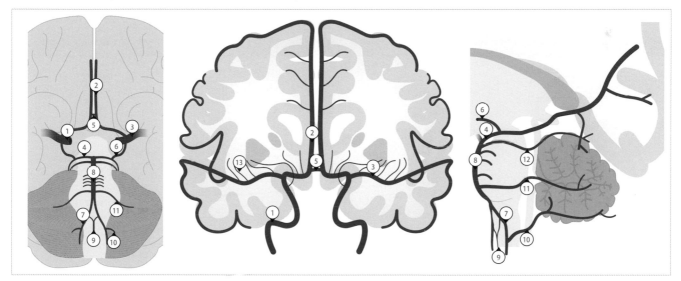

◘ **Abb. 3** Anatomie u. funktionelle Bahnen des Rückenmarks. N.B.: Der Tractus spinocerebellaris verläuft im Gegensatz zu den anderen drei Bahnen zur *ipsilateralen* (Klein-) Hirnhälfte und wechselt nicht die Seite! Bei den übrigen Bahnen führen Schädigungen zu *kontralateralen* Ausfällen. Beachte die Kreuzungshöhe. (©Cerny, Karlin 2018 [22.2])

Grosshirn-Syndrome

Hemisphären-Syndrome

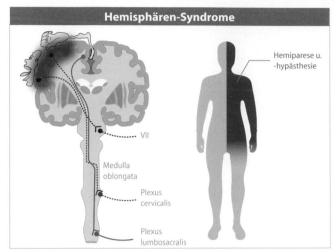

Hemiparese u. -hypästhesie

VII

Medulla oblongata

Plexus cervicalis

Plexus lumbosacralis

▫ **Abb. 4**   Definition: zur Schädigung kontralaterale Ausfälle; zB A.-cerebri-media-Syndrom: u.a. kontralaterale, facio-brachial betonte Hemiparese/-hypästhesie. Gezeigt sind nur motorische Bahnen/Ausfälle (in rot), sensorische Ausfälle nicht abgebildet.

Capsula-interna Syndrom (= Kapsuläre Hemiparese)

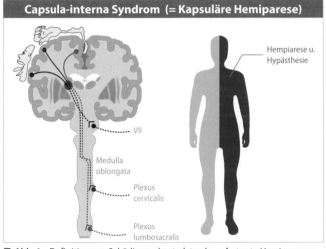

Hemiparese u. Hypästhesie

VII

Medulla oblongata

Plexus cervicalis

Plexus lumbosacralis

▫ **Abb. 6**   Definition: zur Schädigung kontralaterale, **unbetonte** Hemiparese u. -hypästhesie, kontralaterale Hemianopsie sowie zentrale Hörstörung. Ursächlich ist häufig eine Zirkulationsstörung in den Aa. lenticulostriatae (siehe ▫ Abb.2, Nr. 13).

Extrapyramidale / Basalganglien-Syndrome

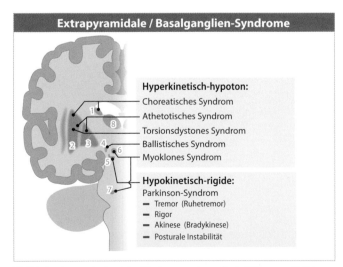

Hyperkinetisch-hypoton:
Choreatisches Syndrom
Athetotisches Syndrom
Torsionsdystones Syndrom
Ballistisches Syndrom
Myoklones Syndrom

Hypokinetisch-rigide:
Parkinson-Syndrom
 – Tremor (Ruhetremor)
 – Rigor
 – Akinese (Bradykinese)
 – Posturale Instabilität

▫ **Abb. 8**   Anatomie der tiefen Hirnkerne und assoziierte Störungen. **1)** Ncl. caudatus. **2)** Putamen. **3)** Pallidum. **Merke: 1+2** = Corpus striatum, **2+3** = Ncl. lentiformis. **4)** Ncl. subthalamicus. **5)** Substantia nigra. **6)** Ncl. ruber. **7)** Olive **8)** Thalamus. (Grafik adaptiert nach Gehlen W, Delank H (2010) Neurologie. Thieme, Stuttgart)

Hirnstamm- u. Kleinhirn-Syndrome

Alternans-Syndrome

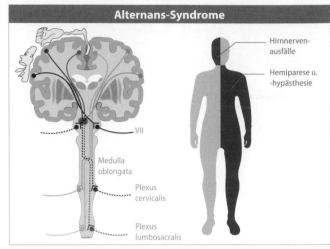

Hirnnervenausfälle

Hemiparese u. -hypästhesie

VII

Medulla oblongata

Plexus cervicalis

Plexus lumbosacralis

▫ **Abb. 5**   Definition: zur Schädigung ipsilaterale Hirnnervenausfälle u. kontralaterale Hemiparese/-hypästhesie. Bsp. sind: Wallenberg- o. Weber-Syndrom (vgl. ▶ „Rule of Four", für anatomische Herleitung der Ausfälle). Nur motorische Bahnen gezeigt.

Kleinhirn-Symptome / Zeichen

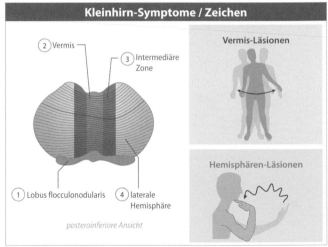

② Vermis
③ Intermediäre Zone

Vermis-Läsionen

① Lobus flocculonodularis
④ laterale Hemisphäre

Hemisphären-Läsionen

posteroinferiore Ansicht

▫ **Abb. 7**   Läsionen des Vestibulozerebellums (1) u. des Spinozerebellums (2 + 3) bewirken Gleichgewichtsstörung, Läsionen des Zerebrozerebellums (4) bewirken Dysmetrie von komplexen motorischen Abläufen. Neuere Studien diskutieren ferner eine Beteiligung des lateralen Zerebrozerebellums an kognitiven Funktionen.

Herniations-Syndrome   Ⓑ Dekortikations-Syndrom

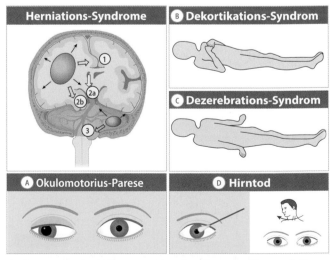

Ⓒ Dezerebrations-Syndrom

Ⓐ Okulomotorius-Parese   Ⓓ Hirntod

▫ **Abb. 9**   **1)** Zinguläre Einklemmung. **2a)** Axiale Einklemmung **2b)** Tentorielle Einklemmung. **3)** Untere Einklemmung. Klinische Manifestationen: **(A)** bei tentorieller Einklemmung möglich, **(B, C)** bei fortschreitender Hirnstammschädigung möglich. Als Endstrecke tritt der Hirntod ein mit Tonusverlust und **D)** fehlenden Hirnstammreflexen.

22

Rückenmarks-Syndrome

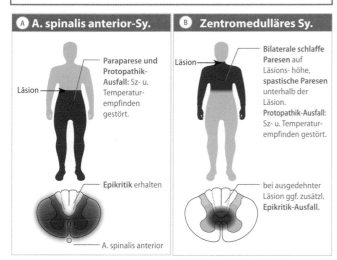

A **A. spinalis anterior-Sy.**

Läsion

Paraparese und Protopathik-Ausfall: Sz- u. Temperatur-empfinden gestört.

Epikritik erhalten

A. spinalis anterior

B **Zentromedulläres Sy.**

Läsion

Bilaterale schlaffe Paresen auf Läsions- höhe, spastische Paresen unterhalb der Läsion. Protopathik-Ausfall: Sz- u. Temperatur-empfinden gestört.

bei ausgedehnter Läsion ggf. zusätzl. Epikritik-Ausfall.

Abb. 10   A) Ausfall ua. des Tractus corticospinalis, Tractus spinothalamicus und Tractus spinocerebellaris. **B)** Ausfall ua. des Tractus spinothalamicus und Tractus corticospinalis.

Systemübergreifende Syndrome

Okulomotorik-Störungen, Nystagmus

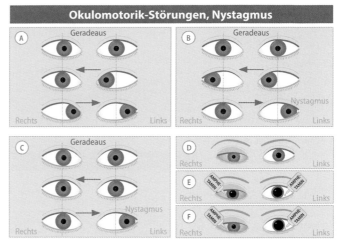

Abb. 11   A) Abduzensparese re. **B)** Internukleäre Ophthalmoplegie **C)** Eineinhalb-Sy. **D)** Horner-Syndrom re. **E)** Horner-Sy. re. zentral o. präganglionär (zB Wallenberg-Sy, Myelonkompression, Pancoast-Tumor) **F)** Horner-Sy. re. postganglionär (zB Carotisdissektion)

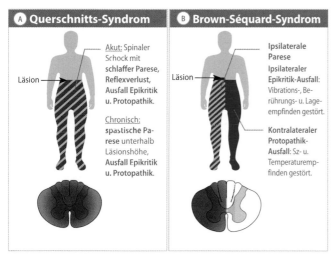

A **Querschnitts-Syndrom**

Läsion

Akut: Spinaler Schock mit schlaffer Parese, Reflexverlust, Ausfall Epikritik u. Protopathik.

Chronisch: spastische Parese unterhalb Läsionshöhe, Ausfall Epikritik u. Protopathik.

B **Brown-Séquard-Syndrom**

Läsion

Ipsilaterale Parese
Ipsilateraler Epikritik-Ausfall: Vibrations-, Berührungs- u. Lageempfinden gestört.

Kontralateraler Protopathik-Ausfall: Sz- u. Temperaturempfinden gestört.

Abb. 12   A) Ausfall aller Qualitäten unterhalb Läsionshöhe **B)** Ipsilaterale Parese (Tractus corticospinalis) u. Epikritikausfall (Hinterstrangbahnen), kontralaterale Analgesie u. Thermanästhesie (Tractus spinothalamicus).

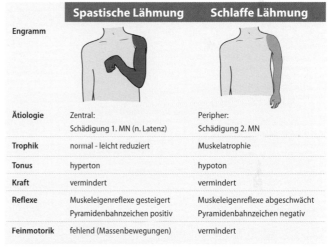

	Spastische Lähmung	Schlaffe Lähmung
Engramm		
Ätiologie	Zentral: Schädigung 1. MN (n. Latenz)	Peripher: Schädigung 2. MN
Trophik	normal - leicht reduziert	Muskelatrophie
Tonus	hyperton	hypoton
Kraft	vermindert	vermindert
Reflexe	Muskeleigenreflexe gesteigert Pyramidenbahnzeichen positiv	Muskeleigenreflexe abgeschwächt Pyramidenbahnzeichen negativ
Feinmotorik	fehlend (Massenbewegungen)	vermindert

Abb. 13   Engrammatische Gegenüberstellung von zentraler (=spastisch) vs. peripherer (=schlaff) Lähmung. Beachte, dass sich die Spastizität bei der zentralen Lähmung erst nach einer Latenzzeit entwickelt.

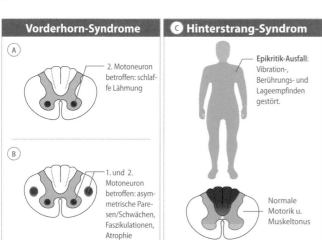

Vorderhorn-Syndrome

A

2. Motoneuron betroffen: schlaffe Lähmung

B

1. und 2. Motoneuron betroffen: asymmetrische Paresen/Schwächen, Faszikulationen, Atrophie

C **Hinterstrang-Syndrom**

Epikritik-Ausfall: Vibration-, Berührungs- und Lageempfinden gestört.

Normale Motorik u. Muskeltonus

Abb. 14   A) Ausfall des 2. Motoneurons, zB. bei spinaler Muskelatrophie (▶ SMA, Abschn. 22.5). o. Poliomyelitis. **B)** Ausfall des 1. u. 2. Motoneurons bei amyotropher Lateralsklerose (▶ ALS, Abschn. 22.5). **C)** Ausfall des Fasciculus gracilis und cuneatus.

Neurokognitive Störungen

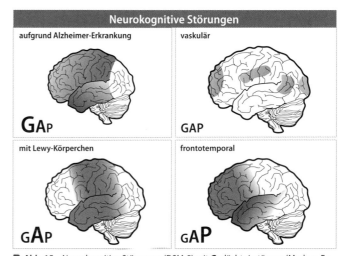

aufgrund Alzheimer-Erkrankung

GAP

vaskulär

GAP

mit Lewy-Körperchen

G**A**P

frontotemporal

G**AP**

Abb. 15   Neurokognitive Störungen (DSM-5) mit **G**edächtnisstörung (Merk- u. Erinnerungsfähigkeit), **a**nderen HKF-Einbussen (Exekutivfkt., Orientierung, Werkzeugstörungen wie Aphasie, Apraxie etc.) u. **P**ersönlichkeitsveränderungen. Charakteristische „Mischung" je nach Ursache

Strukturell-Kongenital | Vaskulär | Infektiös / Inflammat. | Autoimmun

► Abschn. 22.6

zerebrale Defekte

Zerebralparese
E ~1:500 Geburten
Ä prä-/peri- o. neonatal: ua Hypoxie, Hirnblutung, Infekt (Röteln), Hyperbilirubinämie
K motor. ±neurokognitive Defizite

- **Mikrozephalie** (genetisch vs. viral: HIV, CMV, Zika)
- **Holoprosenzephalie** (unvollst. Vorderhirnteilung in 3.–4. SSW)

ponto-zerebelläre Defekte

Chiari-Malformation
E ~1:1000 Geburten
- **Typ 1:** Verlagerung von Kleinhirntonsillen durch Foramen magnum; hfgst Chiari-Malformation; in 40% asymptomat., übrige mit Kleinhirn-, Hirnstamm-, o. RM-Symptomen ±Kopf-Sz
- **Typ 2:** Verlagerung v. Kleinhirn-Vermis, Medulla oblongata u. 4. Ventrikel durch Foramen magnum; begl. lumbale Meningomyelozele, hf assoz. Syringomyelie; stets (früh) symptomatisch: progredienter Hydrozephalus, HN-Ausfälle
- **Typ 3** (seltenste Form): wie Typ 2, zusätzl. hochzervikale/okzipitale Enzephalozele; stets symptomat.

Dandy-Walker-Malformation
E 1:25'000 Geburten
Ä Chromosomenaberrat., Gendefekte, embryo-tox. Substanzen
P Malformation d. Vermis cerebelli
K in 80% Hydrozephalus
Ko zystische Dilatation 4. Ventrikel

Neuralrohrdefekte

Spina bifida (SB)
E ~1:1000 Geburten
Ä RF: ua FS-Mangel, C_2-Konsum, Valproat, Umweltgifte, genet.
T FS-Prophylaxe, ggf. fetale OP b. Rhombencephalon-Herniation
- **SB occulta:** Intakte Dura, øHernienbildung; Haare in Lumbosakralregion
- **SB mit Meningozele:** Herniation d. Meningen durch Wirbelkörperdefekt u. Haut; RM liegt regelrecht
- **SB mit Meningomyelozele:** Herniation v. Meningen + RM; in 90% ► Chiari-II-Malformation

weitere

Weitere genetische Syndrome
- Fragiles-X-Syndrom
- Rett-Syndrom
- Lipidspeicherkrankheiten: Morbus Gaucher/Niemann/Krabbe
- Mitochondriopathien: zB MELAS (Mitochondriale Enzephalomyopathie, Laktatazidose, Stroke), MERRF (myoclonic epilepsy and ragged red fiber), LHON

Grundmuster

Anatomische Befallsmuster:
- **Meningitis (Men):** Hirnhäute
- **Enzephalitis (Enz):** Hirnparenchym
- **Myelitis (My):** Rückenmark
- **Radikulitis (Rad):** Spinalwurzeln
- **Kombinationen möglich:** zB Enzephalomyeloradikulitis

Epidemiologische Befallsmuster:
- **Säuglinge:** E. coli, Listeria, GBS
- **Kinder:** S. pneumoniae, N. meningitidis, H. influenzae, Enteroviren, HSV
- **Erwachsene:** S. pneumoniae, N. meningitidis, Enteroviren, HSV
- **Ältere:** S. pneumoniae, Gram-, Listeria

Liquor-Muster:

	Zellen/µl	TP (mg/dl)
Normal:	<5	5–40
Bakteriell:	500–10'000[1]	>150
Viral/asept.[2]:	10–500[1]	<100
Dissoziativ:	<50	100–200
Sperr-Liquor:	<5	>100–200

Viren

Virale Mening(oenzephal)itis
E Inzidenz 10–20/100'000
Ä idR Enteroviren, seltener Mumps, Influenza, HSV-2 ua
K Kopf-Sz, Fieber, Meningismus
D LP (Pleozytose, Gluc./Laktat iO.), PCR: HSV, VZV, MRI, ggf. EEG
T AB u. Aciclovir iV bis Bakt./PCR neg.; symptomat. Analgetika

HSV-Enzephalitis ⚠
E alle Alter möglich
Ä HSV-1, Neugeborene HSV-2
K Fieber, Vigilanz↓, Kopf-Sz ±Meningismus, EA, fokale Ausfälle
D LP (HSV-PCR), MRI (oft Hyperintensität in Temporallappen)
T Aciclovir iV. (trotz Therapie
Pr Mortalität 20–30%, ohne 70%)

Enz. durch andere Herpes-Viren
E oft b. Immunsupprimierten
Ä VZV (b. 0,1% d. 1° Infekte, 3 T.–1Wo. n. Exanthem), EBV, CMV
K milde-schwere Meningoenceph.
D LP, PCR je n. Verdacht
T je n. Vd. Val-/Aciclo-/Gancyclovir

PML
Ä JC-Virus (90% sind Träger)
P Aktivierung b. Immunsuppr.
K subakut Ausfälle u. Bewusstsein↓

Enzephalitis durch Arboviren
(Arbo: **Ar**thropode **bo**rne)
- **FSME:** Zeckenstich, zweigipflig (grippaler Infekt -> Myelomeningoenzephalitis), Prognose idR gut
- **West-Nile-Virus**
- **Japanese-Encephalitis-Virus**
- **Chikungunya-Virus**

(Rhomb-)Enzephalitis u. Myelitis

Rabies (Tollwut)
E Zoonose in >150 Ländern
Ä durch Hunde-/Affen-/Fledermausbiss übertragene Lassaviren
P Inkubationszeit Wo.–J. (selten)
K Enzephalitis, Hyperaktivität, Hydrophobie, EA, evt. Paresen
T prä- u./o. postexpositionelle Prophylaxe (aktiv u. passiv)
Pr ohne PEP prakt. 100% Letalität

Poliomyelitis (Kinderlähmung)
Ä PolioV. (Indien/Asien, fäko-oral)
K b. 5% d. Infizierten „grippal", b. Bruchteil davon Meningomyelitis mit schlaffen Paresen

Bakterien

Bakterielle Meningitis ⚠
E Inzidenz 5/100'000, oft <15J.
Ä ■ Pneumokokken (alle Alter)
  ■ Meningokokken (Militär, Heim)
  ■ Listeria (Ältere, Schwangere)
  ■ Seltener: Staphylokokken, HiB
  RF: Komplement↓ (Meningokokken), St. n. Splenektomie[3] (Pneumo-/Meningokokken, HiB), HIV
K Kopf-Sz, Fieber, Meningismus, Photophobie, Bewusstsein↓
D LP (idR >1'000 nGZ/µl, Glucose↓, Laktat↑), auch hier HSV-PCR!
T Dexamethason, sofort empirisch AB iV. (Cephalosporin, Ampicillin), wenn unklar auch Aciclovir

Bakterieller Hirnabszess
Ä ■ Hämatogen (zB Endokarditis)
  ■ Fortgeleitet (sinu-/otogen)
  ■ Direkt (Trauma, postOP) idR Mischinfekt (an-/aerob)
K Kopf-Sz, Fieber, fokale Ausfälle, EA, Vigilanz↓, Nausea/Emesis
D Blutkultur, MRI, stereotakt. Pkt.
T AB (Cephalosporin + Metronidazol + Vancomycin), evt. OP

bakterielle Spezialfälle

Neuroborreliose
Ä Borrelia burgdorferi (Zeckenstich)
PK Auftreten in 3% d. Infizierten, per Def. in Borreliose-Stadium
  II: HN-Ausfälle (60%), Meningitis
  III: Encephalomyelitis (selten)
D Klinik + LP (Pleozytose, spezif. Ak)
T (evt II: Doxycyclin po) Ceftriaxon iV

Neurotuberkulose
E 1% aller M. tbc-Infekte, va b.
  ■ Kindern mit 1° progr. Tbc
  ■ Reaktivierung b. Alten o. IS
P A) Meningitis, B) spinale Arachnoiditis, C) intrakran. Tuberkulom
K A) Kopf-Sz, Fieber → Meningismus, (HN-)Paresen, Verwirrung → Paralysen, EA, Stupor, Koma
D LP: 100–1'000/µl (mono), Gluc.↓, Lakt.↑, PCR, Ziehl-Neelsen, Kultur
T 4er-Therapie (RIPE[4]), Prednison

Neurosyphilis
Ä Treponema pallidum
PK Auftreten va in Syphilis-Stad.
  II: Meningitis, meningovaskuläre Syphilis (=frühe Neurosyphilis);
  III: Tabes dorsalis (Hinterstranggeneration), progressive Paralyse (Demenz + motor. Störungen)
D Klinik, LP (VDRL, FTA-ABS), MRI
T Penicillin G o. Cephalosporin

weitere Erreger

Pilze
Ä Aspergillen, Candida, Kryptokokk.
  RF: Immunsuppression
K Meningitis, Hirnabszess

Protozoen
- **Toxoplasmose-Enzephalitis:** RF: HIV, Immunsuppression
- **E.-histolytica-Hirnabszess:** RF: Tropenreise

Helminthen
- **Neurozystizerkose:** Schweinebandwurm (Taenia solium); multiple, noduläre o. zystische Läsionen, idR epilept. Anfälle
- **Echinokokkose:** Hirndruckzeichen, EA, RM-Kompression

Prionen-Erkrankungen / Neurodegenerativ
Ä selbst-propagierende fehlgefaltete Proteine; lange Inkubationszeit
P Neuronenverlust ohne Entzünd. („spongiforme Degeneration")
- **Creutzfeldt-Jakob-Krankheit:** sporadisch (90%), seltener familiär o. infektiös (BSE); rasch progrediente Demenz u. Myoklonien
- **Gerstmann-Sträussler-Scheinker:** AD-vererbt; Kleinhirndegeneration (Ataxie, Dysarthrie) mit variierendem Grad an Demenz
- **Fatale Familiäre Insomnie:** AD-vererbt; progred. Schlafstörungen, Halluzinationen, später Myoklonien, Demenz

syst. entzündlich/autoimmun

Chorea minor Sydenham
Ä ~10% b. Rheum. Fieber (► Kap. 4)
K arrhythm.-zuckende, unwillkürliche Bewegungen; idR reversibel

Neurosarkoidose
E 15% der Sarkoidose-Pat.
P kann ZNS/PNS überall befallen, zB
K Pachymeningitis (Sz, HN-Paresen)
D ua MRI, ENMG

Neuro-SLE (► Kap. 15, Kollagenosen)
E 15–80% der SLE-Pat.
P zerebrale Vaskulopathie
K Kognition↓, (HN-)Paresen, EA

Neuro-Behçet-Syndrom
E 5–10% der Behçet-Pat.
P vaskulitische ZNS-Läsionen
K Kopf-Sz, Psychose

Multiple Sklerose (MS)

E Präv. 1:1000, f(75%) >m, 20–40 J.
Ä unklar (RF: HLA-DRB1, nördliche Breitengrade, EBV-Infekt, Vit.D↓)
P T-/B-Zell vermitt. Demyelinisierung in Hirn, -Stamm u. RM
  ■ Schubförmig (85%)
  ■ Primär progredient (15%)
  ■ Sekundär progredient
K ua Optikusneuritis, Fatigue, intranukleäre Ophthalmoplegie, Ataxie, Parästhesien, Paresen
D MRI (McDonald-Krit.), LP (oligoklonale Banden Typ 2), VEP, SSEP
DD ZNS: andere demyelinisierende Erkr. (zB ADEM, NMO), Infekt (Borreliose, HIV, Syphilis, PML), Ischämie, B12-Mangel (► Funikuläre Myelose), Kollagenose/Vaskulitis
  PNS: Guillain-Barré, Myasthenie
T ■ Schubtherapie: Steroidstoss, selten Plasmapherese
  ■ Basistherapie: Immunmodulation (oral, sc, iv)

Neuromyelitis optica (NMO)

Def rezidivierende Optikusneuritis u. Myelitis (keine supratentoriellen zerebralen Läsionen)
D AQP4-Ak gegen astrozytäre H_2O-Kanäle → BH-Schrankenstörung

Akute disseminierte Enzephalomyelopathie (ADEM)

Def einzeitige demyelinisierende Enzephalomyelitis
E selten, va im Kindesalter
Ä oft postinfektiös; postvakzinal
K akute multifokale Defizite
D MRI: nur „frische" Läsionen
T Steroidstoss, ivIG, Plasmapherese

Enzephalitis durch neuronale Ak

Einteilung nach Befallsort:
- Limbische[5] E. (EA, Demenz, Psychose)
- Hirnstamm-E. (Schwindel, HN-Parese)
- Enzephalomyelitis
- Myelitis
Einteilung nach Ak-Ursprung
- Paraneoplastische Enz. (in 75% SCLC!)
- Nicht-paraneoplastische Enz.

Einteilung nach Zielantigen:

Enz. assoz. mit Oberflächen-Ag (=Autoimmun-Enzephalitis)
Ä postinfektiös, iR system. Autoimmunerkr., paraneoplastisch [pn]
P zT reversible Neuronen-Dysfkt. durch Ak gegen oberfl. neuronale Proteine (zB NMDA-R. [40%], AMPA-R. [60%], GABA-R., mGluR1)
K oft EA, limbische Enzeph., Ataxie

Enz. assoz. mit intrazellulären Ag
Ä überwiegend paraneoplastisch (SCLC, Prostata, Mamma, Ovar-CA)
P whs CD8+-T-Zell vermittelte Neuronenschädigung; Ak gegen freiwerdende intrazelluläre Ag (zB Anti-Hu, -Ri, -Yo, -CV2, Anti-Amphiphysin, Anti-SOX1)
K limbische E., Hirnstamm-E., Stiff-Person-Syndrom, Ataxie

22

BG	Basalganglien		FAS	Fetales Alkoholsyndrom
BH	Bluthirn(-Schranke)		FSME	Frühsommer-Meningoenzephalitis
BSE	*Bovine spongiform encephalopathy*		LHON	Lebersche Hereditäre Optikus-Neuropathie
CGRP	Calcitonin-Gene-Related-Peptide		LP	Lumbalpunktion
EA	Epileptischer Anfall		MAO	Monoaminooxidase-Hemmer

NIV	Nicht-invasive Beatmung (*engl. Ventilation*)
PEP	Post-expositionelle Prophylaxe
PML	Progressive multifokale Leukenzephalopathie
RF	Rheumatisches Fieber
RM	Rückenmark

| Toxisch / Metabolisch | Neoplastisch | Degenerativ | Multifaktoriell/Idiopath. |

► Abschn. 22.7

metabolisch

Hepatische Enzephalopathie
ÄP Ammoniak↑ → Astrozytendysfkt.
K Asterixis, Bewusstseinsstörung
T Lactulose, Rifaximin

Urämische Enzephalopathie
Ä Azotämie iF Nierenversagen
K Asterixis, RLS, Bewusstseinsstör.
T Dialyse, Nierentransplantation

Dysglykämische Enzephalopathie
Ä Hypo- o. Hyperglykämie (letzteres b. DM → ketoazidot. /hyperosmolares Coma diabeticum)
K Bewusstsein↓ bis Koma

Weitere metabolische Enz.
– Infekt (septische Enzephalopath.)
– Hypoxie, Hyperkapnie, Azidose
– Myxödemkoma, thyreotox. Krise

Zentrale Pontine Myelinolyse
Ä schnelle Korrektur >2–3 T. andauernder Hypo-Na (idR <120mmol/L)
RF: C₂-Abusus, Lebererkr., K⁺↓
K Hirnstammdysfkt., Tetraparese
NB.: Na⁺-Korrektur <6–8meq/L /24h

Wernicke-Korsakoff-Syndr.
Ä Vit.-B1-Mangel (C₂-Abusus, Malnutrition, St. n. Gastrektomie)
K – Wernicke-Enzephalopathie: Bewusstseinsstörung, Okulomotorik-Störung, Ataxie
– Korsakoff Syndrom = „Spatfolge": øKurzzeitgedächtnis
T sofortige Thiamin-Gabe iV.

Funikuläre Myelose
Ä Vit.-B12-Mangel (perniziöse Anämie, St.n. Gastrektomie, Magensäure↓, nutritiv, Dünndarm-Erkr.)
K Ataxie, symm. Par-/Anästhesie

Morbus Wilson (► Kap. 8, Leber)
P Basalganglienatrophie/-kavitation
K Parkinsonismus, Chorea, Demenz

Toxisch

Toxidrome (Beispiele)
👁 **Sympathomimetisch:** agitiert, hyperherm, schweissig (Kokain, Amphetamine)
👁 **Anticholinerg:** agitiert, hypertherm, trocken, Harnverhalt (Antihistaminika, TZA, Atropin)
👁 **Serotonin-Syndrom:** ~sympathomimetisch + Tremor, Rigor, Myoklonien (MAO + SSRI, TZA)
👁 **Halluzinogen:** agitiert, hypertherm, Halluzinat., Nystagmus (LSD, MDMA, Psilocybin)
💤 **Sedativ-hypnotisch:** Stupor bis Koma, evt. hypoton/-therm (Benzos, Barbiturate, C₂)
💤 **Opioide:** Stupor bis Koma, Bradypnoe (Heroin, Morphin, Methadon, Oxycodon)
💤 **Cholinerg:** Stupor/Koma, Emesis, Speichel↑, Schwitzen, Inkontinenz (Organophosphate, Pilocarpin)

zerebral

Tauopathie ±Amyloid; TDP-43; FUS

Alzheimer Demenz (AD)
E 60–70% d. Demenzen
Ä – Sporadisch: unklar (RF: ApoE4)
– Familiär (selten): Genmutationen (APP, Präsenilin-1/-2)
P „duale Proteinopathie":
– Extraneuronale Aß-Plaques
– Intraneuronale Tau-Fibrillen
Lokalisat.: temporo-parietal zudem: Amyloidangiopathie
K typische AD: zunächst Gedächtnisstörung → Andere kortikale Dysfunktionen (Orientierung, Exekutive Fkt., Sprache) → Persönlichkeitsstörung spät atypische Varianten: logopene Variante, posteriore kortikale Atrophie, verhaltensauffälligdysexekutive Variante
D neuropsychologische Testung, MRI (Hippocampus↓), LP (Amyloid-beta↓, Tau↑), FDG-/Amyloid-PET (Tau-PET in Entwicklung)
Mi „senile" Aß-Plaques u. intraneuronale Tau-Tangles
T Acetylcholinesterasehemmer, Memantin; økausale Therapie

Frontotemporale Demenzen (FTD)
Syn.: Pick-Disease, präsenile Demenz
E 20% d. Demenzen, ø 40–60 J.
Ä – Sporadisch: unklar
– Familiär: Proteinmutationen
P intrazelluläre 3R-Tau-Fibrillen ± TDP- u./o. FUS-Aggregate
K Verhaltensvariante (50%): „moralische Befreiung" (øHemmungen, impulsiv, Sexualtrieb↑) Primär progrediente Aphasie:
– Semantische Variante: Sprache flüssig, aber Inhalt falsch
– Non-fluent Variante: Sprache stockend, phonetisch falsch
D MRI, FDG-PET, LP (Tau erhöht)
Mi Gliose u. geschwollene Neuronen, va frontotemporal
T symptomatisch (SSRI, atypische Neuroleptika, Trazodon)

FTD-assoziierte Erkrankungen
– **Progressive supranukleäre Parese (PSP)**
– 4R-Tauopathie (nur Tau)
– Degeneration Basalganglien (beids.) u. Mesencephalon
– Symmetr. akinetisch-rigides Parkinson-Sy. (Stürze!), vertikale Blickparese, „erstaunter Blick"
– **Corticobasale Degeneration (CBD)**
– 4R-Tauopathie (+TDP, Amyloid)
– Degeneration Basalganglien u. Frontal-/Parietalkortex
– Asymmetr. Parkinson-Sy. mit alien limb-Phänomen (Apraxie/Dystonie), exekutive Dysfkt.
– **FTD mit Motoneuronerkrankung (FTD-MND)**
– TDP- u. FUS-Aggregate
– ENMG zeigt Motoneuronerkr.
– Typischerweise ► ALS-artig, aber ► PLS o. ► PMA mögl.; aggressivste FTD-Variante

Alpha-Synukleinopathien

Morbus Parkinson
E ~1% > 60 LJ.
Ä – Idiopathisch (Mehrheit)
– Familiär (selten): Genmutationen (SNCA, Parkin, PINK1)
P α-Synuklein-Fehlprozessierung (genaue Pathogenese unklar) → Verlust von dopaminergen Neuronen in Substantia nigra
K (Ruhe-)Tremor, Rigor, Bradykinese, posturale Instabilität
D Klinik, PET/SPECT
DD symptomat. Parkinson-Syndrom (Medikamente!), atypisches Parkinson-Syndr. (► MSA, PSP, CBD)
Mi α-Synuklein-IHC-positive Ablagerungen u. Lewy-bodies va in Substantia nigra-Neuronen
T Levo-/Carbi-Dopa, Dopaminagonisten, MAO-B-/COMT-Hemmer, Amantadin; Tiefhirnstimulation

Parkinson-Demenz *Engl.: Parkinson disease with dementia, PDD*
M. Parkinson u. DLB bilden Spektrum, wobei PDD dazwischen steht

Lewy-Body-Demenz
Engl.: Dementia with Lewy-bodies, DLB
P α-Synuklein-Fehlprozessierung
K idR früh: fluktuierende Vigilanz, visuelle Halluzinationen, REM-Schlaf-Verhaltensstörung ± Parkinsonismus
D MRI (weniger Hippocampus↓ als in AD), DAT-PET/SPECT, Polysomnographie
Mi α-Synuklein-IHC-pos. Ablagerungen u. Lewy-bodies va in Kortex Neuronen (va frontal, temporal)
T solange mögl. øMedikamente, AChE-Hemmer, L-Dopa; CAVE: Neuroleptika können Zustand verschlechtern

Multisystematrophie (MSA)
P α-Synuklein-Fehlprozessierung vor allem in Oligodendrozyten von (A) Hirnstamm, (B) Basalganglien beids., (C) Kleinhirn
K A) Leitsymptom: vegetat. Dysfkt. (Dysorthostase, Inkontinenz etc) B) L-Dopa-resistent. Parkinson-Sy. (wenn dominant: MSA-P) C) Zerebelläre Ataxie, Dysarthrie, Dysphagie (dominant: MSA-C)
T rein symptomatisch

Vaskuläre Demenz
► Abschn. 22.6

Trinukleotiderkrankungen

Chorea Huntington
E AD-vererbt, Beginn ~ 40 J.
Ä CAG-Expansion in Huntingtin-Gen
P Basalganglien-Degeneration
K progrediente choreatische Hyperkinesien u. Demenz
D Klinik, Genetik
T ua Tetrabenazin, Clonazepam, Neuroleptika, SSRI
Pr letaler Verlauf über 15–20 J.

zerebral & spinal

1. + 2. Motoneuron

Amyotrophe Lateralsklerose (ALS)
E 40–60 LJ., m = f
Ä idR sporadisch (Urs. unklar), selten familiär (div. Genmutat.) zT Overlap mit FTD! (► FTD-MND)
P Degeneration des 1. u. 2. MN
K rasch progred. motor. Defizite
– 1. MN: Hyperreflexie, Spastik
– 2. MN: Schwäche, Muskelatrophie, Faszikulationen
in 80% initial asymmetr., 66% spinal-betont, 33% bulbär-betont, 10% zusätzl. Demenz (► FTD)
Ko Aspirat.-Pneumonie, Ateminsuff.
T Riluzol, Edavaron, NIV, PEG

nur 1. Motoneuron

(Hereditäre) spastische Paraplegie
E frühes Kindesalter – 7. LJ.
Ä idR familiär (div. AD/AR/XR-Genmutationen), selten sporadisch
P Degeneration des 1. MN
K spastische Paraparese, Miktionsstörung, weitere Defizite n. Subtyp

Primäre Lateralsklerose (PLS)
(unklar. eigenständig o. ALS-Variante?)
P Degeneration des 1. MN
K spastische Parese (Beine > Arme), jedoch langsamer, weniger bulbär; wenn im Verlauf auch 2. MN = UMN-onset ALS

nur 2. Motoneuron

Progressive Muskelatrophie (PMA)
(unklar: eigenständig o. ALS-Variante?)
P Degeneration des 2. MN
K m>f, hf Rücken-/Atemmuskulatur beteiligt, seltener bulbär; wenn im Verl. auch 1. MN = LMN-onset ALS

Spinale Muskelatrophie (SMA)
E angeboren bis > 5 LJ.
Ä familiär, sporadisch
P Degeneration des 2. MN
K Faszikulationen, Muskelatrophie u. schlaffe Parese. Unterformen:
– Proximale/distale SMA
– Spino-bulbäre MA
Mi neurogene Muskelatrophie (Verfettung, Fibrose, gruppierte Kalibersprünge)
T Bei SMN1-Mutation: Nusinersen

zerebellär ±spinal

Ataxia teleangiectatica
Ä AR-vererbt (► Kap. 25)
P zerebelläre Atrophie
K Ataxie im 1. Lebensjahr

Friedreich-Ataxie
Ä GAA-Expansion im Frataxin-Gen
P spinozerebelläre Degenerat.+PNP
K progred. Gangataxie, Pyramidenbahnzeichen, Dysphagie, Kardiomyopathie u. Skoliose

Spinozerebelläre Ataxie
Ä AD-vererbt (> 45 versch. Mutat.)
K progred. Ataxie, zerebelläre Störung, zus. Defizite n. Subtyp

Kopfschmerzsyndrome

Spannungskopfschmerz
Engl.: Tension Headache
E m>f, 25.–30. LJ, hfgst Kopf-Sz
K Sz bilateral, drückend, mässig
D ggf. Ausschlussdiagnostik (MRI, LP; va wenn øStressor!)
DD Medik.-Übergebrauchs-Kopf-Sz.
T NSAR, regelmässig Sport, ggf. TZA

Migräne
E f>m (3x), Beginn idR 15.–35. LJ
Ä unklar, FA typischerw. positiv!
P Dysfkt. des trigemino-zervikalen Komplexes, CGRP-Sekretion
K – Ggf. vorausgehend Aura (<60')
– Sz einseit. (70%), stark, pulsatil ±Photophobie/Nausea (4–72h)
D ggf. cCT, CT-Angio
T akut: NSAR+Antiemetik., Triptane Basistherapie: ua β-Blocker, Topiramat, Valproat, Amytriptilin, CGRP-Antagonisten

Trigeminusneuralgie
E 40–65 LJ.
K Sz einschiessend elektrisierend, idR N. V2/V3, idR 1seitig; getriggert d. Kauen, Reden, Bürsten, Zähneputz.
T Carbamazepin, ggf. OP

Clusterkopfschmerz
E M > F; 20–30 LJ.
K periodischer Schmerz während 2–3 Monaten (alle 1–2 Jahre): Beginn oft nachts, stark, „scharf", Dauer: 15–90 min., begleitend Schwitzen, Flush, Ptose, Miose
T akut: O₂, Triptane, Ergotamin, Prophylaxe: zB Ca-Antag., Lithium

Epilepsien
Def 2 unprovozierte Anfälle mit Abstand >24h oder 1 unprov. Anfall plus Rückfallrisiko >60% oder Epilepsie-Syndrom
Ä genetisch, strukturell, infektiös, metabolisch, immunologisch, unbekannt (ILAE2017)
K Anfälle: generalisiert (motorisch/nicht motorisch), fokale Anfälle (mit/ohne Bewusstseinsminderung, Beginn motorisch/nicht-motorisch, fokal zu tonischklonisch, unklassifizierbar)
D Labor, CK, Prolaktin, EEG, MRI, ggf. CCT, LP
T medikamentös (>20 Medik.), Vagusnervstimulation, OP

Extrapyramidale Störungen
– Hypokinet.-rigid: Parkinson-Sy.⁶
– Hyperkinetisch-hypoton
– Tremor (zB essentieller Tremor)
– Dystonie, Myoclonus
– Tic, Tourette-Syndrom
– Chorea (► C. Huntigton/minor)

Schlaf-assoziierte Störungen
– Restless-Legs-Syndrom (RLS)
– Idiopathisch vs sekundär (Eisenmangel, Urämie, DM)
– Therapie: Dopamin-Agonisten
– Narkolepsie
– Tagesschläfrigkeit, Kataplexie
D Hypocretin-1 tief in CSF, REM-Beginn < 15min

SCLC *Small cell lung cancer* (► Kap. 2, Respirationstrakt)
SSRI Selektive Serotonin-Reuptake-Inhibitoren
TP Totalprotein (im Liquor)
TPPA *Treponema pallidum particle agglutination assay*
TZA Trizyklische Antidepressiva

UMN *Upper motor neuron*
¹ Bakteriell: Granulozytose; aseptisch: va. mononukleäre Pleozytose
² »Aseptische Meningitis«: Klinik u. Liquorbefund meningealer Entzündung, jedoch ohne Erregernachweis in Standard-Bakterienkulturen. Hfgst Ursache sind Enteroviren, seltener andere Erreger, Medik. o. Malignome

³ Jeglicher Art, zB auch „Autosplenektomie" b. Sichelzellanämie
⁴ Rifampicin, Isoniazid, Pyrazinamid, Ethambutol
⁵ Befällt Hippocampus, Amygdala, Hypothalamus, G. cinguli, limb. Kortex
⁶ ZB b. M. Parkinson, MSA (► Synucleinopathien), PSP, CBD (► Tauopathien), sekundär durch Medikamente (zB Neuroleptika)

Zirkulationsstörungen

Hämorrhagien

Ischämien

---

extrazerebral

Spontane Subarachnoidalblutung (SAB)
- Ä 80% Berry-Aneurysma
  - 5% AV-Malformation
  - 5% ICB mit Begleit-SAB
  - RF: ♀, art. HT, Rauchen, ADPKD
- P Blutung in SA-Raum
  - → sistiert (ICP↑, Vasokonstr.)
  - vs. Ischämie [in 30%]
  - (ICP↑↑, Vasospasmus)
- K siehe unten ▶ SAB
- Ko Hydrozephalus, Vasospasmus, Infarkt, Herniation, Exitus letalis
- D CT: Blut meistens in den basalen subarachnoidalen Zisternen, bilateral in der sylvischen Fissur, vergrösserte Temporalhörner, Blut zT intraventrikulär u. zT intrazerebral
- T Coil/Clip des rupt. Aneurysmas;
- Ko bei Spasmen: Ca-Antagonist; bei Hydrozephalus: VP-Shunt-Einlage

Berry-Aneurysma
- Def sakkuläres intrakran. Aneurysma
- E ~3% d. Bevölkerung, M = F
- Ä meist Aetiologie unbekannt, selten hereditäre Bindegewebsstörung (zB b. Ehlers-Danlos, ADPKD ▶ Kap.10) ±kardiovask. Risikofakt.
- K b. Ruptur: SAB. Risiko abhängig von: Aneurysmagrösse, Lokalisation (Aneurysmen im hinteren Stromgebiet mit grösserem Rupturrisiko), pos FA für SAB

Epi-/Subduralblutung
▶ Traumata

---

intrazerebral

„Hirnschlag" *Syn.: Schlaganfall, Cerebrovaskulärer Insult (CVI), Stroke*

Intrazerebrale Blutung (ICB)
- Def Blutung innerhalb des Hirnparenchyms/ Ventrikel
- K KopfSz; weiteres je nach Lokalisat. (▶ tiefe/oberfl./intraventr. ICB)
- D CT (± Kontrast), MRI ua für Ätiologie-Evaluation
- T Stopp/Antagonisieren Antikoagulantien[5], Normothermie, ICP-Management (Bett 30°), BD-Senkung
- Ko epileptische Anfälle, Hydrozephalus, Herniation

Transitorische ischämische Attacke (TIA)
- Def Vorübergehende neurologische Ausfälle ohne akute Ischämie im Schädel-MRI (Diffusionsgewichtete Sequenzen), veraltete Def./ falls kein MRI: Symptome<24h
- Pr Risiko für ischämischen Schlaganfall: ABCD3-I-Score (> 7 Pkt. = hohes Risiko)[4]

Ischämischer Schlaganfall
- Def akute Minderdurchblutung des Hirnparenchyms durch Verschlüsse/ Einengung
- K siehe unten ▶ betroffene Infarktgebiete
- D NIHSS, CT/MRI, Ursachenausschluss (Herz-Echo, Karotis-Doppler, Langzeit-EKG)
- Mi Liquefaktionsnekrose mit „Red Neurons" (12h) → Koagulationsnekrose mit Neutrophilen, Mikroglia (24h) → Gliose/Glianarbe durch Astrozyten
- T iv t-PA < 4.5h (cave KI!), ggf. endovaskulär <6h (<24h), sonst Tz-Hemmer
- Ko Hydrocephalus, Herniation, EA (konvulsiv u. økonvulsiv), Einblutungen

ICB-Ursachen:

Hypertensive ICB
- P Platzen von Charcot-Bouchard-Mikroaneurysma
- K siehe unten ▶ Tiefe ICB

Amyloid Angiopathie
- P meist ß-Amyloid-Einlagerung → schwächt Media (AD)
- K siehe unten ▶ Oberfl. (lobäre) ICB (oft wiederkehrend)

Weitere Ursachen
- — Metastasen ▶ Hirntumoren, 22.7
- — Hämorr. Transformations eines inital ischäm. Hirnschlags
- — Gerinn.-störungen, Antikoag.
- — AV-Malformation, Aneurysma
- — Vaskulitis
- — ▶ Traumata

Sinusvenenthrombose
- E Va junge Frauen
- Ä RF: Östrogene, SSW/Wochenbett, Gerinnungsstörungen. Sekundär: weitergeleitet b. HNO-Infekt
- K Kopf-Sz, neurolog. Ausfälle bis Koma
- D Fundoskopie (Papillenödem), MRI, MRV
- T Antikoagulation (selbst b. Stauungsblutung!), Lagerung, Antiepileptika, Sz-Mittel (Off-label: Thrombektomie)

Moyamoya-Erkrankung *(von japanisch moyamoya „Nebel")*
- P idiopath. Verschluss Circulus Willisii → ausgeprägte Anastomosen
- Ko rezidiv. Hirninfarkte, ICB, EA
- D Angiographie:»Nebelwolke«

---

fokal

Ursachen für ischämischen Schlaganfall / Transitorische ischämische Attacke:

Makroangiopathien

Kardioembolisch
- Ä VHF, Endokarditis, Klappenvegetationen, PFO, Myxom (▶ Kap. 4)

Atherosklerotisch/thrombotisch
- Ä Thrombose, evt. arterio-arterielle Embolie; hf iR Karotisstenose

Weitere Ursachen
- — Hämodynamisch (▶ Grenzzoneninfarkt unten)
- — Dissektion der Arterien
- — Entzündlich zB Riesenzellarteritis
- — Gerinnungsstörungen
- — Okklusion zB Falx-Meningeom
- — Fibromuskuläre Dysplasie
- — Vasospastisch zB Post-SAB

Mikroangiopathien

Lipohyalinose
- Ä Hypertonie, Diabetes mellitus
- P „Übergangsform" zw. ▶ Atherosklerose u. ▶ hyaliner Arteriolosklerose (siehe Kap. 2)
- K ▶ lakunärer Infarkt,
  - ▶ vaskuläre Demenz
- D CT oft negativ, Zeichen einer Leukenzephalopathie

CADASIL
Engl.: Cerebral Autosomal Dominant Arteriopathy with Subcortical Infarcts and Leukoencephalopathy
- E sehr selten, Manif. ab 30 LJ.
- Ä AD, NOTCH3-Gen-Mutation
- K multiple Infarkte, TIA, Migräne, Demenz in fortgeschritt. Fällen
- D Klinik, MRI, Genanalyse

Weitere Ursachen
- — Morbus Fabry
- — CARASIL
- — PACNS

---

global

Ischämisch-hypoxische Enzephalopathie
- Ä globale Hirnischämie, zB bei
  - – Herzstillstand
  - – Schock
- P Koagulationsnekrose d. Kortex-Zonen 2–6 zT mit zystischem Zerfall
- K breites Spektrum von Erholung, vegetativem Zustand über Koma bis zu Hirntod
- Ko globales Hirnödem mit Einklemmung, Aspirationspneumonie, nicht-konvulsiver Status epilepticus
- D EEG (reagibel?), NSE (als Serum-Marker für Ausmass des Parenchymschadens), Medianus SSEP
- T kausal (oft Koro notwendig) induzierte Normo-/Hypothermie

Vaskuläre Demenz (VaD)
- Ä SAE, kortikale Infarkte, lakunäre Infarkte (meist multiple)
- K zT Überlappung zwischen AD u. VaD; exekutive Dysfuktion mit Behinderung >> Beeinträchtigung des Gedächtnisses

---

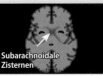

Subarachnoidale Zisternen

Subarachnoidalblutung (SAB)
Plötzliche stärkste KopfSz (CAVE: mildere Sz möglich), Bewusstseinsstörungen, Okulomotorius-Lähmung b. Aneurysmen der ACP, Glaskörperblutung (Terson-Syndrom), Synkope

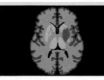

Tiefe ICB
(Blutung in Basalganglien, Thalamus, Pons, Kleinhirn)
Kontralaterale Halbseitenlähmung, Blickdeviation, Bewusstseinsstörung

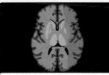

A. cerebri media Infarkt
Kontralaterale Hemiparese u. -hypästhesie: Gesicht, Arm>Bein, Aphasie (b. Infarkt d. dominanten Hemisphäre), Hemineglect (b. Infarkt d. nichtdominanten Hemisphäre)

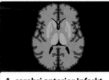

A. cerebri anterior Infarkt
Kontralaterale Hemiparese u. -hypoästhesie: Bein>>Arm, Inkontinenz, Persönlichkeitsveränderungen *(präfrontaler Kortex)*

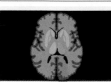

A. cerebri posterior Infarkt
Kontralaterale homonyme Hemianopsie mit Makulaschonung, Halluzinationen *(visueller Kortex)*, kontralaterale Sensibilitätsstörungen *(lateraler Thalamus)*

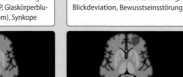

Intraventrikuläre Hirnblutung (IVH)
(im Rahmen SAB, ICB o. selten isoliert = primäre IVH)
Plötzliche Kopf-Sz, Erbrechen, Bewusstseinsstörung

Oberflächliche (lobäre) ICB
Kopfschmerzen, Symptome abhängig von Blutungslokalisation (Vergleiche Klinik der verschiedenen arteriellen Infarktgebiete)

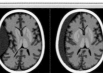

EDH
Oft initiale Bewusstlosigkeit → freies Intervall → erneute Eintrübung

SDH
Akut vs. chronisch; variable Klinik: asymptomat. bis zur Herniation

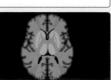

Grenzzoneninfarkt
Beidseitiger Sehverlust, Schwäche der Schultern u. Oberschenkel mit Schonung von Gesicht, Händen u. Füssen (meist bilateral)

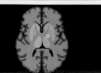

Lakunärer Infarkt[3]
Typische Klinik abhängig von Lokalisation: **rein** motorisch (gelber Punkt), **rein** sensorisch, sensomotorisch, ataktisch-hemiparetisch; *mögliche Lok. lakunärer Infarkte hellgelb hinterlegt*

22

Traumata

Druckänderungen

Liquorstörungen

Mechanisch-Traumatisch

→ **Schädelknochen** → **Hirnparenchym** → **Rückenmark**

akut

Hypertensive Enzephalopathie (HTE)
- Ä hypertens. Notfallsituation (idR BD >220/120mmHg) ± vorbesteh. chron. HT
- P Verlust d. Bayliss-Effekts (Auto-regulation)
  → Störung BH-Schranke
  → Vasogenes Hirnödem
  = ICP folgt erhöhtem BD
- K Hirndruckzeichen
- D MRI (Marklagerödem)
- T BD-Senkung, Hirnödem-Management

chronisch

Subkortikale arteriosklerot. Enzephalopathie (SAE)
Syn.: Vaskuläre Enzephalopathie, veraltet: Morbus Binswanger
- Ä Arteriosklerose
- P chronischer Druck → Nekrose d. Arteriolen → Demyelinisierung
- K Demenz, kleinschrittiger u. verlangsamter Gang ("lower body Parkinsonism")

Posteriores reversibles Enzephalopathie-Syndr. (PRES)
- Ä RF: Eklampsie, SLE, Immuno-suppressiva
- P zerebrale Gefässautoregulation u. Gefässendothel gestört → ↑Permeabilität, vasogenes Ödem
- K KopfSz, Vigilanz↓, Sehstörungen, epileptische Anfälle
- D MRI: T2-Hyperintensität va d. parieto-okzipitalen Regionen

Hydrozephalus
Def.: Erweiterung der Liquorräume

Normaldruck-hydrozephalus (NPH)
- E oft 60–70 LJ.
- Ä Idiopathisch vs. sekundär (assoziiert mit SAB, Meningitis)
- K Demenz, Inkontinez, Gangstörung (=Hakim-Trias)
- D MRI: Ventrikeldilat. b. normalem Kortex; LP: Liquordruck normal, klin. Besserung nach Liquorablassversuch
- T Ventrikel-Shunt

Hydrocephalus malresorptivus
meint die gestörte Liquorresorption nach zB Infekt/SAB. Begriff wird nicht mehr häufig verwendet. Viele verlaufen iR eines sekundären NPH.

Hydrocephalus occlusus
- Ä mechanischer Verschluss d. Liquorabflusses , zB Hirnblutung mit intraventrikulärem Einbruch o. Tumor
- K KopfSz, Nausea/Vomitus, Koma
- Ko Herniation
- D CT, MRI: Ventrikeldilatation (Zunahme über serielle MRI?), verstrichene Sulci, aufgehobene Rind-Mark Differenzierung

Hydrocephalus ex vacuo
- P sekundäre Auffüllung der erweiterten Liquorräume iF kortikaler Atrophie

Pseudotumor cerebri
Syn.: Idiopathische intrakranielle HT
- Ä unklar; RF: ♀, Adipositas, Schwangerschaft, Steroide, Vitamin A
- P intrakranielle HT
- K Kopf-Sz, visuelle Phänomene, Visusverlust
- D Liquordruck > 25 cmH$_2$0, Schädel-CT/-MRI normal
- T Azetazolamid, Prednison, periodische LPs, Liquor-Shunt

Schädelknochen
- EÄ Sturz, Trauma, Verkehrsunfälle, häufige Todesursache < 40 LJ.
- K Spektrum: Schädelfrakturen ± SHT ± Intrakranielle Hämatome

Schädelfraktur
- P Kalotte ± Schädelbasis betroffen, offene vs. gedeckte Fx (offen: Kontakt Liquor-u. Aussenwelt)
- T OP b. offener Verletzung, progredienten Pneumozephalus, Trümmerbrüche, anhaltender Liquorrhö

Kalottenfraktur
- Ä Biegungs- vs. Berstungs-Fx
- P Einteilung nach Morphologie: Loch- vs Lineare- vs Trümmer- vs Impressions-Fx
- Ko A. media-Begleitverletzung → Epiduralhämatom; Osteomyelitis

Schädelbasisfraktur
- Ä oft Berstungs-Fx; seitliche Einwirkung
- P Einteilung nach Lokalisation:
- (A) Frontobasal (vordere SB)
- (B) Laterobasal (laterale SB):
  – (B1) Pyramidenlängs-Fx
  – (B2) Pyramidenquer-Fx
- K (A) Brillenhämatom, Rhinoliquorrhoe, subkonjunktivale Blutungen
  (B) VII-Lähmung
  (B1) Hämatotympanon
- Ko ggf rezidivierende Meningitiden b. verpassten offenen Fx; Pneumatozelen

Gesichtsschädelfraktur
(► Kap. 5, HNO)
- P Mittelgesichts-Fx nach Le Fort I–III; „Blow-Out Fraktur" (Bulbus oculi durch Orbitaboden gedrückt)

Hirnverletzung
Einteilung: offen (Dura mater verletzt) vs. geschlossen; primär (coup) vs. sekundär (contre-coup)[1]; nach klinischem Schweregrad (SHT):

Schädelhirntrauma (SHT)[2]
- K Einteilung nach Initial-GCS
- Leichtes SHT (GCS 13–15) o. kurzzeitiger Bewusstseinsverlust
- Mittelschweres SHT (GCS 9–12)
- Schweres SHT (GCS <9)
- D CT/MRI b. älteren Pat., persist. Sympt., längere Amnesie, GCS↓, fokal-neurologische Ausfälle

Intrakranielle Hämatome

Epiduralhämatom (EDH)
- E ~ 1% der SHT
- P Ruptur A. meningea media u. Äste
- K 1) Prim. Bewusstseinsstör., 2) freies Intervall (~15% d. Pat.), 3) Erneut Eintrübung. Pupillenerweiterung ipsilateral zur Läsion
- T Trepanation u. Ausräumung

Akutes Subduralhämatom (SDH)
- A nach schweren SHT
- P Ruptur d. Brückenvenen
- K Bewusstseinsstörungen
- Ko Mittellinienverlagerung
- T Bohrlochtrepanation + Drainage

Chronisches SDH
- Ä oft b. älteren Pat. nach leichten Traumata ± Antikoagulantien
- K progred. Bewusstseinsstörung über Tage b. Monate
- T Chirurgie b. symptom. Verlauf

Traumatische SAB
- EÄ i. R. von schweren SHT (vgl. ► spontane SAB)

Commotio spinalis
- Def passagere Sensibilitätsstörungen, Reflexveränderungen
- Ä stumpfes WS-Trauma
- Pr Restitutio ad integrum

Contusio spinalis
- Def (partielles) Querschnittssyndrom nach WS-Trauma mit irreversiblen Schädigungen
- Ä Torsion, Kontusion, Kompression
- K abhängig von Läsionshöhe. Spinaler Schock (schlaffe Parese) → spastische Tetra-/Paraplegie, Hyperreflexie, Pyramidenzeichen unterhalb d. Läsion
- D Ausschluss von Begleit-Hämatom, Knochenabsprengungen
- T Glucocorticoide hochdosiert, ggf. Dekompression u. Stabilisation
- Pr ø vollständige Restitutio

HWS-Schleuderverletzung
- Ä typischerweise Auffahrunfall
- P sehr selten: Bandscheibenvorfall, Vertebralis-Dissektion
- K initial oft symptomfrei, im Verlauf: Nacken- u. SchulterSz

Spinale Durchblutungsstörungen
- Ä nach operativen Eingriffen der Aorta, Angiographien, bei Aortenaneurysma, -dissektion
- P ischämische Durchblutungsstörungen des Rückenmarks, meist thorakal
- Ko Querschnittssyndrom

Spätkomplikationen:
- Posttraumatische Epilepsien (zB n. Hirnparenchym-Verletzungen)
- Entzündlich (zB Abszess, rezidivierende Meningitiden n. Schädel-Fx)
- Carotis-Sinus-Cavernosus Fistel (zB n. Schädelbasis-Fx)

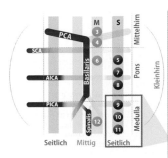

Rule of Four für Hirnstammsyndrome
- 4 Kerne „oberhalb Pons" (N.I, II øim Hirnstamm), 4 in Pons, 4 in Medulla
- Mittige Kerne: Teiler von 12 (3, 4, 6, 12); Seitliche Kerne: keine Teiler von 12 (7–11).
- M-Bahnen: „motorisch" (kortikospinal*), medialer Lemniskus*, medial longitudinal Fasciculus
- S-Bahnen: spinozerebellär, spinothalamisch*, Sympathikus, sensorischer Trigeminus-Kern
- Lerne auf der linken Seite, welches Gefäss was versorgt.
*Cave: beachte b. diesen Bahnen, dass deren Kreuzung unterhalb des Hirnstamms zu kontralateralen Ausfällen führt.

Bsp Wallenber-Sy. (PICA): Ausfall HN 9,10,11 (ipsilaterale Sy.) Aufall „S-Bahnen" (spinothalamisch kontralaterale Sy.)

[1] „Coup": Schädigung auf Seite der Gewalteinwirkung. „Contra-coup": Verletzung auf Gegenseite (z. T. ausgeprägter). „Coup-Contre-Coup-Verletzung": zB Epiduralhämatom auf der Seite der Gewalteinwirkung u. Subduralhämatom auf Gegenseite
[2] Veraltete Begriffe: Leichtes SHT = Commotio cerebri = „Gehirnerschütterung"; Mittelschwere SHT = Contusio cerebri = „Gehirnprellung"; Schwere SHT = Compressio cerebri = „Gehirnquetschung"
[3] Lenticulostriate, ant. Choroidalarterie, Art. von Heubner, paramedianische Äste der Basilararteri
[4] 15% Stroke-Risiko b. >70%-Stenose u. Symptomen (zB TIA); Therapieoptionen: Stenting, Chirurgie je nach Stenose, Symptomen, Komorbidität
[5] B. Vit.-K-Antagon: FFP + Vitamin K; Dabigatran: Idarucizumab; Faktor-Xa-Antag: Andexanet
Abkürzungen: ACoP = A. communicans posterior; AICA = A. cerebelli anterior inferior; GCS = Glasgow Coma Scale; HWS = Halswirbelsäule; PICA = A.cerebelli inferior posterior; SCA = A. cerebelli superior; SB = Schädelbasis; VP-Shunt = Ventrikuloperitonealer Shunt; WS = Wirbelsäule

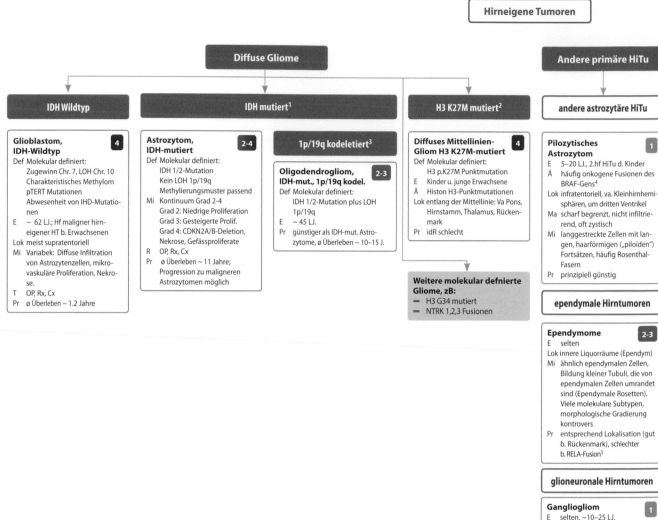

Anmerkungen zu Tumoren des ZNS: Seit dem letzten Jahrhundert basierte die Klassifikation von primären Hirntumoren weitgehend auf der Histologie, wonach Tumoren nach ihren mikroskopischen Ähnlichkeiten mit verschiedenen vermeintlichen Ursprungszellen u. ihren vermuteten Differenzierungsgraden klassifiziert wurden. Mit der WHO-Klassifikation von 2016 wurden erstmals molekulare Parameter (zB IDH-Mutationen) in die Klassifikation von ZNS-Tumoren einbezogen u. zum ordnenden Prinzip erklärt, was die Objektivität des diagnostischen Prozesses entscheidend verbessert hat. In der Auflage von 2021 ist die Mehrzahl der Entitäten, darunter zahlreiche neue, etwa Verdoppelung seit 2007, molekular definiert. Klinisch am relevantesten ist die Ablösung der Nomenklatur bei den diffusen Gliomen der Erwachsenen. Das Glioblastom, IDH Wildtyp (mit seinen zahlreichen Subtypen), CNS WHO Grad 4 (nun in arabischer Numerierung bei der Gradierung) wird nun vom Astrozytom IDH-mutiert (CNS WHO Grade 2,3,4) und von Oligodendrogiom, IDH-mutiert, 1p/19q-kodeletiert (CNS WHO Grade 2,3) unterschieden. Die historischen Termini »Glioblastoma multiforme«, »primäres und sekundäres Glioblastom«, »IDH-mutiertes Glioblastom« wurden vollständig entfernt und sollten auch nicht mehr synonym verwendet werden, da sie in keiner Weise die Tumorbiologie reflektieren. Ferner neu ist die Möglichkeit, das Glioblastom, IDH-Wildtyp rein molekular (typischerweise mittels Methylom- und Kopienzahlanalyse) zu diagnostizieren. Dies ist onkologisch höchst relevant, da diese Tumoren histologisch »niedriggradig« imponieren können (noch ohne gesteigerte Proliferationsaktivität, Nekrosen, Gefässproliferate) und dennoch als CNS WHO Grad 4 eingeordnet werden. Derzeit wird evaluiert, wie aggressiv diese Tumoren, die biologisch das Frühstadium des Glioblastoms, IDH Wildtyp darstellen, therapiert werden sollen. Neben genannten häufigen Tumorarten zeichnet sich ab, dass es aus allen Formenkreisen zahlreiche Tumoren gibt, die biologisch äusserst divers sind und nächstliegend seltenste Einzelfälle eigener Entitäten darstellen. In diesen Fällen erscheint es sinnvoll, auf eine affirmative Klassifikation zu verzichten, sobald alle aktuell verfügbaren Referenzdaten zu Rate gezogen wurden. Diese Tumoren können als »not elsewhere classified« eingeordnet werden. Zuverlässige Vorhersagen des klinischen Verlaufs sind noch nicht möglich. In derartigen Fällen sind gehäuft aberrante Treibermutationen bzw. -genfusionen (z.B. NTRK1,2,3) zu finden, die onkologische Therapieziele darstellen. Demgegenüber gibt es für das molekular gesicherte Glioblastom, IDH Wildtyp (CNS WHO Grad 4) bislang keine zielgerichtete Therapie, wenngleich diese Tumoren vergleichsweise häufig EGFR-Signalweg-Alterationen aufweisen. Eine rein morphologische Diagnostik erlaubt in der Regel keine Tumorklassifikation mehr gemäss aktueller WHO-Einteilung. Das Routinewerkzeug für die erste Einteilung ist die Microarray-basierte Methylomanalyse; weitere Methoden mit vergleichbarem Informationsgehalt sind ebenfalls verfügbar.

Metastasen sind die häufigsten Hirntumoren bei Erwachsenen. Unter den primären Hirntumoren machen Meningeome und diffuse Gliome/Glioblastome zusammen rund zwei Drittel aller Tumoren bei Erwachsenen aus. Bei Kindern stehen die primären Hirntumoren im Vordergrund, wobei pilozytische Astrozytome und Medulloblastome die häufigsten Entitäten darstellen.

Klinisch können Hirntumoren durch akute o. chronische Zeichen des gesteigerten Hirndrucks u./o. fokal-neurologische Ausfallserscheinungen symptomatisch werden; hierzu gehören auch epileptische Anfälle.

Das MRI stellt aktuell die wichtigste Modalität in der bildgebenden Diagnostik von Hirntumoren dar. Für die definitive Diagnose ist immer eine Gewebeentnahme erforderlich, welche zT stereotaktisch entnommen werden kann.

Chirurgie, Bestrahlung und Chemotherapie sind die drei führenden therapeut. Modalitäten bei der Behandlung von Patienten mit Hirntumoren. Bei diffusen Gliomen kommen postoperativ neben der Strahlentherapie auch Chemotherapeutika, wie zB Temozolomid zum Einsatz. Eine Hypermethylierung des MGMT-Promotors ist positiv prädiktiv für das Ansprechen auf Temozolomid. Weitere therapeutische Massnahmen richten sich nach der Klinik: zB antiepileptische Therapien bei epileptischen Anfällen.

Trotz Fortschritten in der Behandlung von diffusen Gliomen einschl. Glioblastomen sind diese bislang idR nicht heilbar.

Embryonale HiTu

»Medulloblastom«
- E 5–10 LJ.
  hfgst maligner HiTu d. Kinder,
  ~ 5% hereditär (Gorlin-Syndrom;
  Turcot-Syndrom ▸ Kap. 25)
- P heterogene Gruppen von mole-
  kularen Subtypen (siehe unten).
  Die Unterscheidung geschieht in
  erster Linie mittels Methylom-Diag-
  nostik und anhand der Kopienzahl-
  Profile.
- Lok Klassisch: Zerebellum
- Mi zellreich, runde/ ovale Zellkerne,
  Homer-Wright-Rosetten

Medulloblastom, WNT-aktiviert ~10% **4**
- P ua GoF-Mutation im Gen für
  β-Catenin, welches zur Aktivie-
  rung des WNT-Pathways führt
  Vgl. Turcot-Syndrom: ▸ Kap. 25
- Pr relativ günstig; 5-JÜ ~ 95%

Medulloblastom, SHH-aktiviert ~30% **4**
- P ua LoF des Tumor-
  suppressors PTCH1 → Aktivati-
  on des Sonic hedgehog-Pathways (Involviert in Regulation
  der Zellteilung)
  Vgl. Gorlin-Syndrom: ▸ Kap. 25
- Mi häufig desmoplastisch/nodulär
- Pr 5-JÜ ~ 75%

Medulloblastom, „Gruppe 3" ~25% **4**
- P ua Amplifikation d.
  Protoonkogens MYC ↑
  hohe genomische Instabilität.
  Weitere molekulare Subgrup-
  pen.
- Pr 5-JÜ ~ 50%

Medulloblastom, „Gruppe 4" ~35% **4**
- P ua Amplifikation d.
  Protoonkogens MYCN ↑.
  Weitere molekulare Subgrup-
  pen.
- Pr 5-JÜ ~ 75%

Meningeom

Meningeom
- E 50–70 LJ, F >> M; 1/3 d. prim. HiTu
- Ä RF: nach Strahlenexposition (Latenz
  ~30 Jahre), NF2-assoziiert
- P ~50% NF2-Mutationen in spora-
  dischen Meningeomen
- Lok überall wo Dura (Falx Cerebri,
  Tentorium cerebelli, Venensinus);
  10% spinal
- K oft asymptomatisch, Symptome
  durch Masseneffekt
- D MRI: extra-axial, dural, Kontrast-
  anreicherung nach Gadolinium
- Mi Meningiome sollten nach Mög-
  lichkeit morpho-molekular gradiert
  werden. Insbesondere gelten für
  die anaplastischen Meningeome
  (CNS WHO Grad 3) auch molekulare
  Kriterien, u.a. pTERT-Mutationen,
  CDKN2A/B-Deletionen.

„Benignes" Meningeom **1**
- Ma scharf begrenzt, breitbasig
- Mi Einrollungsfiguren, nukl. Ein-
  schlüsse, Psammomkörper,
  gefässreich
- Pr ~10% Rekurrenz

Atypisches Meningeom **2**
- Mi Mitosen (≥4/10 HPF) u. o.
  Hirninvasion
- Pr ~40% Rekurrenz

Anaplastisches Meningeom **3**
- Mi mehr Mitosen (≥20/10 HPF)
- Pr ~75% Rekurrenz

Andere

Nervenscheiden-Tumoren

Schwannom / Neurinom **1**
- E meist sporadisch, b.
  hereditären Syndromen: NF2,
  Carney-Komplex (▸ Kap. 25,
  Hereditäre Tumorerkrankungen)
- Lok häufig VIII-Hirnnerv (Vestibula-
  risschwannom, klin: „Akustikus-
  neurinom"); bilateral patho-
  gnomonisch b. NF2
- K je nach Lokalisation: Symptome
  iF Nervenkompression, b. Akus-
  tikusneurinom: zunehmende
  Schwerhörigkeit, Ataxie, Tinni-
  tus, Nystagmus
- Mi exzentrisch aus peripheren
  Nerven (Nerv meist in Kapsel);
  biphasischer Aufbau: Antoni A
  (dicht) u. B (locker); nukleäre
  Palisadierung; spindelförmige
  Kerne der Schwann-Zellen
- Pr idR gut

Sellaregion-Tumoren

Hypophysenadenom **1**
- E F > M, 20–40 LJ.
- P aktiv vs Inaktiv
  ▸ Kap. 20, Hypophyse

Kraniopharyngeom **1**
- E Kinder 8–15 LJ.
- P gutartiger plattenepithelialer
  Tumor ▸ Kap. 20, Hypophyse

Pinealregion-Tumoren

Pineozytom **1**
- E selten
- K Parinaud-Syndrom

Pineoblastom **4**
- E selten
- K Parinaud-Syndrom

Keimzelltumoren

Germinom
- E selten, 10–12 LJ., M>F,
  ~ 60% d. ZNS-Keimzelltumoren
- Lok Prädilektion: Sella- u. Pinealis-
  region (Parinaud-Syndrom); gelegentlich metachrom auftretend
- Mi gleiche Histologie wie b. Dysgerminom d. Ovarien ▸ Kap. 12
  u. Seminom d. Hodens
  ▸ Kap. 11 (gleiche Histologie)
- Pr günstig mit Strahlentherapie

Weitere, nicht-germinale Keimzelltumoren
vgl.: ▸ Kap. 12 Ovarialtumore
- Embryonales Karzinom
- Dottersack-Tumor
- Choriokarzinom
- Teratom

primäre ZNS-Lymphome

DLBCL
- E selten; ~90% der ZNS-
  Lymphome (▸ Kap. 19)
- Ä RF: HIV, IS, angeborene
  Immundefekte (▸ Kap. 18)
- T zerebrale Toxizität als zusätzli-
  che „Herausforderung" im Ge-
  gensatz zu Lymphomen ande-
  rer Organe

histiozytäre Tumoren

Langerhans-Zell-Histiozytose
- E sehr selten (▸ Kap. 18)
- P Risiko von ZNS-Beteiligung erhöht, falls nahliegende Knochen befallen sind (zB Tempo-
  ralknochen)
- K z. T. Diabetes Insipidus, Neurodegenerativ

Metastasen

Metastasen
- E ~50–65 LJ.
  hfgst intrakranielle Tumoren
- Ä 1) Bronchus-CA
  2) Mamma-CA
  3) Melanom
- Lok idR Grosshirn, in 50%
  als solitäre Metastase
- Mi gemäss Primarius
  zB Melanom: polymorphe
  Kerne mit fokal epithelialen
  Formationen u. Melanin

Meningeosis carcinomatosa
- Def Aussaat maligner Zellen in
  Subarachnoidalraum
- Ä Bronchus-CA, Mamma-CA,
  Nieren-CA, malignes Melanom,
  unter den primären HiTu va b.
  Medulloblastom

Hereditäre Syndrome

- ÄP ▸ Kap. 25, Hereditäre
  Tumorerkrankungen
- **Neurofibromatose Typ 1**
  Ua bilat. pilozytische Astro-
  zytome d. 1. Hirnnerven
- **Neurofibromatose Typ 2**
  Ua bilat. Vestibularisschwan-
  nome
- **Von-Hippel-Lindau Syndr.**
  Ua Hemangioblastome
- **Tuberöse Sklerose**
  Hamartome, subependymales
  Riesenzellastrozytom

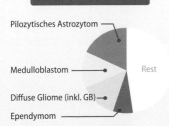

Kinder < 14 LJ.
- Pilozytisches Astrozytom
- Medulloblastom
- Diffuse Gliome (inkl. GB)
- Ependymom
- Rest

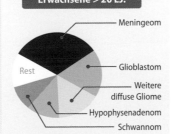

Erwachsene > 20 LJ.
- Meningeom
- Glioblastom
- Weitere diffuse Gliome
- Hypophysenadenom
- Schwannom
- Rest

Darstellung der relativen Häufigkeiten intrakranieller Tumoren mit Ausnahme von Hirnmetastasen.
Daten approximativ nach *CBTRUS*. **Beachte:** Metastasen sind die häufigsten intrakraniellen Tumoren bei Erwachsenen.

Ungefähre Abbildung des unbehandelten klinischen Verlaufs von wenig aggressiv **1** bis hochaggressiv **4** der einzelnen Tumortypen. I.d.R. werden die Grade **1** - **2** als »low grade« und **3** - **4** als »high-grade« zusammengefasst. Dieses Grading sagt nichts über die Therapierbarkeit der einzelnen Läsionen aus und betrifft überwiegend die hirneigenen Tumoren. Für einige Entitäten ist kein WHO-Grad definiert.

[1] IDH: Isocitrat-Dehydrogenase-Mutationen (Teil des Zitratzyklus) → Akkumulation onkogener Metaboliten → Beeinträchtigung Genexpression-regulierender Prozesse
[2] H3 K27M: Punktmutationen im H3-Histon (Beteiligt an Genexpression)
[3] 1p/19q: unbalancierte Translokation in Tumorigenese → Deletion des kurzen Armes des Chromosoms 1 u. des langen Arms des Chromosoms 19
[4] BRAF: Mutationen des Onkogens → MAPK-Pathway ↑ → Zellproliferation↑ (vgl: ▸ Kap. 17)
[5] RELA: RELA kodiert für Transkriptionsfaktoren, die NF-κB regulieren.
[8] NF2: LoF-Mutation im NF2-Tumorsuppressorgen (vgl: ▸ Kap. 25)

Abkürzungen: HiTu = Hirntumor; DLBCL = *Diffuse-Large-B-cell-lymphoma*; LoF = „Loss of Function"; LOH = „Loss of heterozygosity"; GoF = „Gain of Function"

Peripheres Nervensystem und Muskulatur

Jens Petersen, Hans H. Jung, Juliane Bremer, Elisabeth J. Rushing, Thomas Cerny, Kirill Karlin

23.1 Aus Sicht der Klinik

Anamnese inklusive Leitsymptome
- (Belastungsinduzierte) Schwäche, (neuro- o. myopathische) Schmerzen, Atrophie, Sehstörung (Doppelbilder), Schluckstörung, Dyspnoe, Gangstörung.
- Lokalisation/Ausmass der Symptome, zeitl. Verlauf?
- Entwicklung (Schulsport).
- Familienanamnese (ua Gangstörung, Hohlfüsse/Krallenzehen); Anhalt für Infertilität?
- Braun-/Rotfärbung des Urins (Myoglobinurie)?
- Systematische Medikamenten- bzw. Toxinanamnese.
- Periodische Paralysen.

Klinische Untersuchung
- Augenmotilität, ggf. Simpson-Test.
- Mimische Muskulatur.
- Dysphagie/Dysarthrie, Würgreflex, Zungenbeweglichkeit.
- Muskelatrophie (einschl. Rumpf- u. Extremitätenmuskeln).
- Kraft aller Muskeln einsch. Nackenbeuger/-strecker.
- Axiale Muskelschwäche?
- Unwillkürliche Bewegungen ([Zungen-]faszikulieren, Myokymien).
- Reflexe, Pyramidenbahnzeichen, Koordination, Sensibilität.
- Provokationstests (zB Lasègue-, Phalen-, Tinel-Zeichen).
- Gangbild (zB Duchenne-Hinken).
- Okulopharyngeales, Gliedergürtel-, Fazioskapuloperoneales Syndrom? Distales Myopathiesyndrom?
- (Mono-, Poly-) neuropath. Syndrom? Multiplex-Neuropathie?
- Radikuläres Syndrom/Plexopathie?
- Myasthenie-Syndrom?

Zusatzuntersuchungen
- Creatinkinase (CK), Elektroneuromyographie (ENMG).
- Weitere Abklärung gem. Anamnese, FA, klinischem Befund, CK-Wert u. ENMG-Befund anzupassen.
- Labor - Beispiele: Va Myositis: Basislabor, Rheumaserologie, Myositis-Antikörper, Erregerserologien (zB HIV, Borrelien).
- Lumbalpunktion, ggf. mit Erregerserologien.
- Neuromuskulärer Ultraschall, MRT (MR-Neurographie).
- Metabolische Funktionstests (NIFET, SATET).
- Va Myositis: Kapillarmikroskopie.
- Muskel-/Nervenbiopsie.
- Molekulargenetik (Einzelgen, NGS, mtDNA [aus Muskel]).

23.2 Aus Sicht der Pathologie

Ausgangslage:
- Schädigung peripherer Nerven u. Muskeln durch enorm breites Krankheitsspektrum möglich (metabolisch, toxisch, traumatisch, entzündlich, vaskulär, paraneoplastisch o. genetische Erkrankungen).
- Verteilungsmuster, Art u. Dauer der Symptome geben Hinweise auf zugrundeliegende Erkrankung.
- Neuropathien lassen sich histologisch in akut vs. chronisch sowie demyelinisierend vs. axonal einteilen.
- In der Muskelpathologie unterscheidet man myopathische und neurogene Veränderungen.

Diagnostik
Nervendiagnostik:
- Konventionell-morphologisch u. IHC: Liegt Demyelinisierung (dünne Myelinscheiden u. Zwiebelschalen-Formationen) o. axonale Schädigung (Axondegeneration u. -verlust, Vorliegen von Regeneratclustern) vor?
- Semidünnschnitte u. Elektronenmikroskopie (EM): ermöglichen optimale Beurteilung von Myelinscheide, Erkennung von Zwiebelschalenformationen, Beurteilung selbst kleiner markloser Nervenfasern.
- Seltener kommen Nervenfaser-Zupfpräparate u. Hautbiopsien (letztere b. Erkrankungen kleiner Nervenfasern) zur Anwendung.

Muskeldiagnostik:
- Konventionell-morphologisch u. IHC: Myopathische Veränderungen (Muskelfasernekrosen, regenerierende Muskelfasern, Myophagozytosen) oder neurogene Veränderungen (akut: angulär atrophe Fasern [Esterase positiv], chronisch: Gruppenatrophien, Fasertypengruppierungen, Kernhaufen)?
- Essenziell sind Enzymhistochemien (EHC) u. Spezialfärbungen an Gefriermaterial, zB Gomori-Trichromfärbung (GT), diese Tests funktionieren an Formalin-fixiertem Material nicht. EHC zur Aktivitätsbestimmung von Enzymen zB der Atmungskette oder des Glucosestoffwechsels.
- In wenigen Fällen weitere Erkenntnisse durch EM.

Besonderheit: Indikationen zur Nervenbiopsie
- Dank Fortschritten b. genetischen Tests (zB Exome-Sequenzierung) gibt es nur noch wenige Indikationen für eine Nervenbiopsie.
- Wichtigste Indikationen sind: Va Vaskulitis, Amyloidose oder atypische inflammatorische Neuropathien.
- Biopsie kommt auch in Betracht, wenn Klinik, ENMG und Bluttests (inkl. Genetik) nicht wegweisend sind.

Schwierige Stellen
Muskeldystrophien sind hereditäre Myopathien. Historisch unterscheidet man Gliedergürteldystrophien (LGMD; >30 Typen mit verschiedenen Mutationen, unterteilt in dominant - LGMD Typ 1 - o. rezessiv vererbte - LGMD Typ 2), Duchenne/Becker (Mutationen im Dystrophin-Gen, X-chromosomal), EDMD, FSHD ua. Das Paresemuster, extramuskuläre Symptome (Kardiopathie) u. die Bildgebung erlauben bisweilen die gezielte Testung eines Kandidatengens (zB Myotone Dystrophie Typ 1). Aufgrund einer phänotypischen Überschneidung von Muskeldystrophien, Myositiden u. neurogenen Syndromen (zB SMA) sind oft ein ENMG, ein Muskel-MRI u. eine Muskelbiopsie indiziert, letztere va für IHC u. Western-Blot-Analysen der Dystrophie-assoziierten Proteine. Wenn die Biopsie keine Auswahl eines Kandidatengens erlaubt, kann ein Next-generation-sequencing erfolgen.

23

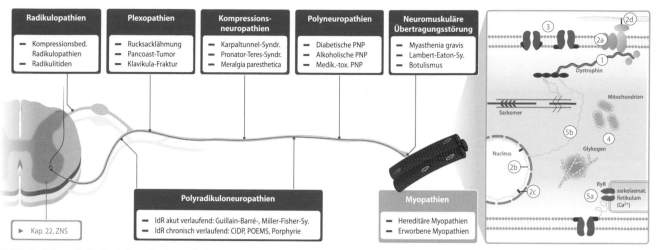

Abb. 1 Schematische Darstellung der Anatomie des peripheren Nervensystems u. Muskulatur. Hereditäre Myopathien u. Beispiele mutierter Proteine: Muskeldystrophien. **(1)** ▶ Dystrophinopathien (Typ Duchenne u. Becker). ▶ Weitere Muskeldystrophien mit **(2a)** Sarcoglykan-Mutationen b. Gliedergürtel-Muskeldystrophien (LGMD), **(2b)** Emerin-Mutationen b. Emery-Dreifuss-Muskeldytrophie (EDMD), **(2c)** nukleäre Lamin-Mutationen bei EDMD2, **(2d)** α-Dystroglykan-Mutationen b. congenitalen Muskeldystrophien. **(3)** Kanalpathologien (▶ Nicht-dystrophe Myotonien u. periodische Paralysen). **(4)** ▶ Metabolische Myopathien. Beispiele congenitaler Myopathien: **(5a)** RYR1-Mutationen b. Central-Core-Krankheit, **(5b)** α-Aktin Mutationen b. Nemalin-Myopathie. (©Cerny, Karlin, 2018 [23.1])

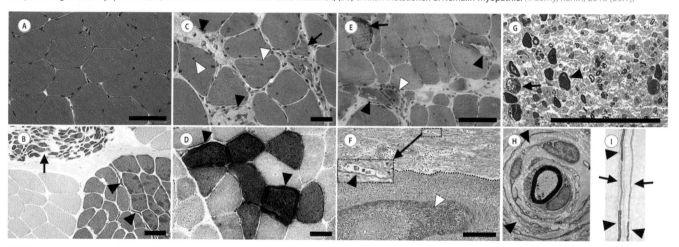

Abb. 2 Nerv-/ Muskelpathologie. **A)** Normaler Muskel, HE. **B)** Neurogene Muskelatrophie: Fasertypengruppierung, faszikuläre Atrophie (➤), angulär atrophe Fasern (▶), IHC-Typ-2-Faser-Myosin (braun). **C)** Dystrophinopathie Becker: Myopathische/dystrophe Veränderungen: Faserkaliberschwankungen, nekrotische (▶) u. regenerierende Fasern (➤), interne Kerne (▷), zwischen Fasern Bindegewebe↑, HE. **D)** Mitochondriale Myopathie: Subsarkolemmale Mitochondrienakkumulation („ragged-blue"-Fasern, ▶), SDH EHC. **E)** Einschlusskörperchenmyositis: Geränderte Vakuolen (▶), entzündliche Infiltrate (▷), „ragged-red"-Faser (Mitochondrienakkumulation, ➤), GT. **F)** Akute axonale Neuropathie b. Vaskulitis: Fibrinoide Gefässwandnekrose/ -entzündung (▷), akute Axondegeneration: „Verdaukammern", vergrössert in gestrichelter Box (▶) im Nervenfaszikel (oberhalb gestrichelter Linie), HE. **G)** Akute axonale Neuropathie (NP): Verlust grosser markhaltiger Nervenfasern, leere Myelinscheiden (▶), akut degenerierendes Axon (➤), Semidünnschnitt. **H)** Demyelinisierende NP: Zwiebelschalenformation (▶), EM. **I)** Segmentale Demyelinisierung: normale Myelindicke (▶), dünnes Myelin (➤), Zupfpräparat. Massstäbe 100 µm. (Abbildungen A-I mit freundlicher Genehmigung von Prof. Dr. med. Elisabeth J. Rushing und Dr. med. Dr. sc. nat. Juliane Bremer)

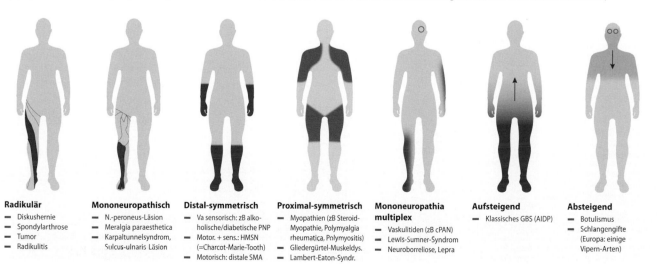

Radikulär
— Diskushernie
— Spondylarthrose
— Tumor
— Radikulitis

Mononeuropathisch
— N.-peroneus-Läsion
— Meralgia paraesthetica
— Karpaltunnelsyndrom, Sulcus-ulnaris Läsion

Distal-symmetrisch
— Va sensorisch: zB alkoholische/diabetische PNP
— Motor. + sens.: HMSN (=Charcot-Marie-Tooth)
— Motorisch: distale SMA

Proximal-symmetrisch
— Myopathien (zB Steroid-Myopathie, Polymyalgia rheumatica, Polymyositis)
— Gliedergürtel-Muskeldys.
— Lambert-Eaton-Syndr.

Mononeuropathia multiplex
— Vaskulitiden (zB cPAN)
— Lewis-Sumner-Syndrom
— Neuroborreliose, Lepra

Aufsteigend
— Klassisches GBS (AIDP)

Absteigend
— Botulismus
— Schlangengifte (Europa: einige Vipern-Arten)

Abb. 3 Wichtige Ausfallsmuster u. mögliche Ursachen. Die rosa Areale können sensorische u./o. motorische Ausfälle meinen. Cave: Es handelt sich um Engramme! Ausserdem müssen nebst PNS-Pathologien natürlich auch ZNS-Probleme bedacht werden (zB RM-Kompression, Poliomyelitis, Multiple Sklerose etc.). (©Cerny, Karlin, 2018 [23.2])

Radikulopathien	Plexopathien	Kompressionsneuropathien		

Kompressive Radikulopathie

E Rücken-Sz: zweithäufigstes Schmerzsyndrom nach Kopf-Sz
ÄP ▬ Diskushernie (► Kap. 15)
　▬ Degenerativ/knöchern, zB
　　– Spondylarthrose, Facettengelenkshypertrophie
　　– Osteochondrose, Unkovertebralarthrose
　　– Spondylolisthese
　　– Osteophytenbildung
　　– Hypertrophie d. Ligg. flava
　▬ Hämatom
　▬ Epidurale Lipomatose: Spinalstenose durch Hyperplasie d. Fettgewebes (RF: Adipositas, Steroide)
　▬ Spondylodiszitis, Abszess
　▬ Tumor (zB Ependymom, Neurinom, Menigeom, Metastasen, Synovialzysten
K Wurzelsymptome (Rücken-/ radikulärer Sz, Par-/Hypästhesien, Paresen, Hypo-/Areflexie) bis hin zum spinalen (Cauda-) Syndrom mit Gang-, Blasen- u. Mastdarmstörung
D Labor (BSR, CRP), MRT, EMG, ggf. LP, ggf. digitale Subtraktionsangiographie (bei Vda. spinale durale AV-Fistel)
Mi fürTumoren siehe: ► Kap. 22, ZNS
T je nach Ätiologie: zB konservativ, OP, Bestrahlung, Chemotherapie

Spinale durale AV-Fistel

P 90% thorakolumbal
K Gangstörung, Par-/Hypästhesien, Rücken- o. radikulärer Sz, Beinschwäche; Blasenstörung
T OP/spinale Embolisation

Radikulitis

Ä ▬ Infektiös: zB VZV, Borrelien
　▬ Autoimmun
K (poly-)radikuläre Sz, Parästhesien u. Paresen, zB Bannwarth-Meningoradikulitis (2°Borreliose): brennende radikuläre Sz, Hypästhesien ± asymm. HN-, Arm- u. Beinparesen
D Lc, CRP, LP (Zellzahl u. Protein↑), serolog. Erregernachweis
Mi je nach Erreger, zB b. Herpesviren nukleäre Einschlüsse, in IHC nachweisbar

Meningeosis carcinomatosa/ lymphomatosa

Def diffuse Tumorzellaussaat im Liquor mit Meningenbesiedlung
D MRT der Neuroachse, Liquoruntersuchung
Mi Tumorzell-Nachweis im Liquor

Wichtige DD: (øRadikulopathie!) Pseudoradikuläres Syndrom
Def unauffällige neurologische u. elektrophysiologische Befunde
Ä zB lumbospondylogenes Sz-Syndrom, Piriformissyndrom, b. Coxarthrose, Gonarthrose

---

Plexus cervicobrachialis

Supraklavikulärer Plexus
Obere Plexusläsion:
Ä ▬ Post-OP-Lähmung
　▬ Burner/Stinger-Syndrom: Traktion (Kontaktsportarten)
　▬ Rucksacklähmung
　▬ Neonatal (Schulterdystokie)
P Ausfall im Bereich C5–C6
K øSchulter-/Ellbogenbewegung, Fingerbewegung möglich
Untere Plexusläsion:
Ä ▬ Neurogenes *thoracic outlet syndrom*
　▬ Postmediane Sternotomie-Plexopathie
　▬ Pancoast-Syndrom
P Ausfall im Bereich C8–Th1,
K øFingerbewegung, Schulter-/ Ellbogenbewegung möglich
D ua klinisch, MRT, EMG

Infraklavikulärer Plexus
Lateraler Faszikel:
　▬ Bestrahlung axillärer LK
Medialer Faszikel:
　▬ Schlüsselbeinfrakturen
Nervenäste: ► Neuropathien
Ohne anatomische Prädilektion:
　▬ Neuralgische Schulteramyotrophie: akute Plexus-Entz. unklarer Ätiologie
　▬ Metastasen (Brust, Lunge), Pancoast-Syndrom

Plexus lumbosacralis

Ä ▬ Tumor
　– Infiltration: Kolon-, Zervix-, Ovar-, Prostata, Urothel-CA
　– Metastasen
　– Neurofibrom, Perineuriom, Amyloidom
　▬ Infektionen
　– Lokal: GI-, Uro-Trakt, WS
　– Generalisiert: HIV, diffuses infiltrativ. Lymphozytose-Sy.
　▬ Trauma: Unfall, post-OP
　▬ Bestrahlung
　▬ Hämatom: idR Psoas-Muskel
　▬ Vaskuläre Läsionen: Arteriosklerose, Thrombus/Embolus, vaskuläre Amyloidose
　▬ Metabolisch: diabetische Amyotrophie (Mikrovaskulitis d. Vasa nervorum b. DM2)
　▬ Inflammator.: zB postchirurg. Neuropathie, Diabet. Amyotrophie, Sarkoidose
K Pl. lumbalis: ua Schwäche d. Kniestrecker, Hüftadd. u. -beuger
　Pl. sacralis: ua Schwäche d. Fussheber, Kniebeuger u. Hüftabdukt.
D ua klinisch, MRT, ENMG

Mi Zeichen der Axonläsion: akut (Axonschwellung, Degeneration, MakroPh) vs. chronisch (Axonverlust, ggf. Regeneratcluster); dazu ursachenspezifische Befunde, zB Hinweise auf Erreger, b. Bestrahlung verdickte Gefässe u. Fibrose, Granulome b. Sarkoidose etc.

Arm

Proximale Medianusläsion

Ä ▬ Axilla: Krückenkompression, Schulterluxation
　▬ Oberarm: Schlafparese, Humerusschaftfraktur
　▬ Ellbogen: Fraktur/ Luxation, Injektion
　▬ Unterarm: Interosseus-anterior-Syndrom, Pronator-Teres-Syndrom
K Schwurhand (b. vollständiger Läsion), Flaschenzeichen, Par-/ Anästhesie Medianusgebiet, progrediente Thenaratrophie

Karpaltunnelsyndrom
► Kap. 15, Gelenke

Proximale Radialisläsion

Ä „Tourniquet", „Parkbanklähmung", Humerusfraktur
K Fallhand, Fallfinger (Läsion in der Axilla: zusätzlich Trizeps-Parese), Sensibilitätsstörung über dem ersten Spatium interosseum, dorsolat. Hand/Daumen, dorsale proximale Finger II, III, IV

Distale Radialisläsion

Ä Läsion/Kompression R. profundus/ N. interosseus posterior (zB Radiusköpfchen-Luxation/-Fx oder Supinatorlogen-Syndrom)
K Radialtunnelsyndrom: Sz am radialen Unterarm insbes. b. Druck über dem Radialtunnel, Supinatorsyndrom: zusätzl. „Fallfinger" (insbes. mediale 3 Finger), keine Fühlstörung

Cheiralgia paraesthetica
Syn.: Wartenberg-Syndrom
Ä R.-superficialis-nervi-radialis-Kompression (zB Handschellen, Armbänder, Gips, Traumata, Injektionen, arterielle Punktionen, Nerventumoren)
K Sz u. Par-/Hypästhesie dorsolaterale Hand u. Dig. I–III, Juckreiz, Kraft normal

Ulnarisläsion am Ellbogen

Ä Kompression va im Sulcus ulnaris o. im Kubitaltunnel; Spätlähmung nach Trauma
K Sz am Ellbogen (Tinel positiv), Par-/Hypästhesie u. Sz im Ulnarisgebiet (Dig. V, ulnarseits Dig. IV), Froment-Zeichen; im Verlauf: Krallenfinger (IV/ V), Interossei- u. Hypothenaratrophie

Loge-de-Guyon-Syndrom
► Kap. 15, Gelenke

D ENMG, Neuromuskulärer Ultraschall, MR-Neurographie
Mi Zeichen der Axonläsion (Biopsie allerdings praktisch nie nötig)
T konservativ (Läsionsmechanismen meiden, ggf. Schienung o. Polsterung), b. ausbleibender Besserung: ggf. OP in Abhängigkeit von der Ursache

---

Bein

Läsion des N. femoralis (L1-L4)

Ä Kompression in Steinschnittlage (uro-/gynäkologische OP), retroperitoneale Blutung, Diabetes mellitus
K Parese Hüftbeuger/Kniestrecker, Fühlstörung anteriorer/ medialer Oberschenkel, øPSR

Meralgia paraesthetica

Ä Kompression des N. cutaneus femoris lateralis (L2-L4) unter dem Leistenband
K Dysästhesien u. Fühlstörung anterolateraler Oberschenkel

Peroneusläsion

Ä Kompression am Fibulaköpfchen (zB b. Gips, Bettruhe, Vollnarkose/Koma, überkreuzte Beine, Trauma, Entrapment beim Knien, Ganglien/ Baker-Zyste, Schwannome, Neurofibrome)
K Fussheber- u. Eversionsschwäche, Zehenextensionsschwäche, Steppergang, Gefühlstörung anterolateraler Unterschenkel/Fussrücken

Hinteres Tarsaltunnelsyndrom

Ä Entrapment des N. tibialis im Tarsaltunnel (zB b. Exostosen, Lipomen, Ganglien)
K perimalleoläre Sz, Brennen der Sohle mit Zunahme nachts u. b. Belastung, Tinel-Zeichen über Tarsaltunnel

Morton-Metatarsalgie

E F >> M (4:1)
Ä Neurom der Interdigitalnerven (entspringen N. tibialis)
K brennende Sz an der Fusssohle, meist lokalisiert an den Köpfchen der Metatarsialia III u. IV, besonders beim Gehen
Mi intra- u. perineurale Fibrose

Polyradikuloneuropathie

Akut verlaufend

„Klassisches" Guillain-Barré-Syndrom
Syn.: AIDP
E Inzidenz 1–2/100'000
Ä akute Immun-Neuropathie, impf- o. infektassoziiert (CMV mit gastrointestinalen o. pulmonalen Prodromi; Mykoplasma pneumoniae, EBV, HIV, Dengue, Zika, Hepatitis A, Borreliose etc)
K progrediente proximale u. distale symmetrische Schwäche (Beginn an den Beinen) bis hin zur Tetraparese, Rückenschmerzen, distalen Parästhesien u. Areflexie; 70% Hirnnervenbeteiligung (insbes. N. facialis); autonome Dysfunktion in 60% der Fälle; Intubationspflichtigkeit in 20–30%. Progression für < 4 Wochen.
D Neurographien: Demyelinisierung mit ggf. Axonverlust, motorische Leitungsblöcke, zytalbuminäre Dissoziation im Liquor, Gangliosid-Antikörper
Mi akute demyelinisierende (evt. axonale) Neuropathie, Entzünd.
T IVIG o. Plasmapherese

Miller-Fisher-Syndrom

K Diplopie, Hyporeflexie, Ataxie; Extremitätenschwäche in 20%; Variante mit Hirnstammzeichen: Bickerstaff-Enzephalitis
D ua GQ1b-Antikörper

Andere akute Immunneuropathien
　▬ AMAN/AMSAN
　▬ Vaskulitis

Chronisch verlaufend

CIDP

K proximale u. distale symmetrische Schwäche, motorisch > sensorisch; drei Verläufe:
　▬ Schubförmig-remittierend
　▬ Monophasisch
　▬ Chronisch-progredient
　　asymmetr. Variante: MADSAM
Mi aktive Demyelinisierung (Myelin „stripping" durch Makrophagen), Entzündung, De-/ Remyelinisierung, Axonverlust

Andere chronische Immunneuropathien
　▬ POEMS-Syndrom
　▬ Paraproteinämische demyelinisierende Neuropathie (IgA/IgG)
　▬ Porphyrie
　▬ Paraneoplastische Neuropathie

⚠ **Cave:** obige Einteilung in akut vs. chronisch verlaufende Krankheitsbilder ist eine Faustregel!

AIDP	Akute inflammat. demyelinisier. Polyradikuloneuropathie	GPA	Granulomatose mit Polyangiitis (*ehemals: Morbus Wegener*)
AM(S)AN	Akute motorische (& sensorische) axonale Neuropathie	HMSN	Hereditäre motorisch-sensorische Neuropathie
CPEO	Chronisch progressive externe Ophthalmoplegie	HSAN	Hereditäre sensorisch-autonome Neuropathie
dHMN	Distale hereditäre motorische Neuropathie	HN	Hirnnerven
eGPA	Eosinophile Granulomatose mit Polyangiitis (*vormals.: Churg-Strauss-Vaskulitis*) ► Kap. 3, Gefässe	HNPP	Hereditäre Neuropathie mit Neigung zu Druckparesen (*engl.: „PP" = pressure palsies*)
EN(M)G	Elektroneuro(myo)graphie	INH	Isoniazid

IVIG	Intravenöse Immunglobuline
KSS	Kearns-Sayre-Syndrom
LHON	Lebersche hereditäre Optikusneuropathie
MADSAM	Multifokal erworbene (*acquired*) demyelinisierende sensorische u. motor. Neuropathie (Syn.: Lewis-Sumner-Sy.)
MELAS	Mitoch. Enzephalomyopathie, Laktatazidose, Schlaganfälle

Polyneuropathien (PNP)

distal-symmetrisch

exogen-toxisch

Alkoholische PNP
E   10% aller Alkoholiker
P   direkt toxisch
K   beginnt sensibel (oft „brennende Füsse"), assoziiert mit cerebellärer Degeneration/Wernicke-Korsakoff-Sy. (▶ Kap. 22)
Mi axonale Neuropathie

(Medikamentös-)Toxische PNP
Ä   Chemotherapeutika ua Vincristin, Platin-Analoga, Thalidomid, INH, Chloroquin, Statine, Bortezumib, Linezolid, Rituximab, Blei, Arsen, Thallium, Quecksilber
K   sensorisch, sensomotorisch o. rein motorisch, autonome Symptome (40% b. Vincristin)
Mi axonale (seltener demyelinisierende o. gemischte) Neuropathie

Vitamin-B12-Mangel-PNP
Ä   Malnutrition/-absorption zB b. perniziöser Anämie, Gastritis Typ A (▶ Kap. 6), nach Magen/Dünndarm-OP, medikamentös (zB Metformin, PPI)
K   Parästhesien, Kälte-/Taubheitsgefühl, selten Sz; später distale Paresen; Hypotension/Inkontinenz/Impotenz; uU. funikuläre Myelose (▶ Kap. 22), Leukenzephalopathie, kognitive Störungen, megaloblastäre Anämie (▶ Kap. 18), Glossitis, Diarrhö
D   Bestimmung von Vit.-B12, ggf. Homocystein/Methylmalonsäure, Parietalzell-/IF-Ak
Mi axonale (evt. auch demyelinisierende) Neuropathie
T   B12-Substitution (ggf im)

Amyloid-Polyneuropathie
Ä   erworben o. familiär (zB Transthyretin-Mutationen)
K   vorwiegend sensorisch, ausgepr. autonome Symptome möglich
Mi axonale Neuropathie, Amyloidablagerungen
T   erworben: Immunmodulation, Cx, Stammzelltransplantation Transthyretin-Amyloidose: Tafamidis, Diflunisal, Lebertransplantation

Paraproteinämische demyelinisierende PNP
P   IgM M-Protein, ggf. Anti-MAG-assoziiert
Mi demyelinisierende Neuropathie

Andere PNPs
—   Nephrogen
—   Vit. B1-, E-, B6-, Folsäure-Mangel
—   HIV-assoziiert
—   Sjögren-Syndrom
—   Akute intermittierende Porphyrie
—   Chron.-axonale PNP unklarer Ursache

Diabetische PNP
E   hfgst PNP, 30% d. Diabetiker
K   Subtypen: 1) distal-sensorisch; 2) autonom (zB ▶ Kap 6, Gastroparese); 3) sensomotorisch; 4) akute schmerzhafte Neuropathie, Mononeuropathien: diabetische HN-Parese (III/VII), ▶ lumbosakrale Plexopathie
Ko Fussulzera
Mi axonale Neuropathie, verdickte Gefässwände
T   BZ-Kontrolle, b. neuropathischem Schmerz: Duloxetin

Small-Fiber-Neuropathie
Ä   zB b. Diabetes mellitus, Hypertriglyzeridämie, Amyloidose, M. Fabry, Sjögren-Synd., idiopathisch, hereditär
P   selektives Betroffensein der C- u. A-Delta-Nervenfasern
K   Termhypästhesie, Hypalgesie, Sz (Brennen, Stechen, Myalgien), Juckreiz, Parästhesien, autonome Beteiligung möglich, Restless-legs-Syndrom
Mi Verlust von kleinen myelinisierten u. unmyelinisierten Axonen, Hautbiopsie: ggf. Amyloidablagerungen, Granulome (Sarkoidose)

Hereditäre Neuropathien

HMSN (Charcot-Marie-Tooth, CMT)
HM(S)AN / HSAN / dHMN
E   ~1:2'500
ÄP >70 Mut. bekannt; Klassifik.: (gemäss Magy et al. 2015): Erbgang-Erkrankung axonal/demyelinisiertes-mutiertes/dupliziertes Gen: Beispiele:
—   AD-CMTde: AD, demyelin. (zB AD-CMTde PMP22)
—   AR-CMTde: AR, demyelinisierend (zB AR-CMTde-SURF1)
—   AD-CMTax: AD, axonal (zB AD-CMTax-MFN2)
—   AD-CMTin: AD, intermediär (zB AD-CMTin-GNB4)
—   XL-CMT: X-chromosomal vererbte CMT (zB XL-CMTde-GJB1)
—   AR-dHMN
—   X-dHMN
KD genet. Abklärung insbes. b. Hohlfüssen, Krallenzehen, pos. FA o. b. DD Immunneuropathie, ausgeprägte autonome Symptome
Mi je nach Subtyp axonale o. demyelinisierende Neuropathie

HNPP
Syn.: tomakulöse Neuropathie
Ä   PMP-22-Deletion (AD)
K   Neigung zu Druckparesen
Mi Verlust grosser Axone, Hypomyelinisierung, abnorm gefaltetes Myelin (Tomaculae), Zwiebelschalen

Paraneoplastische PNP
ÄP zB b. SCLC o. M-Protein-assoziiert
K   sensorische PNP, autonome Neuropathie; vor o. nach Malignom-Identifikation
Mi axonale o. demyelinisierende Neuropathie

Mononeuropathia multiplex

Vaskulitis (▶ Kap 3, Gefässe)
E   Alter: 80% > 50 Jahre
Ä   — Isolierte Vaskulitis des PNS — IdR Systemerkrankung: zB b. GPA, eGPA, PAN, SLE, Sjögren-Syndr., Rheumatoide Arthritis
P   Schädigung der Vasa nervorum
K   Sz/Dysästhesien, Fieber, Arthralgien, Fatigue; N. ischiadicus > Tib. post. > Uln. > Med. > Rad.
D   BSR, ANA, ANCA etc; ggf. Muskel-/Nervenbiopsie
Mi entzündl. Infiltrate in Gefässwand, fibrinoide Gefässwandnekrose; akute axonale Schädigung; bei Sarkoidose: Granulome, Axonläsion
T   Steroide; Cyclophosphamid

Lewis-Sumner-Syndrom
Syn.: MADSAM
K   asymmetrische ▶ CIDP
Mi demyelinisierende Neuropathie (ungleichmässig/faszikulär)

Neurolymphomatose
Ä   ua NHL, akute Leukämie
Mi Lymphzellinfiltration, axonale, evt. auch demyelinisierende Neuropathie

Infektiöse Ursachen
—   Neuroborreliose: *(Syn.: Bannwarth-Syndrom)* HN-Ausfälle (va Fazialisparese), multifok. Radikuloneuropathie, ua Enzephalomyelitis, transversale Myelitis (▶ Kap 22, ZNS), Lyme-Myositis; Verlust von grossen u. kleinen myelinisierten Axonen, evt. perivaskuläre Entzündung
—   Zoster-Neuritis: Juckreiz, Sz, Parästhesien, vesikul. Hautausschlag. Radikulopathie
—   Lepra: Ausgeprägte Entzündung, Granulome, Axonverlust (unregelmässig/faszikulär), Erregernachweis

Störung der neuromuskulären Übertragung

Toxisch

Botulismus
Meldepflichtige Erkrankung
E   10–20 Fälle/Jahr in Deutschland
ÄP Blockade der ACh-Freisetzung an periph. cholinergen Nervenendigungen (neuromuskulär, autonom) durch Botulinumtoxin aus C. botulinum (anaerob). Nahrungsbotulismus (zB Konserven), Wunden, Darm; iatrogen: nach Botulinumtoxin-Injektion
K   proxim. > dist. Schwäche mit Dysphagie, Dysarthrie, Dysphonie, Ptosis, extraokuläre Schwäche (Diplopie), autonome Symptome
D   ENMG: repetitive Stim. (40/s: Inkrement), Maus-Inokulationstest für Toxinnachweis (ua aus Serum, Stuhl, Nahrungsmittel)

Medikamenten-induzierte Myasthenie
Ä   am hf D-Penicillamin
P   induziert Produktion von Antikörpern gegen AChR

Medikam. MG-Exazerbation, ua:
—   Zentrale Dämpfung:
 – Morphin, BDZ, TZA
—   ↓Neuromuskuläre Übertragung:
 – Antibiotika (zB Fluorchinolone, Aminoglykoside)
 – Mg²⁺, β-Blocker, Verapamil
 – Succinylcholin, NDMR
 – Steroide, Phenytoin, Neuroleptika, Lithium
—   ↑(Auto-)Immunantwort:
 – PD-1-Inhibitoren

Andere
—   Schlangengift (zB Vipern, Giftnattern)
—   Elektrolytstörungen: Hypokalzämie, Hypermagnesiämie
—   Carbamat, Organophosphat

Congenital

Congenitale myasthene Syndrome
ÄP genet. Störung der neuromusk. Synapse: präsynaptisch, synaptisch, postsynaptisch (häufige Mutationen im CHRNE- u. RAPSN-Gen); gemischt
K   heterogen; Spektrum vom „floppy infant" mit respirator. Insuffizienz u. Gelenkkontrakturen bis zur Minimalsymptomatik mit Ptosis u. leichter belastungsinduzierter generalisierter Schwäche, Trinkschwäche, kraftloses Schreien, krisenhafte Verschlechterung b. banalen Infekten
D   cave: Edrophonium-Test kontraindiziert, ENMG: repetitive Stimulation (3/s, Dekrement)
Mi evt. EM-Veränderungen der neuromuskulären Synapse
T   abhängig vom Gendefekt

Autoimmun

Myasthenia gravis (MG)
E   Inzidenz 0.25–2/100'000, Prävalenz 78:100'000 10% Kinder < 16 LJ
ÄP Auto-AK gegen postsynapt. ACh-Rezeptor (80–90%), Anti-MuSK-, LRP4-, Agrin-AK (bis 5%) o. seronegativ
K   Fluktuationen/Zunahme im Tagesverlauf, Formen:
—   (Rein) okuläre M. (10–20%): Ptosis/Doppelbilder, ggf. im Verlauf Übergang in
—   Generalisierte M. (65%): Gesichts-, Schlund (Dysarthrie/Dysphagie/Gaumensegelparese), Hals/Nacken-, Skelettmuskulatur einschl. Atemmuskulatur; leicht/mittel/schwer
—   „Paraneoplastische" M. b. Thymom (10–15%): (faziopharyng. Schwerpunkt); in 5% Anti-MuSK-AK
Ko myasth. Krise (respirator. Insuffizienz, Aspiration), ▶ Medikam. MG-Exazerbation o. Verschlechterung durch Infekte; Gebärende: Notwendigkeit einer Sectio
D   ua Simpson-Test, ENMG: repetitive Stimulation (3/s; Dekrement), Edrophonium-Test; Thorax- CT/ ggf. -MRT (Thymom). Monitoring: Myasthenie-Score einschl. Vitalkapazität. Bei Vda okuläre MG: ggf Schädel-MRI
Mi selten Muskelbiopsie: evt. Faseratrophie, EM-Veränderungen der Neuromuskulären Synapse (NMJ); ggf. Thymom/Thymushyperplasie
T   AChE-Inhibitoren ± Glucocorticoide, Azathioprin, Rituximab, ggf. Thymektomie (Alter 15–50 Jahre, Erkrankungsdauer <2 Jahre); Myasthene Krise: Plasmapherese, IVIG, Immunadsorption, Glucocorticoide

Lambert-Eaton-Syndrom
ÄP VGCC-AK gegen präsynaptische Kalziumkanäle in 85%; 50–60% aller LEMS sind paraneoplastisch, insbes. b. SCLC
K   prox. belastungsinduzierte Schwäche, Hyporeflexie, autonome Störungen
D   Thorax-CT, ggf.: FDG-PET-CT Thorax (falls neg. ggf. Wiederholung alle 3–6 Mo) ENMG: Amplitudeninkrement b. repetitiver Stimul. (30/s), Short-exersise-Test, VGCC-AK
Mi selten Muskelbiopsie: Typ-2-Faser-Prädominanz, EM-Veränderungen der NMJ
T   autoimmunes LEMS: 3,4-Diaminopyridin, paraneoplastisches LEMS: Tumortherapie

---

MERRF   Myoklonus-Epilepsie mit „ragged red fibres"
MNGIE   Mitochondriales neurogastrointestinales Enzephalopathie-Sy.
MMN   Multifokale motorische Neuropathie
NDMR   Nicht-depolarisierende Muskelrelaxantien
NLG   Nervenleitgeschwindigkeit
NMJ   Neuromuscular junction

PAN   Polyarteriitis nodosa (▶ Kap. 3, Gefässe)
PLEMS   Paraneoplastisches Lambert-Eaton-Myasthenie-Syndrom
PMP-22 Peripheres Myelinprotein 22
POEMS   Polyneuropathie, Organomegalie, Endokrinopathie, Monoklonales Protein, (skin) Hautveränderungen
PSR   Patellarsehnenreflex

SCLC   Kleinzelliges Bronchialkarzinom (▶ Kap. 2, Respirat.trankt)
TOS   Thoracic-outlet-Syndrom
VGCC   *Voltage-gated Calcium-channel*: präsynaptischer Einlass v. Ca²⁺
WK   Wirbelkörper
WS   Wirbelsäule
[1] zB C. jejuni, CMV, EBV >> M. pneumoniae, HIV, Arbo-V., Hep.A, Borreliose

Hereditäre Myopathien

Muskeldystrophien

Dystrophinopathien
= *Mutationen im Dystrophin-Gen*

Typ Duchenne
E 1:3500 Jungen
Ä Deletionen im Dystrophin- Gen mit Verschiebung des Leserasters („Frameshift"), Duplikationen, Nonsense- Mutationen (▶ Kap. 1, Grundlagen); X-chromosomal
K Beginn 2.–5. LJ; progrediente Schwäche proximal > distal, Waden-Pseudohypertrophie, Skoliose, Gowers-Zeichen, Kardiomyopathie (▶ Kap. 4, Herz), mentale Retardierung. Verlust der Gehfähigkeit im Alter 9–13 Jahren
D CK↑↑, Muskelbiopsie, MRI, genetische Abklärungen
Mi dystrophe Veränderungen: myopathische Veränderungen mit abgerundeten, atrophen u. hypertrophen Fasern, b. längerer Dauer Vermehrung endomysialen Bindegewebes. IHC: Dystrophin nicht nachweisbar
T supportiv; ACE-Hemmer, Prednison; später BiPAP, ggf. invasive Beatmung
Pr idR † 15–25J. an kardiorespiratorischen Komplikationen

Typ Becker
E 1:18'000 Jungen
Ä Deletionen im Dystrophin-Gen mit Verschiebung des Leserasters; In-frame-Deletionen, Punktmutationen, Duplikationen; X-chromosomal
K Beginn > 7.LJ; proximale> distale Schwäche; Wadenhypertrophie, -schmerz b. Belastung (gehunfähig 16.–80. LJ.); Kardiomyopathie (▶ Kap. 4, Herz)
D CK↑↑, Muskelbiopsie
Mi dystrophe Veränderungen, IHC: Dystrophin vermindert

Muskeldystrophien Typ Duchenne/Becker b. Frauen
E Duchenne: 3–19%; Becker: 14%
P manifeste Konduktorinnen
K Beginn 6.–60. LJ; proxim. asymmetrische Schwäche, leichter bis schwerer Verlauf, Krämpfe/Myalgien, Kardiomyopathie

Okulopharyngeale Muskeldystrophie (OPMD)
E Präv. 1:600 (Buchara-Juden); 1:100'000 (Europa)
Ä Mutat. im PABPN1-Gen (AD/AR)
K Beginn 2.-7. Dekade; Ptosis, Dysphagie, proxim. Schwäche
Mi dystrophe Veränderungen, geränderte Vakuolen

Fazioskapulohumerale Muskeldystrophie (FSHD)
E 3.hfgst Dystrophie (nach Duchenne u. Myotone Dystrophie)
Ä bei FSHD1 (AD): Deletion auf Chrom. 4q35; bei FSHD2: SMCHD1-Mutation; Bei beiden: pathologischen Überexpression von DUX4 wirkt sich toxisch auf Muskelzellen aus
K Beginn congenital bis höheres Alter; Schwäche Schultergürtel-, Oberarm-, Gesichts-, Hals-, distale Muskeln
Mi dystrophe Veränderungen, häufig entzündliche Infiltrate

Gliedergürtel-Muskeldystrophie
Engl.: Limb-girdle muscular dystrophy
Def Oberbegriff für eine Gruppe genetischer Erkrankungen mit Schwäche der Schulter- u. Beckengürtelmuskeln
E ~1–6:100'000,
Ä heterogene Gruppe: AD (LGMD1A, 1B...), AR (LGMD2A, 2B...)
P versch. Lokalisationen der Genprodukte in der Muskelfaser (ua Nukleus, Zytosol, Golgi-Apparat, Sarkolemm, sarkoplasmat. Retikulum, extrazelluläre Matrix, Zytoskelett)
K variabler Beginn: Schwäche initial am Schulter- o. Beckengürtel; teils Kardiomyopathie, teils restr. Ventilationsstörung
D MRI, Muskelbiopsie, Genetik
Mi dystrophe Veränderungen; bei Subtypen Proteinverlust nachweisbar (IHC), teils auch entzündliche Infiltrate (zB Dysferlinopathie)

Emery-Dreifuss-Muskeldystrophie (EDMD; Typ 1 bis 5)
E Beginn 20. - 30. LJ.
Ä heterogene Gruppe: AD, AR, X-chromosomal, zB b. Mutation im Lamin A/C- o. Emerin-Gen
K Kontrakturen, humeroperoneale Muskelschwäche/Atrophie, Kardiopathie
Mi dystrophe Veränderungen, je nach Subtyp zB nukleärer Verlust von Emerin

Congenitale Muskeldystrophien
Def heterogene Gruppe von Muskeldystrophien mit Beginn < 1 LJ
P zahlreiche Subtypen, zB Walker-Warburg-Syndrom, Muscle-Eye-Brain-Disease
Mi myopathische Veränderungen, je nach Subtyp IHC zB Verminderung von α-Dystroglykan

Myotone Dystrophie (MD) Typ 1
Syn.: Curschmann-Steinert-Syndrom
E Präv 13.5:100`000, häufigste hereditäre Myopathie des Erwachsenen
Ä AD; CTG-Repeat-Expansion auf Chr. 19q13.3 im DMPK-Gen
P DMPK-Gen wird transkribiert aber nicht translatiert → „RNA-Toxizität" durch Interaktion mit anderen Proteinen/Genen, CTG-Repeatlänge korreliert mit Alter u. Schweregrad (zB neonatale Form: 1000–4000 Repeats, Manifestationsalter 20–70 Jahre: 50–100 Repeats), Antizipation (Zunahme der Repeatlänge in Folgegeneration)
K Multisystemerkrankung;
 ■ Muskulär: distal betonte Schwäche mit Atrophie, Facies myopathica, Myotonie, Kardiopathie (+Arrhythmie)
 ■ Weitere Manifest.: Hypersomnie, kognitiv. Dysfunkt., testikuläre Atrophie (Infertilität), Insulinresistenz, frontaler Haarverlust, Katarakt
 ■ Neonatale/kindliche Form: Retardierung, Hypotonie, faziale Diplegie, Ateminsuff.
D CK, EMG (Myotone Entladungen), EKG, Genetik
Mi myopathische Veränderungen, atrophe Kernhaufen, viele internalisierte Kerne (◘ Abb. 2), intranukleäre Kerneinschlüsse

Myotone Dystrophie (MD) Typ 2
Syn.: Proximale myotone Myopathie, PROMM
E besonders häufig in Finnland (Prävalenz 1:1830)
Ä AD; CCTG-Repeat-Expansion im ZNF9-Gen (kodiert für CNBP)
P „RNA-Toxizität" durch RNA (Vgl. Myotone Dystrophie Typ 1)
K Beginn 8.-60. LJ; Steifigkeit, Muskelschmerz, proximal betonte Schwäche, Waden-Pseudohypertrophie, Myotonie, Katarakt, Hörminderung, kardiale Arrhythmie, Diabetes
D CK, EMG (Myotone Entladungen), EKG, ggf. MRI, Genetik
Mi Atrophie von Typ-2-Fasern, atrophe Kernhaufen, viele internalisierte Kerne, intranukleäre Kerneinschlüsse

Nicht-dystrophe Myotonien u. periodische Paralysen

Hereditäre Störung des muskul. Chlorid- o. Natriumkanals (Über-/Untererregbarkeit der muskul. Zellmembran)

Chloridkanalmyotonien
(Myotonia congenita Becker, Thomsen)
Ä Punktmutationen/Deletionen im muskul. Chloridkanal-1-Gen (CICN1/Chromosom 7q)
K Myotonie, Warm-up-Phänomen. Bei Myotonia congenita Becker: Muskelkontraktionsstörung, transiente Schwäche
D CK, EMG (myotone Entladungen) mit Short-/Long-exercise-Test, Genetik
Mi evt. Typ 2 Faser Hypertrophie/Reduktion

Natriumkanalerkrankungen
Ä AD-Punktmutationen im SCN4A-Gen auf Chr. 17q23
P gestörte Inaktivierung der Natriumkanäle; 3 Varianten:
 1) Inkompletter Schluss einiger Kanäle am Ende der Depolarisation (kaliumsensitive Myotonie)
 2) Verlangsamung der Inaktivierung (Paramyotonia congenita)
 3) Hyperkaliämische periodische Lähmung
K 1) Kaliumsensitive Myotonie: ø Schwäche, kaum Kälteempfindlichkeit; Verstärkung der Myotonie durch Kaliumgabe.
 2) Paramyotonia congenita: wenig Symptome b. Wärme; b. Abkühlung/Muskelarbeit in Kälte zunehmende („paradoxe") Myotonie mit Schwäche
 3) Hyper-K+ periodische Lähmung: Beginn ~10 LJ.; Lähmungen häufig (mehrere/Tag) dauern Minuten-Stunden; Trigger: Sport, Stress, K+-reiche Ernährung
D CK; EMG mit Kühlung u. Short-/Long-exercise-Test;
Mi evt. subsarkolemmale Vakuolen, tubuläre Aggregate

Hypokaliämische periodische Paralysen
 ■ Hypo-K+ periodische Lähmung: Beginn ~10–20 LJ.; AD; Defekt in Ca²⁺/Na⁺-Kanal, Lähmungen selten (einige/Jahr) dauern Stunden-Tage (Trigger: Sport, Stress, Kohlenhydrate-Aufnahme↑)
 ■ Andersen-Syndrom: Beginn ~ 2–18 LJ.; AD; Defekt in K⁺-Kanal, Lähmungen selten (1x/Monat) dauern Stunden bis Tage (Trigger: Ruhe nach) Belastung)
D Serum-K⁺, EKG (QT, QU ↑ b. Andersen-Syndrom), EMG, Exercise-Test, Genetik
Mi Vakuolen (b. Hypo-K+ periodischer Lähmung)

Metabolische Myopathien

Mitochondriale Myopathien
Ä Mutation der mtDNA (maternale Vererbung) o. nukleärer Gene
P Störung des mitochondrialen Stoffwechsels (oxidative Phosphorylierung)
K klin., biochem. u. genet. heterogen; Myopathie mit Belastungsintoleranz isoliert o. iR einer Multisystemerkrankung mit zT prototyp. Phänotypen (MERRF, MELAS, KSS, CPEO, LHON, MNGIE; ▶ Kap 22, ZNS)
D CK, EMG, EEG, LP, *sub-anaerobic threshold exercise test*, Muskelbiopsie, Genetik
Mi evt. diskrete myopathische Veränderungen, „ragged-red"-Fasern = subsarkolemmale mitochondriale Aggregate in der Gomori-Trichromfärbung (GT), verminderte Aktivität der Cyclooxygenase (COX), erhöhte Aktivität der Succinat-Dehydrogenase (SDH) in EHC, „raggedblue"-Fasern in SDH; Ggf. morpholog. abnormale Mitochondrien mit Einschlüssen im EM

Glykogenosen
(zB Morbus Pompe, Morbus McArdle)
P Enzymdefekte im Glykogen-Stoffwechsels
K ua Belastungsintoleranz, Krämpfe, Myoglobinurie, oft nach intensiver Belastung. Bei M. Pompe (infantile Form): hypertrophe Kardiomyopathie
Mi evt. myopathische Veränderungen, Vakuolen, Glykogenvermehrung (PAS-Färbung), erhöhte saure Phosphatase, je nach Subtyp verminderte Aktivität von Glykogenphosphorylase/Phosphofruktokinase (EHC)

Purin-Nucleotid-Stoffwechsel-Störungen
Syn.: Myoadenylat-Deaminase-Mangel
K Rhabdomyolysen, Belastungsmyalgien
D nicht-ischämischer Vorderarm-Arbeitsversuch, Muskelbiopsie, Genetik
Mi normale Morphologie, verminderte Aktivität der Myoadenylat-Deaminase (EHC)

Lipidmyopathien
P heterogene Gruppe von Defekten der mitochondrialen β-Oxidation o. des Carnitin-Acyltransferase-Systems (zB CPTII-Mangel)
Mi evt. geringe myopath. Veränderungen, vermehrte Lipidspeicherung va in Typ 1 Fasern (Ölrot-Färbung), evt. Vakuolen in den Fasern

---

Klinische Verteilungsmuster der Muskeldystrophien

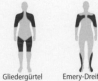

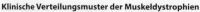

Duchenne/Becker   okulopharyngeal   fazioskapulohumeral   Gliedergürtel   Emery-Dreifuss   „distal"

23

Erworbene Myopathien

Congenitale Myopathien

Congenitale, wenig o. nicht progressive Myopathien mit spezifischen Muskelbiopsie-Befunden

Central-Core-Krankheit
Ä ▸ >300 Ryanodin-Rezeptor-Gen (RYR1)-Mutationen beschrieben
K Beginn: Kindheit o. congenital; Hypotonie, Muskelschwäche (idR proximal/axial); Skoliose, Fussdeformitäten, Krämpfe, Hüftluxation
Ko maligne Hyperthermie
Mi evt. myopathische Veränderungen, Aussparungen („cores") in oxidativen EHC (COX, NADH, SDH)

Multiminicore-Krankheit
Ä genet. Heterogenität: oft durch Selenoprotein N(SEPN1)- o. RYR1-Mutationen
K „klassische" Form (75%): axiale u. proximale Schwäche, schwere Skoliose, respiratorische Insuffizienz
Mi evt. myopathische Veränderungen, viele kleine Aussparungen („minicores") in oxidativen EHC

Zentronukleäre Myopathie
Ä heterogene Erkrankung; häufigste Form: Myotubuläre Myopathie (X-chromosomal) b. Mutationen im MTM1-Gen (wichtig für Muskelzelldifferenzierung; schwerster Verlauf b. Nonsense-Mutationen)
K myotubuläre Myopathie: Polyhydramnion (durch Schluckbeschwerden), Ophthalmoparese, respirat. Insuffizienz, Muskelschwäche/Hypotonie, Kontrakturen, Makrosomie
Mi zentrale Kerne, heller Hof in oxidativen EHC, Typ-1-Fasern oft klein u./o. prädominant

Nemalin-Myopathie
Ä genet. Heterogenität; Mutationen (häufigste: Nebulin-, α-Actin-Gen) betreffen meist Strukturproteine der dünnen Muskelfilamente
K langsam progrediente Schwäche proximal, Gesichts- u. Atemmuskulatur, Hypermobilität der Gelenke, im Verlauf Kontrakturen; schmale, hypomime Fazies; congenital: „Floppy infant"
Mi „Nemaline rods" (Stäbchen) aus aggregierten (mutierten) Proteinen; je nach Subtyp Typ-1-Fasern oft klein u./o. prädominant

Congenitale Fasertyp-Disproportion
K proximale > distale Schwäche, Hypotonie; 25% Skoliose/ Arthrogrypose, 20% Ophthalmoplegie
Mi Typ-1-Fasern klein (u. prädominant)

Infektiös

Infektiöse Myositis
Ä ▬ Viral: Influenza-, HIV-, Coxsackie-Viren
▬ Parasitär: Trichinose, Toxoplasmose, Zystizerose
▬ Bakteriell: Staph. aureus, Borrelien, Legionellen
▬ Pilze: Candida
Mi evt. mypoathische Veränderungen o. Myositis; ggf. Erreger (Parasiten, Pilze, Bakterien)

b. sonstigen Erkrankungen

Neoplasie-assoziierte Myopathien
Ä ▬ Paraneoplastisch:
– Dermatomyositis (häufig)
– Polymyositis (selten)
– Nekrotisierende Myopathie (selten, siehe unten)
▬ Multifaktoriell: Malnutrition, katab. Stoffwechsel, Inaktivität, Chemotherapeutika-Toxizität
Mi ▸ Dermato-/ Polymyositis, ggf. ▸ nekrotisierende Myopathie

Katabole Stoffwechsellage u. Inaktivität
Mi Typ-2-Faser-Atrophie

Critical-illness-(Neuro-) Myopathie
Die „Critical-Illness-Neuropathie" ist ein kontroverses Syndrom; meist liegt eine Myosinverlust-Myopathie vor.
Ä RF: hochdos. Steroidtherapie, nichtdepolarisierende Muskelrelaxantien in Kombination mit Intubation u. Langzeitbeatmung
K Schwäche, progredient über Tage bis Wochen; prox. > dist.; respirator. Versagen; Hyporeflexie
D CK erhöht o. normal; ENMG: neuro- u. myopathische Veränderungen, pathologische Spontanaktivität (Fibrillationen/ positive scharfe Wellen)
Mi (Typ 2) Faseratrophie, Myosinverlust, myopathische Veränderungen

Andere Myopathien
▬ Malignes Neuroleptisches Syndr.
▬ Maligne Hyperthermie Intervall: Myopathische Veränderungen, maligne Hyperthermie nach Narkose: Ausgeprägte Nekrosen (+ Regeneration)
▬ Serotonin-Syndrom
▬ Bei Elektrolytstörungen
▬ Bei Neoplasien (▸ Kap. 14)

Toxisch

Lipidsenker-Myopathie
Ä Statine (RF: Dosis↑, Alter>70 Jahre, Leber-/Niereninsuffiz., körperl. Belastung, Hypothyroidismus etc.)
K ca. 2–3 Monate nach Beginn der Statineinnahme Myalgie, Schwäche, Belastungsintoleranz, Myoglobinurie
Ko Rhabdomyolyse
Mi myopathische Veränderungen, Spektrum bis hin zu nekrotisierender Myopathie
▬ Sonderform: ▸ nekrotisierende Myopathie mit HMGCR-Antikörper (besonders schwerer Verlauf; øSistieren nach Statin-Stopp!)

Steroid-Myopathie
Ä exogene Dosen >30 mg
K proximale Schwäche (Arme > Beine), Atrophie, Myalgien; Gewichtszunahme, art. Hypertonus, Glucoseintoleranz, Menstruationsstörungen/ Impotenz
D CK normal; EMG: normal o. leicht myopathisch; Muskelbiopsie
Mi Typ-2-Faser-Atrophie, Myosinverlust

Weitere Medikamente, ua:
▬ Autoimmun/inflammatorisch: Penicillamin, Cimetidin, Lamotrigin, L-Tryptophan, Phenytoin, Procainamid, Tacrolimus
▬ Antimikrotubulär: Colchicin, Vincristin
▬ Mitochondriale Myop.: Zidovudin
▬ Hypokaliämische Myopathie: Amphotericin, Diuretika, Laxantien, Toluen
▬ Nekrotisierend: Labetalol
▬ Amphiphil: Amiodaron, Chloroquin
▬ Andere: Finasterid, Omeprazol, Ipecac, Muskelrelaxantien
Mi Vakuolen (Amiodaron, Chloroquin, Perhexilen), mitochondriale Veränderungen (Zidovudin), Myeloid-Körper (Colchicin, Vincristin, Amphotericin)

Andere exogene Toxine
ÄP ▬ Alkohol-Myopathie: Akut: idR b. chron. Abusus mit zusätzl. Alkohol-Exzess → Schwellung, Krämpfe, CK↑. Chron.: idR b. chron. Abusus mit Malnutrition; progr. prox. Schwäche, CK normal
▬ Kokain: asympt. bis selten Rhabdomyolyse↑↑ (CK ↑↑)
▬ Weitere: Heroin, Lakritze
Mi myopath. Veränderungen, Typ-2-Faser-Atrophie (Alkoh.), Nekrosen (Alk., Lakritze, Opiate, Retinoide)

Autoimmun

Polymyositis
(vgl ▸ Kap. 15, Kollagenosen)
Ä ua idiopathisch
K akute-subakute Manifestation > 20. LJ; Myalgie, prox. Schwäche, Dysphagie, Progression über Monate; Myokarditis
D CK, EMG, Antikörper, neuromuskulärer Ultraschall, MRT, Muskelbiopsie; Tumorausschluss
Mi Myositis (myopathische Veränderungen + Entzündung + MHCI↑)
T Prednison, Azathioprin, MTX, IVIG etc.

Dermatomyositis
P verschiedene Subtypen: juvenile (>90% aller Immunmyopathien b. Kindern), adulte, amyopathische
K Erythem, proximale Schwäche, Dysphagie, Kontrakturen
D wie Polymyositis, ggf. Hautbiopsie
Mi Myositis, perifaszikuläre Atrophie, Kapillarpathologie
T wie Polymyositis

Sporadische Einschlusskörpermyositis (IBM)
E > 45 LJ.; M > F (3:1)
ÄP neben Entzündung degenerat. Prozess mit Ablagerung pathologischer Proteinfibrillen
K chron. Schwäche prox. = dist., asymm., insbes. Kniestrecker > Hüftbeuger u./o. Fingerbeuger > Schulterabduktoren
Mi Myositis, angulär atrophe Fasern, gerändete Vakuolen (GT), mitochondriale Veränderungen
T Versuch mit IVIG

Weitere Autoimmun-Myositiden
▬ Nekrotis. Autoimmun-Myopath. (▸ nekrotisierende Myopathie)
▬ Overlap-M., zB bei Sharp-Sy., Sklerodermie, SLE, RA, Sjögren-Sy., Polyarteriitis nodosa
▬ Myositis b. Sarkoidose
▬ Eosinophile Fasziitis/Myositis (meist i.R. hypereosinophiles Syndrom)
▬ Fokale Myositis
Mi Myositis, ggf. Granulome (Sarkoidose), Eosinophile (E. Myositis)

Polymyalgia rheumatica
(Vgl ▸ Kap. 15, Gelenke)
Mi Typ-2-Faser-Atrophie, vermehrte Kapillaren
K Muskel-Sz u. Steifigkeit in Oberarmen, Nacken, Rücken, Gesäss, Oberschenkel

Metabolisch-Endokrin

Hypothyreose-Myopathie
K langs. progr. leichte prox. Muskelschwäche, Krämpfe, Myoödem, Myokymien, Hyporeflexie, 25% CTS, 20% PNP, selten Rhabdomyolyse
D „Myoödem", CK↑, TSH, fT3/4, EMG (myopathisch)
Mi unspezifisch (myopathische Veränderungen, Faserkaliberschwankungen, Typ-1-Faser-Prädominanz, Glykogen- u. Mitochondrien-Aggregate)

Hyperthyreose-Myopathie
K langs. progr., selten akute prox. > dist. Schwäche, Myalgien, Fatigue, Dysphagie, Faszikulationen, Tremor, Hyperreflexie, Parästhesien, Ophthalmopathie
Mi unspezifisch

Hyperparathyroidismus-Myopathie
K Muskelatrophie, Myalgien, lebh. Reflexe, Faszikulationen; ggf. Schwäche, Knochenschmerzen
Mi evt. Faseratrophie, Vakuolen, Einzelfasernekrosen

Hypoparathyroidismus-Myopathie
K proximale Muskelschwäche, Krämpfe, Faszikulationen, periorale u. dist. Taubheit, Parästhesien, Tetanie, CTS, Hyporeflexie, Ataxie, Krampfanfälle, Psychose, kognitive Verlangsamung, Katarakt

Myopathie b. Hypercortisolismus (Cushing-Syndrom)
Ä ▸ Kap. 20, Nebenniere
K ▸ Steroidmyopathie
Mi Typ-2-Faser-Atrophie, Myosinverlust

Andere endokrine Myopathien (▸ Kap. 20)
▬ Hyperaldosteronismus (Conn-Sy.) Myopathische Veränderungen, Vakuolen, angulär atrophe Fasern
▬ NNR-Insuffizienz (M. Addison) Normale Histologie
▬ Akromegalie Mi: Faserhypertrophie, evt. myopathische Veränderungen, Vakuolen
▬ Diabetes mellitus Mi: Evt. neurogene Veränderungen b. PNP, verdickte Gefässwände

Nekrotisierende Myopathie
Ä paraneoplastisch (va b. Lungen-, GI-, Mamma-CA); medikamentös/toxisch (zB nach Statinen); autoimmun
K schwere Paresen möglich; CK ↑↑↑; nach Statineinnahme HMGCR-Antikörper; autoimmun zT mit SRP-Antikörper
Mi wenig Entzündung; akut: Muskelfasernekrosen; chronisch: (auch) regenerierende Muskelfasern
T Immunsuppression, tumorspezifische Therapie

Auge

Jens Funk, Peter Meyer, Kirill Karlin, Thomas Cerny

24.1 Aus Sicht der Klinik

Anamnese: wichtigste Fragen

- 1) Immer gleich anfangs: Sehstörung? Rötung? Schmerzen?
- 2) Dann: ein- o. beidseitig? PA: frühere Augenarztbesuche?
- 3) Dann: erst einmal Spaltlampenuntersuchung u. Ophthalmoskopie → ergibt meistens schon Verdachtsdiagnose.
- Danach Anamnese komplettieren zur Verdachtserhärtung: zB Netzhautablösung: *Patient mit 1) Sehstörung ohne Rötung/Schmerz 2) einseitig 3) Fundoskopie: Netzhautablösung.* Erfragen: Lichtblitze? Russregen? Aufsteigender Vorhang?
- Wenn nach 1–3) Diagnose völlig unklar: Routineuntersuchungen beginnen. Anamnesedetails können zwar wichtig sein, aber idR nur b. sehr speziellen Krankheitsbildern.

„Klinische" Untersuchung

- Inspektion – kurzer orientierender Blick: Rötung, Lidfehlstellung, Lidtumor (*Hordeolum, Chalazion, Neoplasie*)?
- Spaltlampe: frei wählbare Vergrösserung, hohe optische Qualität → erlaubt detailreiche Untersuchung, insbesondere am vorderen Augenabschnitt.
- Indirekte Ophthalmoskopie (idR Spaltlame plus Lupe).
- Visusprüfung: mit Brille in 5 m Abstand.
  - Falls nichts erkannt: Abstand auf 1 m verkürzen > Finger zählen in 30 cm > Handbewegungen in 30 cm > Lichtwahrnehmung mit Ortsangabe > lediglich Lichtwahrnehmung.
  - Untersuchung mit Lochblende, wenn Vermutung, dass Patient wegen fehlender/falscher Brille schlecht sieht.
- Refraktionsbestimmung.
- Gesichtsfelduntersuchung: orientierend fingerperimetrisch.
- Prüfung der Augenstellung (Hornhautreflexbilder, Abdecktest) und Motilität.
- Pupillenreaktion: Anisokorie (= efferente Störung)? Swinging-Flashlight-Test auffällig (= afferente Störung)?
- Augendruckmessung: Palpation, Applanationstonometrie.
- Farbensehen u. Stereosehen: nur b. gezielter Fragestellung.
- Ektropionieren: nur bei Fremdkörperanamnese.

Zusatzuntersuchungen

- Optische Kohärenztomographie (OCT): hochauflösende Schnittbilder speziell von Makula und Papille.
- Fluoreszenzangiographie: Darstellung des Blutflusses in den Gefässen, Sichtbarmachen von Leckagen (wichtig zB bei der *diabetischen Retinopathie*).
- Bildgebung, besonders MRT (zB *Sehbahnläsionen*?).

24.2 Aus Sicht der Pathologie

Ausgangslage:

- Das Auge kann einerseits durch „Augen-fremde" Einflüsse geschädigt werden: zum einen von aussen (va *Traumata u. Infekte*), zum anderen hämatogen via Gefässe (va *metabolisch, Verschlüsse, seltener Infekte*). Andererseits sind „Augen-eigene" degenerative Prozesse für viele der häufigen Pathologien verantwortlich.
- Die Kenntnis der normalen Augen-Anatomie u. -Pathophysiologie sind Grundlage für klinische Diagnostik, Therapie u. Verlaufsbeurteilung von Augenerkrankungen. Neben der routinemässigen Spaltlampenuntersuchung setzen besonders neuere Verfahren wie zB optische Kohärenztomographie (OCT) dieses Wissen voraus. Hier leistet die Pathologie einen Beitrag, da Erkenntnisse durch Beobachtungen an exzidierten Gewebeproben oder enukleierten Augen gewonnen werden.

Diagnostik: Fragestellungen an den Ophthalmopathologen

- Tumor-Exzisionspräparate: Dignität, infiltratives Wachstum, im Gesunden exzidiert? Molekularpathologische Signatur zwecks individualisierter Behandlungsstrategie?
- Zytologie aus Bürstenabstrichen (von Oberflächenepithel wie Hornhaut, Bindehaut), Vorderkammer- o. Glaskörperpunktate, Feinnadelpunktionen intraokulärer Tumoren: Entzündung vs. Hinweise auf Neoplasie?
- Hornhaut-Resektionspräparate: Frage nach vererbbaren Dystrophien (relevant für genetische Beratung).
- Biopsate von entzündlichen Prozessen: granulomatöse (*Sarkoidose, seltener Tbc, Lepra*) vs. nicht-granulomatöse Form?
- BeiVda degenerative Erkrankung: Spezialfärbungen für Eisen (*Siderosis*) o. zB Kupfer (*Chalkosis, Morbus Wilson*). Aufgrund der Seltenheit haben diese untergeordnete Bedeutung, liefern im Einzelfall aber uU entscheidende Hinweise für die Diagnosefindung.

Besonderheit: Herausforderungen b. Augentumoren

- Lid-Tumoren sehr vielfältig, da komplexer anatomischer Aufbau der Lider: (Schleim-)Haut u. Adnexen, Muskel- u. Bindegewebe. Cave: klinisch „atypisches" Chalazion: Gefahr, ein *malignes Talgdrüsenkarzinom* zu übersehen.
- Pigmentierte atypische Tumoren der Konjunktiva (*Nävus, Melanose*): sowohl klinisch als auch histopathologisch uU schwierig beurteilbar, ob maligne Transformation vorliegt.
- Intraokulare, klinisch diagnostisch schwierig zu bestimmende Tumoren: nur mittels Biopsie näher eruierbar, differenzialdiagnostisch immer Metastase bedenken.

Schwierige Stellen

Mühe kann der Begriff *Uveitis* bereiten. Die Uvea besteht anatomisch aus Iris, Corpus ciliare (Uvea anterior) u. Choroidea (Uvea posterior). In Anlehnung dazu werden die Entzündungen der Uvea – unabhängig von ihrer Ursache – in *Uveitis anterior, intermedia* u. *posterior* eingeteilt. Die *Uveitis anterior* ist gekennzeichnet durch Leukozyten in der Vorderkammer des Auges. Ist nur die Iris entzündet, spricht man von einer *Iritis* – bei Mitbefall des Corpus ciliare von einer *Iridozyklitis*. Analog verhält es sich b. der *Uveitis posterior*: Bei isoliertem Befall der Choroidea spricht man von einer *Chorioiditis*, b. Mitbefall der Netzhaut von einer *Chorioretinitis*. Die *Uveitis intermedia* ist eine Zwischenform: Die Entzündung spielt sich zwischen Corpus ciliare u. Choroidea ab u. Leukozyten finden sich oft im Glaskörperraum („Schneebälle"). *Panuveitis* bezeichnet die Entzündung der gesamten Uvea u. tritt ua b. der *Endophthalmitis* auf. Uveitiden können eine Vielzahl an verschiedenen Ursachen haben u. sind mit vielen Systemerkrankungen assoziiert.

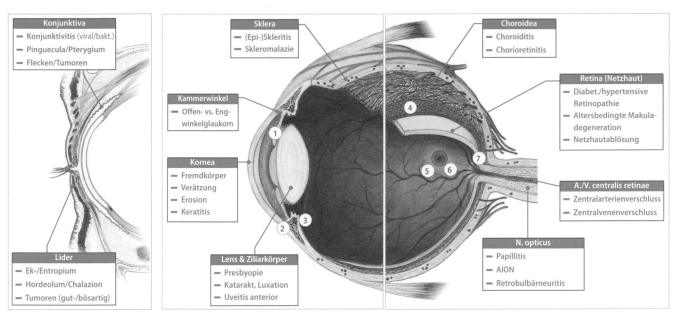

Konjunktiva
- Konjunktivitis (viral/bakt.)
- Pinguecula/Pterygium
- Flecken/Tumoren

Sklera
- (Epi-)Skleritis
- Skleromalazie

Choroidea
- Choroiditis
- Chorioretinitis

Kammerwinkel
- Offen- vs. Eng-winkelglaukom

Kornea
- Fremdkörper
- Verätzung
- Erosion
- Keratitis

Retina (Netzhaut)
- Diabet./hypertensive Retinopathie
- Altersbedingte Makula-degeneration
- Netzhautablösung

A./V. centralis retinae
- Zentralarterienverschluss
- Zentralvenenverschluss

Lider
- Ek-/Entropium
- Hordeolum/Chalazion
- Tumoren (gut-/bösartig)

Lens & Ziliarkörper
- Presbyopie
- Katarakt, Luxation
- Uveitis anterior

N. opticus
- Papillitis
- AION
- Retrobulbärneuritis

◻ Abb. 1 Aufbau des gesunden Auges u. zugeordnete Pathologien. 1) Iris. 2) Trabekelwerk. 3) Ziliarkörper mit Ziliarfäden. 4) Pigmentepithel. 5) Macula. 6) Fovea centralis. 7) Papille

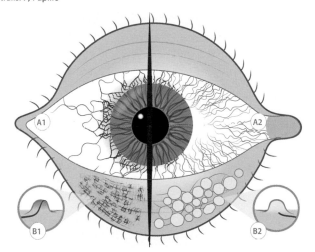

◻ Abb. 2 Leitbefunde des äusseren Auges: **(A1)** Ziliäre (tief) vs. **(A2)** konjunktivale Injektion (oberflächlich). **(B1)** Follikuläre vs. **(B2)** Papilläre Konjunktivitis (©Cerny, Karlin, 2018 [24.1])

Hochdringlich ⚠	Dringlich	Bedingt dringlich
Diagnose u. Therapie **innerhalb Minuten**	Diagnose u. Therapie **innerhalb Stunden**	Diagnose u. Therapie **innerhalb Tagen**

▬ Verätzung von
  – Bindehaut
  – Hornhaut
▬ Zentralarterien verschluss
	▬ Verletzungen von
	  – Bulbus,Hornhaut
	  Lid, Orbita
	▬ Entzündungen
	  – Akute Iritis
	  – Endophthalmitis
	  – Orbitaphlegmone
	▬ Glaukomanfall
	▬ Netzhautablösung
	▬ Keratitiden
	▬ Amaurosis fugax
	▬ AION
	▬ Zentralvenen-verschluss
		▬ Optikusneuritis
		▬ Augentumoren
		▬ Akuter Exophthalmus
		▬ Bisher undiagnosti-ziertes Glaucoma chronicum simplex (=Offenwinkel-Gl.)
		▬ Alte Netzhaut-ablösung
		▬ Neu auftretender Strabismus b. Säuglingen

◻ Abb. 3 Dringlichkeit der Notfallsituationen am Auge. (Adaptiert nach Messerli, J., Meyer, P., Auge, in Schoenenberger, Ronald A. et al [2009], Internistische Notfälle, Georg Thieme Verlag, Stuttgart)

Diabetische Retinopathie
Ä schlecht eingestellter DM. Jeder Diabetiker muss augenärztlich kontrolliert werden!
P *Advanced Glycation End Products* induzieren Mikroangiopathie. Formen:
(A) nicht-proliferativ vs. (B) proliferativ
Ko b. (A) Makulaödem/Verlust der Lesefähigkeit, b. (B) Glaskörperblutung, Netzhautablösung, Rubeosis iridis (iF VEGF-Ausschwemmung) mit Sekundärglaukom
T Laserkoagulation, anti-VEGF

Makuladegenerationen

Altersbedingte Makuladegeneration (AMD)
Ä genet. Prädisposition? RF: Rauchen
P Formen: (C) trockene AMD mit Ablagerung v. hyalinem Material (Drusen) vs. (D) feuchte AMD: zus. Hypoxie → VEGF↑ → proliferativ
K Zentralskotom, Verlust der Lesefähigkeit
D Ophthalmoskopie, OCT, Angiographie
T ▬ Trocken: keine Therapiemöglichkeiten
  ▬ Feucht: anti-VEGF intravitreal

Epiretinale Gliose
Ä ▬ 1° idiopathisch
  ▬ 2° n. Netzhautschädigung (jegl. Art)
P Gliazell-Migration auf Retina durch Defekt im Pigmentepithel → Bildung feine Membran
K Metamorphopsien (=Verzerrtsehen), Visusverlust
Ko Makulaforamen (6) OHNE Netzhautablösung
T Vitrektomie

Retinopathia centralis serosa
Ä beruflicher Stress
P Defekt im Pigmentepithel führt zu umschriebener Netzhautabhebung
K Metamorphopsien, Visusminderung
D Angiographie, Ophthalmoskopie, OCT
T keine, aber gute Spontanprognose (Behandlung mit Sedativa umstritten)
Pr Rezidive möglich

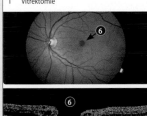

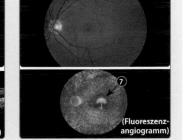

◻ Abb. 4 Gegenüberstellung der diabetischen Retinopathie u. der wichtigsten Makuladegenerationen. Abbildungsmarkierungen: **(A1)** Lipidexsudate. **(A2)** Cotton-Wool-Flecken. **(B3)** Zahlreiche feine Neovaskularisationen. **(C4)** Drusen. **(D5)** Blutung aus einer Neovaskularisation. **(6)** Makulaforamen. **(7)** Defekt im Pigmentepithel mit Flüssigkeitsaustritt unter die Netzhaut (in der Fluoreszenzangiographie).

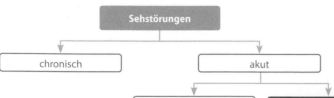

Sehstörungen

- chronisch
- akut

Rotes Auge

- stark schmerzhaft
- wenig schmerzhaft

Auge weiss u. schmerzlos

Abbildungsfehler
zB Myo-/Hyperopie, Presbyopie, Astigmatismus, vgl. ▶ Diplopie

Hornhaut-Pathologien
- Trübung/postinfekt. Narbe
- St.n. LASIK-OP (zB DLK)
- Keratokonus, vgl. ▶ Diplopie

Katarakt *(Syn. „grauer Star", Linsentrübung)*
Ä   Altersstar (C. senilis), posttraumatisch, post-entzündlich
K   Verschwommensehen, Blendung, Störung Kontrastsinn/Farbsehen, Doppelbilder
T   idR OP ab Visus 0.4

Glaukom *(Syn. „grüner Star")*
Ä   idR ↓Kammerwasser*abfluss*
   - A) Offenwinkelglaukom[1]
   - B) Winkelblockglaukom
   - C) Kongenitales Glaukom
P   idR IOD↑ → Schädigung der Ganglienzell-Axone der Papille
K   subjektiv kaum Sehstörung! progred. Gesichtsfeldverluste bis irreversible Blindheit; bei B) evt. ▶ akuter Winkelblock
D   IOD-Messung, Perimetrie, Fundoskopie („Cupping")
T   IOD↓ (medikamentös, Laser)

Makuladegenerationen
vgl. ▣ Abb. 4
- Altersbed. Makuladegeneration
- Myopische Makulopathie
- Retinopathia centralis serosa
- Epiretinale Gliose

Diabetische Retinopathie
vgl. ▣ Abb. 4
Ä   schlecht eingestellter Diabetes
P   (1) proliferativ vs. (2) nicht prolif.

Hypertensive Retinopathie
P   nur wenn BD↑↑ (Phäo., Eklampsie): Cotton-Wool-Flecken, harte Exsudate, Papillenschwellung

Retinitis pigmentosa
EÄ   selten, hereditär: >100 Mutationen
K   ausgeprägte konzentrische Gesichtsfeld-Einengung, Zentrum lange erhalten (Röhrenblick)
T   Gentherapie, Netzhautchip

Makulaödem
Def Flüssigkeit intra- o. subretinal
Ä   lokale Entz. (Diabetes mellitus, Makuladeg., postoperativ, Uveitis)
T   gemäss Ursache, Steroide

Weitere chronische Ursachen
- Optikus-/Sehbahnschädigung (zB b. Tumorkompression)
- intraokuläre Tumoren

Auge weiss u. schmerzlos (Forts.)

Linsen-Pathologien
- Linsenschwellung (zB b. DM)
- Linsenimplantat-Luxation

Glaskörpereinblutung
Ä   - Bei proliferativer Retinopathie
   - Bei Amotio retinae
   - Bei Trauma
   - St. n. Zentralvenenverschluss
T   Resorption abwarten/Vitrektomie
Ko   Netzhautablösung

Amotio retinae
Syn.: Netzhautablösung
E   jedes Alter möglich (va Ältere)
Ä   idR if NH-Einriss durch Glaskörpertraktion („rhegmatogen")
K   „Vorhang fällt zu"
Ko   Erblindung
T   NH-riss → Laserbehandlung NH abgehoben → OP

Contusio bulbi
Ä   schweres stumpfes Bulbustrauma
Ko   früh: Katarakt, NH-Ablösung spät: NH-Ablösung, Glaukom
T   je nach Komplikation, VK-Blutung u. Pupillenentrundung werden nicht behandelt

Uveitis posterior
Syn.: Chorioretinitis
Ä   Toxo, Tbc, CMV (RF: IS), Vaskulitis, ▶ sympathische Ophthalmie
K   Verschwommensehen
D   Erregernachweis
T   Erreger-spezifisch; ggf. Steroide

Optikusneuropathie
- Papillitis
- Retrobulbär-Neuritis (RBN)[2]

Zentralart.(ast)verschluss ⚠
Ä   idR Embolie (RF: VHF, Carotisst.)
P   ischäm. Infarkt der Netzhaut
K   plötzlich: einseitiger Visus ↓↓
T   akut: Augendruck ↓↓ (soll Embolus n. peripher treiben) mittels Azetazolamid, Bulbusmassage, korneale Diszision

Zentralvenen(ast)verschluss
Ä   Arteriosklerose
K   plötzlich: einseitiger Visus↓
T   anti-VEGF intrav., Laserkoag.

Anteriore ischämische Optikusneuropathie (AION)
Ä   Verschluss d. A. ophthalmica-Äste (zB b. Arteriitis temporalis)
K   Sehverschlechterung, RAPD
T   Arteriitis temporalis → Steroide (zum Schutz des Partnerauges!)

Corticale Blindheit
Ä   idR aufgr. CVI in ACP-Areal
K   øVisus, Pupillenreflex erhalten

Auge rot u. schmerzhaft

Akute Keratitis/Hornhautulcus
Ä   Bakterien, Viren (inkl. Herpes), Pilze, Akanthamöben; oft kombiniert mit Bindehautentzündung (dann: Keratokonjunktivitis, s. dort), RF: IS, Lidfehlstellungen, Kontaktlinse
Ko   Hornhautperforation, Narbenbildung, Erblindung
D   wenn möglich Keimnachweis
T   lokal AB (alle 5min., hochdosiert)

Akuter Winkelblock
E   ältere Patienten > 65 J
Ä   RF: Hyperopie, Mydriasis
K   Übelkeit, Erbrechen, reduzierter AZ[3], Sehverschlechterung, trübe Hornhaut
D   Augendruck palpieren/messen
T   sofort: 500 mg Azetazolamid iv, später Iridektomie
Pr   gut b. zeitnaher Therapie

Keratokonjunktivitis vernalis
Ä   allergisch bedingte Rhinokeratokonjunktivitis, Auftreten im Frühjahr; va Jugendl./Kinder
T   Antihistaminika, akut Cortisontropfen, als Prophylaxe Cromoglicinsäure
Pr   gut, endet meist in Pubertät

Uveitis anterior
Syn.: Iridozyklitis
Ä   meistens autoimmun, assoziiert ua mit Sarkoidose, M. Bechterew, reaktiver Arthritis (▶ Kap. 15), M. Crohn, Col. ulcerosa (▶ Kap. 7)
K   dumpfer Sz, Schleier, akut: Tyndall (+), Reizmiose vs. chronisch
T   cortisonhaltige Augentropfen, intermittierende Mydriase
P   häufig Rezidive

Uveitis intermedia
E   junge Erwachsene, Assoziation mit MS, Sarkoidose
K   Visus↓, wenig Rötung/Sz
D   Ophthalmoskopie: „Schneewehen"
T   Steroide systemisch

Endophthalmitis ⚠
E   am meisten gefürchtete Komplikation nach intraokularen Eingriffen (ca. 1/3000 Katarakt-OPs)
P   bakterielle Infektion des gesamten Bulbus
K   3 Tage postoperativ starke Schmerzen, Sehverschlechterung
T   sofort Vitrektomie, Antibiotika systemisch u. intravitreal
P   schlecht, Visus postop selten > 0.1

Sympathische Ophthalmie
ÄP   selten: nach Verletzung eines Auges (Ag-Freisetzung) chronische Entzündung des Partnerauges (autoimmun)

---

stark schmerzhaft

Kornealer Fremdkörper
Ä   anorganisch (Glas, Metall) vs. organisch (zB Holz)
P   reizt Nervenfasern; Metall: rostet → persistente Entzündung!
T   Entfernung, AB top., NSAR po.

Erosio
ÄP   transienter FK-Kontakt → oberflächliche Epithelläsion
Pr   meist Restitutio ad integrum

Verätzung ⚠
Ä   Säure o. Lauge (schlimmer)
T   1. Lokalanästhetikum tropfen
   2. ggf. Noxe (zB Kalkbröckel) entfernen
   3. Spülen! Ideal: Pufferlösung (jede andere Flüssigkeit möglich)
   4. ad Augenarzt
Pr   je nach Ausmass: irreversible Erblindung möglich

Akuter Winkelblock
K   auch ohne korneale Trübung möglich! ▶ Glaukom

Okuläre Myositis
Ä   Entzündung eines äusseren Augenmuskels, oft assoziiert mit Skleritis
T   Steroide systemisch

Skleritis
Ä   oft mit PAN (▶ Kap. 3), SLE, Spondylarthropathien, RA (▶ Kap. 15) assoziiert
T   topische Steroide, syst. Therapie der Grunderkrankung

(Kerato-)Konjunktivitis sicca
E   sehr häufig, va > 60 LJ.
ÄP   lakrimale Hyposekretion, „Instabilität des Tränenfilms"[4]
Ko   Hornhautulkus
T   gute Befeuchtung

Allergische (Kerato-)Konjunktivitis
E   häufig, wird aber auch oft zu Unrecht diagnostiziert
Ä   saisonal: Pollen, Gräser etc.
P   Hypersensitivitätsreaktion Typ 1
T   akut lokal Steroide, Antihistaminika; chronisch: Cromoglicinsäure

Virale (Kerato-)Konjunktivitis
EÄ   häufig; Adenoviren
K   typischer Verlauf: erst ein Auge betroffen, 7 Tage später das andere, allerdings weniger ausgeprägt; Ausheilung nach 14 Tagen, als Residuum evtl. Nummuli
T   nur symptomatisch (befeuchtend) möglich

---

wenig schmerzhaft

Bakterielle (Kerato-) Konjunktivitis
Ä   Staphylokokken, Streptokokken, Pneumokokken, Pseudomonas, RF: Kontaktlinse mit mangelnder Hygiene
D   Erregernachweis (Abstrich, Kultur, PCR)
T   Ab je nach Klinik/Erreger/Antibiogramm
Pr   abhängig vom Keim u. vom Ausgangsbefund, irreversible Erblindung möglich

Chlamydien (Kerato-) Konjunktivitis
Ä   Chlamydia trachomatis (D-K): oft als Geschlechtskrankheit = okulogenitale Infektion. Chlamydia trachomatis (A-C): in Entwicklungsländern Trachom (oft im Kindesalter beginnend)
D   Bindehautfollikel, typische Anamnese: Beschwerden > 4 Wochen, als virale Konjunktivitis verkannt
T   systemisch u. lokal Erythromycin (Partner mitbehandeln)

Keratitis neuroparalytica
Ä   Ausfall des ersten Trigeminusastes zB postoperativ (Akustikus-Neurinom), nach Zoster ophthalmicus
K   oft sehr hartnäckig, späte Diagnose da beinahe schmerzfrei
Ko   Hornhauteinschmelzung
Pr   oft schlecht

Episkleritis
E   seltener als virale Konjunktivitis (jedoch häufig verwechselt)
Ä   idiopathisch, evt. assoziiert mit rheumatologischen Erkrankungen
T   symptomatisch
Pr   meist selbstlimitierend

schmerzlos

Hyposphagma
Syn.: subkonjunktivale Blutung
ÄP   spontane Blutung unter die Bindehaut
K   „akutes rotes Auge": aus Sicht des Patienten dramatisch, objektiv bedeutungslos
DD   „kaschierte" Bindehaut-/Bulbus-Perforation, Konjunktivitis
T   keine nötig
Pr   gut, selbstheilend < 14 Tage

ACP	Arteria cerebri posterior (versorgt ua. Sehrinde)	
BH	Bindehaut	
CVI	Cerebrovaskulärer Insult (▶ Kap. 22)	
DLK	Diffuse lamelläre Keratitis	
GF	Gesichtsfeld	
ICP	*Intracranial pressure* (intrakranieller Druck)	
intrav.	Intravitreal	
IOD	Intraokulärer Druck (Norm ca. 15 mmHg)	
LA	Lokalanästhetikum	
LASIK	Laser-in-situ-Keratomileusis = Remodellierung der Hornhautkrümmung	
MS	Multiple Sklerose	
NH	Netzhaut	
OCT	Optische Kohärenztomographie	
RAPD	Relatives afferentes Pupillendefizit	
Toxo	Toxoplasmose	
VK	Vorderkammer	

Isolierter Schmerz

oberflächlicher Schmerz

Keratitis photoelectrica
Syn.: Schneeblindheit
- Ä starke UV-Strahlung (zB Höhensonne, Schweissen)
- K idR 4–6h nach Exposition: Sz, Blepharospasmus, Epiphora
- D LA-Tropfen, mit Fluorescein evt. punktförmige Epitheldefekte sichtbar (können fehlen!)
- T NSAR p.o. u. ggf. topisch; keine Anästhetika-Tropfen

tiefer Schmerz

Zoster ophthalmicus
Syn.: Zosterkeratitis
- ÄE VZV; alle Alter, va ~50LJ.
- P Reaktivierung VZV u. Befall N. ophthalmicus (Trigeminus V_1)
- K einseitig: Sz, Sensibilitätsstörungen, Hutchinson-Zeichen (Läsionen an Nasenspitze)
- T (Val)Aciclovir (wenn schwer: IV)
- Ko teils Hornhautnarben, Zoster-Neuralgie

Orbitaphlegmone
Def akute Entzündung des Weichteilgewebes der Orbita
- Ä S. aureus, Streptokokken: Sinugen (zB Ethmoid); seltener von Gesichtsfurunkel, Erysipel, Hordeolum, Verletzung der Orbita
- Ko Sinus-cavernosus-Thrombose (► Kap. 22 ZNS), N.-opticus-Befall (Erblindungsgefahr!)

Sinus-cavernosus-Syndrom
- Ä septische/aseptische Thrombose, Tumoren, Aneurysma der Carotis interna, Carotis-Sinus-cavernosus-Fistel, Hämorrhagie, Tolosa-Hunt-Syndrom (granulomatöse Entzündung)
- P teilweiser o. kompletter Ausfall von HN III, IV, VI, V_1, V_2
- Ko Ophthalmoplegia totalis

Endokrine Orbitopathie (EO)
- Ä M. Basedow (► Kap. 21)
- P LyZ-Infiltrat m. Fibroblastenprolif. durch Ak-Simulation
- K Exophthalmus, Motilitätsstörung
- T Thyreostatika, Rauchstopp, ggf. Immunsuppressiva

Diplopie

monokular

Astigmatismus
Syn.: Hornhautverkrümmung
- E oft b. Kindern
- P Korneawölbung abnormal, häufigste Form: regulärer Astigmatismus (zwei Meridiane, senkrecht zueinander)
- K Sehen verschwommen/verzerrt
- T zylindrische Gläser

Keratokonus
- P Hornhaut kegelförmig vorgewölbt, lokal ausgedünnt
- K Visusverschlechterung
- Ko aktuer Keratokonus: Endothelriss → Kammerwasser fliesst in die Hornhaut („Hydrops")

Linsen(sub)luxation
- Ä Trauma (häufigste Urs.), Altersdegener., BGW-Störungen (Marfan-Syndrom)
- P — Subluxation: Zonula gelockert, teils eingerissen
  — Luxation: Abriss Zonula, Linse in Glaskörper luxiert
- K Doppelbilder b. Subluxation, starke Visusminderung b. Luxation; Iridodonesis b. Augenbewegung
- I Entfernung; Kunstlinse

binokular

Orbita-Pathologien
- — Orbitawandfraktur
- — Endokrine Orbitopathie

PNS-Pathologien (N. III, IV, VI)
- ► vgl. Kap. 23, PNS
- — Dissektion
- — Trauma
- — Hirndruck
- — Myositis

Diabetische Mononeuropathie
- P somatischen Fasern des N. okulomotorius → Schmerzen, „Down and out"

ZNS
- ► vgl. Kap. 22, ZNS
- — Hirnstamminfarkt
  – zB Ein-Einhalb-Syndrom (◘ Abb. 11, Kap. 22)
- — Multiple Sklerose

Lidveränderung

Fehlstellung

- **Entropium**: Einwärtsdrehung d. Lidkante (E. congenitum, E. cicatriceum iF Entz.)
- **Ektropium**: Abstehen d. Lidkante (E. senile, sekundär b. Narben, HN. VII-Parese)

entzündlich

Blepharitis
- ÄP Seborrhö, konstitutionell, äussere Reize (Rauch, Staub, trockene Luft) → schuppende Entzündung
- T „Lidrandhygiene", evtl. AB lokal

Hordeolum
Syn.: Gerstenkorn
- Ä S. aureus
- P akute Entz. d. Meibom-Drüse
- Ko „präseptale Zellulitis", Phlegmone (Cave: T°, AZ↓)
- T warme Wickel, ev. AB lokal

Chalazion
Syn.: Hagelkorn
- ÄP Talgretention → chronisch-granulomatöse Entzündung
- Mi histiozytäre / LyZ-Infiltration
- T warme Wickel, qqf. Exzision
- Ko Cave (b. Rezidiv): DD Talgdrüsen-CA

Molluscum contagiosum
- ► Kap. 17, Dermatologie
- Ko Cave: sekundäre Konjunktivitis

Dakryoadenitis/-zystitis
Def Tränendrüse-/-Sack-Entzünd.
- Ä Pneumokokken, S. aureus; Dakryozystitis: Tränenwegsstenose mit Tränenstau
- T AB lokal, evtl. systemisch, b. Abszessbildung: Stichinzision

traumatisch

Lid-/Tränenwegsverletzung
- ÄP medialer Lidwinkel = Schwachstelle, häufig Abriss des Canaliculus nach Gewalteinwirkung
- K Sz, Blutung, Blepharospasmus
- Ko Hornhaut-Benetzungsstörung, Epiphora b. Tränenwegsstenose
- T Wundverschluss, Ringintubation b. Tränenwegsabriss

neoplastisch

- ► Kap. 17, Dermatologie
- **Benigne Lidtumoren** zB seborrhoische Keratose, Nävus, Papillom
- **Maligne Lidtumoren** Basalzell-CA (Basaliom), Talgdrüsen-CA, Plattenepithel-CA (Spinaliom), malignes Melanom

Bindehautveränderung

reaktiv-entzündlich

Konjunktivitis
vgl. ► Rotes Auge

Pinguecula
Syn.: Lidspaltenfleck
- E häufig im höheren Alter
- Ä UV-Licht, Wind, Staub
- P elastoide Degeneration der Kollagenfasern
- T idR nicht notwendig

Pterygium conjunctivae
Syn.: Flügelfell
- E (?), häufig b. Seeleuten, Landwirten, in südlicheren Ländern
- ÄP gleich wie b. Pinguecula
- Ko zunehmender Astigmatismus, Wachstum über Hornhautgrenze
- T operative Entfernung b. Ko
- Pr grosse Rezidivneigung

neoplastisch

benigne:

Papillom
- Ä HPV-assoziiert
- Mi reich vaskularisierter, von nicht verhornendem Plattenepithel bedeckter papillärer Tumor
- T operative Entfernung

Nävus
- K erhabene, ggf. pigmentierte Tumoren, Einschlusszysten
- Ko hormonelle Veränderung (SS o. Pubertät) → Pigmentierung ↑↑
- T OP b. Grösse↑ / Entzündung

Melanosis conjunctivae
- Ä angeb. vs. erworben (> 40. J)
- P Melanozyten↑↑ im Epithel
- Ko atypische Formen, Übergang in Melanom möglich
- T engmaschige Kontrolle falls erworben (DD Melanom), OP (± Mitomycin lokal)

Weitere gutartige Tumoren
- — Bindehauthämangiom
- — Limbusdermoid[5]
- — Lipodermoid

maligne:

Malignes Melanom
- Ä de novo vs. ex Nävus oder ex Melanose
- Mi dicht epitheloide Zellen, Polymorphie, zahlreiche Mitosen
- T OP, Nachbestrahlung, Staging
- Pr Letalität tiefer als b. Melanomen der Haut, häufig Rezidive

Bindehautkarzinom
- Ä ex epitheliale Dysplasie
- T OP ± Mitomycin lokal, Nachbestrahlung

Pupillenveränderung

Fehlstellungen

Anisokorie
Def Grössendifferenz d. Pupillen
- ÄP Physiologisch (<1mm)
  — „Sympathikus-Läsion": gestörte Dilatation b. zB Horner-Synd. (► Kap. 22)
  — „Parasympathikus-Läsion": gestörte Verengung b. Trauma, HN III-Parese, Medikamente (zB Atropin)
- K Anisokorie ausgeprägter im Dunkeln = „Sympathikus-Läsion der kleineren Pupille" Anisok. ausgeprägter im Hellen = „PS.-Läsion der grösseren Pupille"

Relativer afferenter Pupillendefekt (RAPD)
Syn.: Marcus-Gunn-Pupille
- Ä ua Opticusneuritis beids. (MS), Glaukom, Tumor
- P Afferenz gestört, Efferenz norm.
- T Swinging-Flashlight: Licht ins pathol. Auge: Pupillen kontrahieren nicht so eng wie beim Leuchten ins gesunde Auge

Irisveränderungen

Congenital
- — Aniridie (= Fehlen d. Iris)
- — Iris-Kolobom
- — Lisch-Noduli (b. NF 1, ► Kap. 25)
- — Heterochromie

Rubeosis iridis
Def Gefäss-Hyperproliferation der Iris/Kammerwinkel
- Ä Folge diverser Netzhaut-Erkrankungen, die mit Netzhaut-Hypoxie einhergehen (zB diabetische Retinopathie)
- P VEGF↑ → Ausschwemmung in Kammerwasser
- K keine Schmerzen, Sehstörungen durch Glaskörpertrübung
- Ko Blutung, Sekundärglaukom
- T früh: Photokoagulation, Anti-VEGF Injektion

Iris-Prolaps
- Ä traumatisch o. iatrogene Eröffnung der Vorderkammer im Bereich der Cornea

Iris-Melanom
- Pr selten metastasierend

weitere Neoplasien

Metastasen

Retinoblastom
- ► Kap. 25, Hereditäre TumorSy.

---

[1] Syn.: Glaucoma chronicum simplex = mit ca. 90% der Glaukome häufigste Form
[2] „Pat. sieht nichts, Arzt sieht nichts" Diagnose mittels Swinging flashlight (RAPD) u. ggf. MRI
[3] Akuter Winkelblock ist wichtige DD bei ua Rubeosis iridis, Herzinfarkt, Lungenembolie, Appendizitis
[4] Evt. getriggert durch Tropfenapplikation (va mit Benzalkoniumchlorid), in seltenen Fällen mit Systemerkrankungen assoziiert: zB Sjögren-Syndrom ,rheumatoide Arthritis (► Kap. 15), Granulomatose mit Polyangiitis (► Kap. 3)
[5] Falls mit Ohrmuschelmissbildung: Goldenhar-Syndrom

👁 Weltweit häufigste Erblindungsursachen

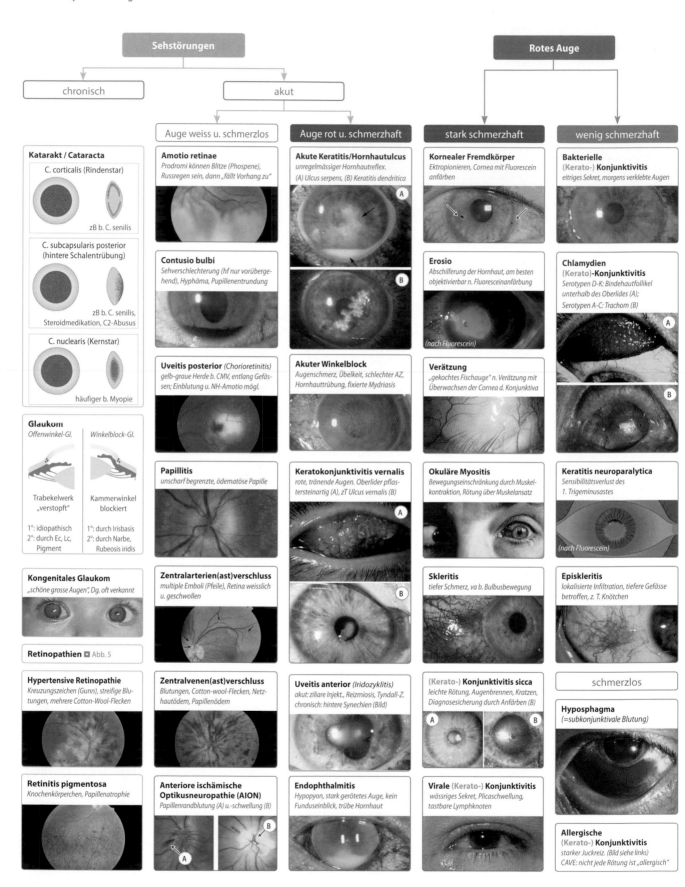

Sehstörungen

- chronisch
- akut

Rotes Auge

Auge weiss u. schmerzlos | **Auge rot u. schmerzhaft** | **stark schmerzhaft** | **wenig schmerzhaft**

Katarakt / Cataracta

C. corticalis (Rindenstar)
zB b. C. senilis

C. subcapsularis posterior (hintere Schalentrübung)
zB b. C. senilis, Steroidmedikation, C2-Abusus

C. nuclearis (Kernstar)
häufiger b. Myopie

Glaukom
Offenwinkel-Gl. | Winkelblock-Gl.
Trabekelwerk „verstopft" | Kammerwinkel blockiert
1°: idiopathisch | 1°: durch Irisbasis
2°: durch Ec, Lc, Pigment | 2°: durch Narbe, Rubeosis iridis

Kongenitales Glaukom
„schöne grosse Augen", Dg. oft verkannt

Retinopathien ◘ Abb. 5

Hypertensive Retinopathie
Kreuzungszeichen (Gunn), streifige Blutungen, mehrere Cotton-Wool-Flecken

Retinitis pigmentosa
Knochenkörperchen, Papillenatrophie

Amotio retinae
Prodromi können Blitze (Phospene), Russregen sein, dann „fällt Vorhang zu"

Contusio bulbi
Sehverschlechterung (hf nur vorübergehend), Hyphäma, Pupillenentrundung

Uveitis posterior (Chorioretinitis)
gelb-graue Herde b. CMV, entlang Gefässen; Einblutung u. NH-Amotio mögl.

Papillitis
unscharf begrenzte, ödematöse Papille

Zentralarterien(ast)verschluss
multiple Emboli (Pfeile), Retina weisslich u. geschwollen

Zentralvenen(ast)verschluss
Blutungen, Cotton-wool-Flecken, Netzhautödem, Papillenödem

Anteriore ischämische Optikusneuropathie (AION)
Papillenrandblutung (A) u.-schwellung (B)

Akute Keratitis/Hornhautulcus
unregelmässiger Hornhautreflex.
(A) Ulcus serpens, (B) Keratitis dendritica

Akuter Winkelblock
Augenschmerz, Übelkeit, schlechter AZ, Hornhauttrübung, fixierte Mydriasis

Keratokonjunktivitis vernalis
rote, tränende Augen. Oberlider pflastersteinartig (A), zT Ulcus vernalis (B)

Uveitis anterior (Iridozyklitis)
akut: ziliare Injekt., Reizmiosis, Tyndall-Z. chronisch: hintere Synechien (Bild)

Endophthalmitis
Hypopyon, stark gerötetes Auge, kein Funduseinblick, trübe Hornhaut

Kornealer Fremdkörper
Ektropionieren, Cornea mit Fluorescein anfärben

Erosio
Abschilferung der Hornhaut, am besten objektivierbar n. Fluoresceinanfärbung
(nach Fluorescein)

Verätzung
„gekochtes Fischauge" n. Verätzung mit Überwachsen der Cornea d. Konjunktiva

Okuläre Myositis
Bewegungseinschränkung durch Muskelkontraktion, Rötung über Muskelansatz

Skleritis
tiefer Schmerz, va b. Bulbusbewegung

(Kerato-) Konjunktivitis sicca
leichte Rötung, Augenbrennen, Kratzen, Diagnosesicherung durch Anfärben (B)

Virale (Kerato-) Konjunktivitis
wässriges Sekret, Plicaschwellung, tastbare Lymphknoten

Bakterielle (Kerato-) Konjunktivitis
eitriges Sekret, morgens verklebte Augen

Chlamydien (Kerato-)Konjunktivitis
Serotypen D-K: Bindehautfollikel unterhalb des Oberlides (A);
Serotypen A-C: Trachom (B)

Keratitis neuroparalytica
Sensibilitätsverlust des 1. Trigeminusastes
(nach Fluorescein)

Episkleritis
lokalisierte Infiltration, tiefere Gefässe betroffen, z. T. Knötchen

schmerzlos

Hyposphagma
(=subkonjunktivale Blutung)

Allergische (Kerato-) Konjunktivitis
starker Juckreiz. (Bild siehe links)
CAVE: nicht jede Rötung ist „allergisch"

24

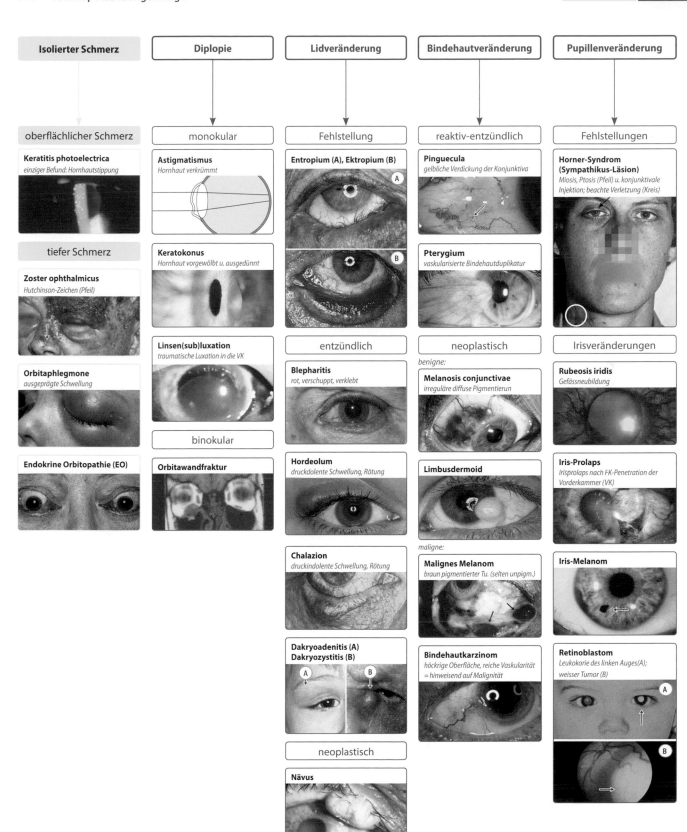

Isolierter Schmerz	Diplopie	Lidveränderung	Bindehautveränderung	Pupillenveränderung

oberflächlicher Schmerz / **monokular** / **Fehlstellung** / **reaktiv-entzündlich** / **Fehlstellungen**

Keratitis photoelectrica
einziger Befund: Hornhauttippung

Astigmatismus
Hornhaut verkrümmt

Entropium (A), Ektropium (B)

Pinguecula
gelbliche Verdickung der Konjunktiva

Horner-Syndrom (Sympathikus-Läsion)
Miosis, Ptosis (Pfeil) u. konjunktivale Injektion; beachte Verletzung (Kreis)

tiefer Schmerz

Keratokonus
Hornhaut vorgewölbt u. ausgedünnt

Pterygium
vaskularisierte Bindehautduplikatur

Zoster ophthalmicus
Hutchinson-Zeichen (Pfeil)

Linsen(sub)luxation
traumatische Luxation in die VK

entzündlich / **neoplastisch** / **Irisveränderungen**

Blepharitis
rot, verschuppt, verklebt

benigne:

Melanosis conjunctivae
irreguläre diffuse Pigmentierun

Rubeosis iridis
Gefässneubildung

Orbitaphlegmone
ausgeprägte Schwellung

binokular

Hordeolum
druckdolente Schwellung, Rötung

Limbusdermoid

Iris-Prolaps
Irisprolaps nach FK-Penetration der Vorderkammer (VK)

Endokrine Orbitopathie (EO)

Orbitawandfraktur

Chalazion
druckindolente Schwellung, Rötung

maligne:

Malignes Melanom
braun pigmentierter Tu. (selten unpigm.)

Iris-Melanom

Dakryoadenitis (A)
Dakryozystitis (B)

Bindehautkarzinom
höckrige Oberfläche, reiche Vaskularität = hinweisend auf Malignität

Retinoblastom
Leukokorie des linken Auges(A); weisser Tumor (B)

neoplastisch

Nävus

Basalzellkarzinom

Fotografien zu Contusio bulbi, Erosio, Verätzung, viraler Konjunktivitis, Endophthalmitis, Konjunktivitis sicca, Episkleritis, Zoster ophthalmicus, Dakryozystitis, Pinguecula, Blepharitis mit freundlicher Genehmigung von Prof. Dr. med. Jens Funk

Erbliche Tumorerkrankungen und Phakomatosen

Karl Heinimann, Aurel Perren, Thomas Cerny, Kirill Karlin

25

25.1 Aus Sicht der Klinik u. Genetik

Allgemeines zu Tumorsyndromen

- Ca. 5–10% aller Krebserkrankungen entstehen auf dem Boden einer erblichen (hereditären) Ursache.
- Bislang wurden über 110 zu Krebs prädisponierende Gene identifiziert, wobei ca. 60% der Veranlagungen dem autosomal-dominanten (AD) u. ca. 25% dem autosomal-rezessiven (AR) Erbgang folgen. Bei weiteren ca. 15% der Tumorveranlagungen ist sowohl ein AD-Phänotyp (Krebs im Erwachsenenalter) als auch ein AR-Phänotyp (Krebs im Kindesalter) bekannt (Beispiel: MMR-Gene beim *Lynch-Syndrom*).
- Tumorveranlagungen, obwohl individuell selten, stellen Modell-Erkrankungen zum pathophysiologischen Verständnis der Krebsentstehung u. -progression dar und bilden so eine Grundlage zur Entwicklung neuartiger Therapieansätze bei hereditären und somatisch bedingten Tumoren (Beispiel: synthetische Letalität mittels PARP-Inhibitoren beim *BRCA-assoziierten Ovarialkarzinom*).
- Tumorveranlagungen betreffen meist mehrere Organsysteme u. können Kombinationen von verschiedenen gut- u. bösartigen Tumoren umfassen (Beispiele: *Lynch-Syndrom*, *PTEN-Hamartom-Tumor-Syndrom*).
- In folgenden Fällen sollte an eine möglicherweise erblich bedingte Krebserkrankung gedacht werden:
  a) Frühes Erkrankungsalter (≤ 50. Lebensjahr); Beispiel: *Li-Fraumeni-Syndrom*.
  b) Syn- u./o. metachrone Krebserkrankungen; Beispiel: *PTEN-Hamartom-Tumor-Syndrom*.
  c) Seltene u./o. charakteristische Tumoren; Beispiele: *Peutz-Jeghers-Polypen*.
  d) Auffällige Familienanamnese (3-Generationen-Stammbaum erheben).
- Penetranz u. Expressivität einer Tumorveranlagung zeigen oft eine hohe inter- u. intrafamiläre Variabilität u. können gen- respektive mutations-spezifisch sein (Beispiele: *Lynch-Syndrom*, *von-Hippel-Lindau-Syndrom*).
- Aufgrund ihrer vielschichtigen Konsequenzen, ua für die Lebens- u. Familienplanung, bedürfen diagnostische, pränatale u. prädiktive genetische Untersuchungen der Keimbahn stets einer genetischen Beratung.

25.2 Aus Sicht der Pathologie

Ausgangslage

- Tumoren sind Erkrankungen der Gene. Während b. familiären monogenetischen Tumorerkrankungen eine Mutation in der Keimbahn u. somit allen Zellen des Körpers vorliegt, finden sich b. sporadischen Tumoren somatische Mutationen.

Diagnostik

- Bei der Diagnostik familiärer Tumoren kann der Pathologe auf folgende Weise Verdacht auf das Vorliegen einer Keimbahnmutation erheben u. darauf aufmerksam machen:
  - Einige Tumortypen treten sehr häufig in familiärem Rahmen auf (Retinoblastom, Hämangioblastom, medulläres Schilddrüsenkarzinom, Phäochromozytom).
  - Veränderungen auf Proteinebene werden spezifisch gesucht als Hinweis auf ein familiäres Syndrom: zB Verlust der Expression von MMR (Mismatch-Repair-Proteinen) b. Kolon- o. Endometrium-Karzinom (*Lynch-Syndrom*).
  - Eine Kombination von Tumoren, multiple identische Tumoren o. Vorläuferläsionen (Adenome b. FAP, hellzellige Nierenkarzinome b. VHL) weisen auf eine erbliche Tumorerkrankung hin.
- Diagnostik sporadischer Tumoren: Somatische Genveränderungen können am Tumorgewebe nachgewiesen werden zur Indikation zielgerichteter Therapien (Lungenkarzinome, Ovarialkarzinome), hierbei kann auch ein Verdacht auf ein familiäres Geschehen identifiziert werden.

Fokus: „Knudson-Hypothese" (=2-Treffer-Hypothese)

- Wichtiges Konzept, welches b. autosomal-dominant vererbten Mutationen der Tumorsuppressorgenen zur Anwendung kommt. Zur Karzinogenese ist eine Mutation in beiden Allelen der Tumorsuppressorgenen erforderlich. Knudson postulierte dies am Beispiel des familiären Retinoblastoms:
  - Beim familiären Retinoblastom wird eine mutierte Kopie des RB1-Tumorsuppressorgens vererbt (= erster Treffer). Damit tragen alle Zellen des Körpers ein defektes Allel u. ein funktionelles („gesundes") Allel. Wenn im funktionellen Allel nun eine somatische Mutation stattfindet (= zweiter Treffer), entsteht ein Retinoblastom. Diese zweite Mutation führt meist zw. 1. und 2. Lebensjahr zur Entwicklung von uni- oder bilateralen Retinoblastomen. Da die Vererbung von der Weitergabe des einen mutierten Allels abhängt, liegt ein autosomal dominater Erbgang vor.

Schwierige Stellen

Schwierigkeiten bereitet der historische Begriff der „Phakomatosen". Der Begriff stammt aus dem Jahre 1920 und umschreibt eine Gruppe von kongenitalen, hereditären Multisystem-Erkrankungen, wobei sich die betroffen Strukturen allsamt aus dem Ektoderm ableiten. Dementsprechend präsentieren sich die „Phakomatosen" mit Pathologien, die das zentrale Nervensystem, die Haut und Augen betreffen. „Phakomatose" bedeutet - aus dem Griechischen übersetzt - „Linsenfleck" und bezeichnete initial die retinalen Hamartome bei der Tuberösen Sklerose.
Weitere Phakomatosen sind ua das *Sturge-Weber-Syndrom*, das *von Hippel-Lindau-Syndrom* und die *Neurofibromatose Typ 1 u. 2* (▶ Abschn. 25.4).

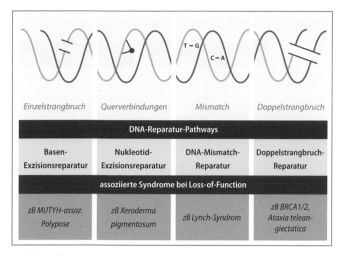

Abb. 1 Übersicht der wichtigsten DNA-Reparatur-Pathways (blau) und assoziierter Pathologien. Zahlreich erbliche Tumorsyndrom (rot) resultieren aus fehlerhaften Proteinen innerhalb der genannten Pathways.

DNA-Reparatur-Pathways:

Einzelstrangbruch	Querverbindungen	Mismatch	Doppelstrangbruch
DNA-Reparatur-Pathways			
Basen-Exzisionsreparatur	Nukleotid-Exzisionsreparatur	DNA-Mismatch-Reparatur	Doppelstrangbruch-Reparatur
assoziierte Syndrome bei Loss-of-Function			
zB MUTYH-assoz. Polypose	zB Xeroderma pigmentosum	zB Lynch-Syndrom	zB BRCA1/2, Ataxia teleangiectatica

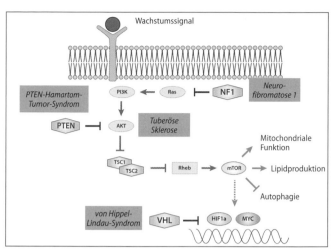

Abb. 2 Der intrazelluläre mTOR-Signalweg ist ua für die Regulierung des Zellzyklus wichtig. Der Signalweg steht im direkten Zusammenhang mit der zellulären Homöostase, Proliferation u. Krebs. Assoziierte Pathologien dieses Kapitels (rot) resultieren aus fehlerhaften Proteinen in diesem Signalweg.

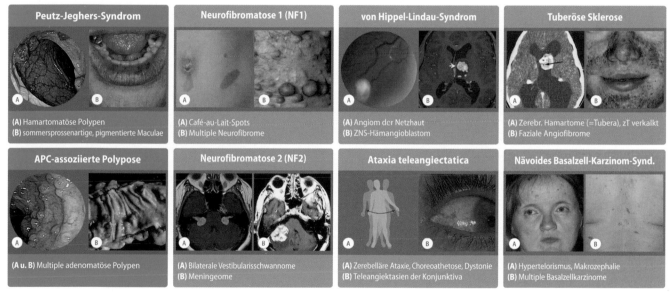

Peutz-Jeghers-Syndrom
(A) Hamartomatöse Polypen
(B) sommersprossenartige, pigmentierte Maculae

Neurofibromatose 1 (NF1)
(A) Café-au-Lait-Spots
(B) Multiple Neurofibrome

von Hippel-Lindau-Syndrom
(A) Angiom der Netzhaut
(B) ZNS-Hämangioblastom

Tuberöse Sklerose
(A) Zerebr. Hamartome (=Tubera), zT verkalkt
(B) Faziale Angiofibrome

APC-assoziierte Polypose
(A u. B) Multiple adenomatöse Polypen

Neurofibromatose 2 (NF2)
(A) Bilaterale Vestibularisschwannome
(B) Meningeome

Ataxia teleangiectatica
(A) Zerebelläre Ataxie, Choreoathetose, Dystonie
(B) Teleangiektasien der Konjunktiva

Nävoides Basalzell-Karzinom-Synd.
(A) Hypertelorismus, Makrozephalie
(B) Multiple Basalzellkarzinome

Abb. 3 Darstellung einiger charakterstischer Befunde hereditärer Tumorerkrankungen u. Phakomatosen (Farblegende: ● GIT-assoziiert; ● Phakomatosen; ● Haut-assoziiert)

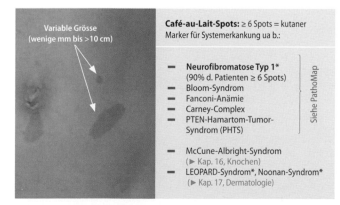

Variable Grösse (wenige mm bis >10 cm)

Café-au-Lait-Spots: ≥ 6 Spots = kutaner Marker für Systemerkankung ua b.:

- **Neurofibromatose Typ 1*** (90% d. Patienten ≥ 6 Spots)
- Bloom-Syndrom
- Fanconi-Anämie
- Carney-Complex
- PTEN-Hamartom-Tumor-Syndrom (PHTS)

Siehe PathoMap

- McCune-Albright-Syndrom (► Kap. 16, Knochen)
- LEOPARD-Syndrom*, Noonan-Syndrom* (► Kap. 17, Dermatologie)

Abb. 4 ~ 30% der Kinder haben 1 Café-au-Lait-Spot. Mehrere Spots sind ein kutaner Marker für unterschiedlichen (nicht-zusammenhängenden) Pathologien.
* = werden als *RASopathien* zusammengefasst: heterogene Gruppe von Erkrankungen mit Genmutationen des RAS/MAPK-Signalwegs

MEN 1	MEN 2A	MEN 2B	FMTC
Hyper**para**thyroidismus	Hyper**para**thyroidismus	Neurogangliome, marfanoider Habitus	
Pankreastumoren	Phäochromozytom	Phäochromozytom	
Hypophysentumoren *(Engl. **p**ituitary adenoma)*	medulläres Schilddrüsen-CA	medulläres Schilddrüsen-CA	medulläres Schilddrüsen-CA
LoF-Mutation: Menin-Tumorsuppressorgen	**Gain-of-Function-Mutation: RET-Protoonkogen**		

Abb. 5 Visuelle Merkhilfe zu den Multiplen Endokrinen Neoplasien (MEN); FMTC = Familiäres medulläres Schilddrüsenkarzinom

25

| Geschlechtsorgan-assoz. | GIT-assoziiert | Endokrinium-assoziiert | Hämatologisch assoziiert |

BRCA1-/BRCA2-assoziiertes Mamma- u. Ovarial-CA
Syn.: Hereditärer Brust u. Eierstock-Krebs (HBOC)
E   ca. 1:400–1:800 (Ashkenasim: 1:40!)
Ä   AD, LoF-Mutation in den Tumorsuppressor-Genen BRCA1/BRCA2 (Cave: AR: BRCA2-assoz. Fanconi-Anämie)
P   bei Gesunden: BRCA-Gene ua in DNA-Reparatur involviert (genomische Integrität, Reparatur von DNA-Doppelstrang-Brüchen)
K   Spektrum:
━   Mammakarzinom
    – Ca. 3-6% aller Mamma-CA
    – Va b. BRCA1 oft triple-negativ: ER (-), PR (-), HER2 (-)
━   Ovarialkarzinom
    – Ca. 10-15% aller serösen Ovarial-CA
━   Prostatakarzinom
    – Ca. 6% aller metastasierten, kastrationsresistenten Prostata-CA

Lynch-Syndrom
Syn.: Hereditäres nicht-polypöses Kolonkarzinom (HNPCC)
E   ca. 1:279
Ä   AD vs. AR:
━   AD, LoF-Mutation in DNA-Mismatch-Reparatur (MMR)-Genen (MLH1, MSH2, MSH6, PMS2)
━   AR, biallelische Mutationen (konstitutionelles MMR-Defizienz-Syndrom)
P   MMR-Defizienz im Tumor charakterisiert durch spezifischen MMR-Expressionsverlust u. Mikrosatelliten-Instabilität → genomische Instabilität durch Akkumulation von Replikationsfehlern
K   Spektrum:
━   Kolorektal-CA
    – Ca. 1–3% aller Kolorektal-CA
    Extrakolonische CA, va:
━   Endometrium-CA
    – Ca. 3% aller Endometrium-CA
━   Ovarial-CA
━   Magen-CA

    Lynch-Syndrom Varianten:
━   Muir-Torre-Syndrom: Kombination aus Talgdrüsen-Tumoren u. Lynch-Syndrom-typischen Tumoren
━   Turcot-Syndr. (historisch)[3]: Kombination aus Hirntumor (va Gliome) u. Kolorektal-CA

Peutz-Jeghers-Syndrom
E   unklar (ca. 1:25'000 - 1:280'000)
Ä   AD, LoF-Mutation im STK11-Gen
P   Deregulation des mTOR-Signalwegs (▣ Abb. 2)
K   Spektrum:
━   Peutz-Jeghers-Polypen (va Dünndarm)
━   Mukokutane Pigmentierung (va Lippenrot, peri-/enoral)
━   Gonaden-Tumoren
━   Gastrointestinale CA
━   Mamma-CA
━   Pankreas-CA
━   Adenoma malignum der Cervix

Hereditärer diffuser Magenkrebs (HDGC)
E   unklar (<0.1:100'000)
Ä   AD, LoF-Mutation im CDH1-Gen
P   E-Cadherin-Verlust → Zell-Zell-Adhäsion↓ → Invasivität↑
K   Spektrum:
━   Diffuses Magen-CA
    – Ca. 1–3% aller Magen-CA
━   Lobuläres Mamma-CA
T   prophylaktische Gastrektomie

APC-assoziierte Polypose
Syn.: Familiäre adenomatöse Polypose (FAP)
E   ca. 1:15'000
Ä   AD, LoF-Mutation im Tumorsuppressor-Gen APC
P   bei Gesunden: APC baut β-Catenin ab (Wnt-Signalweg); bei FAP: β-Catenin ↑ → Transkriptionsfaktor Tcf-4/Lef-1 → Zellwachstum↑ → Onkogen-Aktivierung, zB c-myc, Apoptose↓
K   Formen:
━   Attenuierte Form (AFAP): <100 Kolonpolypen
━   Klassische Form (FAP): > 100–1000 Kolonpolypen; unbehandelt nahezu 100% Kolon-CA (39. Lebensjahr)
━   Magenkarzinom u. proximale Magen-Polypose (GAPPS): Magenfundusdrüsen-Polypose, erhöhtes Magenkarzinom-Risiko, selten Kolon-Beteiligung
━   Extrakolonische Manifestationen:
━   Duodenal-Polypen / -CA
━   Kongenitale Hypertrophie des retinalen Pigmentepithels (CHRPE)
━   Desmoid-Tumoren

    Historische Syndrome:
━   Gardner-Syndr. (historisch): Kolonpolypose u. Osteom, Desmoid-Tumoren
━   Turcot-Syndr. (historisch)[3]: Kolonpolypose u. ZNS-Tumoren

MUTYH-assoziierte Polypose (MAP)
E   ca. 1:30'000 (Heterozygoten-Frequenz: 1–2%)
Ä   AR, LoF-Mutationen im DNA-Reparaturgen MUTYH
P   bei Gesunden: MUTYH repariert oxidative DNA-Schäden; bei MAP-Patienten: Akkumulation von G>T-Transversionen in Kolorektal-CA-DNA
K   Spektrum:
━   Meist 10 bis wenige 100 Kolonpolypen
━   Duodenal-Polypen / -CA

Multiple Endokrine Neoplasie Typ 1 (MEN1)
Syn.: Wermer-Syndrom
E   ca. 1:35'000
Ä   AD, LoF-Mutation im Menin-Tumorsuppressorgen
P   Menin als epigenetischer Regulator (DNA-Methylierung)
K   Spektrum:
━   Hyperparathyroidismus (100%) mit Adenomen u. Hyperplasien
━   Endokrin. Pankreastumoren (50%) meist aggressiv, oft funktionell, zB Zollinger-Ellison-Syndrom
━   Hypophysentumoren (10–60%) zB Prolaktin-sez. Makroadenome
━   NNR-Adenom/CA (sehr selten)

Multiple Endokrine Neoplasie Typ 2 (MEN2)
Ä   AD, Gain-of-Function-Mutation im RET-Protoonkogen
P   verschiedene Punktmutationen im RET-Protoonkogen führen zu verschiedenem Phänotyp, deswegen Unterteilung in 2A, 2B
T   prophylaktische Thyroidektomie

MEN 2A-Syndrom
E   ca. 1:40'000
━   Medulläres SchilddrüsenCA (100%)
━   Phäochromozytom (50%)
━   Hyperparathyroidismus (25%)

MEN 2B-Syndrom
E   ca. 1:1'000'000
━   Medulläres SchilddrüsenCA (100%) meist aggressiver als b. MEN2A
━   Phäochromozytom (50%)
━   Extraendokrine Manifest.: Neurogangliome, marfanoider Habitus

FMTC
Genetischer Subtyp vom MEN 2 (auch RET-Mutation), jedoch ohne weitere Manifestationen
━   Medulläres SchilddrüsenCA (100%)

CDC73-assoz. Erkrankungen
Ä   AD, LoF-Mutation im CDC73-Tumorsuppressorgen
P   Parafibromin (=CDC73) ist Teil des PAF1-Komplexes, welcher Transkription u. Histon-Modifikationen reguliert
K   Spektrum:
━   Hyperparathyroidismus-Kiefertumor-Syndrom (Nebenschilddrüsen-Adenom, ossifizierende Kieferfibrome, Nieren-, Uterus-Tumoren)
━   Nebenschilddrüsen-CA
━   Familiärer isolierter Hyperparathyroidismus (FIHP; ohne Kieferfibrome)

Fanconi-Anämie
≠ Fanconi-Syndrom (▶ Kap. 10, Niere)
E   ca. 1: 130'000, Heterozygoten-Frequenz: 1:181 (USA) häufiger b. Ashkenasim
Ä   AR, > 20 Gene (LoF Mutationen in FANC*A* - FANC*V*)
P   verschiedene Gene, die an der Reparatur von DNA-Crosslinks beteiligt sind
K   Spektrum:
━   Fehlbildungen (ua Kleinwuchs, Mikrozephalie)
━   Café-au-Lait-Spots
━   Panzytopenie (Knochenmarksdepression) mit aplastischer Anämie mit MCV ↑
━   Akute myeloische Leukämie, Myelodysplastisches Syndrom
━   Plattenepithel-CA (Kopf/Halsbereich, Oesophagus, genital)
━   Lebertumoren

Bloom-Syndrom
Syn.: Kongenitales Teleangiektatisches Syndrom
E   unbekannt (ca. 1:50'000 b. Ashkenasim)
Ä   AR, LoF-Mutationen in BLM-Gen; bei Gesunden: BLM kodiert für RecQ2 , welches b. DNA-Schäden in der Interphase aktiv ist
K   Spektrum:
━   Kleinwuchs
━   Teleangiektasien u. Photosensibilität der Haut
━   Café-au-Lait-Spots mit benachbarten hypopigmentierten Hautarealen
━   Malignome (zB Leukämien)

AD	Autosomal-dominanter Erbgang	CDH1	Kodiert für Cadherin-1 (= epitheliales Cadherin)	GoF	*Gain-of-Function*
APC	*Adenomatous Polyposis Coli*	CDKN2A	Cyclin-abhängiger Kinase-Hemmer 2A	HER2	*Human Epidermal Growth Factor Receptor 2*
AR	Autosomal-rezessiver Erbgang	CS	Cowden-Syndrom	PR	Progesteronrezeptor
BRCA	BReast-CAncer-Gen	ER	Estrogenrezeptor	STK11	Kodiert für Serin/Threonin-Proteinkinase 11
BRRS	Bannayan-Riley-Ruvalcaba-Syndrom	FMTC	Familiäres medulläres Schilddrüsenkarzinom	LoF	*Loss-of-Function*

Haut-assoziiert

ZNS-assoziiert

Diverse

Familiäres Melanom
Ä AD, LoF-Mutation im CDKN2A-Tumorsuppressorgen
P bei Gesunden: CDKN2A hemmt Proteinkinase CDK4, Zellzyklus hält in G1-Phase
K Spektrum:
− Malignes Melanom
− Pankreas-CA
− Mamma-CA

Xeroderma pigmentosum
E ca. 1: 1'000'000
Ä AR, LoF-Mutationen in 9 DNA-Reparatur-Genen (Nukleotid-Exzisionsreparatur)
P bei Gesunden: Erkennung u. Entfernung von UV-induzierten Pyrimidin-Dimeren in der DNA
K Spektrum:
− Basalzell-CA
− Plattenepithel-CA
− Malignes Melanom

Nävoides Basalzell-Karzinom-Syndrom
Syn.: Gorlin(-Goltz)-Syndrom
E 1:30'000
Ä AD, LoF-Muation in Tumorsuppressorgenen PTCH1 und SUFU
P bei Gesunden: Transmembran-Protein, das im Sonic-Hedgehog-Signalweg den Ko-Rezeptor SMO u. damit die Zellproliferation hemmt
K Spektrum:
− Multiple Basalzellkarzinome
− Multiple odontogene Keratozysten des Kiefers
− Makrozephalie, Skelettanomalien
− Medulloblastom im Kindesalter

PTEN-Hamartom-Tumor-Syndrom (PHTS)[4]
E ca. 1:200'000
Ä AD, LoF-Mutationen im PTEN Tumorsuppressorgen (⬛ Abb. 2)
P bei Gesunden: PTEN inhibiert antiapoptotische u. proliferative Signale; phänotypische Heterogenität: Ua Cowden-Syndrom (mit Lhermitte-Duclos -Krankheit), BRRS, „Proteus-like"-Syndrom
K Spektrum:
− Haut- u. Schleimhaut-Hamartome, (Trichilemmome, akrale Keratosen)
− Makrozephalie
− Café-au-lait-Spots
− Gutartige Tumoren: Fibrome, Lipome
− Maligne Tumoren: Schilddrüsen-CA, Mamma-CA, Endometrium-CA, Nierenzell-CA

Phakomatosen

Neurofibromatose 1 (NF1)
Syn.: Morbus von Recklinghausen, periphere Neurofibromatose
E ca. 1:3'000
Ä AD, LoF-Mutation im NF1 (Neurofibromin)-Tumorsuppressorgen, hohe Penetranz[1]
P bei Gesunden: Neurofibromin inhibiert RAS-Signal (Zellzyklus-Inhibition)
K Spektrum:
− Neurofibrome (Schwannome d. peripheren Nerven)
− Neurofibrosarkome
− Mamma-CA
− Café-au-lait-Spots, Lisch-Noduli[2] der Iris u. axilläres Freckling
− Juvenile CML

Tuberöse Sklerose
Syn.: Morbus Bourneville Pringle
E ca. 1:5'800
Ä AD, LoF-Mutation in den Tumosuppressorgenen TSC1/TSC2
P Tuberin u. Hamartin regulieren AKT/mTOR-Signalweg (⬛ Abb. 2)
K Spektrum:
− Haut (Angiofibrome, hypomelanotische Maculae, unguale Fibrome)
− Kortikale Hamartome (Tuber), subependymale Noduli
− Lymphangioleiomyomatose
− Renale Angiomyolipome

Sturge-Weber-Syndrom
Syn.: Enzephalo-faziale Angiomatose
Ä sporadisch; somatische GNAQ-Mutation (Mosaik)
K Spektrum:
− Vaskuläre Malformationen des Gesichts im Trigeminus-Bereich („Port Wine Naevus")
− zT ipsilaterale AV-Malformationen der Meningen → Ischämie u. Atrophie
− ca. 50% mentale Retardation

Carney-Komplex
Syn.: NAME/LAMB-Syndrom
Ä AD, LoF-Mutation d. Proteinkinase A (PRKAR1A)
K Spektrum:
− Lentiginöse Hautpigmentierung: perioral u. Lidrand
− Multiple blaue Nävi
− Multiple Myxome (va kardial, Haut)
− Schwannome / Neurinome
− Endokrine Tumoren: Primär pigmentierte noduläre Nebennieren-Erkrankung (PPNAD)

Neurofibromatose 2 (NF2)
Syn.: zentrale Neurofibromatose
E ca. 1:60'000
Ä AD, LoF-Mutation im NF2-Tumorsuppressorgen
P bei Gesunden: NF2 kodiert für Merlin, das für zytoskelettale Stabilität sorgt u. zahlreiche Signalwege reguliert
K Spektrum:
− Bilaterale Vestibularisschwannome, Meningeome, Gliome, Neurofibrome
− Juvenile Katarakt

Ataxia teleangiectatica
Syn.: Louis-Bar-Syndrom
E ca. 1:70'000
Ä AR, LoF-Mutationen im ATM-Gen („Ataxia Teleangiectatica Mutiert")
P bei Gesunden: ATM = Sensor für DNA-Schäden: Initialisation von Apoptose b. beschädigter DNA
K Spektrum:
− Neurologisch: Ataxie, neurologische Defizite
− Telangiektasien (va Skleren)
− Leukämien, Lymphome
− B- u. T-Zell-Defekte
− Mamma-CA-Risiko ↑ b. Heterozygoten

Von Hippel-Lindau-Syndrom
Syn.: Retino-zerebelläre Angiomatose
E ca. 1:30'000
Ä AD, LoF-Mutation im VHL-Tumorsuppressorgen (⬛ Abb. 2)
P bei Gesunden: VHL reguliert Hypoxie-induzierbare Gene durch HIF1a/HIF2 -Degradation
K Spektrum:
− Hämangioblastome (va zerebellär)
− Retinale Angiome
− Nierenzellkarzinome (bilateral)
− Phäochromozytome (bilateral)

Familiäres Retinoblastom
E ca. 1:15'000–1:20'000
Ä AD, LoF-Mutation im RB1-Tumorsuppressorgen
P bei Gesunden: Rb inhibiert G1-S-Phase-Übertritt in Zellzyklus
K Spektrum:
− Retinoblastom (oft bilateral)
− Sarkome
− Karzinome: ua Brust, Kolon u. Lungen

Li-Fraumeni-Syndrom (LFS)
Syn.: SBLA = Sarcoma, Breast, Leukemia and Adrenal Gland
E ca. 1:5'000 - 1:20'000
Ä AD, LoF-Mutation des TP53-Tumorsuppressorgens
P bei Gesunden: „Wächter des Genoms" → wichtige Rolle b. Regulation von Zell-Wachstum u. -Homöostase. Markiert Zellen mit beschädigter DNA zur Reparatur o. Apoptose
K Spektrum:
− Sarkome (Knochen, Weichteile)
− Mamma-CA
− Hirntumoren (ua Astrozytome, Plexus chorioideus-CA)
− Nebennierenrinden-CA
− Weitere Malignome: gastrointestinal, urogenital, Leukämien u. Lymphome, Lunge, Haut, Schilddrüse

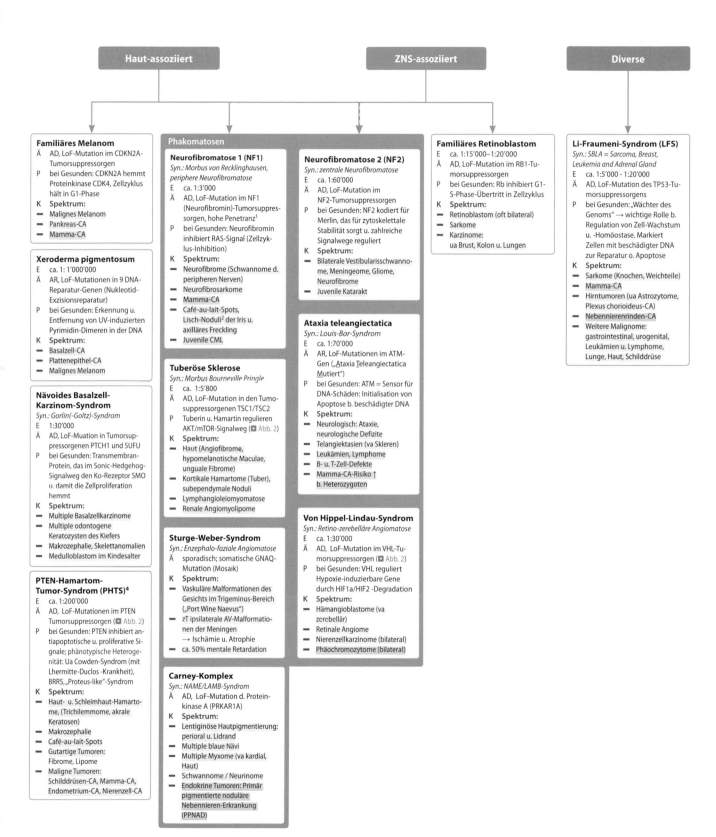

---

[1] Hohe Penetranz: Die meisten, die das Gen erben, entwickeln die Krankheit. Die Ausprägung kann jedoch variabel sein
[2] Lisch-Noduli: pigmentierte, asymptomatische Hamartome d. Iris
[3] Turcot-Syndr. (historischer Begriff): wurde - trotz unterschiedlicher Genetik - als Variante der FAP u. des Lynch-Syndroms gebraucht

[4] PHTS ist der Überbegriff für alle durch PTEN-Mutationen verursachten Erkrankungen, also Cowden-Syndrom, Bannayan-Riley-Ruvalcaba-Syndrom u. das „Proteus-like"-Syndrom. Die Lhermitte-Duclos-Krankheit zählt zu den pathognomonischen Kriterien des Cowden-Syndroms.

Farblegende: Geschlechtsorgan-assoziiert, GIT-assoziiert, Endokrinium-assoziiert, Hämatologisch assoziiert, Haut-assoziiert, ZNS-assoziiert, Diverse